척추측만 · 비대칭을 위한

재활 필라테스

척추, 갈비우리,
골반에 대한 움직임과
기능적인 해결책

Spinal Asymmetry and Scoliosis

Movement and Function
Solutions for the Spine,
Ribcage and Pelvis

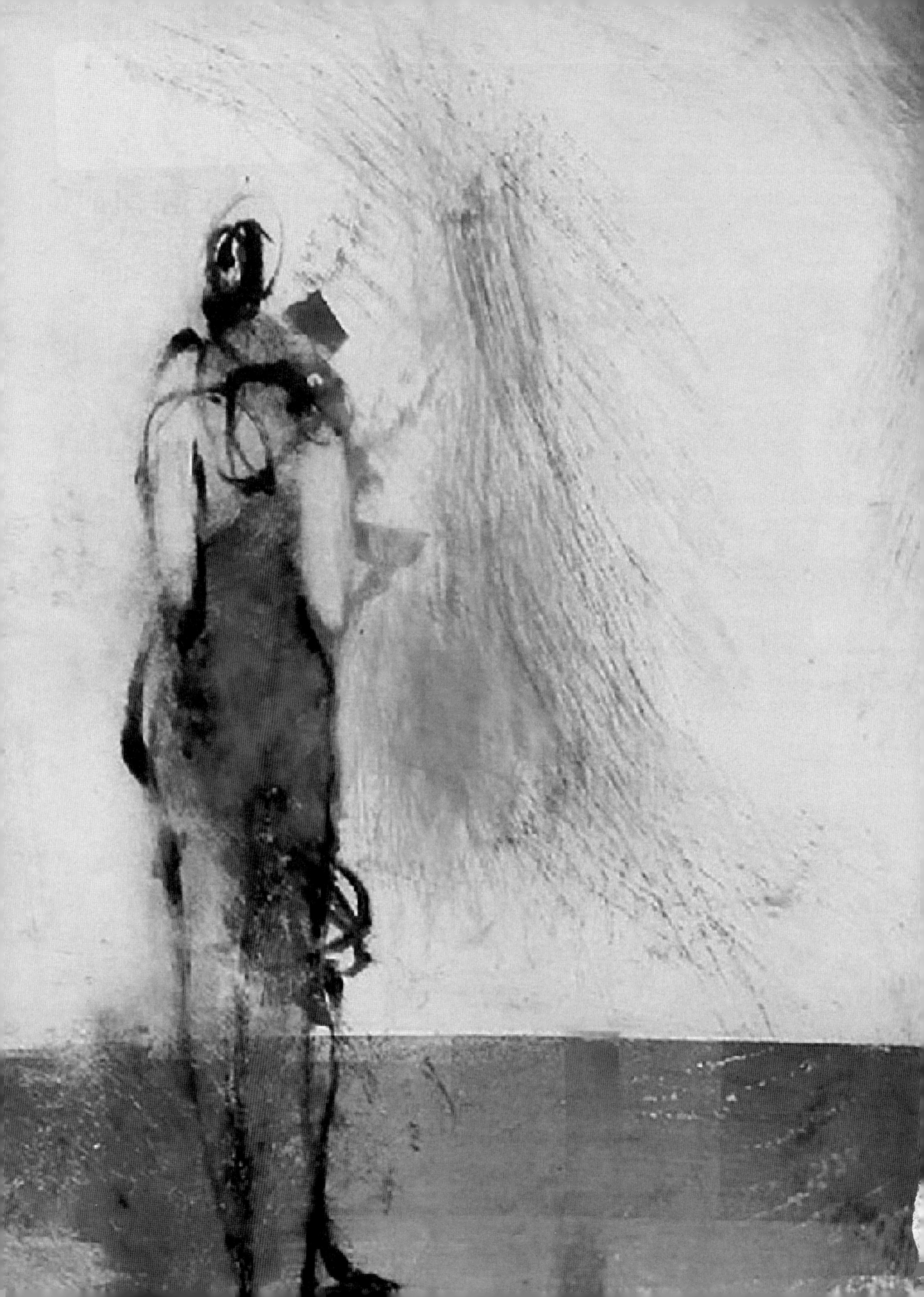

척추측만 · 비대칭을 위한

재활 필라테스

척추, 갈비우리, 골반에 대한 움직임과 기능적인 해결책

이 현 정 옮김

Suzanne Clements Martin

Spinal Asymmetry and Scoliosis

Movement and Function Solutions for the Spine, Ribcage and Pelvis

영 문 출 판 사

■ 옮긴이

이현정

현) (주) 이필라테스센터 대표
현) Balanced body Master (필라테스, Anatomy in 3D, CoreAlign, Bodhi, MOTR, Barre)
현) Pilates Therapeutics Master (척추측만과 비대칭필라테스 과정)
현) The Center for Women's Fitness Master (산전산후필라테스 과정, 복직근이개회복술, 근막이완테크닉 과정, 완경기필라테스 과정)
Happy Back Pilates 창시자 (요추질환자를 위한 필라테스 과정)

Spinal Asymmetry and Scoliosis

Movement and Function Solutions for the Spine, Ribcage and Pelvis
by Suzanne Clements Martin DPT, PMA –CPT, CLT

주의

이 책에 담긴 내용의 어떠한 사용에 연관된 또는 벗어나서 발생하는 사람과 재산에 대한 모든 손실과 손상 그리고/또는 피해에 대하여 출판사든 저자든 절대 책임지지 않습니다. 그 환자를 위한 최서의 치료 및 적용방법을 결정하는 것은 그 환자의 지식과 개별 전문지식에 의존하는, 치료하고 있는 전문가의 책임인 것입니다.

척추측만 · 비대칭을 위한
재활 필라테스

2022년 07월 12일 인쇄
2022년 07월 20일 발행

지은이 : Suzanne Clements Martin
옮긴이 : 이현정
발행인 : 박병조
발행처 : 도서출판 영문출판사
등　록 : 1987년 12월21일 제2-419호
주　소 : 서울시 강남구 삼성동 69-1
전　화 : (02) 514-5590, 776-5590
팩　스 : (02) 756-8943
홈페이지 : www.ymsbook.net
E-mail : yeongmunsa@empas.com
정　가 : 35,000원
ISBN 978-89-7224-537-7　93510

※ 파본은 교환해 드립니다.

목차 (Contents)

면책 조항	ix
Madeline Black의 추천사	xi
Lorna Roza의 추천사	xiii
Richard Rosen의 추천사	xv
머리말	xvii
감사의 글	xix
평론들	xxi
용어 해설	xxv
제 1 장 개요	1
제 2 장 측만증팀	29
제 3 장 영향력 있는 사람이 되자: 필라테스 강사가 측만증 관리에서 특별한 자리를 갖는 방법	39
제 4 장 측만증의 원인 찾기	49
제 5 장 의학 분야로부터 배우자: 진단과 분류	69
제 6 장 주요 개념: 기준의 근거	85
제 7 장 평가: 패턴을 확인하기	101
제 8 장 기초 쌓기: 초기 교육, 조직화, 협응	143
제 9 장 패턴 깨뜨리기: 운동은 로션이다.	179
제 10 장 패턴 재설정하기	193
제 11 장 패턴 교정하기: 3 Es를 일상생활 속으로	217
제 12 장 개인을 위한 프로그램: 패턴 넘어서기	227
제 13 장 요약과 맺음말	255
찾아보기	265

온라인 비디오를 이용하는 방법

이 책 안에서 여러분은 교육 비디오를 QR 코드를 통해 볼 수 있을 것이다. 이런 QR 코드는 무료로 다운로드할 수 있으며, 많은 어플을 통해 스마트 폰으로도 스캔할 수 있다. 여러분이 최신 소프트웨어(iOS 11 이상)를 운영하는 아이패드나 아이폰을 가지고 있다면, 추가 어플리케이션이 필요치 않다. 여러분의 카메라를 열고 그 코드를 향해 비추면 끝난다(사진 찍을 필요도 없이). 알림 정보가 위쪽부터 아래로 나타날 것이고, 그때 그것을 탭하면 비디오를 볼 수 있을 것이다.

헌정사 (Dedication)

하느님의 영광이 더욱 빛나시길.....

면책 조항 (Disclaimer)

이 책, 그리고 이 책과 연관된 자료에서 제공된 정보는 교육 목적으로 의도된 것이다. 본 저자와 출판사는 다음에 대해 책임을 지지 않는다:

제공된 지식, 원리 및 운동의 부적절한 해석과 적용.

독자, 독자의 클라이언트 혹은 기타 관련 관계자들이 이 책의 사용으로 손상을 입을 수 있다.

여기에 제시된 교육과 운동은 의료적 상담을 대체할 의도는 아니다. 본 저자와 출판사는 이 책에서 제공된 운동과 조언에 대해 최종 사용자를 포함한 제3자의 책임과 손실에 책임을 지지 않는다.

여러분이 최종 사용자로서 여러분의 전문 임상 범위 내에서 이 책, 그리고 이 책과 연관된 자료를 사용하는 전문가라면, 여러분은 관련 자격인증과 강사 법적 권한을 포함하는, 여러분의 전문 분야를 지배하고 있는 규제 당국에 의해 정해진 모든 의학적 선별검사, 평가 및 운동 지침을 반드시 따라야 한다.

만약 여러분이 여러분의 직무 범위에 적절한 이런 지침을 수행할 자격을 갖추지 않았다면, 훈련을 받고 자격을 갖춘 전문가로서 지체하는 것은 여러분의 책임일 것이다.

비록 본 저자가 현재의 정보를 제공하기 위해 모든 노력을 기울였지만, 최신 정보는 계속해서 쏟아져 나오고 있으며, 최종 사용자로서 여러분은 반드시 임상과 권장사항들이 변한다는 것을 인식해야 한다.

MADELINE BLACK의 추천사

삶은 일생을 통해 우리가 어떻게 움직이고, 누군지를 알게해주는 선물이다. 현대를 살아감에 있어 우리는 태어나서 죽을 때까지 복잡한 일상과 고난을 현명하게 헤쳐 나간다. 여정을 따라, 우리의 신체는 우리가 경험하는 모든 것들을 적응시키고, 발달시키며 구체화하고 있다. 이런 경험들은 물질적인 육체를 우리가 움직이는 방향에서, 우리의 감정적인 성향과 외부의 세계에 대한 우리 자신의 관계 설정을 잡아줄 것이다. 건강과 웰빙은 우리 몸에 주의를 기울이고 우리가 할 수 있는 한 최선으로 몸을 유지하는 데 필요한 작업을 할 것을 요구한다. 우리가 우리 자신을 돌보고 있을 때조차도, 신체는 우리를 치료하는 방법을 찾아내기 위해 피할 수 없는 이슈로 데려간다. 육체적인 문제는 모든 사람에게서 발생한다. 우리는 건강한 육체를 지향시키는 방법과 지침을 우리에게 제공하도록 다른 사람에게 의지한다. 이런 사람들은 전문가들이며, 그들은 우리를 안녕 상태로 이끌어 가는 치료와 방법에서 열정적이며, 교육받았고 경험이 풍부하다. Dr. Suzanne Martin은 이런 열정적인 전문가들 가운데 한 사람이며, 자신의 전문지식과 경력을 활용해 척추를 건강하고 기능적으로 회복시킨다. 'Spinal Asymmetry and Scoliosis'는 측만증을 치료하는 움직임 교육자나 측만증 환자를 위한 중요한 자료이며 지침이다.

직접적으로 알려진 원인이 척추를 변화시킨 것이 아니라면, 측만증은 많은 미스테리를 가진다. 대부분의 사람들에게 측만증은 특발성이다. 이것은 원인을 알 수 없음을 의미한다. 이것은 아동기나 청소년기처럼 매우 일찍 시작하고, 아마도 우리의 장기화된 습관인 좋지 못한 자세로부터 분명해졌을 것이다.

Dr. Suzanne Martin은 척추측만증 정의, 척추측만증의 진화, 기원전 300년으로 거슬러 올라가는 치료의 역사, 그리고 오늘날의 척추측만증 치료의 선구자들을 살펴봄으로써 모든 가능성을 상세히 설명한다. 조상으로부터 나온 풍부하고 중요한 발견들은 우리에게 그들의 지식과 기술을 발전시킬 수 있도록 한다. 측만증 관리에 주어진 그 오랜 역사와 에너지를 인식하는 것은 경이적이며 오늘날도 유용하다. 측만증에 대한 관리의 발전은 치료를 위한 많은 선택과 접근방식과 함께 증가했다. 이 책에서 Dr. Martin은 건강함을 향한 측만증 계획을 구체화할 수 있도록 이용할 수 있는 의료적 그리고 비-의료적 방법들을 다룬다. 클라이언트와 움직임 교육자 모두를 위해 이런 자료는 참조하기, 정보와 함께 스스로에게 힘을 부여하기 그리고 그 개인들을 위한 적합한 과정을 선택하기를 위해서 가치 있을 것이다. 그녀는 또한 의사, 정골요법사/척추교정사, 물리치료사, 그리고 근막전문 신체요법사를 포함한 팀의 일부로서 필라테스 방법 강사의 역할을 정의한다.

비대칭은 자연적이며 우리 모두의 신체는 비대칭 방식으로 움직이고 기능을 한다. 측만증은 이런 사실을 상당히 강조하며 통증이 있고, 퇴행적이며 잠재적으로 생명을 위협할 수 있다. Dr. Martin은 비대칭 특성을, 오른손 및 왼손 우세에 대한 우리의 선호도와 이것을 방향 전환함이 우리의 비대칭성의 발달에서 한 역할을 수행하는 방법이라 묘사한다. 그리고 가장 중요하게, 우리가 이것을 신체 트레이닝에서 우리의 이점으로 이용할 수 있는 방법을 설명한다. 그녀의 코어 연결의 기반은 적절한 호흡, 자세, 척추 및 골반의 건강을 다루기 위한 핵심이다.

필라테스 강사는 측만증의 관리를 위한 특정한 역할을 하고 있다. 이제는 우리가 척추측만증을 가진 개개인의 독특함, 브레이싱과 수술, 척추측만증 환자를 위한 개별 운동 프로그램을 만드는 방법을 완전히 배우기 위해 필라테스 종합 훈련 프로그램의 초기 특수 모집단으로부터 지식 기반을 넓혀야 할 때이다. 거기에서 한 가지 치료 방식만이 존재하는 것이 아니다. 이것은 교육, 참여 그리고 그 클라이언트에 대한 최선의 설계와 접근법을 위한 지속된 연구를 요구한다.

이 책은 우리를 측만증의 치료를 넘어서 척추의 기전, 현재의 기능 움직임 개념과 측만증의 특정적인 평가 등을 학습함으로 이끌어간다. 거기에는 인간공학을 위한 움직임의 해결, 변화를 위한 신경계를 치료하기 그리고 Pilates Method와 함께 움직임 훈련 등이 존재한다. Dr. Martin은 코어, 호흡 그리고 척추의 지지에서 긍정적이고 부정적인 생체역학적 효과 모두를 보유한 몸통의 구조물과의 근막상의 연관성, 움직임 패턴의 최신 과학적인 연구 등을 함께 전해준다. 측만증 클라이언트는 그들의 요구와 육체적인 존재에서 독창적이다. 그녀는 우리에게 우리가 트레이닝을 위한 최고의 그리고 가장 효과적인 선택을 내리도록 도와주기 위한 참고사항과 실제 움직임 도구를 위한 하나의 완전한 틀을 제공한다.

Dr. Martin은 민감하고 부드러운면을 제공하여 척추 측만증 환자의 감정을 인식합니다. 현재 존재할 수 있는 한 가지 감정은 그들이 불규칙한 몸매를 선택하지 않았거나 척추측만증을 유발하는 어떤 잘못도 하지 않은 것으로부터 오는 슬픔과 함께 오는 한계이다. 그녀는 우리에게 연민과 공감을 갖도록 상기시킨다.

Dr. Martin은 우리에게 "일종의 재능으로서 개인특성을 형상화하는 인지하기의 그들의 신경학적인 측면과 함께 편측성, 선호도 그리고 편중의 상호작용을 발견하도록 그 전형적인 만곡 패턴을 넘어서 살펴볼 것"을 주문한다. 나는 거기에서 결코 지루한 순간이 없었고, 이것은 필라테스 강사들에게 환자들을 최선을 다해서 도와달라고 하는 보호자들의 요청에 대해 끊임없이 연구하고 학습하는 존재가 되어야 하는 것을 요구한다. Dr. Suzanne Martin에 의한 척추 비대칭과 측만증은 바로 이것을 시행한다.

Madeline Black
Movement Specialist and Author of Centered
January 2018

LORNA ROZA의 추천사

우리는 사람들을 관찰하는 것으로 일상의 삶을 시작한다. 그들이 걷는 방법. 그들이 움직이는 방법. 우리는 놀라움과 함께 크기와 모습을 관찰한다. 어떤 사람은 왜 고층건물처럼 높게 서서 중력을 이겨내는 반면, 다른 사람들은 왜 구부정한 채 간신히 올려다 보고 있는가? 왜 어떤 사람은 마치 자신들의 아래 바닥으로 귀를 기울이는 것처럼 한쪽으로 곧추세운 자신들의 머리와 함께 서있는가. 반면, 또 다른 사람들은 마치 공간 안으로 돌면서 날아갈 듯 그들의 몸통을 신비스럽게 회전된 채 서있는가. 우리는 삶을 통해서 나아가면서 팽창하고 수축한다. 우리의 폐를 채우면서, 우리의 늑골을 팽창시킨다.

우리는 어째서 자연이 그와 같은 방식인지 생각해본다. 어떤 개인적인 차이가 우리를 로뎅의 조각 작품 비슷한 자세를 취하도록 또는 피카소와 비슷하게 관능적으로 아름답게 포장하도록 만드는가?
우리가 기본적으로 의존하는 안정적인 척추는 어떤 모습인가? Dr. Suzanne Martin은 우리를 우주의 중심에서 내면적인 기반이라고 할 척추를 탐구하기 위한 여행으로 이끌어가는 이런 훌륭한 교재를 제공했다.

2014년에 나는 필라테스 치료법 측만증 프로그램에서 Dr. Martin을 만날 기회를 얻었다. 나는 자신의 물리치료 보수교육을 위해서 그리고 측만증에 대한 나의 개인적인 관심에서 그녀의 수업을 듣고 있었다. 나는 Suzanne이 샌프란시스코의 성 프란시스병원에서 무용 의학 필라테스 프로그램에서 그녀의 경력을 시작했다는 것과 나중에 물리치료학에서 자신의 박사과정을 수료했다는 것을 알게 되었다. 나의 필라테스 은사인 Elizabeth Larkham 역시 서부 해안에서 임상 병원 환경에서 필라테스-기반의 재활치료를 제공하기 위한 James Garrick MD에 의하여 시작된 같은 프로그램에서 일했기 때문에, 이것은 내게 흥미로운 소식이었다. Suzanne는 자신의 경험과 물리치료 및 필라테스의 지식을 보유한 무용의 표현을 녹여냈으며, 우리 신체의 내면적 치료하기의 일종의 내장감각을 만들어냈다. 그녀는 측만증의 영향에 대한 우리의 이해, 클라이언트를 평가하고 치료계획을 권장하는 방법을 넓혀 주었다. 그녀는 척추 안에서 옆으로 휘어짐에서 발생할 수 있는 늑골, 척추 그리고 골반 안에서 해부학적인 변화의 깊은 시각을 우리에게 제공하는 연구들을 인용한다. Suzanne는 특정의 근육을 표적으로 삼은 움직임, 자세잡기 그리고 교정이 운동을 통한 척추의 정렬에서 치료함의 효과를 보여주었다.

측만증에 대한 내 개인적인 관심은 13살 교통사고 이후에 측만증이 발생했던 나 자신의 병력으로 부터 기원한다. 나는 장골들이 여전히 성장하고 있는 그 나이에 대퇴골 골절을 당했다. 3개월간의 견인 치료 이후에, 다리길이의 차이가 발생했으며, 이것은 나중에 측만증을 유발시켰다. 나는 항상 지극히 활동적이었으며 운동과 볼룸 댄스를 좋아했다. 측만증은 골반과 늑골에 회전적인 변화를 주었다. 강좌를 경청하고, Dr. Suzanne Martin과 함께 움직임을 탐색하는 것은 내가 척추의 정렬에서 치료할 수 있는 그리고 자신을 강하게 지속적으로 유지할 수 있는 도구를 제공해 주었다.

Dr. Martin의 방법은 그녀가 기능적 가동성을 평가하는 방법을 설명한 것처럼 전신을 다룬다. 그녀는 몸통과 골반에서 한 사람의 선호적인 가동성이 움직임을 만들거나 억제하도록 어떠한 근육이 우세하게 될 것인가 결정하게 될 방법을 설명해 준다. 이런 것들은 우리가 근력강화의 Pilates Method에서 목표로 하는 깊은 코어 근육들의 일부가 될 것이다. Suzanne는 관찰을 위한 날카로운 눈과 측만증의 영향이 우리 척추와 골반의 뼈, 근육 그리고 근막 안에서 모양을 취하게 될 방법을 설명하기 위한 폭넓은 지식을 가지고 있었다. 그녀는 이러한 영향이 주변의 조직들을 변화시킬 수 있는 방법이라 말한다. Pilates Method으로 치료하고 있는 물리치료사로서, 나는 항상 나의 도구상자로 추가할 새로운 지식을 찾아 왔다. 이 교재와 측만증 프로그램에서 전해진 Suzanne의 지혜와 접근법은 내게 측만증 환자들과 치료할 수 있는 통찰력, 방향 그리고 확신을 제공했다. 이 책은 물리치료의 임상에 놀라운 기여가 될 것이며 나는 측만증이란 주제에서 그녀의 깊은 지식과 관심을 추구해감에 Suzanne 에게 감사함을 금할 수 없다.

Lorna Roza PT, CPT
Director, Physical Therapy and Pilates Services,
RehabPilates Physical Therapy and Pilates Inc.
Member, American Physical Therapy
Association, Orthopaedic Section December 2017

RICHARD ROSEN의 서문

측만증 치료팀(이하 ST)으로의 합류를 환영한다. 여러분은 Suzanne의 책을 골랐을 때 여러분이 이 팀에 합류하리라고 생각하지 못했을 것이지만, 이제 여러분은 여기에 합류한 것이며, 분명하게 한 팀이 된 것이다. ST 이면에 있는 생각은 단지 보조적 의료적 및 피트니스 분야에서 전문가들 뿐 만 아니라 그들의 클라이언트들도 마찬가지로, 각자가 측만증의 치료에서 수행하는 '중요한 역할'을 보유한 채 한 무리의 '선수들'로 함께 모아주는 것이다. ST가 기술과 경험의 다양성을 포함하는 한편으로, 모든 좋은 팀들과 비슷하게 이런 팀도 그것으로 이 책 안에서의 자료들이 일차적으로 방향을 설정한 '필라테스 방법 움직임 교육자(PMME)'라는 '주장'을 가진다.

더 깊이 나아가기에 앞서 내가 훈련받은 PMME도 아니며, 또한 의료 전문가도 아니라는 것을 분명히 밝혀야 하겠다. 나는 한 사람의 요가 강사로서 피트니스 전문가이며, 나는 측만증이라는 것이 네게 항상 무엇인가 신비한 것이었음을 고백해야 하겠다. Iyengar 방법에 의하여 깊이 영향을 받은 가르침의 내 방식은 그 자세의 연습에서 그리고 호흡하기와 명상을 위해서 앉을 때 적절한 정렬에 중요성을 부여했다. 여러분도 알고 있듯이, 측만증은 그 상태의 심한 정도에 따라서, 불균형의 많은 또는 적은 정도를 피할 수 없이 만들게 된다. 1980년대 초반의 Iyengar 연구소에서 나의 트레이닝은 여러 가지 블록과 웨지 그리고 슬링 등등의 프로프의 사용을 통해 이런 불균형을 교정하기 위해 추구했다.
이런 접근법은 단기적으로 임시방편으로는 상당히 바르게 작용했지만, 장기간에 걸쳐서 그것의 효과는 혼재된 결과를 보였으며, 당시 측만증의 범위와 병력에 그리고 소도구들과 함께 치료할 수련생의 의지 그리고 규칙적으로 및 주의 깊게 제공된 교정과 같이 기타의 요인들에 의존한다. 가르침의 30년이 넘은 사람이 여전히 저 끝에 자리한 한 사람의 ST 풋내기에 지나지 않는 나와 같은 사람들에게 나의 '게임'의 모든 연결지점을 개선시키도록 나를 도와주려는 의지를 보유한 한 사람의 전문가적인 '코치'를 찾는 것에 유사하다. 나는 이런 분야에서 그 문헌들의 대부분에 익숙하지 않지만, 거기에서 그 병변, 그것의 배경, 평가 그리고 치료적인 접근법에 대한 Suzanne의 이해를 능가하는 어떠한 책이 세상에 존재한다면 나는 너무나 놀라게 될 것이다.

한 사람의 작가로서, 척추 비대칭과 측만증에 관하여 내게 인상적이었던 것은 이런 저술의 접근성이다. 내가 그 병변의 원인과 치료의 더 많은 기술적인 측면에 정통하지 못해 그 책을 머리맡에 두고 수시로 읽을 것으로 기대했다. 그런 일은 결코 생기지 않았다. 그녀가 내게 측만증 치료 도구의 완전하게 새로운 도구를 너그럽게 제공해 주었으므로, Suzanne의 저서는 항상 나와 함께 있었으며, 나는 그러한 도구가 반드시 측만증으로 다루어야 할 것은 아닌 수련생들의 요구에도 적합하게 적용될 수 있다는 것을 추측한다. Suzanne가 내게 자신의 저서에 이런 작은 도움을 줄 수 있는 기회를 제공함에 너무도 기쁘고 감사하며, 나는 이 책이 이 분야에서 최고가 되리라는 것을 의심치 않는다. 마지막으로 꼭 해야 할 말은, 한 팀이 되라!는 것이다.

Richard Rosen, E-RYT
Latest publication – Yoga FAQ (Shambhala, 2017)
Berkeley, CA
June 2018

머리말 (Preface)

'내면의 외계인(측만은 내 안에 외계인이 있는 것이라, 바라보는 시각을 달리한다)'을 발견하기

나는 정골의학의 치료 도표에서 비대칭의 내면 외계인을 언뜻 보게 되었다. 캘리포니아, 오클랜드의 Mills 대학에서 1970년대 후반에 한 사람의 무용과 졸업생으로서, 나의 스승들은 발표회 때 크게 다친 나를 유명한 정골의사인 Dr. Muriel Chapman에게 보냈다. Dr. Chapman은 말수는 적지만 그럼에도 권위가 넘쳐흐르는 왜소하고 늙었지만, 그럼에도 신의 가면을 쓴 듯 현명한 모습이었다. 나의 장기들은 그녀의 믿을 수 없이 부드러운 피부 접촉 아래에서 소용돌이쳤다. 어떻게 그리고 가장 당황스럽게도 어째서? 그것은 마치 그것들이 내 안에서 살아 움직이는 것과 같았다. 자기-발견으로 향한 나의 여정은 진정으로 그때, 그 첫 번째 심각한 무용중 손상과 Dr. Muriel Chapman의 치료와 함께 시작된 것이었다.

몇 년이 지나고, 국제 USA 발레 페스티발의 주최자인 발레 스쿨에서 교육을 한 후, 나는 남미시시피 대학에서 게스트 음악가인 재즈 연주자에게 자동차를 운전해서 갔다. 나의 골반은 4일간의 자동차 여행 이후 심하게 비틀렸다. USM의 교수진은 나를 카이로프락터가 축구 팀 코치로 있는 운동선수 트레이닝 룸으로 안내했다. 그와 그의 트레이너들과 치료하는 동안, 나는 계시의 순간을 얻었다. 나는 Mills에서 무용학 석사 프로그램에서 공부했던 운동시스템에, 신체의 이완을 위해서는 Feldenkrais 트레이닝과 Bartenieff 운동에 의존했다. 나의 배움의 여정은 계속 이어졌다.

더 많은 해가 지나고, Bay Aear에서 다섯 가지 무용과 피트니스 업무로 애쓰는 동안, 나는 샌프란시스코의 St Francis 기념병원에서 나의 오랜 무용 부상에 대한 도움을 찾았으며, 거기에서 나의 피트니스 동료 중 한 사람인, Elisabeth Larkham과 함께 운동했다. 나는 새롭게 만들어지고 있는 스포츠 의학의 필라테스 분과를 위한 센터에 합류하도록 요청받았으며 그 후 나의 스튜디오 설립자와 함께 Pilates Method를 소개받았다.

나는 움직이는, 사랑스런 동작들에서 지속적으로 성장했으며 나의 가족들은 내가 그 따뜻한 만의 파도들의 공중제비를 몇 시간씩 바라보던 미시시피만의 연안 해변에서 한 블록 떨어진 곳에서 해마다 휴가를 보냈다. 아마도 변화들 가운데 그 사건은 나의 사춘기-이전 척추의 비대칭을 시작시켰을 것이다. 내가 새롭게 찾은 필라테스 수련은 그것 모두를 가졌을 것이며, 나는 무용분야의 미적 감각을 보유한 나선형의 동작을 좋아했다. Elisabeth와 함께, 그리고 Michelle Larsson과 함께 연구하면서, 나는 나의 신체가 달라졌다는 것을 마침내 이해했다. 손상들과 기타 요인들이 내게 깊이 뿌리내린 비대칭성을 보유하게 되는 원인이었으며, 나는 그 요인들이 피부의 표면 아래에서 그것들 자체의 삶을 취하는 것 으로 보기 때문에, "비대칭의 내부 외계인"으로서 이것들을 간주하기 시작했다.

더 많이 배우려고, 나는 더 높은 교육을 추구했다(사전-물리치료 학습을 통해 신경학적인 개념을 균형잡힌 그리고 불균형한 운동조절에 대한 초점과 함께 보기 시작했다). 집과 댄스 스튜디오에서 나의 교육은 비대칭적 움직임과 척추를 보유한 사람들에게 마음을 끄는 요인이 되었다.

물리치료 대학에서 사체 해부는 신체 결합조직의 경이로운 기본설비를 밝혀주었다! 이것은 즉각적으로 재확신적이며 고통스러운 것이었다! 결합조직은 원치않는 유착을 형성한다. 비록 학교 교수들이 '이따위 필라테스 같은 것'을 포기하도록 종용했을지라도, 그 방법은 예술과 과학 사이에서 확고하고 부동한 연결점으로 남아 있었다. 내가 전신을 조사하지 말고 대신에 관심 있는 한 영역에 집중하라고 들으면 들을수록, 나의 연구는 포괄적인 신체적 질서를 향해서 점점 더 깊어졌다.

예상된 기능적 가동범위를 확립함에 있어서 나의 무용 연구를 승인하도록 내 교수님들과 동료-연구자들을 설득하는 것은 쉽지 않았다. 놀랍게도 대부분의 연구에서 발생하듯이, 그 연구는 예상치 않은 결과를 보여 주었다: 이것은 최정상 수준의 발레 무용수들에서 어떤 가동범위가 예상될 것인가 간결하게 묘사하기보다는 그 대상들의 비대칭에 관해서가 훨씬 더 많았다. 그 첫 번째 시도에서 상과 동료 고찰의 간행물 지위를 받는다는 것이 얼마나 만족스러운가!

무용과 '이따위 필라테스라는 것'을 지속함에서 방해받지 않으면서 비대칭은 나의 집념이 되었다. 높아진 고관절, 낮은 고관절 그리고 발의 문제 등에 대한 발표와 토론회 등을 제공함은 나를 특정적인 측만증 조사로 이끌었다. 밝혀내도록 강하게 밀어 붙여 나를 박사과정으로 더 높은 교육으로 더욱 더 고무시켰다. 나는 또한 근육근막의 이완법, 스트레인 카운터스트레인, 내장의 도수치료 그리고 두개천골의 치료법 등의 도수치료 기법들을 연구했으며, 림프 치료의 자격을 획득했다. 촉진의 기법, 내부의 신체 조사의 기법들은 나의 실시간 이어지는 해부학 학습이 되었다.

한 사람의 PT로서 나의 전문적인 임상에서, 나는 보다 깊이 파고들도록 결정했으며, 치료사이자 교육자가 되었다. 나의 스튜디오는 수개월동안 이어지는 프로그램을 제공하기 시작했으며 나는 지금 여러분이 읽고 있는 책을 위한 기틀이 된 측만증 연구에서의 국제적인 집중적 세미나를 제공하기 시작했다.

무엇보다도 상이한 신체를 가진 우리들은 가장 완전함까지 삶을 살아가길 원하며 그럴 자격이 있다. 나는 생활방식과 Pilates Method가 이것을 가능하게 만든다고 믿는다. 의학의 의무는 그 어떤 것보다도 근본적인 수준에서 개인이 생존하도록 도와주는 것이다. 모든 건강 분야는 모든 사람들에게 전부가 될 수 없다. 필라테스는 그것이 아니면 실용적이지 못하거나 채우는 것이 불가능할 그 틈을 채워주는 한 조각의 파이와 같다.

여러분이 지도자, 치료사, 임상의사 또는 외과의사 등 그 무엇이든, 나의 희망은 자신들이 다르다는 것을 알게 되었을 때, 그들이 그들 자신의 '외계인'을 보유하고 있음에 놀라고, 두려워하며, 압도되거나 길을 잃은 다양한 연령의 사람들을 위하여 희망을 불어넣어 주기 위해 여기의 정보를 사용하게 되는 것이다.

Dr Suzanne Martin DPT, PMA®-CPT, CLT

Pilates Therapeutics, Research and Educational Director; Smuin Ballet, Lead Physical Therapist; Total Body Development, Owner; Continuing Education Provider: Pilates Method Alliance/ California Nurses Association/California Physical Therapy Association; Center for Women's Fitness: Adjunct Faculty; Member: Dance USA, IADMS, PMA, PAMA, CPTA May 2018

감사의 글 (Acknowledgments)

20년 전 비대칭 해결을 위한 나의 질문은 좀 더 많이 알고 싶은 내면의 열망으로서 시작했다. 10년 전부터 집필 계획이 시작되었다. 5년 전에, 모양을 갖춘 계획이 틀을 갖췄으며, 여러 명의 나의 충실한 클라이언트과 함께 필라테스 업계에 의하여 격려되었다. 그 이후로, 수많은 사람들이 시간과 재능을 기여했던 것으로 보인다.

단 한 번의 대화에서, 나의 최초의 필라테스 트레이닝 강사인 Elizabeth Larkham은 여러분이 지금 여기서 보고 있는 이 책의 발전에 박차를 가해 주었다. 동료 비평가인 Lorna Roza, Kris Shevlin과 Gail Perry와 함께, 편집자인 Hilary Mandleberg와 Laura Daly는 초고를 흔쾌히 검토해 주었다.

많은 프로그램 전문가들과 진행자들은 저술의 마지막 해의 세한 작업을 위해서 공헌자들과 함께 그 구성틀을 검토하도록 도와주었다. 그들 가운데서 운동학적 분석에 대하여 Dr. Kevin Vandi, 그들의 학술적인 작업을 위해서는 Dr. Ross Pope와 Dr Ian Stokes, 그리고 그들의 그림설명을 사용하도록 흔쾌히 제공했으며, 자신의 진단적 분류법을 사용하도록 허락해준 Dr. Lawrence Lenke, 그리고 편측성 연구의 후원을 위해서 Shawl-Anderson 현대무용 센터의 Jill Randal 등이 있었다.

캘리포니아 오클랜드의 Audio Visual Consultants의 Mitch Silver와 Stu Sweetow로부터 온 기술적인 전문가들인; 사진을 위한 Eliot Kuhner와 Ken Mendoza; 그리고 모든 사진에 대한 자신의 뛰어난 편집을 위한 Andy Berry의 지치지 않은 작업에. 그들의 너그러운 시간과 훌륭한 정신에 대하여 모델인 Autumn Alvarez와 Hyun Jung Lee에게 각별한 감사를 전한다.

최종적인 노력에 대한 깊은 감사를 그녀의 유용한 통찰력에 대하여 Madeline Black에게 그리고 그의 경이로운 인내와 훌륭한 편집 기술에 대하여 나의 사랑하는 남편인 Tom Martin에게 전한다. 그 프로젝트에서 신뢰에 대해 상상을 현실로 이루도록 나를 도와줌에 대하여 Sarena Wolfaard와 Handspring 출판사 직원들에게 무한한 감사를 전하고 싶다.

연상하라. 생각하라. 느껴보라.

평론들 (Reviews)

'Dr. Martin의 제자 중의 한 사람으로서 나는 이 책을 주저없이 추천할 것이다. Suzanne는 필라테스 업계 안에서 보기 드문 보석이다. 그녀는 우리의 클라이언트들을 위해서 안전하고 효과적인 프로그램을 개발하기 위한 그렇게도 절실하게 필요했던 그 어려운 작업을 하고 있다. 나는 이 책을 나의 제자들에게 주저 없이 소개할 것이다.'

Derrick Cope PMA-CPT – Education Director, Synapse Pilates, Shanghai, China

'Suzanne는 측만증에서 기인하는 척추 비대칭의 난제에 접근하는 방법을 이해하기 위한 역동적이며 포괄적인 지침을 만들었다. 이것은 그녀 자신과 그녀가 도와주었던 사람들에서 근원적인 측만증을 이해함에서 개인적인 경험의 오랜 세월을 기반으로 삼는다. 이 책은 척추를 보다 더 균형잡히고 안정적인 정렬로 가져오는 방법의 깊은 통찰력을 찾고 있는 모든 사람들에게 가치있을 것이다.'

Diego Chia – Director of Core Fitness Physio-therapy Pilates Studio, Singapore

'지난 30년 동안 한 사람의 무용수이며 필라테스 강사였던 나는 Dr. Martin을 알게 된 것을 매우 감사한다. 그 첫 번째 워크샵에서부터 나는 그녀와 함께 있었으며, 난 그녀가 항상 "예술을 과학으로 융합시키는 것"을이해하고 있음을 알았다. 나는 신체의 감정적인, 정신적인 그리고 영적인 측면을 취할 수 있는, 그리고 이런 미묘한 신체의 불균형들로부터 기능장애가 육체에 영향을 미치는 그 방법을 볼 수 있는 사람을 보았다. Dr. Martin은 그녀의 경이적인 과학과 함께 나갈 수 있는 마음을 보유했으며, 그녀는 모든 자신의 연구에서 그것을 함께 완벽하게 이끌어 냈다. 그녀와 함께 일할 수 있을 만치 운이 좋은 움직임 강사들은 그 빠진 연결고리들을 – 인간 신체 안에서 시간과 함께 발달하는 전체적인 완벽한 그림을 찾게 될 것이다. 지름길이 아니며, 기적에 대한 무작위한 약속도 아니다. 단지 기능장애가 있던 없던 우리 몸을 구성하는 정보들의 충분히 깊게 생각한, 체계적인, 층과 층을 이루는 것, 이것들이 바로 그것이다. Dr. Martin은 우리 분야에 축복적인 사람이다.

Carolyne Anthony – Owner/Founder of The Center for Women's Fitness LLC

'무용 손상의 재활치료를 위한 물리치료와 함께 필라테스를 결합시킨 한 사람의 개척가로서 Suzanne Martin DPT은 그녀가 측만증을 위해서 발전시켰던 그 재활치료 방법들에 관하여 이 책에서 그녀의 지식을 자신의 독자들에게 선물할 수 있었다. 이 책은 측만증 치료에 대한 다중분야의 접근법들과 측만증의 진단을 이해하는데 훌륭한 배경으로 시작한다. 이 책의 나머지 부분들은 측만증 치료의 신체법, 연상법, 필라테스, 물리치료 그리고 호흡하는 방법들의 여러 측면을 사용하는 Dr. Marine의 창조적인 접근법을 상세하게 설명한다. 이 책은 측만증에 대해 더 많이 알고자 하는 모든 사람들에게, 각별하게는 척추 비대칭을 보유한 환자들과 치료하는 물리치료사, 필라테스 강사들에게 도움이 될 것이다.

Dr. Martin은 무용의학과 마찬가지로 필라테스와 물리치료의 분야를 충분히 설명했다. 그녀는 국내에서, 국제적으로 강연을 열었으며 연구를 통해서 그 분야에 기여했다. 그녀는 자신이 다양한 병변에 대해 발전시켰던 여러 가지 방법들에 대하여 필라테스 강사들과 물리치료사들에 대한 과정을 강의하기 위해 주기적으로 강좌 코스 여행을 한다.

나는 여러 환자들에게서 Dr. Martin과 함께 긴밀하게 치료할 특권을 얻었다. 한 사람의 무용가이며 필라테스 강사로서 그녀의 지식과 물리치료 박사로서 그녀의 지식을 잘 버무려내는 그녀의 능력은 조직적으로 그리고 혁신적인 방법들을 사용함에 의하여 환자들을 치료하는 것을 가능하게 만들었다. 손상 이면에 있는 생체역학적인 결함을 분석하고 도와줄 수 있는 그녀의 능력은 우리들이 환자들을 위한 치료에서 성공적으로 협동할 수 있는 것을 가능하게 만들었다.

Selina Shah MD, FACP – Team Physician for USA Synchronized Swimming, USA Figure Skat-ing, USA Weightlifting, San Francisco Ballet School, Diablo Ballet, Oakland Ballet, ODC Healthy Dancers Clinic, Mills College

'Suzanne Martin의 대가다운 이 책은 척추 비대칭에 대한 여러분의 지침이 된다. 여러분이 척추 비대칭을 보유하고 살든, 이런 병변을 보유한 가족 구성원을 알고 있던, 또는 척추 비대칭을 경험하는 학생, 클라이언트 또는 환자들을 만나게 된다면, Dr. Martin의 책은 꼭 필요할 것이다. 그녀의 명쾌한 설명과 최고의 그림설명은 이런 복잡한 병변의 모든 측면을 밝혀준다.'

Elizabeth Larkam – Balanced Body Master Trainer & Mentor

'필라테스 스튜디오에서, 우리는 측만증과 같은, 많은 비대칭 클라이언트들을 만난다. 그들을 도와주기 위해서, 강사들은 반드시 교육을 받아야 한다고 생각한다. 필라테스를 가르치기 시작한 이후로 나의 많은 클라이언트들이 척추 비대칭과 측만증을 갖고 있기 때문에 이와 관련된 교육을 꾸준히 받았고 그러기에 Suzanne의 매소드가 좋은지 잘 알고 있다. Suzanne Martin의 측만증 교육 과정은 상세하고 깊고 정확한 지침을 제공한다. 움직임은 과학을 담고 있다! 나는 그녀의 방법을 사랑한다. 나는 또한 모든 순간에서 그녀의 열정에 감명을 받았다. 나는 그런 깊은 연구에 대해 감사하며 그녀와 함께 할 수 있어 너무나 기쁘다. 나는 필라테스 강사들이 더 많은 클라이언트들을 안전하고 효과적인 트레이닝을 받을 수 있는 것을 보장하도록 Suzanne Martin의 방법을 반드시 배우기를 희망한다.'

Hyun Jung Lee – CEO and Co-founder of Epilates, Seoul, Korea

그녀의 매력적인 책에서, Dr. Suzanne Martin은 의학의 아버지로부터 오늘날 우리가 사용하는 그 용어를 우리에게 제공한 초기 측만증 치료에서의 개척자들까지 측만증에 관한 그 관점을 공유한다. 그녀는 우리에게 기능적고 창조적인 운동을 능숙하게 제공하며 그녀의 정보를 사례 연구와 과학적인 조사들로 뒷받침한다. 이 책이 주로 필라테스 강사들을 향한 한편으로, 모든 독자들은 생활의학에 대한 이러한 보물로부터 이로움을 얻게 된다. 척추 비대칭과 측만증은 모든 연령층에 영향을 주는 이런 지극히 '치료하기 어려운' 병변에 관한 그 가장 포괄적인 책들 가운데 하나이다. 측만증은 근골격계, 내장계 그리고 근막의 영향과 상호작용에 대하여 다중분야의 초점과 함께 탐구되었다. 이것은 비대칭과 측만증에서 치료하고 있는 모든 치료사들이 반드시 읽혀야 하는 내용이다.

Marika Molnar PT, LAc, FIADMS – President and Founder, Westside Dance Physical Therapy; Director of Physical Therapy for New York City Ballet and School of American Ballet, New York

'척추 비대칭과 측만증의 복잡함을 알아내는 것은 그것들을 처음으로 발견한 사람들과 전문가들 모두에게 비슷하게 힘든 여정이 될 수 있다. Suzanne Clements Martin의 이 책은 치료 가능성의 광범위한 관점으로부터 그 추론과 결과를 이해하기 위한 중요한 핵심내용을 제공하는 그 주제들의 신선한 개요를 전해 준다. 임상의 광범위한 영역에서 움직임-기반의 치료사들을 위한 긍정적인 가정 상비의 조언과 함께, 그녀는 독자들에게 다중 영역의 접근법 안에서 치료하는 동안 지식의 자신들의 습득을 이어가도록 힘을 더해준다.'

Peter Lewton-Brain, Doctor of Osteopathy – Director, Pôle Santé de Danse, France

용어 해설 (Glossary)

비유적 형상화와 큐잉의 범례

안으로 호흡하세요(Breathe into) – 안으로 호흡하세요(얼굴, 눈, 늑골 또는 척추 등과 같은 신체 부위) – 신체 부위로 가는 호흡의 방향을 설명하기 위함이고, 호흡으로 인해 그 부위가 가벼운 활성화나 팽창이 일어남.

불독 또는 푸쉬업 플러스 자세(Bulldog or Push-up Plus Position) – 네발자세이며, 전거근의 참여로 견갑골과 함께 흉골이 거상되고, 목 굴곡근에 의해 Adam's Apple이 지지되고, 얼굴의 방향이 양쪽 손을 있는 라인쪽으로 향한다.

갈퀴손(Claw hands) – 핸드그립이나 풋 바레를 잡기 위해 손바닥을 오목하게 만든 견고한 손의 형태. 이런 손 형태는 손목과 손의 손상을 방지할 수 있다.

폐의 원뿔(Cones of the lungs) – 가상의 원뿔 밑면으로부터 쇄골에 위에 위치하는 원뿔의 꼭지점까지 위쪽으로 호흡을 한다.

양 손의 다이아몬드(Diamond of the hands) – 양쪽 손의 엄지와 검지를 각각 접촉시킨 모양이고, 골반이 중립위를 유지하고 있는지를 확인하기 위해 골반 위에 배치한다.

오리 손(Duck hands) – 손가락으로 잡지 않고, 손바닥으로 클라이언트를 조정하거나 지지해 준다.

골반의 납작한 고평부(Flat plateau of the pelvis) – 누운 자세에서의 골반 중립위

뒷문을 찾기(Finding a back door) – 한 운동의 수정이나 버전이 운동의 완전한 습득을 얻을 수 있도록 돕는 것을 의미한다.

물고기 아가미(Gills of a fish) – 늑곽의 후측방 부위로 호흡하는 것을 장려하는 가상의 이미지

고관절의 전조등(Headlights of the hips) – 골반의 비틀림을 바로 잡기 위해, 자동차 전조등처럼 양쪽 ASIS가 균등하게 정면을 바라보도록 만든 경우.

오목(Hollow) – 치골결합 바로 위쪽의 연부조직에서 오목한 홈이 형성되도록, 복부 근육과 함께 골반저 근막 슬링이 들어올리는 것이다.

오목/들기(Hollow/lift) – 복부근육과 척추 신장과 함께, 골반저 근막 슬링이 활성화되어 발생하는 복합동작.

척추 라인(Line of the spine) – 8장의 등척성 압박 동안에 일어나는 추골 안정성의 가상 라인. 척추 비대칭 때문에 실제 라인이 아니기 때문에, 가상으로 생각해야 한다.

이너 엔벨로프(Inner Envelope) – 복부와 골반의 안쪽에서 있는 근막 내벽으로서, 골반 횡격막과 호흡 횡격막을 연결하고 있다.

도마뱀 손(Lizard hand) – 척추의 회전 불균형이나 측방 굴곡 약증으로 인해 지지가 필요할 때 도와주는 손의 위치이며, 옆으로 누운 자세에서 이루어지는 운동에서 사용되는 손의 위치이다. 어깨의 위쪽이 전인되지 않도록 손바닥 대신에 손가락 지문 부위를 사용한다.

오토바이 어깨(Motorcycle shoulders) – 마치 오토바이에 시동을 걸 듯이, 하승모근의 사용을 촉진하기 위해 쇄골에서 클라이언트의 피부가 밀어지는 방향으로 부드럽게 양 손으로 당겨 촉각적 도움을 준다.

사슬처럼 척추를 움직인다(Moving the spine like a chain) – 요추골반리듬을 의미하는 것으로서, 천골이 척추에 직접 연결되기 때문에, 골반과 요추사이의 부드러운 협응과 전이를 말한다. 굴곡에서 신전으로의 부드러운 전환이 있고, 또 앞쪽으로 몸을 숙인 자세에서 선 자세로 전환할 때 반대 동작이 일어나야 한다.

배꼽을 척추 쪽으로 당기시오(Navel to spine) – 척추 굴곡을 위한 큐잉이 아니라, 복횡근의 수축을 일으키는 큐잉이다.

담장을 넘어서(Over the fence) – 롤–다운이나 롤–업 혹은 척추 굴곡 활동을 할 때, 복횡근이 고관절 굴곡의 요근 굴곡 단계를 통해 타이트하게 유지되는 시점의 척추 굴곡을 의미한다. 골반저 근육의 협응으로 수행될 때, 이 동작은 깊은 척추 굴곡에서 고관절 굴곡으로 전환할 때 척추 움직임을 지지한다.

골반저의 낙하산(Parachute of the pelvic floor) – 척추의 바닥에서 위쪽까지 척추를 신장하기 위해 내부근막과 협응하여 골반 횡격막의 전방과 후방을 위쪽으로 끌어올리는 것을 묘사한 것이다.

모래 안상체 척추쪽으로 진주 넣기(Pearls into sand) – 강한 척추 굴곡이나 골반의 후방회전에 의존하지 않고, 골반을 중립위로 유지한 채 척추의 연부조직으로 매트를 깊게 압박하는 것을 묘사한 것이다.

골반 슬링이나 머리쪽으로 펼쳐진 골반 낙하산(Pelvic Slings or Pelvic Parachute floating toward the head) – 운동 동안 척추 보호를 위한 내적 조직화를 돕는 근막과 골반 횡격막과 골반저 근육의 연결을 의미한다.

골반 실패(Pelvic Spool) – 몸통에 대한 골반의 정렬을 보여주는 방향성

돌출한 늑골(Protruding ribs) – 7번 늑연골에 부착된 8–10번 늑골의 늑연골의 형태를 포함한 비대칭 큐잉으로서 근막 타이트함이나 비틀림, 그리고 내복사근과 외복사근의 근불균형 때문에 일어나는 비정상 전이를 의미한다.

애완견 준비(Puppy Dog Prep) – 누운 자세에서 상체 척추 굴곡 수행시 머리–어깨, 견갑대–척추의 분절 운동을 촉진하는데 사용되는 준비 사항이다.

닭벼슬 손(Rooster hands) – 양 손의 엄지끼리 붙여서 콧등에 배치하고, 양쪽 검지는 이마에 배치한다. 그리고 양 손의 새끼손가락을은 서로 붙인다. 이런 손 형태는 경추의 회전을 안전하게 유도하는데 도움이 된다.

양쪽 무릎으로 반원 그리기(Semi-circle arc with the knees) – 다리가 한 쪽에서 다른 쪽으로 움직일 때처럼 다리의 자연스런 나선 운동을 표현하기 위해, 엎어진 그릇을 원래 위치로 뒤집듯이 양쪽 무릎을 움직이는 동작을 상상한다.

스마일 라인(Smile lines) – 아래쪽 둔부와 위쪽 허벅지 사이의 둔두 주름을 이루는 선이다.

명치(Solar plexus) – T12의 횡격막 다리의 앞쪽에 위치하는 가슴 부위

꼬리뼈를 무겁게, 그리고 머리도 무겁게(Tailbone heavy, head is heavy) – 전체 척추의 참여를 위한 머리–꼬리의 연결을 묘사한 것이다.

ZOA를 나타내는 X 라인(X to align the ZOA) – 앞쪽에서 뒤쪽으로 향하는 2개의 라인이고, 한쪽 라인은 검상돌기에서 천골곶까지이고, 다른 쪽 라인은 치골결합에서 흉추 12번까지이다.

수직 영역(Zone of Apposition: ZOA) – 호흡 횡격막의 수직 영역으로서, 상체(상부 몸통을 포함해)를 하체(하부 몸통을 포함해)에 연결하는 중요한 영역이다. 만약 이 영역이 적절하지 않다면, 이것은 늑골 회전, 추골 동작, 수직의 머리 위치 등을 감소시킴에 의해 척추 비대칭의 비틀림을 강화시키며 흉곽과 복부의 내압을 손상시킨다.

1st parallel – 선 자세를 취할 때 두 발 11자 자세이다. 요추에 대한 골반 아치 모양을 만들기 위해 2번째 발가락이 슬개골의 중앙–고관절 중앙을 지나는 수직 선상에 배치한다.

4개 횡격막(4 diaphragms) – 눈 높이의 결합조직(머리 횡격막), 쇄골과 견갑대 바로 위의 링(흉곽출구), 호흡 횡격막, 그리고 골반 횡격막.

발바닥의 7자 형태(7 under the foot) – 체중이 발바닥에 적절하게 가해지는 부위이다. 가쪽 발꿈치에서 시작해서 발바닥의 가쪽면을 따라 5번째 발가락을 지나 엄지발가락으로 향하는 모양으로 숫자 '7'를 그린다.

내장 몸통의 9개 영역: 루빅 큐브(9 areas of the visceral torso: Rubik's Cube) – 하부 늑골, 허리 및 골반 앞쪽 영역을 보다 정확한 주의 집중을 위해 허리 부위를 9개 구획으로 분할한 것이다.

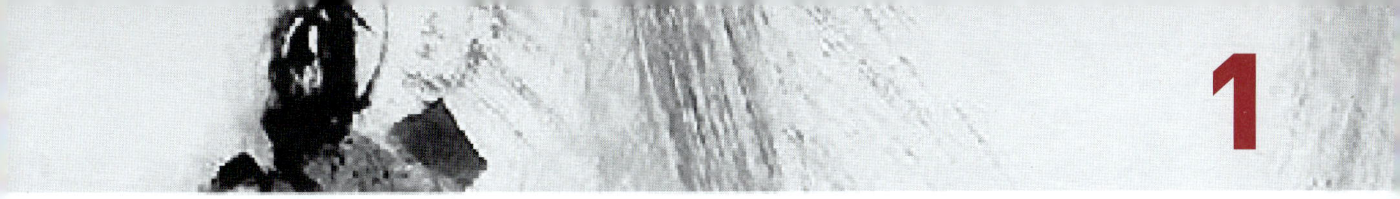

1

개요
Introduction

한 무용수의 이야기

한 명의 젊은 무용수가 지역대학 졸업 작품 중 크게 넘어져 골반을 다쳤다. 그녀는 격렬한 싸움을 표현하는 안무에서 흔들림 없이 춤을 추었고, 그녀의 파트너와 함께 졸업 작품을 마무리했으며, 많은 격려를 받았다. 그녀가 무대 뒤로 갔을 때, 교수와 무대 뒤의 관계자들이 그녀를 걱정했다. "충돌로 골반이 크게 부딪히는 것을 봤는데, 괜찮은 거니?"

젊고 건강한 무용수는 길에서 한 번 넘어진 것과 같다고 웃어 넘겼다. 3주가 지난 후, 경련이 발생했다. 그녀의 교수는 지역의 정골의사에게 관리를 받도록 지시했고, 은퇴한 산부인과 의사가 그녀의 Berkeley Hills home의 풀 하우스에서 정골의사로 진료보고 있었다.

치료 내내, 노련한 치료사는 젊은 클라이언트를 자신의 옆에 눕혔다. 외견상으론 가볍게 보이지만, 그녀는 젊은 무용수의 내장기 내에서 소용돌이를 일으키는 듯한 효과를 주는 정확한 터치로 상당한 이완을 시켰다.

몇 주 안에 그 무용수는 훈련을 다시 시작했고, 좌측 골반에 통증이 발생했다. 이번에는 지역 정형외과의사로부터 X-선 촬영과 검진을 받았으며, 그 젊은 무용수는 평범한 고관절 건염이라는 진단을 받았다.

몇 주가 지난 후, 발레 바레 연습 도중 허리 경련으로 움직일 수 없었고, 안정을 취하기 위해 사무실 직원들의 도움을 받아 스튜디오 밖으로 옮겨졌다. 다시 한 번 척추 X-선 사진을 찍었고, 아무 이상이 없는 듯 보였다. 그녀는 증상이 없는 것으로 진단되었으며, 피트니스 컨디셔닝을 재개했다.

증상이 줄어들었을 때, 그녀는 필라테스 강사를 소개받았다. Pilates Elder Eve Gentry의 제자인 Michelle Larsson의 트레이닝은 정확히 나의 문제점을 맞추었다. 그녀가 측만증을 보유했던 것이다.

내가 바로 그 젊은 무용수였고, 측만증을 가지고 있었다.

측만증(Scoliosis)

측만증은 '휘어짐'을 의미하는 그리스어인 'scoliosis'로부터 파생되었다. 관찰자는 피부 밑에서 척추의 휘어짐을 볼 수 있으며, 예기치 못한 형태로 축성 척추가 비틀린 것을 볼 수 있다. 측만증은 척추 비대칭의 한 범주이며, 이 책 전반에 걸쳐서 측만증이란 렌즈를 통해 비대칭의 세계를 살펴보게 될 것이다.

측만증: 기본 용어

측만증은 중립의 척추 자세(중앙에 수직으로 정렬된)에 반하는 비중립의 척추로 정의된다. 비록 측만증의 원인이 선천적, 발달적 또는 퇴행적일 수 있지만, 대부분은 그 원인을 알지 못하는 특발성임을 알고 있었는가? 측만증의 의학적 진단이 10° 이상의 만곡이 있을 때 이루어진다는 것을 알고 있었는가(Levine, 2013)? 그리고 대부분의 오른손잡이는 척추의 우측이 볼록해지는 비대칭, 왼손잡이는 좌측이 볼록해지는 비대칭을 가지고 있음을 알고 있었는가(Cramer와

Derby, 2005)?

측만증은 의학적 진단이며, 체형의 상태를 의미한다. 측만증 용어는 구조적 측만증과 기능적 측만증을 포함한다.

측만증의 만곡은 오랜 시간을 거쳐 발달한다. 측만증은 자궁 안에서, 유아나 아동기 때, 2차 성징이 일어날 때, 또는 평생의 신체 경험을 통해 정상 수직 정렬에서 벗어나는 것을 의미한다(Mitchell Jr., 2002). 위에서 언급했듯이, 나의 경우는 무용수 시절의 부상에 의해 측만증이 발발한 것이다. 나는 필라테스 강사와 물리치료사로서 모든 종류의 측만증을 치료했다.

의학적 진단으로서 측만증은 전통적으로 축성 골격(머리와 몸통의 골격으로 구성)에 한정되며, 척추의 비정상 만곡은 종종 늑곽과 골반의 변형을 동반한다. 체형으로서의 측만증은 구조(형태)와 기능사이의 불일치를 인지하고, 운동이 차단된 경로를 우회하기 위한 노력의 결과이다.

일반적으로 측만증이 생명을 위협하지 않는 의학적 진단이나 체형 상태로 간주되고 있음에도 불구하고, 측만증은 통증의 악화, 직장의 결근, 가족 역할의 감소, 그리고 사회적 참여의 상실 등을 의미할 수 있다. 미국내에서만 요통의 80% 유병률이라는 막대한 통계수치 안에 얼마나 많은 측만증의 사례가 숨어 있겠는가?

National Scoliosis Foundation (국립 측만증 재단)은 측만증을 소리없는 전염병이라고 부른다. 비록 유전적 근거가 백인과 아시아인 혈통의 유병률을 지적하고 있지만, 측만증은 모든 사회경제적, 인종 또는 연령대에 따라 구분되지 않는다. 측만증은 전 세계의 유아, 어린이, 청소년 및 성인에게 나쁜 영향을 준다. 국립 측만증 재단은 대략 미국 인구의 2~3%(약 7백만 명이며, 대부분이 여성이다) 정도가 측만증을 갖고 있음을 예측하고 있다(국립 측만증 재단, 2017).

측만증팀

나는 이 책에서 종종 측만증팀을 언급할 것이다. 나는 여러분(독자)이 환자이든, 측만증 환자를 치료하는 Pilates Method Movement Educator (필라테스 강사)이든, 의료 전문가를 도와주는 사람이든 또는 피트니스 전문가이든, 여러분 스스로 측만증팀의 일원이라고 생각하길 바란다. 측만증팀의 모든 멤버는 측만증 환자를 치료하는데 있어 중요한 역할을 가지고 있다.

나는 이 책에서 주로 필라테스 강사를 다루지만, 위의 모두를 다루고 있다. 내가 그러했듯이, 한 명의 필라테스 강사였고, 환자였고, 또 의료 전문가였다!

필라테스 강사는 모든 수준의 필라테스 강사를 포함하지만, 이 책의 목적에 맞게, 필라테스 강사는 훌륭한 자격 인증 단체와 트레이너로부터 필라테스 강사의 훈련을 받고 자격을 갖춘 필라테스 강사라고 가정한다. 필라테스 자격을 갖춘 의학 및 건강 전문가들도 있는데, 이들도 필라테스 강사로 간주될 수 있다.

필라테스 강사와 측만증

필라테스 강사가 모든 연령대에 웰니스의 가능성을 제공하는 라이프스타일 자원이기 때문에, 필라테스 강사가 측만증팀내에서 그들의 역할(위치)을 향해 앞으로 나아갈 수 있는 완벽한 시기이다.

필라테스 강사는 비의료적 목적의 움직임 지도 뿐만 아니라, 치료적 목적의 특수 움직임 지도를 구하는 척추 비대칭 사람 모두에게 훌륭한 운동이다. 여기에서 치료적 목적이란 응급 상황에서 높은 수준의 건강관리제공자의 감독을 받는 훈련 이전(임박한 수술 이전), 특정 손상이나 수술의 재활 도중, 그리고 재활 이후를 모두 포함한다. 필라테스 강사는 어깨, 고관절 및 다리와 같이 척추의 비대칭에 영향을 주는 많은 다른 신체 부분들과 척추의 상태에 대한 지식을 가지고 코어 컨디셔닝의 최전선에 독보적인 역할을 한다(Keays 등, 2008; Bialek 등, 2009; Levine 등, 2009; Lin 등, 2010).

측만증은 평생 지속되는 질환이다. 측만증이 의학적인 문제이든 그렇지 않던 간에, 측만증과 척추 비대칭은 종종 다른 건강 문제(동반질환)와 연결된다.

필라테스 강사의 다양한 운동과 적용은 일반적인 웰빙 운동의 범위를 벗어나서, 파킨스병, 뇌손상 및 당뇨병 등을 포함하는 신경학적 질환, 암 생존 및 노화 등과 같은 만성 질환과 상태로 확장된다.

라이프 스타일 건강관리

라이프 스타일에 대한 적극적인 관심이 장기간의 건강에 변화를 일으킬 때(특히, 동반질환), 라이프 스타일식 접근은 만성 질환 관리에서 건강관리의 예방 차원으로 이동한다. 적극적인 접근은 완전 채소-기반 식단과 같은 영양, 스트레스 관리, 알콜 및 담배 조절, 수면 위생, 그리고 운동 건강에 대한 현명한 선택을 포함한다(생활습관의학이란 무엇인가?, 2015).

필라테스 환경은 라이프 스타일 운동을 하기에 완벽한 장소이다. Joseph Pilates는 'Return to Life'란 자신의 책에서 이런 접근법을 옹호했다. 그는 그 당시에 이용할 수 있었던 지식을 이용하여 척추의 유연성, 심장 조절, 폐 조절, 위생, 마른 솔질(림프를 자극하는 방법), 햇볕, 신선한 공기, 좋은 수면 및 적절한 식이요법 등을 주장한다(Pilates, 1945).

비록 척추 비대칭을 가진 특수 집단에 대한 라이프 스타일의 영향이 복잡할지라도, 모든 필라테스 강사는 효과를 낼 수 있을 것이다. 이 책이 여러분을 그렇게 이끌어줄 것이다.

측만증에 효과를 낼 수 있는 사람이 되자.

휠체어 댄서

젊은 무용수가 무용 물리치료와 필라테스 트레이닝을 받기로 나와 약속을 했다. 그녀에게 인사하기 위해 문을 열고 내 사무실에서 4개 계단을 봤을 때, 나는 계단에 있는 휠체어를 보고 당황했다. 그녀는 단호하게, 약간은 미안해하며 쫓아내지 말 것을 요청했다.

내가 약간의 망설임을 가지고 그녀를 맞이할 때, 그녀는 내 사무실 안으로 들어가는데 도움이 필요 없다고 말했다. 그녀는 계단 앞에서 멈춘 후, 휠체어에서 계단 위로 이동하고, 입구 안으로 들어오기 시작했다. 그런 다음, 그녀는 트라페즈 테이블 근처에 비틀거리면서 앉았다. 다행히 트라페즈 테이블이 문 근처에 있었다.

그녀는 대략 15초마다 자신의 머리를 오른쪽으로 젖히면서 자신의 이야기를 했다. 상황이 좋아지지 않는 것에 관계없이, 그녀는 더 많은 것을 원했다.

그 이후의 3년은 내게 척추의 불안정, 과도가동성 및 측만증이란 세계로 이어지는 너무도 상상할 수 없는 매력적인 시간 여행이었다.

신경학적 손상으로 남겨준 비타민 B12 결핍에 대한 이야기로 시작해서, 이 젊은 여성은 이미 휠체어 댄서의 경력을 달성했다. 나와 함께 치료하는 동안, 리포머 위에서 집중적인 탐구와 트레이닝을 받은 후 그녀의 안정성은 크게 향상되었다.

매우 드문 사람만이 그런 드라마틱한 전개를 보일 것이다. 우리들의 대부분은 20° 미만의 측만증 환자와 신경학적으로 침범된 다양한 측만증 환자를 보게 될 것이다. Helen Keller (1968)는 "삶이란 흥미로운 일이며, 다른 사람과 함께 할 때가 가장 흥미진진했다." 고 말했다. 모든 필라테스 강사는 측만증에 효과가 있고 영향력을 가지고 있다.

모든 것은 시간을 할애할 가치가 있다

내 이웃이 겪은 최근의 폭풍은 나뭇가지와 나무줄기를 날려 보내 빅토리아 양식의 이층집 뒷담 위에 쌓이게 만들었다. 파편들이 여기저기 흩어졌으며, 담장, 집 및 주변 건물들을 파손시켰다. 청소와 보수가 이루어졌다.

처리 과정은 여행과 같았다. 나뭇조각들에 접근하기에 앞서, 일꾼들은 큰 트럭을 경사로로 이동시켰다. 나무줄기를 제거하기에 앞서, 크레인이 자릴 잡아야 했으며, 쇠사슬 톱으로 나무줄기를 조각내야 했다. 그런 다음, 일꾼들은 나무 조각을 끌고 나갈 수 있었다.

어떤 여행은 서두르지 않는 것이 가장 좋다. 많은 재능이나 자원이 얼마나 있든 간에, 아기가 한 달 만에 태어날 수 있는 것은 아니다. 효과를 내기 위해, 다수는 필라테스 강사를 갖추기 위한 여행을 열어야 한다.

필라테스 강사가 척추의 비대칭이나 측만증을 가진 사람에게 존경을 받기 전에, 특정한 단계들이 반드시 일어나야 한다. 성장하기 위해서는 의도를 만들어야 한다. 성장의 의도는 새로운 행동 과정을 취하기 전에 가져야 하는 필수조건이다.

다수의 장애물들이 많은 필라테스 강사가 멀어지도록 만든다. 많은 사람들은 전문가적 성장이 시간의 경과와 함께 자동적으로 발생한다고 생각한다. 실수를 두려워하는 특정 사람들에게 접근하기 전에, 개념과 운동 순서가 완벽해야 한다고 일부 사람은 믿는다. 여전히 다른 사람들은 첫 번째 만남에서 과학 자료를 이해하는 것으로 기대한다. 다른 사람들은 특정 클라이언트들을 예약하기 전에 그 시점에 적합해야 한다고 믿는다.

바로 지금이 그 시기이다

기술–중심의 움직임 습득에서 나온 운동 교육을 평생 관리의 프레임워크를 가진 클라이언트로 준비시킬 수 있는 영향력의 철학을 배우자. 이런 클라이언트–중심의 과정은 필라테스 강사로 하여금 배경, 지식, 기술 도구와 효율적인 윈–윈 상호관계를 이끄는 자신감을 갖추도록 만든다. 클라이언트는 다가올 것이다. 이미 그들은 거기에 있을 것이다.

"가르침을 코칭으로 전환하는 것"은 어떻게 라이프 스타일 접근이 일상생활과 섞이는지를 해결해 줌으로써 클라이언트에게 점진적으로 책임감을 부여하는 것이다.

간단하게 시작하자.

프레임 워크(근거)

척추 비대칭 클라이언트를 돕기 위해 근거의 철학을 3가지 측면의 몇몇 그룹으로 나누는 것은 이 작업을 기억하기 쉽고, 설명하기 쉽고, 이해하기 쉬운 것으로 만든다.

'3'의 법칙은 가끔 황금률로 언급되는 비율의 고대 수학 공식이다. 건축학은 이런 3의 법칙을 채용했으며, 이런 기본 법칙의 비율로 효율적인 구조물을 건축했다.

인간공학, 운동 및 감정은 클라이언트를 위한 3의 법칙을 구성한다. 신체, 교정 그리고 컨디셔닝도 필라테스 강사를 위한 3의 법칙을 구성한다. 3의 법칙은 6장에서 논의되는 사람의 신체 기능의 단위인 근막을 만드는 3의 지점과 3의 운동면으로 확장된다.

'3'이라는 또다른 주요 요소인 병력, 해부학 및 비대칭이 여정을 시작한다. 클라이언트의 비대칭을 다루기에 앞서, 역사로부터 배우자. 여러분보다 앞서 태어난 과학자, 연구자 및 필라테스 강사의 역할에 의존하자.

역사 속의 측만증

척추 비대칭에 대한 관심과 그것을 조절하거나 완화시키려는 시도는 오늘날만의 현상은 아니다.

호모 에렉투스 골격을 더 잘 이해하기 위한 진화론 연구는 나리오코톰(Nariokotome) 소년의 골격(KNM-T 15,000이라 표시됨)으로 150만 년의 시간을 되돌려서 축성 골격의 비대칭 증거를 보여주었다.

'휘어짐'을 의미하는 실제 용어인 그리스어 Scoliosis는 Hippocrates (460–376 BCE)의 보물과 같은, 'On Articulations'의 저서를 통해 등장했다. Hippocrates는 오늘날 우리가 사용하는 도수치료와 리포머와 트라페즈 테이블과 같은 필라테스 환경에서 사용되는 것과 유사한, 측만증과 같은 척추 변형을 치료하기 위한 개념, 프로토콜 및 장비들을 제시했다. 오늘날의 CoreAlign® Ladder과 상당히 유사한 Hippocrates의 사다리는 척추를 늘이기 위해 사용된 수직 사다리이다. Hippocrates는 결박 띠로 3 지점(어깨, 갈비 그리고 골반)에서 교정 압박을 적용한 수평의 테이블도 발명했다(Hippocrates, 460–376 BCE).

그리스 철학자인 Aristotle (384–322 BCE)은 사람이 어떻게 움직이고, 인체의 구성이 어떻게 되어 있는지에 대한 생각을 서양 세계에 알려주었다. 'Parts of Animals and movements of Animals'에서, 근육의 움직임에 대한 연구는 움직임을 일으키기 위해 어떻게 근육이 기하학적 구성을 만드는지를 보여주었다. 그러므로 Aristotle은 움직임의 학문인 운동학(kinesiology)의 아버지가 되었다.

Aristotle의 'Progression of Animals'는 다양한 동물들이 왜 다양한 추진 요소를 가지고 있는지를 분석했다. "어떤 동물들은 다리가 없고, 또 어떤 동물은 두 발이나 네 발, 또는 더 많은 발을 가지고 있는지, 그들이 발을 가지고 있다면 모든 동물의 발의 숫자가 균등한지" 등을 연구했다. Aristotle은 사람의 두 지절에서 굴곡이 일어나지 않는다면, 앞으로 전진할 수 없을 것이라고 결론을 내렸고, 또 적절한 두 발 보행을 위해서는 대칭성이 중요하다는 결론을 내렸다. 그의 유명한 말인 "생명은 움직임을 요구한다"는 "움직임이 생명이다"고 주장한 현대 교육자인 Moshe Feldenkrais에 의해 널리 알려졌다.

Claudius Galen(130–200 BCE)은 Hippocrates와 Aristotle을 계승했으며, 첫 번째 유명한 서양 의사가 되었다. 척추 비정상에 대한 분류를 시작함으로써 척추 이론과 직무를 확장하고 더욱 발달시킨, 그의 'On the Usefulness of the Parts of the Body'는 오늘날에도 사용했다. 전만증과 후만증과 같은 그의 용어는 중심에서 앞쪽으로, 뒤쪽으로, 또는 측면으로 치우친 척추 변형의 확인과 함께 오늘날에도 사용되고 있다(Vasiliadis 등, 2009).

현대 치료의 선구자

과거 수세기 동안 유럽에서 유명했던 대부분의 의사들은 척추 비정상이 발달하는 이유와 그것의 치료법에 대해 연구와 실험을 했다. 그러나 미국의 정형외과 의학계에서 인정했고, 여전히 국제적으로 사용되는 검사(자기 이름을 딴)를 만든 3명을 아는 것이 중요하다. 선배와 동료들과 함께, 이런 인물들은 획기적인 영웅들로 언급될 만하다.

William Kane 박사, John Cobb 박사, 그리고 Joseph Risser 박사 등은 측만증의 역사이었고, 오늘날에도 이들 3명의 이름이 가장 많이 언급되고 있다.

John Cobb 박사

John Cobb 박사는 관상면의 중앙 수직 척추라인(CVSL)으로부터 최소 10° 벗어난 척추를 측만증이라는 용어로 의학적 진단을 제시했다(Cobb, 1948).

그의 방사선 사진 측정 방법은 진단의 황금률로 남아 있다. Cobb 박사는 1950년대 뉴욕에 있는 Hospital for Special Surgery (HSS)에서 외과의를 수련했다.

Cobb 박사 밑에서 배운 David Levine 박사는 소아마비와 결핵의 척추 영향을 교정하려는 노력으로 이루어진 길고 견디기 어려운 수술들에 관한 HSS의 역사를 설명했다.

> *"Cobb 박사의 시기에, 외과 의사들은 만곡 교정을 위해 전신 회전-버클 기법을 사용했다. 아동은 약 1년의 치료 과정 동안 침상 안정되어야 한다. 그 환자는 처음에는 머리부터 한쪽 허벅지까지 캐스트의 적용을 받았다. 우리는 그 때 큰 나무톱으로 캐스트의 가운데를 잘랐으며, 한 쪽에 회전 버클이라고 불리는 금속 나사-방식의 지렛대를 적용했다. 5주 정도의 기간이 지난 후, 우리는 회전 버클을 조금 더 조여 주었다.*
>
> *이런 회전 동작은 만곡을 바로 잡았다. 환자는 5~6주 동안 이런 캐스트의 적용을 받았다. 만곡이 교정된 후, 외과의사는 캐스트에 틈새를 만들었다. 1950년대와 1960년대 후반에는 마취가 제한적이었기 때문에, 수술은 2시간을 넘기지 않아야 했으며, 한 명의 환자에게 여러 번의 수술을 2주 간격으로 실시했다. 수술로부터의 회복은 대개 9개월이 걸렸다. 마지막으로, 이 환자는 퇴원하기 전에 걷는 방법을 배워야 했다."*
>
> Levine 2013

그 당시 많은 환자들은 결핵과 소아마비로부터의 격리를 위해 요양원에 입원되었다. Levine 박사의 논문에 따르면, HSS에서 치료받은 노인들이 감사를 표했다는 것이다. 비록 동시대적 측면에서 이런 치료들이 위협적이며 극단적인 것처럼 보이지만, 환자들이 정상의 삶을 다시 갖는 것에 대해 그들에게 감사를 표했고, 많은 환자들이 보고한 긍정적인 경험에 그들은 감동했다. 현대적 '야간 보조기' 또는 n 보조기는 HSS의 역사 사진에서 환자가 착용하고 있는 것과 놀랍도록 유사하다. 그림 1.1은 최근 클라이언트인 첼리스트의 야간 보조기를 보여주고 있다.

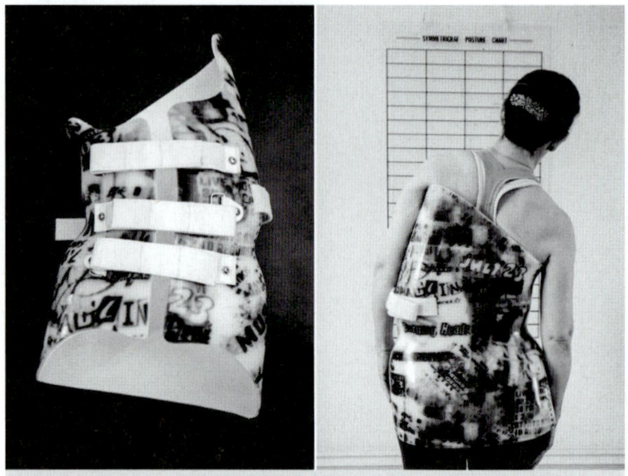

그림 1.1

다수의 보조기가 측만증의 치료를 위해 시장에 나와 있다. 야간 보조기는 중앙 수직 라인을 잘 만들어 주는 낮 시간의 보조기나 24시간 사용하는 보조기에 비해 척추 만곡을 상쇄시키는 거울 이미지(좌우가 바뀐 물체의 상)을 창안해 만들어 진다(Ortholutions GmbH & Co., 2017).

Wilson, Jr 박사와 Konstantin Veliskakis 박사는 HSS에서 수술을 시행할 때인 1963년에는 회전버클 수술이 Harrington Rod 수술로 대체되었다. 갈고리가 척추에 삽입된 금속 로드에 부착된다. 삽입된 쇠줄이 추골을 함께 당겨 만곡을 펴준다. 그런 다음, 골반이나 척추에서 적출한 뼈 조각을 비정상의 뼈가 치유되고 융합하도록 삽입한다. 이 금속 로드는 뼈의 융합과 치유가 이루어질 때까지 추골을 제자리로 유지시키는 작용을 한다. 일부 클라이언트들은 나중에 로드를

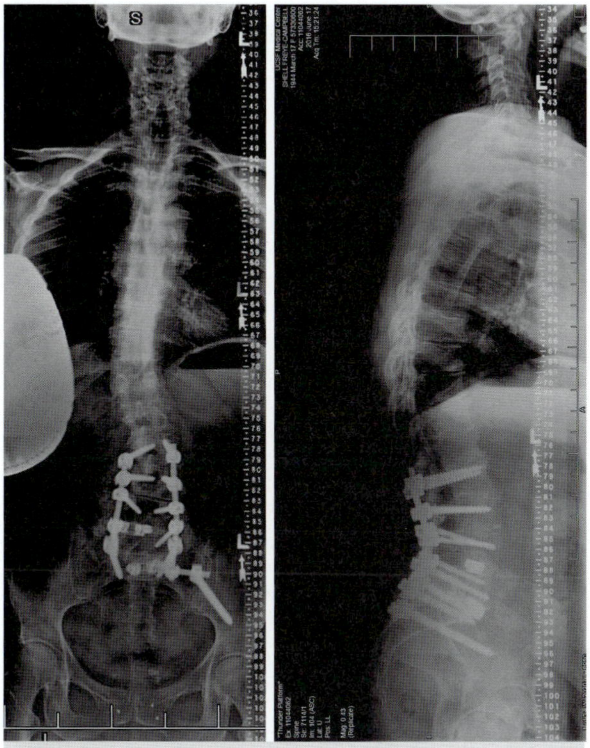

그림 1.2

제거하기도 한다.

원래 요추는 척추의 회전을 줄여주려는 시도로서 굴곡 자세로 설정된다. 오늘날 현대 수술은 금속 사용뿐만 아니라, 정상 요추 전만을 유지하는 관심에서 보다 가변적이다(Levine 2013). 그림 1.2는 나의 클라이언트의 최근 X-선 사진이다. 하드웨어에 장골을 고정시키는 볼트를 확인하자. 몸통을 바르게 유지하는 로드나 고정으로 충족하지 못한다. 이와 같은 클라이언트는 능동 치료를 위한 특별한 접근법을 요구한다. 개별 프로그램을 다루는 12장은 이들 클라이언트를 어떻게 치료해야 할 것인지에 대한 생각을 포함하고 있다.

William Kane 박사

William Kane 박사는 Scoliosis Research Society의 설립에 도움을 준 정형외과 의사이다. 그는 1975년도 Times지에 기재된 'A dangerous curve'의 기사에 대한 반응으로서 정상적으로 예상되는 척추 비대칭 레벨의 설정에 대한 연구를 시작했다. 위의 기사는 측만증에 대한 사회적 인지도를 높였다.

이 기사는 극단적인 상태를 가진 몇 명의 개인들에 대해 조금은 선정적으로 집중했다. 알려진 바에 따르면, 기사에 관한 Kane의 관심사는 대중이 그 기사에서 언급된 것만큼 척추 비대칭이 생명을 위협할 수 있다는 거였다.

Kane 박사는 표준적 방사선 측정으로서 10° 미만의 마커가 정상 표준편차 내에서 예상되는 생리학적 측정 수치로 간주되어야 한다는 것을 발견했다.

미성숙한 사람이 20° 만곡일 때 보조기를 착용하고 더욱 빈번하게 의료적 관찰을 해야 한다는 사실과 함께, 의학적 감시를 보장하는 10° 이상의 그의 표준 만곡은 여전히 오늘날에도 사용되고 있다(Kane 1997).

미국 내의 학교 검진

1975년 타임지 기사인 'A dangerous curve'에 의해 촉발된 학교 검진에 대한 강력한 공중 보건 요구의 논란이 계속 되고 있다. 2004년 US Preventive Services Task Force는 미국 공립학교 내 측만증 검진에 대해 결론을 내렸다.

그러나 국제 건강관리 제공자와 측만증 학회들은 학교 검진의 지속적인 실행에 대해 다른 의견을 내 놨다. 미국 이외의 나라에서 이루어진 나의 강좌를 통해 알 수 있었던 것은 많은 나라들이 측만증에 대한 학교 검진을 시행하고 있지 않다는 사실이다. 나의 클라이언트 중 몇몇은 캘리포니아에서 여전히 학교 검진(대개 초등학교)을 시행하고 있다고 말한다.

20세기 중반에 이루어진 항생제와 백신의 발견에 의해 역사적으로 측만증과 관련된 질병인 소아마비와 결핵이 사라졌을 때, 척추 교정에 대한 필요성도 줄어들어 HSS의 Levine 박사에 의해 이루어지는 수술이 크게 감소되었다.

미국 정부는 질병이나 장애의 분명한 징후로 척추의 휘어짐과 함께, 척추 만곡과 관련된 건강에 대한 대중들의 공포가 결코 완전히 소멸되지 않았다는 보수적인 입장을 취하고 있다. 미국 대중들은 여전히 측만증을 '위험한 만곡'이라고 잘못 인식하고 있고, 그 결과로 쓸모없는 중재를 육성하고 있는 것이다(Linker, 2012).

Cobb 각도: 측만증을 측정하기

나는 앞에서 측만증의 선구자인 John Cobb 박사를 언급했다. 나는 이 책에서 Cobb 각도를 자주 언급할 것이다. Cobb 각도는 척추 만곡의 각도를 측정한 각도이며, 의사에게 어떤 치료가 필요한지를 결정하는 데 도움을 준다. 10°의 Cobb 각도는 측만증을 진단하는 최소한의 각도로 간주된다. 필라테스 강사들은 운동 방법을 계획할 때, Cobb 각도의 측정 방법을 알아야 한다. 방사선과 전문의는 만곡의 상단과 하단에서 각각 1개씩의 직선을 그린다. 교차되는 2개의 선은 Cobb 각도라는 척추 만곡의 각도를 제공한다(그림 1.3).

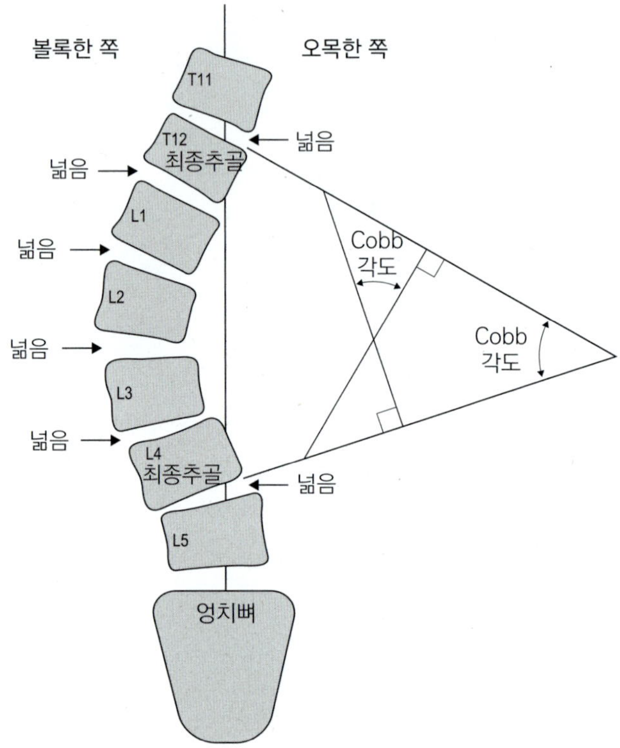

그림 1.3
Cobb 각도는 만곡의 가장 위쪽 추골로부터 가장 아래쪽 추골까지 측정된다. 이런 두 개의 연결선은 Cobb 각도라고 불리는 하나의 직각 지점에서 만난다.

최소 만곡

청소년기의 특발성(알 수 없는 원인) 측만증에 대한 50년에 걸친 장기간의 연구에 따르면, 이환율(심각한 질병)이나 사망률을 포함해 평생에 걸쳐 발생하는 측만증의 의학적 결과가 적은 각도(0~30°)였음을 말하고 있다고 지적한다.

이런 심각도 수준에서의 주요 이슈는 기능적 문제와 연부조직 보상작용과 함께, 그 변형에 따른 미용학적 영향일 것이다. 심지어 중등도의 40° Cobb 각도에서 시작할 때 미용적 문제와 보상적 문제가 증가하더라도, 실제 의학적으로 뚜렷한 생리적 결과가 나타나지 않을 수도 있다.

의학적으로 가장 심각한 영향은 80° 이상의 Cobb 각도에서 나타난다. 이런 수준에서의 잠재적인 호흡 방해나 실제 호흡 기전의 문제는 다른 장기적 심폐 질환의 생명 위협의 영향과 비교할 수 없을 것이다.

'위험한 만곡'이라는 그의 소개에도 불구하고, Kane 박사의 연구는 측만증 자체가 반드시 치명적이거나 항상 의학적으로 심각한 것이 아니라는 대화에서 시작하고, 운동을 통해 측만증을 관리하는 길을 열어 주었다(Weiss 등, 2013).

사례

에너지 넘치는 목소리를 가진 여성이 내게 전화를 해서, 자신이 80°의 Cobb 각도를 가지고 있다라고 말했다. 그리고 그의 의사가 나를 찾아가라고 말했다는 것이다. 현재 통증은 없고 운동을 하고 싶다고 말했다.

아시아계통의 왜소한 여성이 나의 스튜디오 안으로 들어왔다. 그녀의 머리는 말 그대로 한쪽 벽 쪽으로 휘어져 있었다. 71세인 그녀는 간호사였으며, 두 명의 장성한 자식을 길러냈다. 그녀는 폐경기, 골다공증 및 간헐적 폐 감염과 같은 병증을 가지고 있고, 여전히 집안 일을 스스로 하고 있고, 지역사회의 행사에도 참여한다고 말한다. 그녀는 어린 시절에 40° 만곡을 가지고 있었다. 평가 후, 편하게 눕지도, 앉지도, 서지도 못하는 것이 핵심 사항이다. 치료의 시작 목표로서 신체 자각과 균형을 목표로 삼는다. 우리는 의자를 이용해 앉기와 서기를 훈련하기 시작했다. 치료가 마무리 될 무렵, 그녀는 균형을 위한 몇 가지 바디 스킬을 잘 이해할 수 있었다.

Joseph Risser 박사

우리의 역사적 연구에서 세 번째 인물은 Joseph Risser 박사이다. 그는 1958년에 어린이의 골격이 측만증으로 진행할 위험이 있는지를 알아낼 수 있는 표준 검사를 만들었다.

Risser 박사의 연구 전까지는, 손목뼈가 아동 골격 성장의 완전한 폐쇄를 결정하는데 사용되었다. 그는 골격의 최종 골화 중심은 손목뼈가 아닌, 골반의 장골릉과 천골결절이며, 이들 뼈가 관찰하기가 더 쉽다고 주장했다. 그의 연구에 따르면, 만곡 진행의 위험이 있는 대부분의 대상자는 성장판이 완전하게 골화된 후에는 만곡의 심각성이 더 이상 진행하지 않는다는 것을 확인했다(Risser, 2010).

성인 측만증의 진행은 또 다른 문제이다. 비록 Risser 박사의 점수가 성숙에 도달했을 때의 최소한의 진행 가능성을 지적할지라도, 이것은 평생에 걸쳐 진행하지 않는다. 일단 완전히 발달하면, 성인은 척추 비정상으로 신체적 삶의 부담을 겪게 된다.

측만증이 질병이나 사망을 점점 더 유발하지 않을지라도, 장시간 측만증을 체크하지 않으면, 비대칭은 더 심한 통증을 유발할 수 있고 신체적 움직임에 제한된다. 일단 척추 만곡이 진행하기 시작하면, 허리는 해마다 1°씩 붕괴할 것이다. 앞의 사례에서 80°의 Cobb 각도를 가진 왜소한 여성이 이런 점을 보여주었다.

측만증 성인의 진행 척도나 관리는 청소년만큼 의학적으로 잘 규정되지 않았다. 어떤 연령대의 진행은 5° 이상의 Cobb 각도가 증가할 때 일어난다. 성인의 이런 진행 유래는 심한 척추 굴곡을 일으키는 허리 붕괴를 피하는 것에 초점을 맞춘다(Kim 등, 2010).

일반적인 스트레칭이나 조직 유연화 방법들이 척추를 탈-안정화시킬 수 있기 때문에, 요즘에는 권장되지 않는다. 권장 운동은 기능적으로 비대칭을 조절하는 신전자세의 촉진과 함께, 중력을 상쇄시키는 신경운동조절의 증가에 초점을 맞춘다(Silva와 Lenke, 2010).

비대칭의 특성

자연, 우리의 물질세계 및 인체의 필수 부분은 어떻게 비대칭인가? Aristotle가 언급했듯이, 대칭이 기능과 이동에 필수적이기 때문에, 사람의 비대칭성은 대칭 균형을 위해 많은 노력을 한다.

여러분은 임신 사실을 알기 전에 중추 척추 시스템의

출현과 함께 배아의 신경관이 수정후 4주쯤 자궁 안에서 온전하다는 것을 알고 있었는가? 추골이 3개의 축을 따라 어떻게 비대칭적으로 발달하는가(위아래, 앞뒤로, 좌우로)?

극성(양극과 음극의 분리)은 각 조직세포(독특한 장기 안에 축적되는) 그룹의 형태, 결 및 기능을 형성하기 위해 자물쇠와 열쇠 시스템을 통해 단일체로 이동하는 세포와 비슷하게, 비대칭 과정을 밀고 당긴다. 머리와 사지를 연결하는 척추와 신경계는 이런 전반적인 구도의 중심에 위치한다. 사람의 움직임은 척추에서 나온다(Bryant와 Mostov, 2008; St Johnston과 Ahringer, 2010; Moore와 Persaud, 1993).

신체 내의 정상적인 비대칭

정상적인 비대칭 배열을 보기 위해, 복부와 가슴의 피부와 근육 밑을 살펴보자. 모든 인체는 가슴의 좌측에 심장을 가지고 있다. 간은 우측 늑곽 안에 위치하고, 흉골의 좌측 밑에서 팬케이크처럼 펼쳐져 있다. 좌우측의 폐엽은 크기와 위치가 다르다. 완전한 우측 폐는 좌측 폐보다 약간 더 크고, 3개의 엽으로 구성되어 있고, 반면 좌측 폐는 심장 둘레의 크기에 맞게 2개의 엽으로 구성되어 있다. 그 결과적으로 우측 폐는 좌측 폐보다 더 큰 부피와 무게를 가지고 있으며, 호흡 횡격막의 대칭성에 나쁜 영향을 준다. 사실, 이런 불일치가 척추 비대칭을 유도하는 요소가 될 수 있다.

만약 늑곽과 복부의 비대칭이 정상이라면, 외부적으로 봤을 때 우리의 몸이 대칭적으로 보이는 것이 실제로 그러한가?

내장기의 비대칭에도 불구하고, 뒤에서 볼 때 정상 척추가 어떻게 곧은 CVSL을 가지고 있는가?

신체 표면 속을 면밀히 살펴보면, 척추의 영역에 따라 척추의 모양이 다양하다는 것을 알 수 있다. 뼈의 형태는 서로 맞물려 있고 뒤엉켜 고정되어 있고, 안정성과 콜라겐 강도는 뱀처럼 움직임이 자유로운 유동성과 내구성이 강한 진주층의 층상구조같은 견고함을 제공한다.

각 척추 영역은 형태에서 벗어나 기능을 만드는 자기만의 독특한 특성을 가진다. 그러나 특히 덜 발달된 어린 아동에게 있어서는 기능이 형태를 좌우할 수 있다(Ritchie 등, 2009).

형태와 기능

척추

모든 필라테스 강사는 축성 골격(머리와 몸통의 뼈를 구성하는)이 33개의 추골, 12개의 늑골, 1개의 흉골(3개의 뼈가 융합된), 그리고 두개골(22개의 뼈로 이루어진)로 구성됨을 알아야 한다. 척추는 사지의 활동과 사용을 위한 앵커이고, 중력의 머리 당김에 의해 영향을 받는다.

추골을 언급할 때, 우리는 각 척추 영역의 이니셜을 사용하고(경추 C, 흉추 T, 요추 L, 천추 S), 또 추골이 위치하는 부위에 숫자를 부여한다. 예를 들어, T1은 흉추의 첫 번째 추골을 의미한다.

자주 간과하는 것은 추골의 기능을 좌우하는데 도움을 주는 특정 변형과 함께, 개별 추골이 공통된 특성을 가지고 있다는 것이다.

골반은 어떠한가? 비록 기술적으로 골반이 측만증을 정의내리게 하는 것은 아니지만, 골반의 형태와 기능은 다리 뿐만 아니라 척추에도 영향을 미친다.

인체를 구성하는 206개의 뼈 중에서, 얼마나 많은 숫자의 뼈가 척추 비대칭의 문제와 영향에 관여하겠는가? 자연적인 구조적 비대칭의 3영역은 머리, 호흡 횡격막 및 골반에서 일어난다. 이들 3영역 모두는 측만증에 중요한 영향을 미친다.

두개골을 구성하는 22개의 뼈와 함께, 동맥, 정맥, 신경, 내부 근막 및 림프관 모두는 머리에서부터 목을 지나 연부조직과 뼈로 이루어진 고리 모양의 흉곽입구(목과 몸통이 만나는 부위) 안으로 들어간다.

C1과 같은 몇몇 경우를 제외하고는, 개별 추골들은 일반적으로 추골체, 추궁판, 추궁근, 횡돌기, 극돌기 및 후관절을 가지고 있다. 추골끼리 연결되는 각도와 방향은 기본 움직임 패턴과 사용을 좌우한다. 하나의 추골은 다른 추골과 협력 없이는 작동할 수 없는 운동분절 시스템을 형성한다.

경추 영역

개별 척주 영역은 자신만의 목적, 모양 및 기능을 가진다. 7개의 경추는 형태적인 측면에서 납작한 편이고, 수평면을 기준으로 했을 때 45°의 경사 각도를 가지고 있음을 그림 1.4에서 볼 수 있다. 경추는 다른 경추 위에서 자유롭게 회전할 수 있는 것 이외에, 전두면상의 경사 방향 때문에 전방으로 압축하는 능력이 일어난다.

경추의 전방 압축 능력에 의해 머리가 전방으로 쏠리는 현상이 자주 발생하게 된다. 경추는 전방으로 곧게 활주할 수 있고, 근막, 인대, 건 및 근육 등의 연부조직 제약에 의해 전방 활주가 억제될 수 있다(Agur, 2013).

흉추 영역

흉추 영역은 흉골과 흉추를 연결하는 좌우 늑골이라는 특별한 부위를 가지고 있고, 이것에 의해 완전한 고리 모양을 형성하게 된다.

머리 무게와 중력중심(S2) 사이의 중요한 연결요소인 T8에 위치한 흉곽 첨부는 척추 만곡 관리를 위한 기능 해결을 찾아 낼 때 중요한 요소이다.

흉골 연골의 각 레벨은 늑골과의 연결요소로서 작용하고, 호흡 횡격막에 의해 발생하는 내압을 지속적으로 변화시키는 유연한 구조물을 제공한다.

흉추의 추골체는 요추의 추골체보다 작은 편인데, 그 이유는 늑곽이 가장 소중한 심장과 폐를 보호하는 완벽한 지지 구조물을 제공하기 때문이다. 흉추는 부리모양의 극돌기를 가진다.

그림 1.4에서 C7에서 흉추 첨부(T8)까지 극돌기의 길이가 얼마나 증가하는지를 살펴보자. 그림 1.5를 통해, 흉추는 범선의 키와 같은 커다란 회전 능력을 가지고 있고, 또 근육과 근막의 부착점으로서 포괄적인 회전 작용(각 늑골을 회전시키는)을 허용한다는 것을 알 수 있다. 흉추가 부착된 근육에 의해 회전력이 강화되는 지점이다. 이런 회전 작용은 측만증을 발달시키는 중요한 요소이다. 부가적으로, 늑곽의 변화는 횡격막을 위한 기능 영역인, ZOA(T8–L1)로 불리는 부위에 나쁜 영향을 줄 수 있다.

비대칭 추골체가 늑골 고리내의 좌우 균형을 찾을 수 있겠는가? 움직이는 고리의 좌우 측면을 생각해 보자. 이상적으로, 늑골 고리의 좌우 측면은 동시에 올라가고 내려가야 한다. 그러나, 좌우 늑골의 움직임이 순차적으로 일어나는 파동과 비슷한 효과를 형성하는 것도 가능하다. ZOA의 최적화는 기능 해결을 위한 필수 요소이다(McKenzie 등, 1994).

사례

한 여성이 자신의 오목한 복장뼈 모습을 바로 잡도록 최근에 흉곽수술을 시행한 자신의 청소년 아들에 관하여 물어왔다. 한 사람의 간호사이며 필라테스 강사로서, 그녀는 익숙한 도움을 기대했다. 그녀의 아들은 오로지 가벼운 측만증만 보유했지만, 다른 청소년들이 시술했다고 알려진 수술과정인, 갈비우리 위에서 곧게 펴기를 고집했다. 목표는 복장뼈가

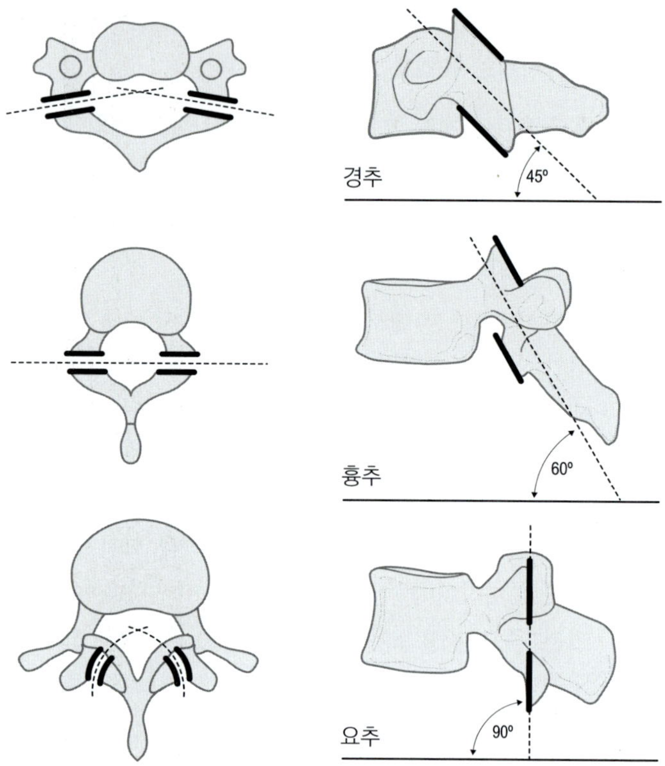

그림 1.4
각 척추 영역의 후관절 각도에서 어떤 차이가 있는지를 확인한다.

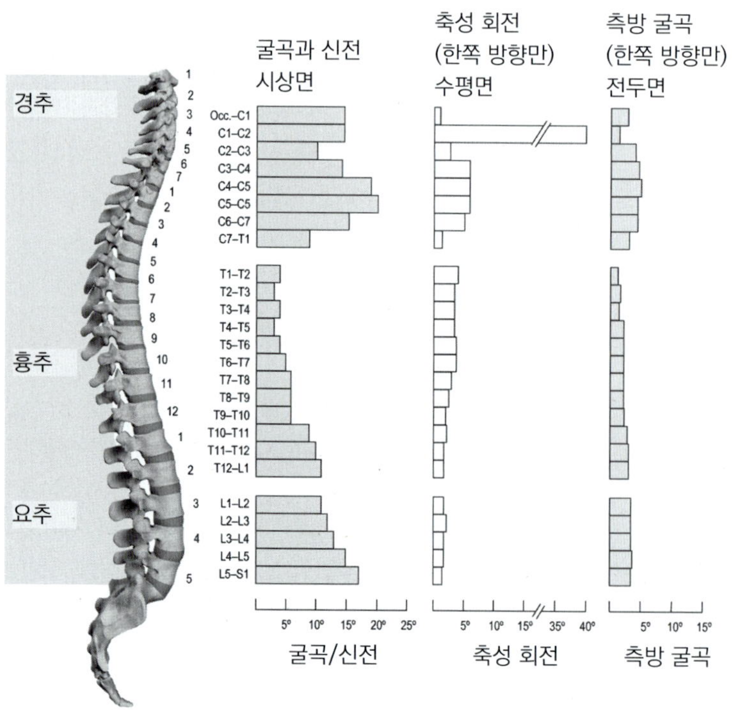

그림 1.5
여러 척추 영역의 평균 가동범위를 확인한다.

더 나은 모습을 성취하게 도와주도록 2년 동안 금속막대를 복장뼈 아래로 유지하는 것이었다. 우리는 매트와 기구에서 함께 필라테스 운동을 시작했으며, 엄마는 안전을 위해서 나를 동반시켰다. 우리가 함께 운동하면서, 이 막대는 최종적으로 반드시 제거를 필요로 한 합병증을 유발하였다. 이 막대가 제거된 후 소년은 젊음의 탄력과 함께 신속하게 회복했다. 그 다음 2년 동안, 우리는 필라테스를 통해서 그를 강화시켰으며 그는 뛰어난 호전을 만들었다.

요추 영역

허리라고 불리는 요추 영역은 손상당하기 쉽다. 늑골과 골반 사이에 뼈에 의한 도움이 없기 때문에, 요추의 붕괴, 근육 불균형 및 연부조직내의 근막 비틀림 등이 쉽게 일어날 수 있고, 횡격막의 전방 활시위와 관련된 복부내압과 흉부내압이 방해를 받을 수 있다(Kleinman과 Raptopoulos, 1985).

그림 1.4를 통해, 요추 후관절의 방향이 횡단면을 기준으로 완전한 수직인 90°로 놓여, 대부분의 회전을 차단함을 알 수 있다. 그림 1.5를 통해, 요추가 전두면을 기준으로 45°로 배열되어 있어 굽힘과 폄을 자유롭게 허용함을 알 수 있다. 흉추와 골반/고관절의 강직은 허리의 움직임을 더 크게 만들어, 원치 않는 요추 분절운동의 마모를 초래할 수 있다. 이것이 유연한 흉추와 고관절 영역이 요추를 안전하게 유지하는데 도움을 주는 이유이다.

골반

골반은 척추의 마지막 두 영역(천골과 미골)을 보관하는 곳이다. 커다란 구조 때문에, 골반은 종종 비가동적이고 침범할 수 없는 블록으로 간주된다. 그러나 면밀히 관찰해 보면, 천골, 장골, 대퇴골 및 요추 사이의 골반 고리를 형성하는 뼈들 주변에서 도미노와 같은 움직임이 일어난다.

뼈 모양의 연관성은 골반 위의 척추 만곡이 진정한 'S'자 모양을 달성할 것인지에 대한 강력한 영향을 발휘한다. 골반과 고관절의 비율 균형을 결정하기 위해 수술의사들이 사용하는 방법은 골반 입사(pelvic incidence: PI)를 측정하는 것이다. 골반 입사는 천골저와 고관절 사이의 관계이다. PI는 척추의 시상면 균형의 주요 축이다. 이 거리를 살펴보는 것은 측만증 환자의 요추 전만 중요성을 이해하는데 도움이 된다. 낮은 수치의 PI(천골저과 대퇴골두 사이의 거리가 짧은)는 요추 전만 각도가 작은 경우이다(그림 1.6). 요추 전만 각도가 작은 경우는 측만증과 관련된다.

외견상의 PI 영향력은 척추 위아래로 진행된다. 요추 전만 각도가 작은 경우는 척추의 축성 회전과 관련된다. 측만증 회전이 심각하면 할수록, 더 심한 요추 전만의 제한이 일어나고, 다른 척추 분절의 변화를 조절하기가 어려워진다(Legaye 등, 1998).

좌우 골반이 균등한 측정 수치를 가지고 있지 않거나 또는 실제로 뼈 모양의 비대칭을 가지고 있었는지를 여러분은 알고 있었는가? 양쪽 골반이 좌우 대칭인가?

3차원 영상은 좌우 골반(예를 들어, 우측 장골과 우측 천골)이 거울 이미지(좌우 대칭)가 아닐 수 있음을 보여준다. 이런 불일치의 기능적 의미는 골반-다리 기능에서 일어난다.

골반 비대칭은 장골의 위쪽 부분이 시계방향으로 움직일 때, 치골결합과 장골의 아래쪽 부분은 뼈의 형태 때문에 반대 방향으로 회전하는 나선 경로를 따른다. 개별적인 골반뼈의 회전 이외에, T12 레벨의 전체 상체는 하체와 반대되는 방향으로 회전을 한다. 이런 척추의 나선 운동이 보행을 일으키는 구동 요소이다.

체코의 외과의사인 Milan Roth 박사는 1980년대 측만증의 한 원인 요소로 척수 길이의 문제를 연구했다.

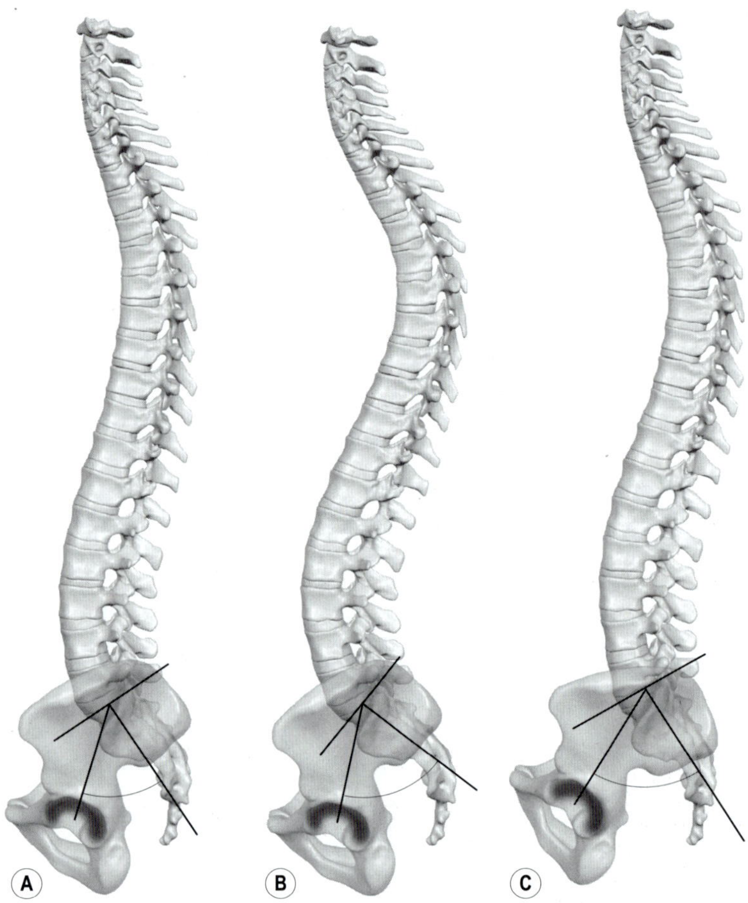

그림 1.6
요추 전만과 골반 입사(PI)의 관계.
낮은 골반 입사 각도는 측만증의 발달과 관련된다. 3개의 모델에 미세한 차이점이 있음을 확인한다. 일반적으로 우리는 천골 형태를 살펴보고(얼마나 휘어져 있는지 또는 편평한지), 또 중력하중과 함께, 천골곶(바닥), 하부 요추(L4–L5) 및 대퇴골두 간격을 살펴본다. 얼마나 미미한 해부학적 차이가 요추 만곡을 강화시키는지 또는 감소시키는지를 살펴보자. 볼펜을 관골구에서 경추 방향으로 수직으로 세워 놓는다. (A)는 요추 만곡의 감소 때문에 요추 신전이 적게 일어나는 것을 보여 주고 있고, (B)는 요추 만곡의 증가 때문에 요추 신전이 증가하는지를 보여주고 있다. 그리고 (C)는 요추와 관골구의 정상 비율을 보여주고 있다.

그는 진화론적인 영향이 몸통을 어떻게 반시계방향으로 비트는지를 확인했다. 이족 보행을 하는 사람은 흉요관절에서 척수가 끝나는 유일한 동물이고, 이것을 통해 하체가 독자적인 움직임을 할 수 있는 것이다.

비대칭 골반 내의 균형과 대칭 골반 내의 불균형을 가지는 것이 가능한지를 여러분은 알고 있었는가? 심지어 좌우 온걸음 길이(stride length)가 같다고 하더라도, 보행 그 자체는 대칭성 활동이 아니다. 다리 길이와 가자미근의 활동과 함께, 고관절, 슬관절 및 족관절의 유연성이 온걸음 길이를 결정한다.

우세 손이 보행에 영향을 주는가? 오른손잡이의 사람은 추진력을 얻을 때 오른쪽 다리를 사용하고, 비우세쪽 다리는 더 많은 하중을 수용한다. 몸통 반대 회전의 Gracovetsky 척추 엔진 개념에 따라 지절 우세가 바뀔 수 있다는 것을 감안하면, 상지의 우세는 이런 시나리오에서 어떤 역할을 할 것이다(Boulay 등, 2006).

중립 골격 형태의 정의

만약 신체 내부가 비대칭적이라면, 신체 외부를 살펴봤을 때 기대한 것과 기대하지 않은 것 사이의 차이점을 우리는 어떻게 해석해야 하는가?

외부에서 사람의 구조물을 분석하기 위해서는, 기본 자세의 지침이 도움이 된다. 대부분의 사람들은 두 눈, 두 팔 및 두 다리를 가진 신체의 좌우 대칭을 보인다. 전반적으로, 3개의 수평 자세 라인이 존재한다: 두 눈을 잇는 선, 양쪽 어깨를 잇는 선, 그리고 골반의 양쪽 측면을 잇는 선.

중립 척추

중립 척추의 결정은 후방 관찰에 의해 시작된다. 등의 중심선을 주의 깊게 살펴보면, 척추의 대략적인 모습을 알게 된다. '중립'이란 용어는 측만증(기준 또는 중립에서 벗어난)을 분석하는 출발점이다. '중립'이란 의도적인 굴곡이나 비틀림 없이 사람이 똑바로 선 자세를 취할 때의 자세이다.

그 다음, 머리의 중앙 지점에서 바닥까지 매달린 연직선을 상상해 보자(그림 1.7). 그 사람의 중심선(또는 연직선)과 중립 척추 라인은 관찰에 이용되는 동일한 중심 수직 라인을 의미한다.

이제는 척추의 중심 라인에서 벗어난 라인을 찾아보자.

연직선으로부터의 측방 편위는 척추의 측방 만곡이라 불린다. 또다른 용어로는 가쪽 융기이다. 앞에서 언급했듯이, 만약 Cobb 각도가 10° 미만일 때는 척추의 측방 만곡이 정상 한계 범위 내에 위치한다.

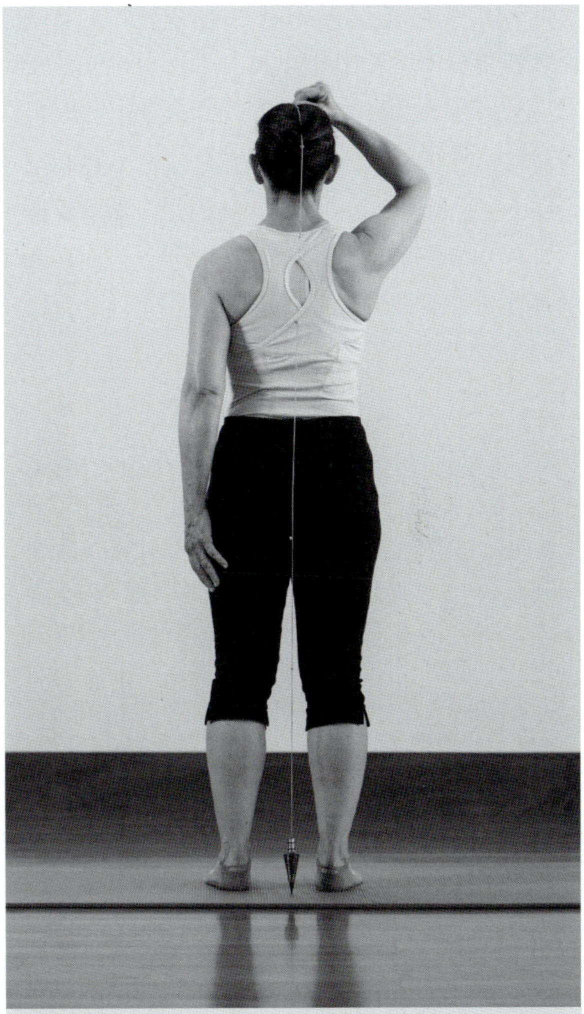

그림 1.7

중립 척추와 정상 척추

중립 척추가 정상 척추와 어떻게 다른가? '중립' 척추와 '정상' 척추라는 용어들 사이에는 약간의 억지가 존재한다. 이들 두 용어 모두는 척추의 특징을 언급한다. '중립' 척추는 후방에서 관찰되는 것이다. '정상' 척추는 측면과 후방에서 관찰되는 것을 언급한다. 이들 모두는 중심 척추 라인과 측면에서 본 시상면의 'S' 만곡을 관찰한다.

요추의 전만과 흉추의 후만이 감소된 '일자등(flattened back)'은 후방에서 관찰했을 때는 곧은 척추를 가지고 있지만, 정상 척추는 아니다. 모든 척추는 중력성 만곡의 발달을 필요로 하며, 이런 중력성 만곡은 유아가 앉고, 서고, 걷는 것을 배울 때 시작된다. 이런 만곡은 클라이언트를 측면에서 관찰했을 때, 'S'자 모습을 띤다.

'S'자 만곡의 목 부분은 신전 또는 전만으로 불리는 오목한 방향으로 휘어져 있다. 늑곽을 둘러싸는 흉곽은 후만(중간 등이나 위쪽 등이 둥근 형태를 띠는)으로 불리는 볼록한 방향으로 되어 있다.

아래쪽으로 계속 내려가서, 아래쪽(요추) 등은 오목한 만곡을 띠고, 골반의 중간 부위에 있는 천골은 다시 볼록한 만곡(굴곡/후만)을 띤다.

사례

한 엄마가 자신의 어린 딸을 위해 도움을 요청했다. 그 딸은 어린 승마 선수이고, 가벼운 측만증과 오목한 가슴과 과가동성을 가지고 있었다. 평가 시, 척추의 중력성 만곡이 사라졌다. 승마를 할 때 요추의 리코일과 리바운딩은 매우 중요한 요소이다. 이런 문제를 가진 어린 운동선수다. 그 다음 2년 동안 계속되는 경기에 대한 자신감을 주기 위해 정상 만곡 발달의 형성과 함께, 다리 길이를 맞추고, 어깨 근력을 강화를 시켰다. 그리고 학교생활을 할 때 인간공학적 앉기를 추구했다. 그녀의 척추는 정상보다는 항상 더 곧을 것이지만, 이제는 동작과 근력이 기능적으로 바뀌었다.

이런 시상면의 중력성 만곡은 중력 하중에 대항하는 스프링보드 방식의 효과를 허용하기 위한 정교한 설계이다. 이런 스프링보드 개념은 기능적 면의 중요한 요소이다. 역학적 링크와 근막 연결은 지면으로 향한 후 신체 위쪽으로 리코일하거나 리바운딩하는 체중의 동적 상호작용에 참여한다. 구조와 기능은 협력한다(Fukashiro 등, 2006).

'후만증'과 '전만증'이란 용어의 사용은 중요하며, 이 용어는 순수한 해부학적 묘사로 사용되거나 척추의 문제를 기술하는 의미를 갖는다.

공통적인 임상 사용의 경우, 이 용어는 예상했던 것보다 심한 만곡이나 감소된 만곡을 의미한다. 여러분은 그 차이점을 확인해야 한다.

중립 척추의 짝운동: Fryette의 법칙

1918년 정골의사인 Harrigon Fryette가 2가지 법칙을 고안했고, 나중에 정골의사인 Dr Nelson에 의해 세 번째 법칙이 첨가되었다. Fryette의 척추 역학 법칙은 통증성 척추 문제의 치료를 분석하는데 도움을 준다(표 1.1).

Fryette는 추골의 연결이 일종의 그림 맞추기 퍼즐-방식의 배열로 되어 있다는 것에 주목하였고, 그들의 연결 덕분에 한 개의 추골이 움직이면 다른 추골도 움직인다고 생각했다. 이들 추골의 상호작용을 짝운동이라고 했다. 이런 용어는 척추의 맞물림 운동을 이해하는데 적용된다.

Fryette의 3가지 법칙은 도수 임상 직무를 규정한다. 추골의 짝 형성(vertebral pairing)은 귀중한 보석의 단면처럼 맞물린 조각으로 맞춰져 있다. 불규칙한 표면은 혹과 능선의 불규칙성을 일으키기 위해 뼈 부위를 당기거나 압박하는 근막 슬링과 함께, 건과 인대의 결과로 발생한다. 개별 뼈 표면의 구석구석도 사람마다 다른 지문처럼 자신만의 형태를 가지고 있다.

Fryette는 모든 운동 분절에서 척주의 형태 때문에 척추의 짝운동이 발생하는 것을 관찰했다.

운동 분절은 짝을 이루는 3개의 추골로 구성된다. 한 개의 추골이 다른 추골과 맞물려 있다면, 다른 2개 추골이 도미노처럼 움직여야 한다. 회전 운동은 짝을 이루는 추골이 중립의 CSVL을 벗어나 측방굴곡하는 것과 거의 동시에 일어난다.

후방에서 관찰했을 때 CSVL을 벗어나는 측방굴곡은 측만증 환자의 중요한 특징이다. 척추가 그림맞추기 퍼즐처럼 연결되어 있기 때문에, 측방굴곡할 때마다 CSVL는 회전을 한다(그림 1.8).

표 1.1
Fryette의 법칙은 척추 짝운동과 관련된 척추 역학과 측만증과 같은 기능장애의 발생을 요약한다.

원리 1	원리 2	원리 3
척추가 굴곡, 신전, 측방굴곡 및 회전된 자세가 아니라, 중립 자세에 위치할 때 적용된다.	척추가 의도적으로 굴곡, 신전 및 비중립 자세를 취할 때 적용된다.	원리 1과 원리 2에서처럼, 척추가 중립 자세이든 또는 비중립 자세이든 모든 자세에서 적용된다.
추골이 중립위를 벗어난 측방굴곡할 때, 짝운동 특성을 기술한다. 한쪽 방향의 측방굴곡은 반대쪽 방향의 수평 회전을 동반하는 것이며, 추골의 짝운동 특성 때문에 예상되는 움직임이 일어난다.	추골이 한쪽 방향으로 측방굴곡할 때, 흉추에서는 다른쪽 방향으로 회전이 일어나고, 경추에서는 같은 방향으로 회전이 일어나는 것을 기술한다. 추골의 짝운동 특성 때문에 예상되는 움직임이 일어난다.	추골 전체나 또는 하나의 추골이 운동면에서 벗어나는, 전체 척추 또는 전체 짝운동의 관계를 기술한다. 운동은 다른 운동면에서 수정되거나 대개 감소된다.
추골이 장시간 동안 측방굴곡할 때 일어나는 척추 기능장애에서 발견된다. 구조적 측만증에서처럼, 추골이 영구적으로 회전된다. 이런 기능장애는 하나의 추골 분절이 아닌, 전체 추골에서 적용된다.	특정 추골 분절이 제한될 때 일어나는 척추 기능장애에서 발견된다. 측방굴곡과 회전의 관계가 바뀌어 굴곡이나 신전시 통증이 심해진다. 이런 기능장애는 인접한 추골에 대한 한 개 추골 분절에 적용된다.	추골 전체나 또는 하나의 추골이 예상되는 중립위나 비중립위로부터 변할 때 일어나는 예상되는 척추 역학과 기능장애에서 관찰된다; 운동은 대개 감소된다. 이런 원리는 전체 추골이나 한 분절의 추골에 적용된다.

Fryette의 세 번째 법칙은 필라테스 강사들이 반드시 명심해야 할 주요 원리이다. 한 부분의 척추 움직임은 다른 모든 부위의 척추에 영향을 준다. 비대칭 척추는 이들 법칙을 크게 따르지만, 반드시 그렇지는 않다. 특히 척추 비틀림의 결과로서 추골이 형태를 바꿀 때 더욱 그러하다. 예를 들어, 25° 미만의 Cobb 각도는 볼록 측만증과 오목 측만증이 중심 수직 척추의 축을 중심으로 협응할 수 있는 예상된 척추 기전과 근육 기전을 따르는 것으로 생각된다. 그러나 무질서 동적 시스템과 같은 이론은 이런 가정에 의문을 제기하여 측정이 수용된 척추 법칙을 변화시킬 수 있도록 만든다. 이런 이유 때문에, Cobb 각도가 증가할 때 필라테스 강사들 단독으로 이것을 시행할 수 없다.

측만증 환자의 척추와 신체가 효율적으로 움직이는 방법을 이해하기 위해서, 매우 간단한 몇 가지 운동 분석을 통해 아래에 있는(코드 1.1) 시범 연구와의 링크를 따른다. 다양한 측만증 문제를 가진 사람을 지켜보고 비교해 보자.

골격 영상은 개별 척추 형태를 보여주는 X-선 사진이 아니지만, 기능성을 보여준다. 양쪽 다리 사이의 간격을 살펴보고, 연직선이 떨어지는 지점을 확인해 보자. 대상자가 한쪽 다리로 움직인 후, 반대쪽 다리로 움직일 때의 차이점을 확인해 보자.

그 첫 번째 대상자는 20년 이상 동안 Harrington 로드를 지니고 있고, 똑바른 서기 자세를 취할 수 없다. 그녀는 규칙적으로 필라테스 운동과 수영을 하고 있으며, 불편이 줄어들었고 기능이 호전되었다.

두 번째 대상자는 45°가 넘는 심각한 흉추 회전을 가진 필라테스와 요가 강사이다. 세 번째 대상자는 20대였을 때 Harrington 로드를 제거했으며, 이제 막 필라테스 트레이닝을 시작했다. 마지막 대상자는 최근의 심각한 좌측 다리의 손상과 함께, 골반의 회전과 가벼운 요추 측만증을 가지고 있다.

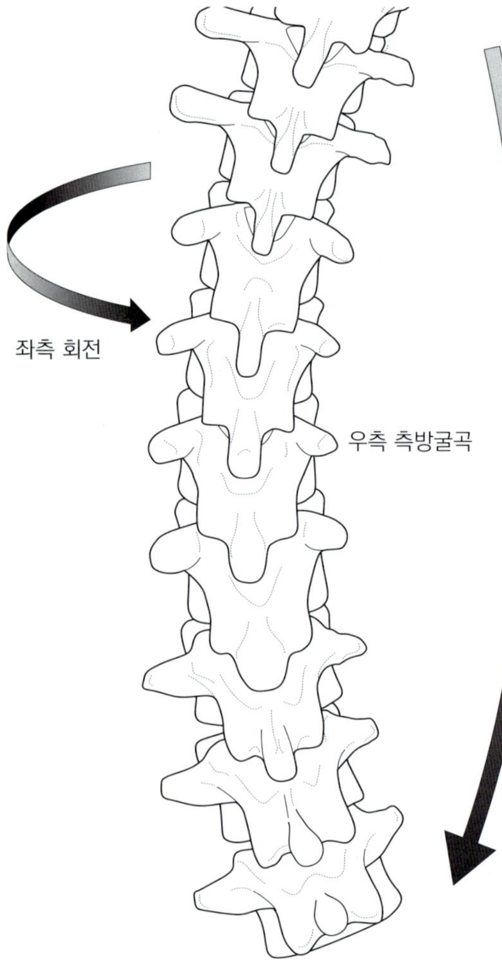

그림 1.8
측방굴곡이 CVSL를 변화시킨다. CVSL의 변화는 만곡을 만들고 척추 회전을 일으킨다.

코드 1.1
전산화된 측만증 분석: 선 자세

적응성 만곡 발견하기

측만증은 학교 검진, 가족이나 자가 관찰, 의학적 관찰 등을 통한 다양한 방법으로 감지된다. 대개 측만증 환자는 똑바로 선 자세에서 진단된다. 정골의사인 Fred Mitchell Jr.는 측만증을 후방에서 관찰했을 때 측방 만곡을 가진 척추의 비대칭(I형 기능장애)으로 분류했다.

Mitchell이 I형 기능장애를 사용한 이유는 '휘어짐'이 기계적 스트레스, 골격 병증, 또는 신경학적 비정상에 대한 장기간 적응의 결과였기 때문이다. I형의 기능장애는 의도적으로 비틀림, 측방굴곡, 전방굴곡, 또는 상방 신전을 하지 않았는데도, 중립 연직선에서 벗어난 것을 의미한다.

종종 혹처럼 보이는 측방 만곡은 늑골의 위치가 벗어난 것이 아니라, 본질적으로 흉추가 측방굴곡된 것이다. '짝운동 법칙'을 따르면, 이 척추는 비대칭의 구조적 요소와 함께, 기능을 일으키는 척추 뿐만 아니라 나머지 신체도 나선형으로 비틀려야 한다.

비틀린 DNA-헬릭스는 측만증의 3차원 비틀림을 설명하는데 알맞는 형태이다. 바깥에서 보면, 척추의 측방굴곡이 납작하게 보이지만, 내부적으로는 나선형 모양으로 비틀려 있는 것이다. 내적 비틀림은 많은 구조물을 자체 소용돌이 안으로 당겨 불균형의 발생 순서를 만든다.

비틀림이 척추를 반드시 붕괴하는 것이 아님을 알아야 한다. 일반적으로 신체는 나선형으로 움직인다.

여러분은 신체의 비틀림(나선) 모양이 어떤 정상 기능을 정의하는지를 알고 있었는가? 다리의 뼈는 기하학적인 나선 형태를 띤다. 무릎에는 대퇴골이 경골과 비골 안으로 잠금되는 나사홈 기전이 있다. 근막 슬링이 시계 태엽 감기처럼 동적 운동을 촉진하고 위치에너지를 저장하는 리코일 효과를 가질 때, 이것은 경첩을 구성하는 4개 관절의 무릎을 감아 주거나 풀어주는 데 도움을 준다.

PNF (고유수용성 신경근 촉진법) 패턴을 고안한 물리치료사 Maggie Voss와 의사 Kaiser의 위대한 업적은 항상 '성숙한' 움직임에 회전 운동(나선형 운동)이 포함되어 있는 것을 발견한 것이다(Morad Pour Taleb 등, 2016).

위의 비디오(코드 1.1)는 비-중립위에 있지만 온전한 척추가 여전히 기능적이고 개별의 선호 움직임 패턴을 만드는 그들의 독특한 나선형을 유지하고 있음을 보여준다.

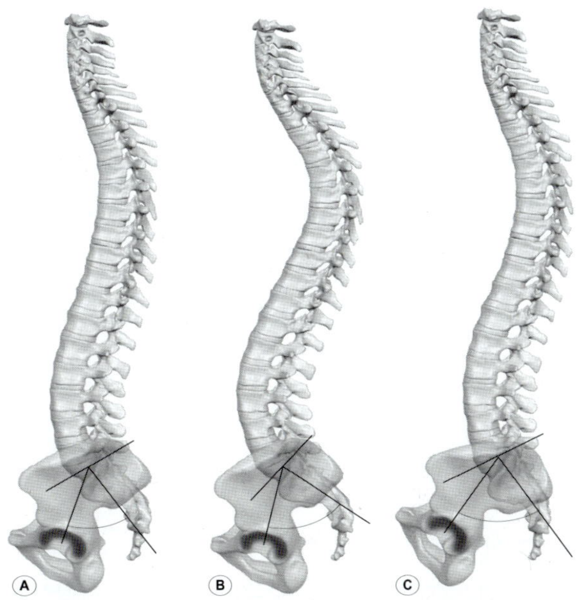

그림 1.9
척추 비대칭으로 변화된 늑골과 추골의 해부학 그림

섬세한 균형

똑바른 자세를 유지하는데 도움을 주는 자동반사 때문에, 사람이 적응성 측방 만곡에도 불구하고, 측만증을 가진 척추도 수직 자세를 취하려고 시도한다. 이것은 코끼리가 외발 자전거를 타는 것과 같다. 이것이 가능하겠지만, 이 자체가 섬세한 균형잡기 행위이다.

내외적 버팀목과 활차를 만드는 근막의 강직 부분도 작용을 시작한다. 발을 헛디뎌 발목을 접질렀을 때 인대가 늘어난 발목 염좌를 생각해 보자. 이들 발목 뼈는 일시적으로나 영구적으로 그들의 일치성을 상실하게 될 것이다(손상 이전과 달리, 잘 맞물리지 않는다).

오랜 시간에 걸쳐 적응된 구조적 측만증은 일시적인 부정정렬을 넘어서서 영구적으로 진행된다(그림 1.9 참고). 만약 오랜 시간 동안 상태의 악화를 체크하지 않으면, 결국에는 비대칭을 안정되게 유지하는 근막 지지와 근육 반사의 도움을 통해 균형잡힌 비대칭 구조물로 발전하게 된다.

이 뼈들이 약간 다른 형태를 띠게 될 지라도, 인대성 불안정이나 퇴행성 불안정이 없는 한, 그들은 후관절을 맞물린 배열로 고정시킬 것이다. 불완전한 복제나 발달에도 불구하고, 본질은 완벽함을 성취할 것이다. 우리를 특징적으로 만드는 것이 바로 이것이다(Mitchell Jr., 2002).

Fryette의 세 번째 법칙이 말하듯이, 부정정렬된 척추의 한 부분은 다른 모든 부분에 영향을 준다는 것이다. Schaumberger는 부정정렬된 척추가 척추의 다른 영역에 따라 보상작용을 일으킨다는 것을 설명하기 위해 부정정렬된 척추 영역을 한 단계 앞서 나아가도록 만들었다. 머리와 목, 몸통, 골반, 상지와 하지 등의 비대칭 관절 가동범위는 근육, 건 및 인대의 비대칭 긴장을 일으킨다.

이런 상황은 연이어 비대칭 근육 크기와 근력을 일으키고, 또 비대칭 체중 부하 패턴을 유발시키는 뚜렷한 다리 길이 차이를 만든다(Schaumberger, 2012).

비대칭 척추(측만증)을 가진 사람은 발의 비대칭 하중 패턴을 보인다고 물리치료사 Marianna Bialek가 말했다. 그녀는 보행의 추진기 때 우측 전족부에 하중이 덜 걸리는 일정한 경향을 발견했다.

좋은 소식은 측만증 트레이닝과 Janda의 단족 운동의 결합이 우측 전족부 활동의 재설정을 도왔다는 것이고, 이것은 기능적 보상 패턴이 가소성(변화를 일으키는 능력)을 가졌다는 것을 의미한다(Bialek 등, 2009).

비대칭: 천성과 교육

여러분이 일상적으로 행하는 행위가 비대칭을 뿌리깊게 만든다는 것을 알고 있었는가? 대부분의 사람들은 대칭의 비-완벽, 즉 비대칭을 어느 정도 가지고 있고, 이것은 평균 예상보다 약간의 변화를 보인다. 평균 기대치의 이런 변화가 작을 때, 그들은 정상 한계 범위 내에 있는 것으로 간주된다.

왼손잡이나 오른손잡이는 다른 형태의 좌우 발달을 보인다. 좌우측 변위는 머리의 가마처럼 유전적으로 결정되는가?

습관적 또는 습득된 행동의 측면에서 볼 때, 가스 페달 위에 왼발이나 오른발을 올려놓고 매일 운전할 때 나타나는 방향 편향의 좌우측 차이가 존재한다. 앉을 때 주로 한쪽 다리를 꼬고 앉는 개인적으로 선호하는 습관이 존재한다. 이어서 이런 반복되는 행동은 우리의 편한 자세, 우리의 우선적으로 쓰게 되는 방향에 대해 편한 느낌을 찾게 해 준다.

코어 링크: 태아기, 분만기 및 영유아기

이런 행동의 가능성이 왜 존재하는지를 연구해 보자. 우리의 초기 삶으로 돌아가 보면, 자궁 안의 태아 자세, 분만 전과 분만기가 해부학적 구조물에 영향을 준다. 비대칭의 첫 번째 가능성은 정골의사들이 'Core Link'라고 부르는 두개골의 비대칭으로 거슬러 올라간다. Core Link는 척수를 덮고 있는 경막의 두개골-천골 관계이며, 이것은 머리와 골반저를 연결해 준다.

자궁 속의 자세가 여러분의 방향 선호도에 영향을 미친다는 것을 알고 있었는가? 출산 전에, 태아의 자세 때문에 전정계 편측성이라 불리는 현상이 일어나기 시작한다. 모체에서 태아로의 순환과 영양공급의 관계 때문에, 태아는 좌측 편중 전정 입력을 받는 경향이 있다.

전형적으로 뒤집혀있는 좌측으로 누운 자세를 태아가 취하면, 엄마가 우측으로 우세하게 앞으로 걸을 때 태아는 좌측 우세 전정 입력을 받게 된다. 이런 전형적인 시나리오는 영아와 유아가 똑바른 앉기를 시작할 때 좌측 우세 안정화를 설정한다.

미로반사는 정위반사이고, 우리가 수직 상태를 유지할 수 있도록 신경학적으로 각인되어 있다. 분만 연기와 분만 순간 산소 부족을 일으키는 합병증으로 고생한 사람은 뇌성마비와 관련된 상태인 미로반사의 실제 상실이나 감소를 가질 것이고, 편측화가 시작한다(Pope, 2017).

척추의 비대칭을 가진 모든 사람들은 본 책의 후반부에서 설명되는 운동(미로반사를 자연스럽게 자극하는)으로 도움을 받을 수 있다. 이런 운동치료 중의 하나는 안장없이 말의 등에 올라타는 승마 운동이다. 말의 뼈에서 사람의 뼈로 전달되는 입력자극은 뇌의 문제를 가진 사람에게 도움이 되지만, 척수의 문제에 반드시 도움이 안 되는 것은 아니다. 비록 내이 속의 전정계가 균형을 찾는데 어려움을 가지고 있을지라도, 승마자가 똑바로 앉을 수 있도록 돕기 위해 척수가 자신의 능력을 발휘한다.

사례

클리닉 책임자가 좋은 소식을 전하기 위해 사무실로 PT 학생들을 소집했다. 그들은 Woodside 인턴십에 선발되었다. 그 책임자는 치료용 말을 이용하는 독특한 환경이라고 설명했다. 신장이 5피트 2인치이고 말에 대해 전혀 아는 것이 없었던 내가 그 학생들 중의 한 명이었고, 이것이 얼마나 좋은 것인지를 믿기 어려웠다.

한 시간 반에 걸쳐 시골 길로 승마한 후, 주변이 눈에 들어왔다. 작업치료사이며 승마자인 프로그램 감독관은 자신의 업무를 시작했다. 말의 단순한 보행에서 발생하는 감기와 풀림으로 말의 척추와 골반이 승마자의 골반과 척추에 어떤 영향을 주는지를 보여주는 비디오를 시청했다. 등을 지지한 워커를 가지고 치료를 받기 위해 링 안으로 힘들게 그리고 서툴게 걸어가는 소녀를 우리들 모두는 관찰했다.

그녀는 자신의 머리를 앞으로 그리고 거의 어깨를 넘어설 만큼 우측으로 쏠리게 하면서, 한쪽 다리를 움직이려고 애썼고, 그 다음 반대쪽 다리를 앞쪽으로 스윙하기 위해 자신의 어깨 무게를 다른 쪽 위로 거의 내던졌다. 등받이가 있는 워커가 없다면, 그녀는 서기 자세를 취할 수 없었을 것이다. 그녀가 도움을 받아 말 등에 올라 탄 후, 그녀는 갑작스럽게 옆으로 쏠렸으며, 그녀의 배가 말 등 위에서 축 늘어졌다. 그녀의 머리는 말의 허벅지를 따라 내려갔고, 그녀의 양발은 반대쪽에 있는 모래가 깔린 링으로부터 같은 높이로 매달려 있었다.

우리는 그녀가 한쪽으로 미끄러져 떨어지지 않도록 도와야 한다고 감독관에게 말했지만, 감독관은 기다리면서 지켜보도록 요구했다. 말 치료사와 함께 율동적인 보행으로 걷기 시작했을 때, 그녀의 몸은 마치 우측으로 떨어질 듯이 보였다. 치료사는 조심스럽게 그녀를 보호하면서 큰 링 주변을 거의 다 걸었다. 반쯤 도달했을 때, 그녀의 자세가 변하기 시작했다. 그녀가 말의 갈퀴를 잡으려고 스스로 몸을 앞으로 숙였으며, 말의 척추와 일직선을 유지했다. 그녀가 다시 처음 출발점에 도달했을 시점에, 그녀는 똑바로 앉았으며, 말의 동작과 맞추면서 웃었다. 이런 멋진 모습은 정위반사에 대한 소중한 교훈이었다. 필라테스의 균형운동 가치도 정위반사의 자극을 통해 척추의 신전을 도와주는 유사한 도구이다.

편측성과 좌우 분리

우세손이 우리의 삶에서 언제부터 시작하는가? 초기 삶의 연구에 따르면, 좌우 분리의 인지는 아동의 인지와 지각의 발달에서 대다수 편측성의 기본 감각을 가지는 영아 때 시작한다는 것이다.

부모가 5살 정도의 아동으로부터 동작을 이끌어낼 때, 신체 좌우 분리의 감지와 정확한 라벨링이 중요한 성취이다. 좌측과 우측의 인지는 실제 편측성이나 방향 선호도에 따라 달라진다.

삶의 초기인 1살 때는 양 손으로 물체를 조작하기 시작하지만, 공동 놀이 활동을 시작하면 글쓰기, 던지기, 깡총뛰기 및 발차기 등과 같이 어느 한쪽 팔다리를 사용하는 것으로 바뀐다. 우세 손과 우세 발에 대한 단계를 설정하고, 공간과 물체를 조작함으로써 팔다리의 선호적인 사용을 시작한다(Loffing 등, 2016).

부가적으로, 비대칭 외부 공간의 감각은 비선호 쪽에 비해 선호하는 쪽의 신체에서 크게 발달한다. 사용의 대다수는 오른손으로 이루어진다. 오른손잡이 사람은 외부 공간을 판단할 때 뿐만 아니라, 자신들 신체의 공간적 특징들을 판단할 때도 편중된 양상을 보인다(Hach과 Schutz-Bosbach, 2014).

양쪽 우세

양쪽 우세의 역할은 속임수이고, 양쪽을 사용하는 것처럼 보일 뿐이다. 양 손으로 과제를 수행할 때, 한 손은 물체를 고정하는 역할을 하고, 다른 손은 물체를 조작하는 역할을 한다.

팔 동작과 다리 동작의 협응을 요구하는 과제는 그 과제가 바뀔 때 양측의 역할도 바뀐다. 이것은 필라테스 교육을 할 때 사용되는 공통의 다중 큐잉을 가르칠 때와 같이 신경학적인 복잡성이 첨가되었을 때 더욱 그러하다. 이런 이유 때문에, 필라테스 강사는 비대칭 클라이언트에게 신체의 한쪽 측면만 사용하는 운동을 제공하지 않아야 한다. 경험의 법칙에 따르면, 신체 양쪽 측면을 운동시키고, 양쪽 방향으로 운동을 수행하여 어느 쪽이 우세한 쪽인지를 결정한다.

바이올린 연주처럼, 신체 한쪽만 사용하는 편향된 운동은 학습에 영향을 준다. 사람의 뇌는 새로운 특수화된 기술에 적응하고, 학습이 일어난다. 스킬은 신체 변수에 의존하지 않고, 신경근의 조절에 의존한다. 양손, 양쪽으로 운동 시 즉, 오른쪽 왼쪽 쉬운 쪽을 먼저 하고 더 어려운 쪽을 나중에 한다. 수잔의 운동메소드에서 양방향 즉, 오른쪽 왼쪽 중 어느 쪽을 먼저 하는지를 결정하는 단서로 한쪽이 먼저 이루어지는 쪽이 쉬운 쪽이 됩니다. 이러한 이유로 처음 운동 방향을 쉬운 쪽으로 시작하는 것으로 안정감과 편안함을 좀 더 준 다음에 운동 방향을 보다 더 다른 방향으로도 시도하는 계획을 선호하게 된다(Loffing 등, 2016).

사례

어느 부모님이 측만증 진단을 받은 아들 때문에 내게 전화를 했다. 그 소년은 열정적인 양궁 선수였으며, 훌륭한 신체 건강을 가졌다. 그들이 스튜디오에 왔을 때, 그의 선호성이 분명해 보였다. 그는 나의 또다른 클라이언트인 펜싱 선수와 비슷해 보였다. 펜싱, 양궁, 그리고 골프와 사격 등과 같은 다른 스포츠 등은 많은 다른 운동과 함께, 신체를 한쪽 방향으로 발달시키고, 한쪽 눈의 시각에 크게 좌우된다. 두 명의 청소년은 비대칭인 상체와 하체 우세함과 함께, 회전성 선호 상태를 보여주었다. 두 사례에서, 우리는 패턴을 깨뜨리기 위해 균형된 근력을 발달시키는 다른 기법과 눈 사용을 포함하는 교차훈련을 사용했다. 이들 사례는 측만증 특수 신체 관찰 검사 파트 2 (Scoliosis Specific Physical Observational Test Part 2: SSPOTTM-2)에서 확인된 청소년 진행의 토대를 형성한다.

운동 스킬과 우세 손

아동 발달에서 촉진된 기본적인 뇌의 비대칭이 운동 스킬에서의 편측 선호성을 만든다. 이들 스킬은 우측 편향 세계로 향하는 편향된 운동 경험을 만든다.

비록 이것이 안무 활동, 야구의 덩크슛, 야구의 안타 등과 같은 좋은 기능으로 작용할지라도, 이들 영향은 비대칭 숙련을 만든다. 그러나 비대칭성이 손상 위험과 관련이 있기 때문에, 운동선수나 무용수를 위한 특별한 운동 스킬을 발달시킬 때 교차훈련해야 하는 주된 이유이다(Kimmerle, 2010).

Boyle와 동료들은 일반 운동선수들에게서 선천적 자세 성향을 확인했다. 오른손잡이 선수들은 중력중심과 함께 자신의 체중을 오른쪽으로 이동시키는 경향이 있고, 요추는 우측으로 회전되고, 흉추와 치골결합은 좌측으로 회전되는 경향을 가진다.

이런 경향은 우측 다리로 설 때 중력중심을 우측으로 이동시킨다. 이런 결과로 좌측 고관절의 후방 관절낭이 타이트해져 좌측 고관절의 일치성이 떨어지고, 좌측 고관절 내전근, 내복사근, 복횡근 등을 약화시킨다. 부가적으로, 강하고 과도하게 작용한 척주방근의 약화, 우측 고관절의 전방 출구에 있는 근육(내전근, 항문거상근 및 내폐쇄근)의 약화, 좌측 늑골 벌어짐을 일으키는 내복사근의 타이트함, 그리고 호흡 횡격막 수직영역(zone of apposition: ZOA)의 약화 등이 일어날 수 있다(Boyle, 2013).

좌측 전내측 사슬(좌측 AIC) 패턴으로 설명되듯이, 이것은 Florence Kendall의 오른손잡이 패턴과 유사하다. 그녀는 손의 우세성에 한정하지 않고, 신경학적으로 패턴화된 기능과 함께, 장기의 위치, 비대칭 성장과 발달을 설명했다(Kendall 등, 1993).

여러분은 사람의 대다수가 오른손잡이고, 왼손잡이 사람의 뚜렷한 장점이 창조성, 음악성과 수학 능력 뿐만 아니라, 높은 사회경제성을 가지고 있는 것을 알고 있었는가(Loffing 등, 2016)?

편측 선호성의 영향을 더 잘 이해하기 위해, 6명의 지원자를 대상으로 통상의 편측성 연구를 수행했다. 골반 쏠림과 관련된 선 자세의 다리 선호성, 회전 선호성, 그리고 눈 우세 등의 변수를 연구했다.

이들 변수를 변화시키는 기능적 중재를 수행한 후, 6명의 지원자 모두는 일상의 보행 과제보다 더 편안하고 쉬웠다고 보고했다(Martin, 2017). 이런 시범 연구의 개요를 보여주는 비디오를 보자(코드 1.2). 이 비디오는 이 책에 있는 일부의 기능적 검사와 중재를 보여주고 있다. 이 연구는 몇몇 컨퍼런스 현장에서 반복되었다. 놀랍게도 대칭 자세와 척추 회전에서 비슷한 향상의 결과가 간단한 편측성 교정에 의해 달성되었다.

코드 1.2
베타 연구: 편측성 중재

신경운동성 편측성

필라테스 강사를 위한 부가적인 지식 도구는 태아기, 영아기, 및 아동기의 편측성과 스킬 습득에 대한 지식 이외에, 뇌의 가소성과 신경운동계를 포함하는 보상 패턴의 지식을 포함한다.

편측성 선호도와 신경계의 보상 패턴은 근육 불균형 이상의 것을 구성한다. 자궁에서부터 시작해, 청소년기를 거쳐 성인기에 이르는 균형, 전정 및 청각 패턴과 함께, 시각과 인지의 통합을 고려해 보자.

비대칭의 기능적 모델인 측만증은 체계적인 신경학적 상호작용에 영속된다. Herman의 이론은 단지 골격 만곡의 유형만이 아닌, 그 개인의 복잡성을 이해하기 위해 척추 비대칭을 치료하는 모든 필라테스 강사에게 하나의 영감을 제공한다(표 1.2).

주요 척추 적응이 자세근의 축성 운동계에서 일어날 때, 감각의 재정렬이 일어나 변화된 신체 인식과 변화된 공간 안에서의 외적 방향을 제공한다.

그 다음, 척추의 운동조절이 감각-근육의 변화를 조정하기 위해 변화되고, 변화된 지각적 인지를 제공한다. 변화된 지각은 눈 반사와 균형에 영향을 준다. 두 눈은 똑바름을 유지하기 위해 수평을 찾고, 발이 지면에 닿도록 발과 협응하고, 손이 적절한 시기, 적절한 힘과 적절한 방법으로 미세한 운동 활동을 수행하도록 손과 협응을 한다.

표 1.2
신경운동성 변화로부터의 보상작용으로 측만증을 고려하는 Herman의 이론

입력	처리 과정	출력
감각계(선천적/또는 환경적)	지각(클라이언트에 실제상황)	신경학적 변화를 일으키는 변화된 신체 공간적 방향
재정렬된 감각/신경학적 통합	안구운동계(운동계의 눈 조절)	변화된 눈조절은 축성 운동조절을 변화시킨다.
적응된 운동계	축성 운동계와 균형 운동계	변화된 운동 패턴
운동 패턴의 변화	습관의 패턴이 변화를 좋아한다.	근골격 비대칭과 신경근육 비대칭은 척추 비대칭을 일으키고 강화시킨다.

변화된 지각적 인지는 기능장애를 충족시키는 기능의 좁은 범위내에서 작용한다. 감각 장애와 운동 기능장애는 변화가 실제 문제가 되는 역치 지점에서 만난다. 이것은 왜 일상생활에서 좋은 역학과 행동 습관의 훈련이 평생 측만증 관리에서 중요한지를 알려주는 이유이다(Romano 등, 2015).

사례

젊은 여자 대학생이 내게 전화를 걸어서 그녀와 쌍둥이 자매 모두가 측만증을 가지고 있다고 말했다. 전화한 사람은 쌍둥이 자매보다 통증과 걱정이 더 심하다고 말했다. 두 여성은 건강했다. 두 여성이 함께 도착했을 때, 자궁 안에서의 그들의 자세가 뚜렷해 보였다. 그들이 비록 쌍둥이지만, 한 사람은 다른 사람보다 구조적으로 큰 여성이었다. 한 사람은 1차 만곡이 50°로 고정되어 있었고, 다른 사람은 약 30° 정도로 작은 1차 측방 만곡 각도를 가지고 있었다.

두 쌍둥이에 대한 가장 흥미로운 것은 그들의 머리 모양과 정렬 상태가 다르다는 것이다. 더 큰 여성의 이마쪽 얼굴면은 명확하게 돌아가 있다: 즉, 우측 눈, 얼굴 및 머리가 좌측으로 뚜렷하게 돌아가 있다. 그녀의 골반도 수평면에서 뚜렷하게 좌측으로 회전되어 있다. 그녀의 1차 측만증은 좌측 요추 측만이었고, 이것이 그쪽 골반을 후방경사시켜 앉는 자세가 편안하지 않았다. 이 쌍둥이는 골반의 불균형 때문에 특별한 여성 골반 도움을 필요로 했다.

두 번째 문제는 비대칭 때문에 다리와 발의 문제가 심하다는 것이다. 그들은 똑같은 활동을 하면서 성장했지만, 그들의 특별한 비대칭에 대해 다른 전략으로 사용해 왔다. 각 사례는 필라테스 운동 안에 자신의 초점을 정당화시켰다. 젊은 여성들은 자신들의 길을 찾았으며, 우리가 시작한 토대 위에서 이루어졌다. 한 사람은 환경 연구원이 되었고, 다른 여성은 국제 여행과 관련된 여행사에서 일을 했다.

결론

어떤 클라이언트가 50°의 흉추 만곡을 가지고 여러분의 스튜디오로 들어왔다고 가정하자. 여러분은 서 있는 사람의 신체와 내면의 인성을 볼 수 있는 마음의 눈을 가졌는가? 여러분은 그것이 옷 속에 있는 향상(호전), 머리의 경사, 클라이언트의 서기 자세, 눈의 대칭, 예기치 못한 척추 만곡의 찾기 등을 읽을 수 있는 스킬임을 알고 있었는가?

재능은 타고난다. 기술은 힘들게 얻어진다. 그리스어인 'Scolios'는 휘어짐을 의미하지만, 휘어진 척추보다는 비대칭이라는 척추의 의미를 더 갖고 있다. 선호성과 편측성의 개념은 비대칭 척추와 측만증을 도울 수 있는 중요한 원리를 형성한다. 여러분의 친구를 조사하자. 오른손잡이 친구의 대다수가 척추 볼록 비대칭을 가지고 있는가?

만약 척추 비대칭을 가진 사람이 개별적인 관심을 받는다면, 어떻게 이런 스킬이 필라테스 강사 운동의 일반적인 지식을 넘어서 성취될 수 있는가?

필라테스 강사는 일반화된 측만증의 2종류 패턴이나 3종류 패턴의 지식으로 도움을 받는다. 청소년과 중년의 성인(동반질환을 가질 수 있는)에 대한 필라테스 메소드의 상호작용을 발견하기 위해 전형적인 만곡 패턴 운동을 주의깊게 살펴보자. 뉴올리언스 사람들이 말했던 것처럼, 클라이언트의 과학 프로그램 안으로 행위(art)를 가져오기 위한 덤(lagniappe)을 제공하기 위해 운동의 선호도와 편향, 그리고 인성을 만드는 인지를 살펴보자.

의료팀이든, 비의료팀이든 간에 척추 비대칭 사람을 치료하길 원하는 바램은 신중함, 통합성 및 용기를 가져야 한다. 측만증을 치료하는 필라테스 강사들이 측만증팀에 속하기를 원하는 많은 이유가 있는지를 여러분은 알고 있었는가? 필라테스 강사들이 효율적인 필라테스 교육 뿐만 아니라, 측만증팀 내에서 일을 할 만큼 특별한 스킬을 가지고 있어야만 한다면, 이것이 어떻게 일어나겠는가?

척추 비대칭을 가진 사람은 전문화된 훈련을 필요로 하는 숙련된 관심을 마땅히 받아야 한다. 비록 필라테스 강사들이 일반화된 측만증의 2종류 패턴이나 3종류 패턴의 지식으로 도움을 받는다고 하더라도, 그들은 인성을 만드는 신경학적 인지 측면과 함께, 편측성, 선호성 및 편향의 상호작용을 발견하기 위해 전형적인 만곡 패턴을 주의깊에 살펴 봐야 한다. 이 아레나 안에는 지루함이 찾아오지 않을 것이다. 도전을 하자. 척추 비대칭과 측만증 분야에서 필라테스 강사의 영향을 발견하는 지침서로서 이 책에 있는 전략을 사용하자.

참고문헌

Agur, A. M. (2013). Clinically Oriented Anatomy, 7th edn. Baltimore: Lippincott Williams & Wilkins

Aristotle (367–347 BCE). Aristotle: Parts of Animals. Movement of Animals. Progression of Animals (Loeb Classical Library No. 323) (Vol. 1). (A. L. Peck, Trans.) Athens, Greece: Loeb Classical Library

Bialek, M., Pawlak, P., Kotwicki, T. (2009). Foot loading asymmetry in patients with scoliosis. Scoliosis, 4(Suppl. 019): 1 Boulay, C., Tardieu, C., Bénaim, C. et al. (2006). Threedimensional study of pelvic asymmetry on anatomical specimens and its clinical perspectives. Journal of Anatomy, 208, 21–33

Boyle, K.L. (2013). Clinical application of the right sidelying respiratory left adductor pull back exercise. International Journal of Sports Physical Therapy, 8(3), 349–358

Bryant, D.M., Mostov, K.E. (2008). From cells to organs. National Review of Molecular Cell Biology, 9(11), 887–901

Cobb, J.R. (1948). Outline for the study of scoliosis. American Academy of Orthopaedic Surgeons Instructional Course Lectures, 5261–5275

Cramer, G., Derby, S. (2005). Basic and clinical anatomy of the spine and spinal cord and ANS. St Louis: Elsevier Mosby de Mouray, J.-C., Ginoux, J.-M. (2012). Is AIS under 20-30° a chaotic dynamical system? Studies in Health Technology and Informatics, 176, 473

Fukashiro, S., Hay, D.C., Nagano, A. (2006). Biomechanical behavior of muscle-tendon complex during dynamic human movements. Journal of Applied Biomechanics, 22(2), 131–147

Hach, S., Schutz-Bosbach, S. (2014). In (or outside of) your neck of the woods: laterality in spatial body representation. Frontiers in Psychology, 5, 23

Hippocrates. (460–376 BCE). On articulations. Athens: The Perfect Library

Kane, W. J. (1977). Scoliosis prevalence. Clinical Orthopaedics 126, 43–46

Keays, K.S., Harris, S.R., Lucyshyn, J.M., MacIntyre, D.L. (2008) Effects of Pilates exercises on shoulder range of motion, pain, mood, and upper extremity function in women living with breast cancer: a pilot study. Physical Therapy, 88(4), 494–510

Kendall, F.P., McCreary, E.K., Provance, P. G., eds. (1993). Muscles: Testing and Function, 4th edn. Baltimore: Williams and Wilkins

Kim, H., Kim, S.H., Moon, E.S., et al. (2010). Scoliosis imaging: what radiologists should know. Radiographics, 30(7), 1823–1842

Kimmerle, M. (2010). Lateral bias, functional asymmetry, dance training, and dance injuries. Journal of Dance Medicine and Science, 14(2), 58–66

Kleinman, P.K, Raptopoulos, V. (1985). The anterior diaphragmatic attachments: an anatomic and radiologic study with clinical correlates. Radiology, 155(2), 289–293

Legaye, J. Duval-Beaupère, G., Hecquet, J., Marty, C. (1998). Pelvic incidence: a fundamental pelvic parameter. European Spine, 7, 99–103

Levine B., Kaplanek B., Jaffe W.L. (2009). Pilates training for use in rehabilitation after total hip and knee arthroplasty: A preliminary report. Clinical Orthopaedics and Related Research, 467(6), 1468–1475

Levine, D. D. (2013). History of scoliosis surgery at HSS. Retrieved February 25, 2017, from Hospital for Special Surgery: https://www.hss.edu/playbook/history-of-scoliosissurgery-at-hss/#.WK-XzoWcGMo

Lin, JJ., Chen, WH., Chen, PQ., Tsauo, JY. (2010). Alteration in shoulder kinematics and associated muscle activity in people with idiopathic scoliosis. Spine, 35(11), 1151–1157

Linker, B. (2012). A dangerous curve: the role of history in America's scoliosis screening programs. American Journal of Public Health, 102(4), 606–616

Loffing, F., Hagemann, N., Strauss, B., McMahon, C. (2016). Laterality in Sports. London: Elsevier

Martin, S. (2017). Explorations in Asymmetry and Laterality in Dance Training. Berkeley: Suzanne Martin

McKenzie, D.K., Gandevia, S.C., Gorman, R.B., Southon, F.C.G. (1994). Dynamic changes in the zone of apposition and diaphragm length during maximal respiratory efforts. Thorax, 49(7), 634–638

Mitchell Jr, F.L. (2002). The Muscle Energy Manual, 2nd edn, Vol. 2. East Lansing: MET Press

Moore, K.L., Persaud, T.V.N. (1993). Before We Were Born, 4th edn. Philadelphia: WB Saunders

Morad Pour Taleb, F., Sokhangouyi, Y., Valipouri, V., Faghihi, S. (2016). Effect of one period of PNF receptors on lower-crossed syndrome. International Journal of Biology, Pharmacy and Allied Sciences, 5(1), Special Issue: 507–522.

Retrieved August 30, 2017, from http://ijbpas.com/pdf/2016/January/1452607749MS%20IJBPAS%202016%20JAN%20SPCL%201127.pdf

National Scoliosis Foundation. (2017). Retrieved December 21, 2017 from: http://www.scoliosis.org/early-detection/Negrini, S. (2010). Rehabilitation in adult scoliosis: an introduction. Scoliosis, 5(Suppl. 1), 049

Ortholutions GmbH & Co. (2017). The scoliosis night brace nBrace. Retrieved March 7, 2017, from www.orthosolutions.com: http://www.ortholutions.com/tlso-trunk-orthosesbrace-orthotics/scoliosis-night-brace-rigo-cheneauortholutions/

Pilates, J. H. (1945) [2010]. Return to Life Through Contrology. Miami: Pilates Method Alliance

Pope, R. (2017). The common compensatory pattern. Thesis, Oklahoma City. Retrieved August 30, 2017, from ericdalton.com: http://erikdalton.com/article_pdfs/articleCCPThesis.pdf

Risser, J.C. (2010). The classic: the iliac apophysis: an invaluable sign in the management of scoliosis. Clinical Orthopaedics and Related Research, 468(3), 646–653

Ritchie, R.O., Buehler, M. J., Hansma P. (2009). Plasticity and toughness in bone. Physics Today 62(6), 41–47

Romano, M., Negrini, A., Parzini, S. et al. (2015). SEAS (Scientific Exercises Approach to Scoliosis): a modern and effective evidence based approach to physiotherapic specific scoliosis exercises. Scoliosis, 10(3), 1–19

Schaumberger, W. (2012). Malalignment Syndrome, 2nd edn. Edinburgh: Churchill Livingstone Elsevier

Silva, F.E., Lenke, L.G. (2010). Adult degenerative scoliosis: evaluation and management. Neurosurgery Focus, 28(3: E1), 1–10

St Johnston, D., Ahringer, J. (2010) Cell polarity in eggs and epithelia: parallels and diversity. Cell, 141(5), 757– 774

Tensegrity – the geometry of thinking. (2017). Retrieved August 30, 2017, from Buckminster Fuller Institute: https://www.bfi.org/about-fuller/big-ideas/synergetics/tensegritygeometry-thinking

Vasiliadis, E.S., Grivas, T.B., Kaspiris, A. (2009). Historical overview of spinal deformities in ancient Greece. Scoliosis, 4(6)

Weiss, H.R., Moramarco, M., Moramarco, K. (2013). Risks and long term complications of adolescent idiopathic scoliosis surgery versus non-surgical and natural history outcomes. Hard Tissue, 2(3), 1–12. Retrieved August 29, 2017, from http://www.oapublishinglondon.com/article/498

What is Lifestyle Medicine? (2015). Retrieved January 26, 2017 from the American College of Lifestyle Medicine: https://www.lifestylemedicine.org/What-is-Lifestyle-Medicine/

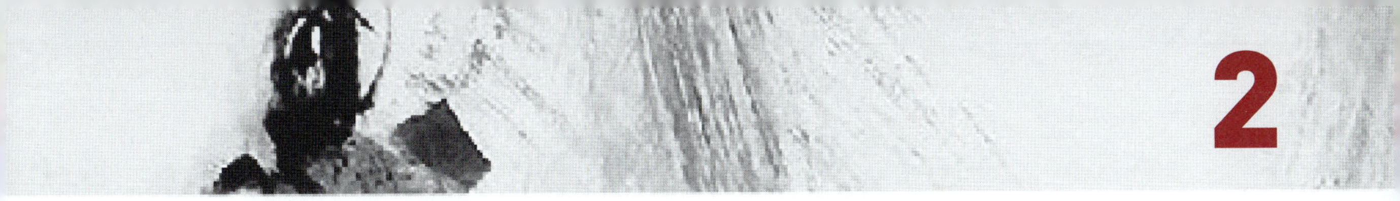

2

측만증팀

The Scoliosis Team

비대칭과 측만증의 치료에 대한 나의 첫 경험은 물리치료사가 되기 전, 한 사람의 필라테스 강사로서 운동조절 전문가인 전설의 Jean Claude West와 필라테스 교육에서 만났을 때이다.

그는 Elizabeth Kendall McCreary와 Patricia Pro-vance와 함께 물리치료사인 Florence Kendall이 개발했던 근육 검사와 측만증에 대한 책을 추천했다. 그들은 소아마비와 측만증으로 유발된 근골격계 불균형을 치료하기 위한 근육 검사와 자세 운동을 만들었다.

측만증에 대한 장은 그 이름 자체가 골격계의 닫힘(closing of the skeleton)을 결정하는 골반 검사인 닥터 Risser의 주장으로 시작한다:

> *"측만증을 가진 새로운 환자를 운동하도록 체육관으로 보내는 것이 1920~1930년대까지 정형외과 병원의 측만증 클리닉에서 이루어졌던 통상적인 일이었다. 12세와 13세의 환자들은 측만증의 증가를 보여주었고, 운동과 척추 동작이 오히려 척추 만곡을 증가시켰다."*

기다리면서 살펴보기' 모델이 그렇게 오랫동안 이어진 것도 놀라운 일이 아니다. 그러나, Kendall은 시대를 앞서간 사람이었고, 시대가 바뀔 시점이 무르익었다. 측만증과 관련된 장의 마지막에서, Kendall은 측만증의 유일한 중재가 X-선의 반복 촬영을 통해 시간의 경과로 만곡이 심해지는지를 살펴보는 것이고, '기다리면서 살펴보기' 관찰의 모니터링 시스템이 중재의 한 부분이어야 하는가에 질문을 던졌다. 그녀는 "측만증에 대해 무엇을 해야 할 것인지를 결정하기에 앞서, 만곡이 심해졌는지 살펴보면서 기다리는 대신에, 만곡이 심해지는 것을 막는 치료를 왜 하지 않는가?" 라고 제안했다(Kendall과 McCreary, 1993). 그녀의 주장은 측만증팀의 전환기로 향하는 나의 개인적인 추구에 영감을 주었다.

여러분은 측만증팀의 유형이 한 가지 이상 존재한다는 것을 알고 있었는가? 직접 의료 범주와 비의료 범주로 나누어진 다양한 건강관리제공자를 포함했을 때, 많은 능동 팀원들이 척추 비대칭을 위한 관리를 분배할 때 참여한다.

방사선사, 보조원 및 간호사 등의 스탭과 함께, 의사는 질병의 증상을 치료하는 대증요법을 수행했고, 수술, 투약 및 주사 등과 같은 전통적인 방법으로 효과를 보고 있다. 일부는 의사의 처방 아래에서 직접 치료하는 물리치료사와 같은, 여러 전문 분야의 건강관리 전문가들이다.

비-대증요법 그룹인 다른 의료팀은 보완대체의학(CAM) 전문가로 알려져 있으며, 그들은 카이로프랙터와 정골의사이다. 대증요법 의사와 CAM의 이들 그룹은 가끔 그들의 개인적 철학과 이데올로기에 따라 측만증 환자를 위해 함께 치료한다. 그 팀들에 의한 관리 유형은 보존 치료와 비-보존 치료로 분류된다.

대증요법 의학과 측만증

전통 서양의학(대증요법)의 의사들은 척추 병리를 전문으로 하는 정형외과 의사나 신경외과 의사 등을 포함한다. 그들은 자신들의 환자를 치료하기 위해 주사를 처방하고, 수술과 다른 기법을 포함하는 구조적 리엔지니어링을 수행한다.

비대칭이나 측만증을 가진 클라이언트가 의사에게 의뢰되었을 때, 그들 의사는 척추 비정상의 수준과 심각도를 결정하는 책임을 갖는다. 그들은 보존 치료와 비보존 치료를 모두 수행한다. 이들 의사들은 통증을 조절하고, 클라이언트를 안정시키는 다른 필수 중재를 수행하기 위해 같은 팀내에 있는 다른 대증요법 의사와 협력한다.

보존적 의학 치료

정의에 따르면, 보존적 의학 치료는 극단적이거나 과격하지 않는 치료이다. 그것은 공격적인 수단을 위해 특정 기준이 만족할 때까지 관리의 기준이다.

보존적 관리의 주요 목표는 기능을 회복시키거나 보존하는 것이다. 이것은 척추 고정술과 같은 수술 절차나 극단적인 치료 방법을 피하기 위해 고안된 것이다.

대증요법 의사들은 자신들의 관리 철학에 따라 보존적 치료를 처방하고, 이것은 그 분야에서 확인된 타당한 근거를 바탕으로 이루어진다. 이런 관리의 범주에 속하는 것으로는 통증과 감염을 줄여주는 주사나 약물치료와 클라이언트의 만곡을 안정화시키는 보조기 처방 등이 있다. 보존적 관리 방법은 일반적으로 측만증의 관찰과 시작 이후에 이루어지는 첫 번째 관리 수준이다.

보조기 착용

청소년과 성인의 가벼운 만곡에 대한 주기적 관찰과 함께, '기다리면서 살펴보기' 방법은 치아 교정기의 사용과 비슷할 수 있는, 측만증 보조기를 사용하지 않고 진행 상태를 관리하는 방법을 포함한다. 보조기는 개별적인 교정사항에 따라 처방되며, 견고한 재질과 부드러운 재질로 제작될 수 있다.

각 보조기의 목표는 만곡의 진행을 중단시키는 것이다; 그러나, 실제 변형을 없애주거나 만곡을 똑바로 펼 수 있는 보조기는 존재하지 않는다. 보조기는 비정상적인 성장을 안정시키려는 시도이다. 일반적으로 청소년들은 약 2년 동안 딱딱한 보조기를 착용한다. 비록 전형적인 보조기 착용이 작은 만곡 때부터 시작되더라도, 고정술의 요구를 줄여주기 위해 만곡이 50° 일 때부터 딱딱한 보조기를 사용하는 것이 도움이 된다고 알려졌다(Weistein 등, 2013).

오늘날에는 더 많은 의사들이 운동, 자세 및 인간공학을 위해 다른 분야의 전문가를 포함하는 다중 분야의 보존적 접근법을 권장한다. 이들 분야의 전문가들로는 필라테스 강사, 보조 물리치료사, 보조작업치료사와 함께, 물리치료사, 작업치료사, 카이로프랙터 등이 있다.

다중 분야의 보존적 접근법

카이로프랙터

카이로프랙터는 비대칭이나 측만증을 비수술적으로 치료한다. 이들 그룹은 클라이언트가 악화되면, 대증요법 의사에게 의뢰한다. 카이로프랙틱 분야의 내부에는 측만증 치료에 대해 다양한 철학과 치료법이 존재한다.

일부 카이로프랙터는 만곡을 교정할 수 있는 밴드와 함께, 맞춤 제작되는 부드러운 보조기인 Montreal

SpineCor®의 착용을 처방하며, 특히 운동 활동을 할 때 이 보조기를 착용하도록 한다(SpineCor® 트레이닝, 2013).

다른 카이로프랙터는 바디워크와 교정 운동을 결합한 가쪽 압박을 클라이언트에게 제공한다. 여전히 다른 카이로프랙터는 고유수용성 감각을 변화시키는 진동판을 사용하고, 새로운 운동조절을 재-설정할 수 있는 운동을 지시한다.

대증요법 의사와 CAM은 비수술 중재와 최첨단 수술 중재를 찾기 위해 노력하고 있다. 비록 선의겠지만, 특정 접근법으로 들어가기 전에 여러 의견을 제공하거나 얻을 수 있는 관리 유형을 연구하기 위해 대증요법 의학과 비대증요법 의학 전략을 추구하는 모든 사람에게 신중하게 조언할 필요는 있다. 많은 클라이언트들은 시스템들을 혼합한다. 어떠한 시스템도 성공적인 결과를 장담할 수 없기 때문에, 특히 노인들은 지지를 필요로 한다.

작업치료사와 물리치료사

보존적 의료팀에 속하는 다른 전문가는 작업치료사와 물리치료사이다.

작업치료사는 어린 측만증 환자와 특별히 관련된다. 작업치료사는 등교, 참석, 몸단장, 화장실 위생, 음식 준비와 소비 등과 같은 일상생활동작에 주로 관여한다. 작업치료사의 스킬은 아동과 청소년들을 위한 발달 지식과 감각통합 기법으로 확장되며, 읽기와 감각 정상화를 도와준다.

치료의 목적과 방법이 결정되면, 치료계획을 수행한다. 목적에 도달하면, 작업치료 관리로부터의 끝을 계획하고, 중재를 중단한다.

물리치료사들은 보존적 관리를 제공하는 역할을 국가로부터 부여받았다. 대증요법 의사나 비대증요법 의사도 대증요법 물리치료 시스템 안으로 의뢰될 수 있다.

일반적으로 물리치료사는 요추와 같은 특정 척추 영역은 물론, 무릎이나 발과 같이 측만증과 관련된 특정 문제나 제한을 치료하도록 의뢰를 받는다.

감각-운동을 위한 운동과 같이 작업치료와 비슷한 아동 서비스도 종종 물리치료 계획의 일부가 된다. 아동을 치료하는 물리치료사는 앉기와 걷기에서 발생하는 특수 문제를 치료한다. 측만증이나 비대칭을 가진 성인을 치료하는 물리치료사는 일반적으로 요추의 안정성에 초점을 맞추는 도수치료와 치료적 운동을 결합한다. 물리치료의 중단 과정은 작업치료의 중단 과정과 동일하다.

측만증에 특화된 물리치료

잘 알려진 물리치료 방법들이 많이 존재한다. 그들 방법은 청소년의 측만증 진행을 막기 위해 특수하게 고안되었지만, 성인의 비-진행성 척추 만곡과 느리게 진행하는 척추에도 적용이 가능하다. 여기에서는 3 가지 방법에 대해서 설명할 것이다.

가장 많이 알려지고 특화된 물리치료 방법은 독일 물리치료사인 Schroth가 개발한 SchrothMethod® 이다. 다른 두 가지 방법도 유렵에서 개발된 방법이다: 폴란드의 FITS (Functional Integration Therapy for Scoliosis)와 이탈리아의 SEAS (Scientific Exercise and Approach to Scoliosis)이다.

Schroth Method®

Schroth Method®는 1920년대에 개발된 방법으로, 입원 전문 물리치료사인 Katerina Schroth에 의해 개발되었고, 청소년의 측만증을 부분적으로나 또는 완전하게 교정할 수 있는 것으로 입증되었다. 오늘날 더 많이 알려진 이 방법의 원래 원리는 척추 측만증의 3차원적 블록 분석과 함께, '원통형의 근육 코어'에 대해 관심을 보이는 혁신적인 내용이다. Schroth Method®의 주안점은 비정상 만곡의 교정이다.

아마도 Ms. Schroth의 생각과 원리는 측만증의 운동 전략을 직접 다루는 물리치료의 토대가 될 것이다. 신체 비대칭을 치료하는 필라테스 강사의 호흡과 운동도 Schroth Method®와 많이 중첩된다(Weiss, 2011).

FITS 방법

폴란드 물리치료사인 Marianna Bialet에 의해 만들어진 FITS 방법은 주로 입원 시기에 시행되는 물리치료 방법이다. 이것은 Schroth Method®의 철학에 유사하며, 환자에게 가정 추후 프로그램을 제공한다.

FITS 방법의 주요 원리는 환자들이 자신의 만곡 패턴을 알도록 교육하는 것이다. 도수치료와 함께 치료를 시작한 후, FITS 치료는 Schroth Method®과 비슷하게 벽 사다리에서 이루어진 호흡 운동을 사용하는 개별적으로 설계된 운동 프로그램을 따를 뿐만아니라, 개별화된 카운터 포스(counter-force) 패턴을 결합하는 신장성 치료 밴드를 포함한다. 결과에 따르면, FITS 프로그램이 20~30° Cobb 만곡을 개선하는 것으로 알려져 있다(Bialek과 D'Hango, 2008).

SEAS 방법

SEAS는 재활의 개별화된 접근법으로 측만증의 주요 3 단계를 해결하는 것으로 알려져 있다: 1) 아동과 청소년 측만증에서 보조기 착용의 요구를 중단시키는 재활을 돕는다: 2) 보조기 착용 동안 중등도에서 심각한 만곡으로의 진행을 막고, 궁극적으로 보조기 착용으로부터 탈피하는 준비를 시킨다: 3) 성인의 만곡을 안정화시키는데 도움을 주고, 몇 년 이후의 장애를 예방하는데 도움을 준다.

SEAS는 환자들이 일상생활동작에서 반사적으로 자가-교정의 자세를 사용하도록 가르치는 물리치료사의 신경학적 접근법이다. 이것은 일종의 능동 자가교정 기법으로서 고안되었고, 초기에는 매주마다 정규적으로 물리치료를 받아야 하고, 개선과 정확성을 위해 일 년에 한 번 정도 치료 횟수를 줄여준다(Romano 등, 2015).

이들 측만증 특화 프로그램은 환자의 상태에 맞게 그들을 교육하고 재활하는데 주요 목적을 가진다.

측만증팀: 비-전통적 구성원

이것은 측만증팀의 부가적인 요소이고, 침술사와 같은 보완치료와 함께, 운동교육자, 바디워커가 여기에 포함된다.

바디워커

신체 치료를 수행하는 카이로프랙터와 정골의사 뿐만 아니라, 롤퍼(Rolfer)와 같은 바디워커도 도수치료를 이용해 연부조직이나 관절 부정정렬 및 아탈구 등을 변화시키는 일을 한다. 그들은 팀의 다른 멤버인 필라테스 강사에게 움직임 교육을 종종 위임하기도 한다(Blum, 2002; Cottingham, 1988; 정골의학으로 측만증 관리, 2017).

침술사

통증은 환자나 그의 부모가 대체요법을 찾게 되는 하나의 기준점이 될 수도 있고 안될 수도 있지만, 특히 노화로 인한 근골격계 문제로 고생하는 노인들은 침술치료를 원하기도 한다.

침술은 성인 측만증과 관련된 일반적인 증상인 편두통, 관절염, 목 통증 및 허리 통증 등과 같은 항염증과 통증 완화에 효과적인 것으로 알려져 있다. 일반적으로 침술사는 클라이언트의 운동에 대해서는 다른 전문가에게 의뢰하고 있다(Marty-Pourmanrat 등, 2007).

필라테스 환경

필라테스 강사의 접근 방식은 한 번에 많은 신체 부분에 집중하고 협응하는 능력 뿐만 아니라, 움직임 과정의 질과 교육을 강조하고 있다. 필라테스는 큰 근육군을 사용하기 전에, 움직임을 안정시키는 자세근의 활성화를 촉진시킨다. 이것은 동작의 운동생리학적 원리와 일치한다(Henneman 등, 1965).

필라테스는 매트 뿐만 아니라, 리포머, 트라페즈 테이블, 운다 체어, 스파인 코렉터 및 페드-오-풀 등과 같은 지지 장비와 부수적인 기구를 치료에 이용하고 있다.

이들 요소들은 환경적으로 필라테스 강사의 원리에 의해 다양성을 허용한다. 이들 도구의 다양성은 클라이언트의 포괄적인 경험을 개별화할 수 있는 교육 환경을 제공한다. 척추 문제를 가진 사람은 기본 수준에 대한 깊은 신체 학습을 요구한다.

필라테스 환경 자체는 개인을 돕기도 자극을 주기도 한다. 필라테스의 전통적인 진행 방식은 안정된 골격 기반을 확립한 후, 자신의 중력 무게나 스프링 저항 시스템 등에 의한 외적 힘을 이겨내는 역동적인 활동을 진행한다. 궁극적으로 이들 저항 형태는 기능적 저항 훈련을 제공한다.

특별한 도구는 필라테스 장비의 사용을 포함하든 하지 않든 간에, 이미지(연상 교육)와 프로프 사용을 포함한다.

측만증팀으로서의 필라테스 강사

필라테스 강사는 측만증팀 내에서 어떤 도움을 줄 수 있는가? 물리치료의 재활 관심은 척추의 한 분절이나 한 레벨과 같은 하나의 문제에 집중하고, 기본 일상생활동작을 향상시킨다. 물리치료는 급성 재활 특성에 의해 정의된다.

모든 클라이언트들이 치료과정을 통해서 빠르게 호전되는 것은 아니다. 필라테스 강사는 예정된 치료 시간을 넘어서 치료할 수 있는 자유를 가진다. 필라테스 강사를 포함해 대증요법 의료팀의 물리치료사와 기타 구성원들은 부가적인 지지를 받는다. 그들은 클라이언트의 퇴행성 질환이나 질병 상태를 포함하는 직접적이고 급성의 치료 절차에 집중할 필요가 있다.

필라테스 강사는 PT로부터 보충 교육과 부수적인 운동학습의 짐을 떠안지만, 이를 통해 필라테스 강사는 클라이언트에게 오직 의학적 기반을 갖춘 사람만이 시행할 수 있는 응급 구조적 관리를 받는다는 확신을 줄 수 있다. 대부분의 물리치료는 근경련, 척추 부정정렬, 강직 등을 완화하는 가정 운동 프로그램 뿐만 아니라, 도수치료와 초음파, 광선치료 및 전기치료와 같은 치료 장비를 이용한 치료를 포함하거나, 또는 최근의 고관절치환술이나 암 치료에 의한 림프부종과 같은 중요한 문제를 위한 치료 계획을 구성한다. 이것은 윈-윈 상황인 것이다. 이런 이유 때문에, 행동이 빠른 물리치료사는 스스로 필라테스를 하거나 또는 필라테스 강사에 의해 시행되는 필라테스를 포함시킨다.

자가-관리 모델

여러분은 많은 사람들이 그들 스스로 필라테스 강사의 전문가를 찾게 될 것인가를 알고 있었는가? 그 환자가 대증요법의 전통 의학 모델의 내부나 외부에 있든 간에, 이것은 어떻게 그리고 왜 관리를 구해야 되는지에 대한 측만증팀의 의사나 다른 구성원의 결정이 아니라, 오로지 환자의 결정이다. 해결책의 일부가 되자. Calcutta의 Mother Teresa는 우리에게 다음과 같이 말하고 있다: “숫자에 대해 걱정하지 말자. 한 번에 한 사람씩 돕고, 항상 여러분 가장 가까운 사람부터 시작하자(20 Mather Teresa의 인용문, 2017)."

클라이언트가 여러분을 찾을 수 있도록 현지, 지역, 국내, 심지어 국외 장소에서 활발히 활동하자. 그렇지만, 측만증 환자가 스스로 관리를 구하던, 아동을 위해 부모님이 관리를 구하든 간에, 클라이언트가 찾으려는 몸-마음 움직임 접근법은 운동 시스템의 효율성, 안전성 및 가치에 대한 개인적 믿음과 가족의 믿음에 좌우한다.

이런 이유 때문에, 필라테스 강사는 클라이언트가 그들의 요구에 적합한 움직임 교육자를 확인할 수 있도록 특수 훈련에 대한 요구에 답을 해야 하고, 또 그들의 능력과 그들에게 접근할 수 있는 방법을 증명해야 한다(Ajzen, 1991).

심화 훈련을 위한 요구

생애주기 문제 뿐만 아니라, 비-중립 척추(측만증)와 신체 비대칭을 가진 사람을 치료하는 것이 복잡하기 때문에, 필라테스 강사 뿐만 아니라 자격을 갖춘 건강관리 전문가를 위한 심화 훈련에 대한 요구가 존재한다.

자격을 갖춘 피트니스 강사 이외에, 자격을 갖춘 움직임 교육자가 다른 방법으로 확인되어야 한다.

이것은 움직임 교육자의 배경을 찾아 증명하는 소비자의 장점이다. International Confederation of Registries for Exercise Professionals (ICRPS) 뿐만 아니라, the United States Certified Registry of Exercise Professionals (USCREP)와 영국의 National Registry of Registered Personal Trainers (NRPT)와 같은 국가 인증은 개별 퍼스널 트레이너나 움직임 교육자의 훈련 수준을 확인하는 데 도움을 준다.

심화 자격은 자격 인증 기관에 의해 인증된 높은 수준의 자격이다. 일반적으로 측만증을 치료할 때, 필라테스 강사들은 ICREPS에 의해 인증된 4가지 레벨 자격을 유지해야 하고, 척추 비정상에 대한 특수 훈련을 받아야 한다.

사례

권장된 ICREPS 자격은 다음과 같다:

- 신체 활동에 대한 건강한 사람과 특별한 질환을 가진 사람의 급성 반응과 만성 반응에 대한 깊은 지식 뿐만 아니라, 그들의 적응능력에 대한 지식
- 신체 활동 동안 질환에 사용되는 약물의 반응에 대한 명확한 이해
- 다양한 동반 질환(주: 12장에서 설명됨)이 신체 활동 반응에 어떤 영향을 주는지에 대한 이해
- 기능 제한이나 장애를 가진 사람을 위한 안전하고 효율적인 운동의 설계와 수행의 포괄적인 지식
- 건강한 행동수정을 교육하는 효율적인 스킬
- 신체 활동에 대한 적응증과 금기증에 대한 철저한 지식
- 추가적인 의학 중재를 찾을 때까지 치료회기를 지속해야 할지, 또는 치료회기 동안 운동을 언제 종료할지를 결정하는 능력
- 응급 상황에 반응하는 능력
- 시설 내에서 언제 치료를 해야 할지 또는 시설을 위한 응급 계획을 만들고 반응하는 능력.
- 특정 질환을 가진 사람을 치료할 때 고려되고 적용될 필요가 있는 행동 변화 모델과 전략에 대한 이해(Warburton 등, 2013).

직무 범위와 자격

움직임 교육 자격의 수준은 비슷하지만, 직무 범위는 동일하지 않다. 자격을 갖춘 물리치료사는 움직임 교육자나 퍼스널 트레이너보다 다양한 스킬을 사용할 수 있다. 이런 직무 범위는 국가마다 다르고, 미국 내 주(state) 마다 다르다.

예를 들어, 미국의 물리치료사는 클라이언트에게 관절가동술이나 교정과 같은 도수치료를 수행할 수 있을 뿐만 아니라, 냉, 열, 빛, 소리 및 진동 등과 같은 물리적 인자 도구를 적용할 수 있다.

미국의 경우, 물리치료 장비를 처방하는 법적 능력은 주마다 다르다. 예를 들어, 근골격계 침의 한 형태인 건침(dry needling)은 몇몇 주에서는 허용되지만, 캘리포니아주에서는 허용되지 않는다. 캐나다의 모든 주는 물리치료사에게 건침의 사용을 허용했다.

일반적으로, 물리치료사는 물리치료 진단에 도달하기 위해 특수한 장비를 이용하여 관절 측정과 검사를 수행할 자격을 가지고 있다.

환자가 일정 수준에 도달하면, 물리치료사는 세밀한 퇴원 계획으로 특정의 손상, 통증 및 기능장애를 재활하는 치료 계획을 수립하고, 퇴원 프로그램의 유지를 위해 주기적으로 관찰을 수행한다. 그러나 특정 손상, 통증 및 기능장애가 치료되지 않았을 때 물리치료사는 지속적인 비대칭 훈련과 같은 웰니스 서비스를 제공할 수 있다. 웰니스는 피트니스, 근력 및 낙상 예방과 같은 스킬의 수준을 유지한다(Wellness and cash-based service, 2013).

자격을 갖춘 필라테스 강사가 물리치료사가 아니라면, 필라테스 강사는 신체 상태나 정신 상태를 진단하지 못할 뿐만 아니라, 물리치료사들이 일반적으로 사용하는 도구로 클라이언트를 검사할 수 없을 것이다.

부가적으로, 비록 필라테스 강사가 클라이언트를 격려하고 지지하지만, 필요하다면 개별 상담을 의뢰하는 것도 중요하다.

클라이언트를 터치할 때, 클라이언트의 허락을 구해야 한다. 터치(접촉)가 오직 "움직임을 촉진하고, 자세를 잡아주고, 손상이나 피해를 예방하기" 위한 것임을 클라이언트에게 확신시켜주어야 한다. 심지어 터치가 훈련되고 유용한 것이라 하더라도, 인정되는 수준을 넘어서는 부적절한 터치를 피해야 한다. 이런 직무 범위의 법칙은 필라테스 강사를 제한하지 않지만, 클라이언트 뿐만 아니라 필라테스 강사를 보호한다. 적절한 감정과 신체의 도움을 위해 클라이언트를 다른 전문가에게 의뢰하는 것은 현명하고 지혜로운 것이다. 여러분의 사회 내에서 학술적인 관계를 능동적으로 개발하자(PMA® Scope of Practice, 2015).

사례

나의 오랜 클라이언트가 매우 흥분한 상태로 들어 왔다. 85세인 그녀는 평생 피트니스의 홍보 여성이었다. 지역사회 프로그램의 피트니스 지도자로서, 그녀는 수년 전에 나의 무용 강좌의 일원으로 시작했으며, 결국에는 평생 클라이언트가 되었다. 그녀는 조금 땀을 흘리고, 얼굴이 붉고, 조금 숨이 찬 듯한 모습이었다. 그녀는 천식이 있을 때 평상시보다 더 긴장되고, 부풀어 오른 듯한 증상을 보였다. 나는 잠시 그녀를 지켜본 후, 그녀의 혈압을 쟀다. 나는 항상 전자식 혈압계를 들고 다닌다. 혈압 수치가 의외로 높았다. 나는 치료를 중단하고, 그녀에게 의사의 진료를 받도록 의뢰했다. 의사는 혈압약을 더 늘릴 필요가 있다고 결정했다. 나는 다른 전문가에게 그녀를 의뢰하여 의료 사고를 막았다는 직감을 했다. 만약 의심스러울 때면, 즉각 의뢰를 해야 한다.

필라테스 강사는 물리치료사의 역할을 하는가?

물리치료사는 특별한 대상을 치료한다는 점에서 필라테스 강사와 가장 비슷한 역할을 한다. 물리치료사와 필라테스 강사의 운동은 빈번하게 중첩된다. 일부 국가들은 필라테스 강사에게 물리치료사가 될 것을 요구한다.

연구와 증거들은 다양한 건강 문제(특히, 요통)에 대한 필라테스의 사용에 주목하고 있다(Aladro-Gonzalvo, 2013). 이런 이유 때문에 필라테스 강사가 높은 수준의 스킬을 가지고 있지 않더라도, 대중들은 척추 관리의 유용한 제공자로서 필라테스 강사를 바라보고 있다.

부가적으로, 필라테스 강사들은 의사와 간호사 뿐만 아니라, 물리치료사, 카이로프랙터, 운동 트레이너 및 피트니스 트레이너 등과 같은 다른 건강관리 제공자처럼 자격을 갖고 있지 않다.

연구의 한 부분으로서 나는 나의 트레이닝에 참여했던 일부 필라테스 강사와 필라테스 강사 영역내의 교육자들에게 질문했다.

그들은 물리치료사, 보조물리치료사 및 법학의 혼합을 보여주고, 미국 Pilates Method Alliance의 자격을 갖춘 필라테스 강사나 비슷한 자격을 갖춘 다른 나라의 필라테스 강사들이었다. 그들 대부분은 다중 전문 측만증팀이 최고라는 것에 동의했고, 그들은 필라테스 강사 만으로 측만증 환자의 요구를 잘 해결해 주지 못하기 때문에, 필라테스 강사를 넘어서는 훈련을 받았다.

그들 대부분은 필라테스 강사가 건강관리팀에게 통찰력과 제안을 제공해 주는 협력자이어야 함을 느꼈다. 대부분은 필라테스 강사가 물리치료사, 족부의사 및 카이로프랙터 등과 같이 자격을 완전히 갖춘 전문가는 아니지만, 특정 전문 과제를 위임받는 준전문가의 역할을 맡아야 한다는 것에 동의했다. 그러나 필라테스 강사가 의료 전문가로 오해되지 않도록 필라테스 강사의 트레이닝 수준에 대한 공개가 중요하다.

보존적 치료 기법과 기술을 공유하는 새로운 방법, 트레이닝 및 협력으로 전환하기 시작하는 추세에 있고, 물리치료계의 내부와 외부 모두에서 실행가능한 선택으로 특정의 운동 접근법을 만든다.

필라테스 강사가 대증요법 의료팀의 일원으로 CAM을 넘어서 그들의 역할에 점점 다가가 완전히 인정받을 때 까지 대화는 수년 동안 계속 될 것 같다. 필라테스 강사가 측만증팀과 그들의 재능을 공유할 특별한 기회를 가지고 있음은 부정할 수 없는 것이다.

의료팀의 역할은 신체를 치료하고, 수복하고 고치는 것이다. 필라테스 강사의 역할은 신체를 튼튼하게 만드는 일이다. 3장은 필라테스 강사가 측만증팀내에서 어떤 역할을 해야 하는지를 설명하고 있다.

참고문헌

20 Mother Teresa Quotes. (2010). Retrieved December 27, 2017, from: https://www.goalcast.com/2017/04/10/top-20-most-inspiring-mother-teresa-quotes/

ACE Personal Trainer Manual, 4th edn. (2017). Retrieved January 22, 2017, from LinkedIn: http://www.slideshare.net/ravostulp/week-1-scope-of-practice-15923951

Acupuncture: in depth. (2016). Retrieved January 20, 2017, from National Institutes of Health: https://nccih.nih.gov/health/acupuncture/introduction

Aladro-Gonzalvo, A.R., Araya-Vargas, G.A., Machado-Díaz, M., Salazar-Rojas W (2013). Pilates-based exercise for persistent, non-specific low back pain and associated functional disability: a meta-analysis with meta-regression. Journal of

Bodywork and Movement Therapies, 17(1), 125–136

Azjen, I. (1991). Theory of planned behavior. Organizational Behavior and Human Processes, 50, 179–211. Retrieved January 20, 2017, from: https://www.scribd.com/document/145805916/Ajzen-Theory-of-Planned-Behaviour-1991

Bialek, M., D'Hango. A. (2011). Conservative treatment of idiopathic scoliosis according to the FITS concept: presentation of the method and preliminary, short-term, radiological and clinical results based on SOSORT and SRS criteria. Scoliosis, 6: 5. doi: 10.1186/1748-7161-6-25

Blum, C.L. (2002). Chiropractic and pilates therapy for the treatment of adult scoliosis. Journal of Manipulative and Physiological Therapeutics, 25(4), E1–E8

Casual research. (2017). Definition. Retrieved January 29, 2017, from Business Dictionary: http://www. businessdictionary.com/definition/casual-research.html

Conservative. (2018). Definition. Merriam-Webster. Retrieved August 6, 2018 from: https://www.merriam-webster.com/dictionary/conservative

Conservative treatment. (2018). Definition. Retrieved August 7, 2018, from: https://medical-dictionary. thefreedictionary.com/conservative+treatment

Consumer Reports. (2007). Too much treatment? Aggressive treatment can lead to more pain without gain. Retrieved January 20, 2017, from Consumer Reports.org: http://www. consumerreports.org/cro/2012/04/too-much-treatment/index.htm

Core Values. (2003). Retrieved January 22, 2017, from APTA: https://www.apta.org/uploadedFiles/APTAorg/About_Us/Policies/BOD/Judicial/ProfessionalisminPT.pdf

Cottingham, J. (1988). Shifts in pelvic inclination angle and parasympathetic tone produced by Rolfing soft tissue manipulation. Journal of the American Physical Therapy Association, 68, 1364–1370. Retrieved January 29, 2017, from Rolfing Wellness: http://www.rolfusa.com/research.html

Find a personal fitness trainer near me. (2017). Retrieved January 22, 2017, from National Register of Personal Trainers: http://www.nrpt.co.uk/find/index.htm

Harrison, D.E., Dennewald, A. (2013). 3-Point Bending Traction for Scoliotic Curvatures Using the New 3-D Denneroll Traction System: A Case Report. American Journal of Clinical Chiropractic, January 20, 2013. Retrieved August 6, 2018, from: http://www.chiropractic-biophysics.com/clinical_chiropractic/2013/1/20/3-point-bending-traction-forscoliotic-curvatures-using-the.html

Henneman, E., Somgen, G., Carpenter, D.O. (1965) Functional significance of cell size in spinal motoneurons. Neurophysiology, 28(3), 560–580

Kane, W.J. (1977). Scoliosis prevalance: a call for a statement of terms. Journal of Clinical Orthopedics and Research, 126, 43–46.

Kendall, F.P., McCreary, E.K. (1993). Scoliosis. In: Kendall, F.P., McCreary, E.K., Provance, P. G., eds. Muscles: Testing and Function, 4th edn. Baltimore: Williams and Wilkins, Ch. 5, p. 129

Managing scoliosis with osteopathy. (2017). Retrieved January 29, 2017, from Lomax: bespoke wellness and nutrition: http://www.lomaxpt.com/managing-scoliosiswith-osteopathy_7585

Marty-Pourmarat, C., Scattin, L., Marpeau, M., Garreau de Loubresse, C. (2007). Natural history of progressive adult scoliosis. Spine, 32(11), 1227–1234; discussion 1235

National Register of Personal Trainers. (2017). Retrieved January 22, 2017, from: http://www.nrpt.co.uk/

Negrini, S., Donzelli, S., Aulisa, A. G. (2018). 2016 SOSORT guidelines: orthopaedic and rehabilitation treatment of idiopathic scoliosis during growth. Scoliosis and Spinal Disorders, 13: 3. Retrieved August 6, 2018 from: https://scoliosisjournal.biomedcentral.com/articles/10.1186/s13013-017-0145-8

PMA® Scope of Practice. (2015). Retrieved January 2017, from Pilates Method Alliance: http://www.pilatesmethodalliance.

org/files/documentlibrary/Certification/Scope%20of%20 Practice%20FINAL.pdf

Reamy, B.V., Slakey, J.B. (2001). Adolescent idiopathic scoliosis: review and current concepts. American Family Physician, 64(1), 111–116. Retrieved January 20, 2017, from: http://www.aafp.org/afp/2001/0701/p111.html

Romano, M., Negrini, A., Parzini, S. et al. (2015). SEAS (Scientific Exercise Approach to Scoliosis): a modern and evidence based effective approach to physiotherapic specific scoliosis exercises. Scoliosis, 10(3), 1–19

SpineCor® Training. (2013). Retrieved January 20, 2017, from SpineCor.com: http://www.spinecor.com/SpineCorTraining. aspx Tanner Scale. (2011). Retrieved January 20, 2017, from Scientific Spine: http://scientificspine.com/spine-scores/tanner-scale.html

Tormenti, M.J., Maserati, M.B., Bonfield, C.M. et al. (2010). Complications and radiographic correction in adult scoliosis following combined transpsoas extreme lateral interbody fusion and posterior pedicle screw instrumentation. Neurosurgical Focus, 23(7), 1–7

US Registry of Exercise Professionals™. (2017). Retrieved January 22, 2017, from: http://www.usreps.org/Pages/ exerciseprofessionals.aspx

Vibration platforms for scoliosis. (2016). Available online from: https://vibeplate.com/medical-rehabilitation/scoliosisvibration-therapy/

Warburton, D.E.R., Charlesworth, S.A., Foulds, H.J., et al. (2013). Qualified exercise professionals: best practice. Canadian Family Physician, 59, 759–761. Retrieved January 29, 2017, from: http://www.cfp.ca/content/59/7/759.full. pdf+html

Weiss, H-R. (2011). The Method of Katerina Schroth – history, principles and current development. Scoliosis, 6(17), 1–21

Weistein, S.L., Dolan, L.A., Wright, J.G., Dobbs, M.B. (2013). Design of the bracing of adolescent idiopathic scoliosis trial. Spine, 38(21), 1832–41

Welcome to ICREPS. (2017). Retrieved January 22, 2017, from International Certified Registry of Exercise Professionals: http://www.icreps.org/

Wellness and cash-based services. (2013). Retrieved January 22, 2017, from WebPT: https://www.webpt.com/blog/post/ wellness-and-cash-based-services-medicare

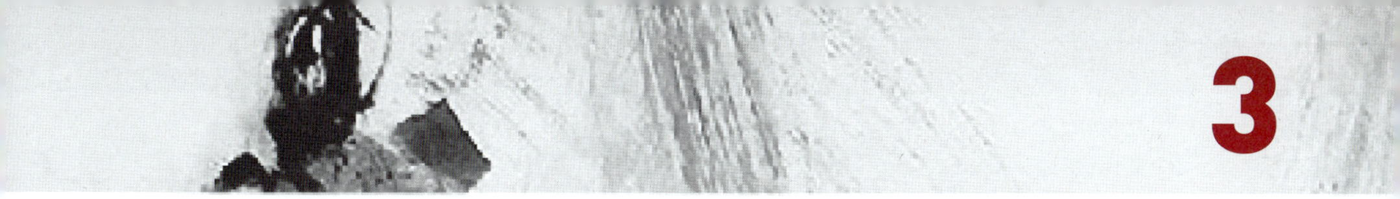

3

영향력 있는 사람이 되자: 필라테스 강사가 측만증 관리에서 특별한 지위를 차지하는 방법

Being an influence: how Pilates instructors have a special place in scoliosis care

평생을 걸쳐 케어해야하는 측만증은 난치병이다. 의사의 측만증 진료는 시간과 영역의 측면에서 제한적이다. 필라테스 강사는 측만증의 전 과정을 통해 매일 발생하는 측만증 관리의 신체적 어려움과 심리사회적 어려움에 영향을 줄 수 있다.

필라테스 강사와의 관계 설정과 평생 관리 팀의 일환으로서 초기 필라테스 강사들은 측만증 환자에게 질적 움직임을 배울 시간을 제공하고, 또 필라테스 효과의 가변성을 경험할 시간을 제공한다. 궁극적으로 이것을 측만증 환자의 것으로 만들도록 돕는다.

시간이 지난 후, 필라테스 강사는 소마틱 트레이닝 단계(정서, 신체 감각 및 신체 자각을 다루는)를 통해 측만증 환자를 치료하고 있다. 우리는 개별화된 교정의 관점에서 완전한 컨디셔닝의 개념으로 바뀌었고, 측만증 환자는 충만한 삶을 위한 건강한 기능을 얻는 쪽으로 초점을 맞추고 있다.

사례

나는 요추가 60° 좌측으로 휘어진 측만증 환자(청소년)의 부모로부터 전화를 받았다. 그 청소년은 대학에 입학할 예정이었고, 청소년 클럽에서 아웃도어 스포츠와 수영 팀원으로 활동했다. 그는 처방된 보조기를 착용할 때를 제외하고는 아무런 통증이 없었다. 우리는 먼저 전체 가족을 대상으로한 교육부터 시작했고, 최후의 방법인 도구를 이용한 치료와 함께, 비대칭 큐잉을 주면서 아크, 매트 근력강화 운동을 실시했다(7장의 SSPOT-2에서 확인될 수 있음). 그가 필라테스를 배운 지 4년 쯤 되었을 때, 우리는 그의 진전을 위해 그의 스케줄이 없을 때 만났다. 이제 그는 건강한 사람이 되었지만, 척추 관리를 계속 해야 하겠다는 인식을 가지고 있다.

표 3.1

필라테스 치료적 적용의 3단계

신체 단계	교정 단계	컨디셔닝 단계

양이 아닌, 운동의 질

필라테스 강사가 움직임 수행의 질적인 측면에서 리더가 될 잠재성을 가지고 있다. 필라테스 강사에 대한 초창기의 책에서, Friedman과 Eisen은 필라테스 철학을 하나의 문장으로 요약했다: "몇 가지의 동작이더라도 잘 짜여진 운동을 균형 잡힌 순서로 올바르게 수행한다면, 엉성한 건강체조나 강제적인 노동을 몇 시간 하는 것보다 가치 있는 일이다(Eisen과 Friedman, 1981)."

전반적인 메소드 도구 상자는 상상(imagery)에 의해 촉진된 느린 신체 감각과 함께 전신 훈련(whole-body commitment)과 자기-인식(self-awareness)을 강조한다. 필라테스 강사와 클라이언트(환자) 모두는 가장 단순한 전신 훈련에서도 불균형을 해결하기 위해 다중 집중이나 큐잉과 함께, 지적 참여를 통한 동기부여를 유지한다.

필라테스 강사가 클래식레퍼토리를 따르던 아니면, 현대적 레퍼토리를 따르던 간에, 필라테스 강사의 양쪽 버전은 개인의 비대칭 설계된 적응 자세, 교정 및 움직임을 허용한다.

전신 접근법으로서, 필라테스 강사는 측만증이 있는 특정 척추와 늑곽의 편위에 대한 자각이 아니라 전신 계통의 자각을 강조한다. 이런 관점이 제일 중요한데, 그 이유는 모든 신체 계통이 좋아지던 아니면, 나빠지던 간에 비대칭의 복잡성으로부터 영향을 받기 때문이다. 사지 사용과 코어 조절을 통합하는 필수 움직임은 신경학적 재통합을 위한 시간을 만들어 준다.

몸통으로부터 시작되는 모든 움직임이 필라테스 강사의 좌우명이다. 척추의 영향을 나머지 신체 부위로 전파하는 것은 물론, 척추에 집중하는 것이 측만증 환자를 관리할 때 매우 중요하다.

리듬성, 정확성, 상상, 소도구 및 신경학적 가소성은 간단한 디-로테이션(de-rotation)과 척추 교정의 3차원 당김과 밀기를 넘어서서 필라테스에 움직임 교육을 가져 온다. 필라테스 환경은 질적 운동의 복잡성을 수용한다. 필라테스는 척추 관절술을 프로모션할 때 모든 면에서 독보적인 운동이다.

두말할 필요도 없이, 척추분절(spinal articulation)은 모든 사람에게 적합한 것은 아니다. 예를 들어, 골다공증을 가진 노인이나 불안정한 척추 부정정렬을 가진 사람에게는 척추 관절술이 적합하지 않다. 그러나 척추 인식(spinal awareness)과 이완술(relief techniques)은 모든 사람에게 적합할 수 있다.

필라테스 철학은 작은 변화의 증가들이 큰 변화가 되는 것을 옹호한다. 작은 증가는 발달하고 설정되는데 시간이 필요한다. 학습은 활동의 반복을 통해 시간의 경과와 함께 자리를 잡게 된다.

부목, 초기 물리치료와 작업치료가 끝난 후에 무엇을 할 것인지에 대한 혼란은 많은 젊은 성인에게 중요한 문제를 던진다. 측만증이 발병한 후 초기 몇 년 동안에는 클라이언트를 가이드하는데, 시간이 다소 걸린다. 왜냐하면 대개 성장이 멈추었을 때 측만증 관리를 시작하기 때문이다.

노화 합병증(고관절 치환술, 암 재발 및 근육 감소 등과 같은)을 가진 성인은 종종 측만증을 악화시키는 질병이 중첩되기 때문에 지속적인 관리가 필요하다. 비록 측만증 환자의 적은 비율만이 완벽한 의학적 관리를 원할지라도, 생활습관의학을 통해 필라테스 환경을 평생 계획의 일환으로 만들어 줌으로서 건강의 유지와 최적화를 확보해 준다(Abei, 2005).

사례

나는 은퇴한 노인 인테리어 디자이너와 만났고, 그녀가 요통에 대해 의사와 상담한 후, 의사로부터 심한 측만증이라는 진단을 받았다고 들었다, 그녀는 배신감을 느꼈다. 그녀는 수년 동안 홈 짐(home gym)에서 높은 질의 저항운동을 정규적으로 수행해 왔다. 그녀의 뚜렷한 우측 흉추 측만, 체형 및 골반 경사 등을 살펴봤을 때, 그녀의 직업 때문에 통증으로 오래 앉을 수 없거나 옷 치수 차이가 있는지를 물어볼 수 밖에 없었다. 그녀는 비싼 인체공학적 의자가 자신의 몸에 잘 맞는다고 설명했다. 또한 그녀는 바지를 맞출 때 왜 재단사가 항상 바지 길이 차이에 대해 이야기하는지에 궁금했다. 그녀의 남편은 그녀의 허리에 대해 어떤 말도 하지 않았다. 그녀는 골다공증을 위한 골밀도 검사를 받았다.

마지막 검사를 했을 때, 불행히도 의료기사가 심한 측만증을 가진 것에 대해 그녀에게 물어봤다. 그녀는 의료기사의 전문가 답지 않은 코멘트로 인해 그녀 의료팀의 무관심에 화가 나서 법률 조언을 구했다. 그러나 만족스런 마무리가 이루어졌다: 이제 그녀가 필라테스 강사를 시작한지 5년이 되었고, 그녀는 집에서 매일 리포머를 사용하였다. 그녀는 호전되어 기뻤고, 생활습관의학을 통해 자신의 상태를 관리하는 방법을 배웠다.

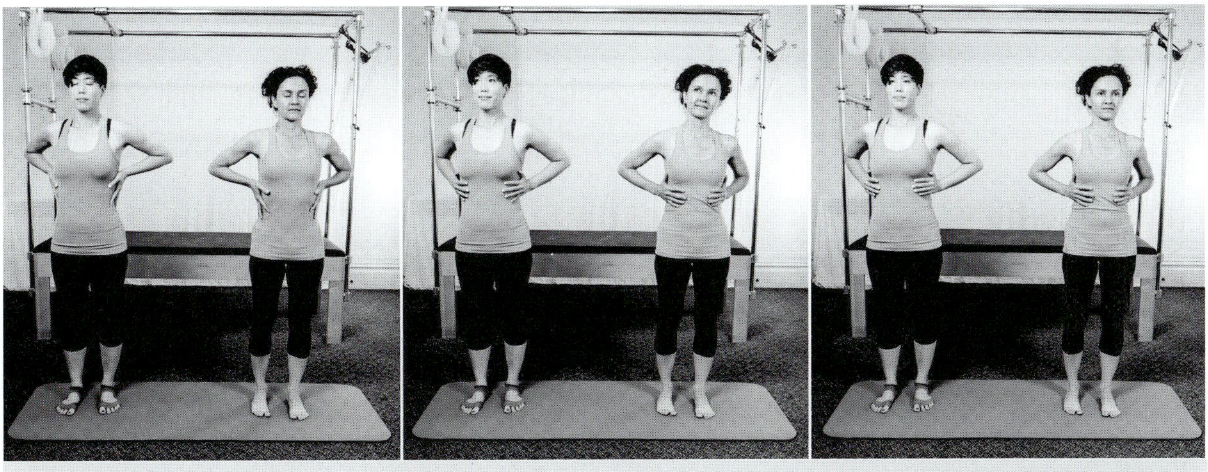

그림 3.1
움직임 습득의 3 단계: 이미지, 생각 및 느낌

여기 제시된 철학은 필라테스 환경이 측만증 관리의 유일한 방법임을 의미하지 않는다. 필라테스 강사는 측만증-특이적 물리치료 모델과는 완전히 다르다. 그러나 필라테스 강사는 측만증팀의 일환으로 그들을 지지할 수 있다. 필라테스 강사는 틈을 채우고, 생활습관의학 모델의 생활 스타일 요소인 평생 프로그램을 가능하게 만든다.

의도를 통한 영향력 발휘

라이프스타일에 맞춰 받아들일 수 있도록 하는 것은 그 과정에 대한 믿음을 필요로 한다. 처음에는 근막교정술과 움직임 패턴의 교정이 종종 친숙하지 않지만, 시간이 경과하면 새로운 접근법이 자동화되어, 클라이언트에게 새로운 기준을 마련해 주었다.

새로운 방법을 이미지하고, 생각하고, 새로운 방법과 어떻게 합병되는지를 느끼는 과정은 이 책의 전반에 걸쳐 되풀이되는 테마이다(그림 3.1). 의도(intention)는 반영(reflection)을 요구한다. 이런 반영은 집중의 필라테스 강사 원리의 한 요소이다.

어떤 정골의사의 사례 연구

의도성 신체 안내(intentional body guidance)에 대한 가능성의 한 예는 Monte Carlo에 있는 정골의사인 Dr. Petter Lewton-Brain가 발표한 것이다. 2008년 IADNS 미팅에서 이런 흥미로운 연구가 발표되었고, 그의 주제는 필라테스 강사의 한 원리인 이완된 척추와 길어진 척추 사이의 차이점을 확인하는 것이었다. 그는 자신의 척추를 3장의 CT 이미지로 발표했고, 한 예로서 척추 신전 자세에서 척추 가동범위의 차이를 검사했다.

그는 3가지 엎드린 자세를 취했고, 그 중의 하나는 아라베스크 척추 자세였다. 이 자세는 발레의 한 자세로서 한쪽 다리를 지면과 수평으로 들고 척추를 신전하는 것이다. 엎드린 이 자세(등을 활처럼 신전한)는 전통 필라테스의 "스완 자세"와 요가의 "코브라 자세"와 비슷하다.

첫 번째 이미지는 엎드린 자세의 중립 기준이다. 두 번째 이미지는 복부가 테이블에 닿아 이완된 척추 신전

자세이다. 세 번째 이미지는 신장된 척추 자세를 의식적으로 취한 것이고, 이미지 기간 동안 척추를 길게 하고 복부를 지지한다.

척추 연장의 의도로 이루어진 두 번째 CT 스캔은 실제로 다음 현상을 보여주었다: 척추 분절(특히, 요추) 사이의 틈이 약간 더 크게 나타났는데, 이것은 연구자에 의해 측정되었듯이 누적된 연장 효과이다. 그러나 Lewton-Brain은 두 번째 CT 스캔에서 연부조직이 흥미로운 요소였음을 확인했다. 그는 연부조직을 의식적으로 사용한 것이 연장 효과의 원인이라고 생각했다.

발표의 결론에서, 연장 의도 없이 이루어진 후굴시의 요추가 연장 의도(21°의 요추각도에서 측정한) 때보다 더 큰 압박력을 받았다고 말했다. 두 번째 CT 스캔의 연부조직 음영은 뼈의 유도(guidance of bones)를 의미한다. 연장 의도 없는 후굴을 수행했을 때, 첫 번째 경추인 C1에서도 후방 변위가 발생했다.

Lewton-Brain은 다음과 같이 말했다:"소견들은 연부조직의 가시적인 변화를 보여주었다. 개별 척추분절에서는 변화가 거의 없었지만, 전체적으로 봤을 때는 의미있는 각도 변화가 있었음을 보여 주었다."

그는 40분간 연장을 유지하기 위해 아주 강력한 활동을 제안했고, 이렇게 이루어진 연장 운동은 그 사람의 근력과 근지구력에 도전적이었음을 언급했다(Lewton-Brain, 2008).

연장과 집중의 필라테스 강사 원리가 어떻게 척추 역학과 인간 움직임 양상에 대해 구체적인 효과를 가지는지를 보여주는 그의 발표를 리뷰해 보자(코드 3.1).

코드 3.1
의도적 허리 신전과 비의도적 허리 신전

리더로서 필라테스 강사

필라테스 강사는 클라이언트와의 관계에서 리더가 되어 클라이언트와 그의 가족들이 측만증을 잘 대처해 나가도록 도와주어야 한다. 비록 측만증이 치유될 수 없을지라도, 양적인 면에서 작은 변화를 볼 수 있고, 질적인 측면에서는 큰 변화를 볼 수 있다.

이런 상황에 있는 클라이언트(측만증 환자)와 어떻게 소통하는지를 알고 있는가? 모든 필라테스 강사는 클라이언트가 신중하게 들어주길 원한다. 여러분이 알고 있는 것을 클라이언트가 듣기 전에, 여러분이 관리하는 것을 알고 있어야 한다. 여러분은 적절한 전문 수준으로 여러분이 수행하는 관리의 4가지 측면에 이름을 붙일 수 있는가?

관리(caring)는 여러분의 특별한 훈련을 통한 준비, 치유에 대해 거짓 주장을 하지 않은 완전성에 대한 헌신, 클라이언트의 삶에 대해 친밀한 방법으로 물어봄으로써 그 과정을 재미있게 만드는 것, 여러분이 왜 측만증에 흥미를 갖는지를 보여주는 것, 그리고 측만증에 대해 편안해지는 것 등을 포함한다.

척추 측만증이라는 나쁜 소식을 들은 클라이언트와 그의 가족은 측만증 관리에 대한 다양한 의견을 듣고 싶어 할 것이고, 이런 대화를 통해 종종 안도를 얻기도 한다. 클라이언트는 여러분이 그들을 도울 수 있는지 그리고 그들이 여러분을 신뢰할 수 있는지에 대해 알 필요가 있다. 신뢰는 존중이다. 존중은 그냥 얻어지는 것이 아니라, 노력에 의해 얻어지는 것이다. 필라테스 강사의 역할은 측만증으로 발생하는 불편의 목격자(증인) 역할이고, 제안을 제공하고, 인간공학, 자세교육, 움직임 전략 및 건강을 위한 전반적인 영양 상태 등(측만증 관리의 모든 요소)으로 도움을 주는 가이드 역할이다. 그러나 필라테스 강사는 측만증 의료팀이나 측만증 비의료팀을 항상 지지해야 한다. 클라이언트의 삶에 따라 의료팀이 중추적인 역할이 할 수도 있고, 비의료팀이 중추적인 역할을 할 수도 있다.

"리더가 되자"는 의미는 "영향력을 발휘할 수 있는 사람이 되자"는 의미이다. 영향력은 긍정적 측면 또는 부정적 측면으로 기울 수 있다. 긍정적인 영향력을 주는 신뢰할 만한 기지를 발휘하는 과정이 필요하다. 클라이언트는 "여러분이 무슨 말을 했는지"를 기억하지 못할 수도 있지만, 그들은 "여러분이 그들에게 어떤 느낌을 주었는지"를 반드시 기억할 것이다.

성장 단계를 통하지 않고 척추 측만증 관리를 통해서만 "클라이언트를 리드하는 방법"에 대한 지식을 갖고 태어나는 사람은 아무도 없다. 필라테스 강사로서 여러분이 리드십 성장 단계 중 현재 어디에 있는지를 확인하려면, 이 책을 사용해 보자. 그리고 전문성 성장의 과정을 시작해 보자:

1단계: 내가 무엇을 모르는지 모르겠다.
2단계: 나는 알아야 할 것을 알고 있다.
3단계: 내가 무엇을 모르고 있는지 알고 있다.
4단계: 나는 알고 있고 성장하고 있다.
이제 보여 주자.
5단계: 알고 있기 때문에 그냥 계속 한다.
Maxwell 2007

이것은 "직관이 측만증 환자를 관리하는 시나리오의 한 부분이 아니다"고 말하지 않는다. 직관은 여러분이 이것을 어떻게 알았는지를 알지 못하고, "그냥" 아는 것이다. "의사 결정(decision-making)"은 심사숙고와 직관적 사고 사이의 균형으로서 최상의 방법이다.

우리가 어렸을 때 어른들이 소리를 쳤기 때문에 불을 피할 수 있었던 것처럼, 직관적 지식으로 바뀌는 지식의 정서적 습득은 빠르게 학습된다.

측만증 환자 프로그램을 함께 해 나가는 것은 복잡하고 느린 과정인데, 그 이유는 작은 기술들이 여러 개 모인 커다란 프로그램이기 때문이다. 좋은 의사 결정을 할 때는, 간결함이 중요하다. 이것은 큰 그림에서 3의 법칙을 찾는 이유이다. 인간공학, 운동 및 정서가 학습에 필요한 것을 알려준다. 운동은 신체 단계, 교정 단계 및 컨디셔닝 단계로 전개된다. 이것을 배우는 방법은 이미지, 사고 및 느낌이다.

여러분이 숲속에서 나뭇잎을 찾기 위해 이동할 때, 무엇이 중요한지의 기본을 계속 언급해야 한다. 평생 관리에 여러분의 눈을 주시한다. 필라테스 강사는 목격자이며 클라이언트의 병력과 현재 상태를 기록한 일지이다. 변화를 어느 누가 더 잘 확인할 수 있는가? 심사숙고와 직관적 사고 사이의 균형을 통해, 필라테스 강사는 측만증팀의 중요한 구성원이 된다.

평생 관리와 근막 영향에 대한 한 사례

측만증과 같은 질환을 왜 평생에 걸쳐 관리해야 하는 것으로 기대하는가?

미국 콜로라도 스프링스에 위치한 비영리단체인 Institute for Anatomical Research의 공동 책임자인 Bonnie Thompson와 관련된 흥미로운 이야기이다. 그들의 좌우명은 "인체는 값으로 매길 수 없는 귀중한 선생님이다."

이 연구소는 기증받은 사체로 연구를 수행했다. 특이하게 연구소는 기증자가 사망하기 전에 인터뷰를 하였다. 인터뷰를 통해 그들이 생활 스타일, 영양 상태, 병력, 증상 및 삶의 질을 알 수 있었다. 물론 그들의 대부분은 노인이었다.

Thompson은 2014년 측만증을 가진 2명의 여성을 대상으로 연구했다. 한 명은 사망시 79세였고, 다른 한 명은 90대 초반이었다. 더 젊었던 여성이 심한 측만증을 가졌다: 그녀는 통증으로 고생했지만, 운동으로 관리하지 않았다. 90대의 여성은 고령 때문에 조금 더 취약했고 증상을 가졌지만, 심한 통증은 없었다.

더 나이든 여성은 죽을 때까지 하루에 1마일 정도 걸었다. 선 자세를 취할 때 측만증이 뚜렷하게 나타나지 않았다. 더 젊었던 여성의 사체를 해부하기 위해 테이블 위에 올려놓았을 때, 예상했던 것처럼 측만증이 심하게 나타났다.

흥미롭게도, 90세 여성을 테이블 위에 엎드려 놓았을 때 측만증의 징후를 거의 보이지 않았다. 그러나 연구를 위해 그녀를 해부했을 때, 뚜렷한 측만증이 나타났다. 이것은 체중을 부하하지 않은 자세를 취할 때 기능적 측만증이 대개 감소한다는 일반적인 생각에 반하는 것인가?

특히, 더 젊었던 여성의 사체를 해부했을 때, 결합조직의 커다란 결합(근막 띠)을 확인할 수 있다. 이것은 마치 중심선 쪽으로 다시 가쪽 융기를 당기는 시도처럼, 오목한 골반의 안쪽에서 시작해 볼록한 흉추쪽의 늑곽 안까지 이어져 있다(Thompson, 2016).

Thompson의 업적은 측만증 환자의 근막 효과를 둘러싸고 있는 지식의 실체에 중요한 역할을 하고 있다. 근막은 우리의 헬퍼(helper)이지만, 근막이 보상성 비대칭으로 고정시킬 때는 형벌이 될 수도 있다.

4장은 측만증의 구조적 요소와 기능적 요소의 원인과 딜레마를 확인한다. 이들 두 가지가 거미줄처럼 얽혀 있다. 필라테스 강사는 이 거미줄을 풀어주는 사람이다.

참고문헌

Abei, M. (2005). The adult scoliosis. European Spine Journal, 14(10), 925–938

Altan, L., Korkmaz, N., Bingol, U., Gunay, B. (2009). Effect of Pilates training on people with fibromyalgia: a pilot study. Archives of Physical Medicine and Rehabilitation, 90, 1983–1988. Retrieved January 26, 2017, from http://myalgia.com/PDF%20files/Pilates%20for%20Fibromyalgia%202010.pdf

Alves de Araújo, M.E. (2012). The effectiveness of the Pilates method: reducing the degree of non-structural scoliosis, and improving flexibility and pain in female college students. Journal of Bodywork and Movement Therapies, 16(2), 191–198

Asher, M.A., Burton, D.C. (2006). Adolescent idiopathic scoliosis: natural history and long term treatment effects. Scoliosis and Spinal Disorders, 1(2), 559–567

Balanced Body. (2014). Selected Research Bibliography. Retrieved September 2017, from www.pilates,com: https://www.pilates.com/BBAPP/V/pilates/library/bibliography.html

Balsamo, S., Willardson, J. M., Frederico Sde, S. et al. (2013). Effectiveness of exercise on cognitive impairment and Alzheimer's disease. International Journal of General Medicine, 6, 387–391

Betz, S.R. (2005). Modifying pilates for clients with osteoporosis. IDEA Fitness Journal, 2(4), 46–55. Retrieved January 29, 2017, from http://www.ideafit.com/fitnesslibrary/pilates-osteoporosis

Bialek, M., Pawlak, P., Kotwicki, T. (2009). Foot loading asymmetry in patients with scoliosis. Scoliosis, 4(Suppl. 1): 19. doi:doi:10.1186/1748–7161-4-S1-O19

Blom, M.-J. (2012). Pilates and fascia: the art of 'working in'. In: Schleip, R., Findley, T.W., Chaitow, L., Huijing, P.A. eds. Fascia: The Tensional Network of the Human Body, Vol. 1. New York: Churchill Livingstone Elsevier, pp. 449–456

Borghuis, J., Hof, A.L., Lemmink, K.A. (2008). The importance of sensory-motor control in providing core stability: implications for measurement and training. Sports Medicine, 38(11), 893–916

Chaitow, L. (2013). Breathing pattern disorders. Retrieved September 1, 2017, from www.leonchaitow: http://leonchaitow.com/2012/01/23/breathing-pattern-disordersand-lumbopelvic-pain-and-dysfunction-an-update/

Czaprowski, D., Kotwicki, T., Pawlowska, P., L Stolinski, L. (2012). Joint hypermobility syndrome in children with idiopathic scoliosis. Scoliosis, 7 (Suppl. 1): O69. doi:10.1186/1748-7161-7-S1-O69

EDS International Classification. (2017). Retrieved September 1, 2017, from The Ehlers Danlos Society: https://www.ehlersdanlos. com/2017-eds-international-classification/

The Female Athlete Triad. (2011). Retrieved September 1, 2017, from: http://www.femaleathletetriad.org/wp-content/uploads/2010/03/FATC_Slideshow_2011.pdf

Friedman, P., Eisen, G. (1980). The Pilates Method of Physical and Mental Conditioning. Doubleday

Hawes, M.C. (2003). The use of exercises in the treatment of scoliosis: an evidence-based critical review of the literature. Pediatric Rehabilitation, 6(3–4), 171–182

Jaroszweski D, Notricia, D., McMahon, L., et al. (2010). Current management of pectus excavatum: a review and update of therapy and treatment recommendations. Journal of American Board of Family Medicine, 23(2), 230–239

Kaya, D.O., Duzgun, I., Baltaci, G. et al. (2012). Effects of calisthenics and Pilates exercises on coordination and proprioception in adult women: a randomized controlled trial. Journal of Sport Rehabilitation, 21(3), 235–243. Retrieved September 1, 2017, from http://www.academia.edu/1123285/Effects_of_Calisthenics_and_Pilates_Exercises_on_ Coordination_and_Proprioception_in_Adult_Women_Randomized_Controlled_Trial

Kendall, F.P., McCreary, E.K., Provance, P. G., eds. (1993). Muscles: Testing and Function, 4th edn. Baltimore: Williams and Wilkins

Key, J. (2010). The pelvic crossed syndromes: a reflection of imbalanced function in the myofascial envelope; a further exploration of Janda's work. Journal of Bodywork and Movement Therapies, 14(3), 299–301

Kirkwood T. (2010). Why women live longer. Scientific American, pp. 34–36. Retrieved February 5, 2017, from https://www.scientificamerican.com/article/why-women-live-longer/

Klippinger, K. (2017). Interview with K. Klippinger, Professor of Anatomy. (S. Martin, Interviewer)

Larsson, M. (2013). All about Eve. Retrieved August 13, 2018, from: http://coredynamicspilates.com/wp-content/uploads/2014/10/AllAboutEve-SantaFe-NM.pdf

Levine B., Kaplanek, B., Jaffe, W.L. (2009). Pilates training for use in rehabilitation after total hip and knee arthroplasty. Clinical Orthopaedics and Related Research, 467, 1465–1475. doi:10.1007/s11999-009-0779-9

Lewton-Brain, P.A. (2008). Back-bend or spinal extension? Biomechanics and multi-sliced computed tomography and movement intention. Centre Hospitale de Princesse Grace. Monaco: Centre Hospitale de Princesse Grace

Lin, J.J., Chen, W.H., Chen, P.Q., Tsauo, J.Y. (2010). Alteration in shoulder kinematics and associated muscle activity in people with idiopathic scoliosis. Spine, 35(11), 1151–1157. doi: 10.1097/BRS.0b013e3181cd5923

Lowe T.G., Burwell, R.G., Dangerfield, P.H. (2004). Platelet calmodulin levels in adolescent idiopathic scoliosis (AIS): can they predict curve progression and severity? European Spine Journal, 13(3), 257–265. doi: 10.1007/s00586-003-0655-3

Maxwell, J. (2007). 21 Irrefutable laws of leadership. Chapter 3. Nashville: Thomas Nelson.

Mayo, N.E., Goldberg, M.S., Scott, S., Hanley, J. (1994). The Ste-Justine Adolescent Idiopathic Scoliosis Cohort Study. Part III: Back pain. Spine (Phila Pa) 1976, 19(14), 1573–1581

McNaughton, S., Farley, D., Staggs, R. et al. (2008). Pregnancy, fertility, and contraception risk in the context of chronic disease: scoliosis. Journal for Nurse Practitioners, 4(5), 370–376.

Myers, T.W. (2014). Anatomy Trains: Myofascial Meridians for Manual and Movement Therapists, 3rd edn. Edinburgh: Churchill Livingstone

National Center for Chronic Disease Prevention. (2013). The state of aging and health in America. Retrieved February 5, 2017, from Center for Disease Control; cdc.com: https://www.cdc.gov/aging/pdf/state-aging-health-inamerica-2013.pdf

Negrini, A., Parzini, S., Negrini, M.G. et al. (2008). Adult scoliosis can be reduced through specific SEAS exercises: a case report. Scoliosis and Spinal Disorders, 3(20), 1–11

Osteoporosis in men. (2015). Retrieved September 1, 2017, from www.nih.gov: https://catalog.niams.nih.gov/detail.cfm?pubid=1595

Phrompaet, S., Paungmali, A., Pirunsan, U., Sitilertpisan, P. (2011). Effects of Pilates training on lumbo-pelvic stability and flexibility. Asian Journal of Sports Medicine, 2(1), 16–22

Pilates Method Alliance. (2017). The 2016 Pilates In America Study. Retrieved from: https://www.pilatesmethodalliance. org/i4a/pages/index.cfm?pageID=3821

Pilates, J.H. (1945) [2010]. Return to Life Through Contrology. Miami, Florida: Pilates Method Alliance Rabago D., Slattengren, A., Zgierska, A. (2010). Prolotherapy in primary care practice. Primary Care, 37(1), 65–80

Rapoport, I.C. (2016). A Day with Joseph Pilates. Retrieved January 27, 2017, from: http://icrapoport.com/category/onassignment/sports-illustrated/

Richardson C., Jull, G., Hodges, P.W., Hides, J. (2004). Therapeutic exercise for spinal segmental stabilization in low back pain: scientific basis and clinical approach. Edinburgh: Churchill Livingstone

Rock, J.A., Roberts, C.P., Jones, H.W., Jr. (2010). Congenital anomalies of the uterine cervix: lessons from 30 cases managed clinically by a common protocol. Fertility and Sterility, 94(5), 1858–1863

Saccuci, M., Tettamanti, L., Mummolo, S. et al. (2011). Scoliosis and dental occlusion: a review of the literature. Scoliosis, 6(15), 1–12.

Schoeneman, S. (2007/2008). Implementing Pilates into my practice. Retrieved August 7, 2018 from Balanced Body: http://www.pilates.com/BBAPP/V/pilates/library/articles/implementing-pilates-into-my-practice.html

Silva, F.E., Lenke. L. (2010). Adult degenerative scoliosis: evaluation and management. Neurosurgery Focus, 28(3), E1: 1–10

Svantesson H., Marhaug, G., Haeffner, F. (1981). Scoliosis in children with juvenile rheumatoid arthritis. Scandinavian Journal of Rheumatology, 10(2), 65–68

Tate, L. (2015). Prevalence of scoliosis in a Pelvic Pain Cohort. Journal of Women's Health Physical Therapy, 39(1), 3–9

Thompson, B. (2016). Case of 2 female elderly cadaver donors with scoliosis. (S. Martin, Interviewer). Retrieved February 2, 2017, from: http://www.anatomicalresearch.org/

van der Linden, M.L., Bulley, C., Geneen, L.J. et al. (2014). Pilates for people with multiple sclerosis who use a wheelchair: feasibility, efficacy and participant experiences. (PubMed, Ed.) Disability and Rehabilitation, 36(11), 932–939

Virginia Spine Institute. (2017). Flat back syndrome. Retrieved February 4, 2017, from Spine MD: http://www.spinemd.com/symptoms-conditions/flat-back-syndrome

Watson, J. (2012). Sarcopenia in older adults. Current Opinions in Rheumatology, 24(6), 623–627

Weinstein, S.L., Dolan, L.A., Spratt, K.F. (2003). Health and function of patients with untreated idiopathic scoliosis: a 50-year natural history study. JAMA, 289(5), 559–567

What is Lifestyle Medicine? (2015). Retrieved January 26, 2017, from American College of Lifestyle Medicine: https://www.lifestylemedicine.org/What-is-Lifestyle-Medicine/

Which Pilates exercises are good for someone with Parkinson's disease? (2017). Retrieved January 29, 2017, from MedicineNet.com: http://www.medicinenet.com/script/main/art.asp?articlekey=78165

Women's International Pharmacy. (2013). Pelvic organ prolapse: what can be done to prevent it? Retrieved February 5, 2017, from Connections: An Educational Resource of Women's International Pharmacy: http://womensinternational.com/connections/ prolapse.html

4

측만증의 원인 찾기

Looking at the causes of scoliosis

척추 비대칭과 측만증의 원인은 크게 2가지 범주로 분류된다: 구조적 요소와 기능적 요소. 이 책의 목적은 기능적 요소의 해결을 다루는 것이지만, 무엇이 변하고 변하지 않는지를 알기 위해 구조적 요소에 주목한다(표 4.1 참고).

족부의사가 발의 관리 시 구조적 문제를 기능적 문제로 변화시키는 것이 그들의 목표라고 설명한 적이 있었다. 이것이 측만증에도 가능하지 않을까?

신경근육성 측만증

먼저 고려해야 할 것은 병원과 우리의 스튜디오에서 치료하는 대부분의 측만증 사례는 선천적 문제가 아니라, 신경근육성 측만증으로 불리는 신경학적 문제라는 점이다.

신경근육성 측만증은 많은 문제에 의한 마비나 부분마비를 포함하고 있다. 그리고 이들 마비는 적절한 근조직을 동원하지 못하거나 사용하지 못하는 불균형의 골격을 초래하고, 때때로 인지적(사고) 문제를 초래한다. 결과적으로, 측만증은 결함에 의한 붕괴로 발생된다. 흔한 신경학적 시나리오를 더 잘 이해하기 위해 표 4.1을 참고하기 바란다.

기타 연결점: 국가

측만증은 국가에 따라 기타 염색체 경향과 연결된다: 최근 일본 RIKEN 연구소는 10년의 연구를 통해 아시아인과 백인에게서 발견되는 하나의 유전자를 확인했다. 1819명 일본 측만증 환자의 유전자가 10년에 걸쳐 25939명의 일본인 유전자와 비교되었다. 측만증을 발병시키는 것으로 의심되는 유전자는 염색체 6번이다.

유전자 'GPR 126'은 청소년의 특발성 측만증(AIS)을 발병시키는 것으로 의심될 뿐만 아니라, 척추의 비정상 발달과 성장을 통해 완전하게 성장된 신장에도 영향을 준다는 가설이다. 무엇이 환경적으로 이들 유전자를 변형시키는지는 명확하게 밝혀지지 않았다(Ikegawa, 2016).

ScoliScore®는 측만증을 위한 유전 검사이다: 그러나 이것은 AIS의 실제 진전(악화)을 예상하기에 부족해서 조심스럽게 사용할 필요가 있고, 해석할 때도 주의해야 한다(Carlson, 2011).

임상적으로 볼 때, 측만증으로 진단된 경우의 80%는 특발성 측만증이다: 즉, 알 수 없는 원인으로 발병한다는 의미이다. 이 책의 초점은 우리 스튜디오에 오는 80%의 측만증 환자에 대해 기술하는 것이다.

1장에서도 언급했듯이, 열린 마음으로 신경학적 측만증 환자를 치료해야 한다. 이들 클라이언트를 치료할 때, 측만증을 설명해 주고 필라테스 강사를 가이드하는 다른 건강관리 제공자와 함께 팀의 한 부분이 되는 것이 도움이 될 것이다.

신경학적 질환은 클라이언트와 필라테스 강사 모두에게 종종 좌절을 안겨준다. 왜냐하면, 이 질환의 클라이언트들은 일반적인 손상 재활과 측만증 훈련과 같이,

표 4.1
척추 측만증의 10% 미만은 아래에 목록된 신경학적, 선천적 및 유전적 질환으로부터 초래된다. 아래의 질환들은 측만증과 관련이 있다 (Soutanis 등, 2007).

신경학적 측만증	선천성 측만증	유전성 측만증
뇌성마비 아기의 산소공급을 박탈하는 분만 사고는 정상 발달을 불가능하게 만든다.	**척수낭종** 척수의 낭종은 척주에 비정상 압박을 가한다.	**다운증후군** 다른 척추 문제와 함께 상부 경추의 과가동성을 일으키는 염색체 결핍
근이영양증 심한 근육 약화를 간헐적으로 또는 영구적으로 초래하는 신경전도속도의 문제	**경막낭종** 척수경막의 낭종은 척주를 따라 비정상 압박과 성장을 초래한다.	**윌리엄 증후군** 성장 장애를 일으키는 유전적 질환
Charcot-Marie-Tooth 병 불균형 보행과 근 약증(근력강화가 어려운)을 초래하는 신경학적 병변	**척주의 미폐쇄**	**염색체 19번 결핍** 백인과 아시아인에게서 발생하는 청소년 특발성 측만증과 관련이 있다.
외상성 뇌손상 정서 조절과 운동 조절에 영향을 주는 무드와 사고에 악영향을 주는 신경학적 뇌손상; 뇌진탕과 이 범위에 속한다.	**단축된 척수**	
다발성 경화증 운동 능력을 떨어뜨리는 특정 신경과 근육의 문제		**PDC5 유전자** 원인을 알 수 없지만 가족성 측만증 유발
후소아마비 증후군 감염의 후유증이 부분적으로 남아있고, 간단한 운동이나 과도한 노력으로 악화될 수 있다.		
뇌졸중 뇌혈관 폐쇄나 뇌혈류로 인한 뇌졸중은 특정 영역의 산소공급을 차단하여, 부분 또는 심한 마비와 운동조절 장애를 초래한다(25년 동안 뇌졸중 클라이언트를 치료하였고, 필라테스로 좋은 효과를 얻었다).		
파킨슨병 강직, 반복진전을 일으키는 운동조절의 문제		

일반적인 반응 궤적을 하지 못하기 때문이다. 성과는 매우 느리고 힘들게 이루어진다. 비록 진전이 롤러코스터처럼 널뛰듯이 하지만, 클라이언트는 필라테스로 좋은 효과를 얻게 될 것이다.

한 명의 멘티가 자신의 딸(대학생)과 함께 멘토링 수업에 참석했다. 그의 딸은 어릴적부터 간질로 고생했고, 우성쪽 팔다리 손상과 좌측 측만증을 가지고 있었다. 아름다운 젊은 여성인 딸은 우리가 만났던 시점에 집단 따돌림 때문에 학교를 바꾼 것을 우리에게 숨겼다. 집중 주말 멘토링 수업 때 클라이언트의 모델로서 그녀의 관리를 포함시켰다: 그녀는 적극적으로 참여했다. 그것은 그녀에게 가능성을 보여 주었다. 우리의 관리가 그녀를 치유하지 못할 수도 있지만, 그녀에게 희망을 줄 수 있다.

구조적 만곡

구조적 만곡은 클라이언트가 누웠을 때도 그들의 형태가 고정되어 있기 때문에 곧게 펴지지 않는다. 구조적 만곡은 엎드린 자세를 취할 때 가장 뚜렷해진다. 구조적 측만증은 불가역적인 측만증이고, 척추, 늑골 및 골반의 회전을 포함한다. 극돌기가 측만증의 오목한 쪽으로 영구적으로 휘어지고, 회전된다. 추골체는 측만증의 볼록한 쪽으로 회전하고, 종종 불규칙한 형태를 띤다.

주 만곡(major curve)은 가장 심한 구조적 만곡이다. 1개 이상의 보상성 만곡이 주(핵심) 만곡의 위아래에서 발생하는데, 그 이유는 우리의 몸이 척추의 수직 정렬을 유지하려 하기 때문이다. 구조적 요소가 성숙기에 설정되면, 변화를 일으키지 못하는 골격 변형을 초래한다.

조기 중재

측만증의 구조적 요소를 조기에 중재하는 이유는 만곡을 줄이거나 근절할 수 있는 시점이기 때문이다.

조기 측만증 발생에 대한 선별검사와 연구들이 전세계적으로 이루어지고 있다. Internal Research Society of Spinal Deformities에 의해 시작되었고, 더 많은 연구와 경계가 요구된다. 비록 대부분의 경우 측만증이 생명을 위협하지 않을지라도, 성년기로의 진전 가능성때문에 어린 시기부터의 관리가 필요한 것이다(Burwell 등, 2013; Grivas 등, 2013b).

하나의 문제점은 측만증의 발달 시작이 종종 너무 빠르게 일어난다는 것이다. 보고에 따르면, 아동이나 부모님이 측만증의 발생을 인지하기도 전, 2~3개월 이내에 발생하는 경우도 있다고 한다.

성인기에서의 만곡 악화나 척추 붕괴는 두렵고 고통스런 상황이다. 내가 관리하는 성인 측만증 환자 중의 몇몇은 요통의 원인이 측만증이라는 것에 충격을 입었다. 일부 클라이언트는 Cobb 각도가 60°된 것에 놀랐다.

척추 붕괴를 막는 최후 보루로서 내게 온 성인 측만증 환자들은 수술적 중재가 완전한 붕괴를 막는 방법이라는 말에 종종 충격을 받는다. 좋은 기능으로 생활하는 고령의 클라이언트들은 변화를 원치 않고 하루하루 견뎌 내려고 노력한다. 측만증을 위한 적절한 평생 관리 습관은 아무리 강조해도 지나치지 않다. 세상의 어떤 금전이나 재정 지원도 기능적 척수 건강을 대신할 수 없다.

구조적 원인

특발성 측만증의 구조적 원인은 크게 2가지 범주로 분류된다. 첫 번째는 "병태생리"로서, 신경계와 상호작용하는 내분비계 내의 성장호르몬과 생식호르몬과 관련된다.

두 번째 범주는 "뼈 생리"로서, 뼈가 어떻게 적응성 측만증으로 발달하는지를 기술한다. 하나가 시작하는 지점과 다른 것이 멈추는 지점이 명확하지 않다. 닭과 달걀 중에서 어느 것이 먼저 인가?

신경학적 질환, 유전적 질환 또는 기타 질병에서 그 원인을 찾아내는 것이 더 쉬울 것이다.

병태생리와 약물기전의 두 가지 요소는 특발성 측만증에 대한 몇 가지 주요 이론에서 파생된다. 이들 이론으로는, 신경-골성 이론, 골 계수에 대한 Hueter-Volkmann 법칙, 악순환 이론 및 캐스케이드 개념이 있다. 신경학적 원인을 가진 사례도 H-V 법칙과 악순환 이론을 따른다.

신경-골성 이론의 토대

Brno 출신의 체코 과학자인 Milan Roth는 1960~1985년 사이에 신경-척추 이론(척수 연장)과 신경-골성 이론(내분비에 의해 자극된 뼈 성장)을 개발했다. 이들 시스템은 성장기 동안 척수와 뼈 사이의 상호 영향에 관여한다.

Roth의 기본 전제는 척추의 뼈 성장과 조화를 이루는 척수와 중추신경계의 신경학적 발달의 필요성을 보여주는 많은 실험에 기반을 둔 역학적 모델의 결과이다. 이런 발견은 특발성 측만증의 발달에 대한 병태생리학 가설의 토대가 된다(Loon, 2012).

신경-골성 이론

2009년 Dr. Burwell에 의해 제기된 신경-골성 이론도 성숙의 신경-골 타이밍(NOTOM)으로 명시된다. 이 가설은 정상 골격의 성장과 성숙이 "에스컬레이터"로 불리는 생물학적 요소에 의해 성장호르몬과 근골격계 발달 사이의 생리적 균형에 좌우된다는 것이다. 여기에서 "에스컬레이터"라는 용어는 생물학적 요소의 과정을 의미하고, 이것이 있을 때는 정상적으로 성장하지만, 없을 때는 비정상적으로 성장한다.

Dr. Burwell은 2개의 에스컬레이터를 설명하고 있다. 하나는 뼈와 관련되어 있고, 다른 하나는 신경과 관련되어 있다. 첫 번째 에스컬레이터는 골성 에스컬레이터로서 골격 크기와 형태의 증가를 담당하고, 또 뇌의 신경 에스컬레이터로 감각과 고유수용성 감각을 촉진시킨다.

두 번째 에스컬레이터는 "신경성 에스컬레이터"로서 골격계의 증대, 형태 및 질량 변화를 지속적으로 조정하는 뇌와 중추신경계사이의 상호작용과 재보정을 담당한다. 이것은 운동 작용을 조화롭게 협응시킨다.

신경-골성 이론은 척추와 생리 시스템(자율신경계와 체성신경계를 조절하는)사이의 발달적 차이로부터 AIS(특발성 측만증; 대부분 소녀에게서 발생)가 초래된다고 말한다.

자율신경계는 심박동, 혈압 및 호흡을 조절할 뿐만 아니라, 성숙과 성장의 타이밍을 조절한다. 체성 신경계는 감각-운동 신경계로서 뇌와 척수로부터 정보를 받고, 척수는 뼈 성장을 자극하는 출력 정보를 만든다. 또 체성 신경계는 어느 정도의 발달을 일으키기 위해 척수와 뇌로 정보를 보내는 상호 작용을 한다.

식욕 담당 호르몬(ghrelin)과 지방 분해 호르몬(leptin)을 포함한 호르몬의 순환 기능장애는 생식 성숙을 촉진하는 에스트로겐의 생산이 필수적이다. 신경-골성 이론의 이런 측면은 낮은 BMI (기초대사지수-예상 평균값을 결정하기 위해 신장과 체중을 측정하는)가 몸통 비대칭과 관련된다고 언급한 다른 연구자들의 의견과 일치한다.

이들 연구의 관심은 여성인데, 그 이유는 심한 측만증 환자의 대다수가 여성이기 때문이다. 그러나 남성도 뼈 성장을 위해 에스트로겐을 필요로 한다. 이 이론은 영양이 정상적인 성숙과 건강의 중요한 요소임을 우리에게 말해주고 있다(Burwell 등, 2009; Grivas 등, 2013a).

Hueter-Volkmann 법칙

다음 이론은 Hueter-Volkmann (H-V) 법칙으로 불리며, NOTOM의 에스컬레이터와 관련된다. H-V 법칙은 다음과 같다: 추골이나 추간종판에 대한 압박 증가는 추골의 수직 성장(Hueter)을 지연하고, 반대로 역학적 스트레스가 감소하거나 비부하되면 수직 성장의 비율이 가속한다(Volkmann).

Dr. Ian Stokes는 H-V 법칙에 의해 이론화된 것처럼, 척추의 가쪽 만곡과 관련된 척추의 비결합 패턴을 연구했다. 그의 업적은 측만증 진전의 이유와 효과를 연구한 것이다. 그는 척추의 불안정이 어떻게 발생하는지를 더 잘 이해하기 위해 다양한 컴퓨터 생성 모델을 개발했다. 그는 척추가 가쪽 만곡을 형성하기 시작할 때 한쪽 부분이 반대쪽 부분보다 더 많은 힘을 받고 있음을 확인했다. 이 이론을 Wolf 법칙과 혼동해서는 안된다: Wolff 법칙은 역학적 스트레스가 뼈의 밀도를 증가시킨다라고 제시한다.

2가지 사이의 차이점을 확인해 보자. Dr. Stokes에 따르면, "뼈 리모델링(기본 뼈 성장)은 Wolf 법칙을 따르고, 종적 뼈 성장에 대한 역학적 영향은 Hueter-Volkmann (H-V) 법칙에 의해 조절된다는 것이다."

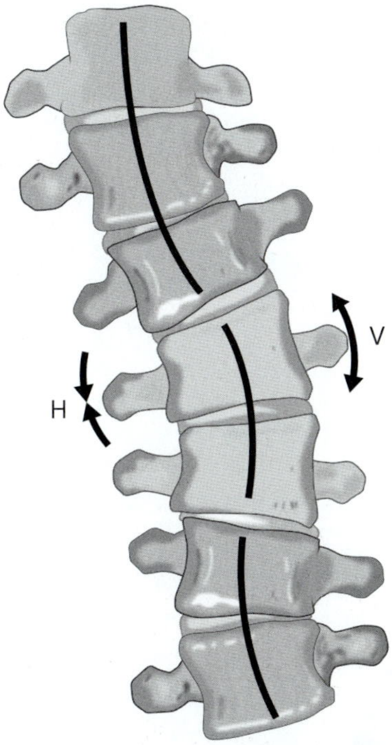

그림 4.1
척추 성장의 Hueter-Volkmann 법칙: 압박의 증가는 오목한 쪽(H)의 성장을 억제하고, 반대쪽(H)의 압박 감소는 성장을 증가시킨다.

이것은 Wolf 법칙에 따라 뼈가 스트레스에 반응하여 파괴와 성장되지만, 추골의 높이와 장골의 성장은 스트레스의 적용과 제거에 따라 조정되거나 변화된다는 의미이다. 이런 정보는 균형잡힌 수직 자세가 중요하다는 것을 우리에게 말해 주고 있다.

추골 형태에서 이런 변화가 종종 확인되지 않는 하나의 이유는 대개 척추가 장시간 성장하기 때문이다. 양쪽은 수직으로 성장하지만, 다른 비율로 성장한다.

악순환 이론

Stokes는 악순환 이론도 설명했다(그림 4.2). 비대칭을 일으키는 주요 요소는 추골 성장 동역학의 변화에 의해 발생하는 변형의 시작과 발달이다. 일단 비대칭 중력 하중의 임계 역치에 도달하면, 변형이 진전되고 피할 수 없는 상황에 놓이게 된다(그림 4.3). 생체역학적 효과를 상쇄시키기 위해 적용된 보상의 힘만이 뼈의 비정상 성장을 억제시킬 것이다. Stokes는 비대칭 척수에 대한 변화된 하중과 비대칭의 근육 하중이 척수의 안정성을 달성하는데 어떤 어려움을 갖는지를 보여주는 근육 스트레스의 시뮬레이션 모델에 기여했다(그림 4.4; Stokes, 2007). 그러나 Stokes의 많은 연구들은 실제로 근육의 활성화가 척추 안정화를 돕는다는 사실을 확인했고, 또 척추 활성화 기법을 이용하여 불균등한 외부 힘으로부터 회복하는 척추의 전반적인 능력을 돕는다는 것을 확인했다.

Stokes의 업적은 필라테스 강사에게 매우 중요한 이론인데, 그 이유는 운동의 신중하고 적절한 이용이 우리에게 많은 도움을 주기 때문이다(Stokes, 2002; Stokes, 2018).

캐스케이드 개념(cascade concept)

캐스케이드 개념은 AIS의 발달에 대한 가설로서, 지방 침착과 대사 문제가 특정 청소년(특히 10세)에게 척추 비대칭을 유발시킨다고 주장한다.

불확실하지만, leptin이 중추신경계 발달에 다소 필수적이고, 이것의 부족은 척수 성장 기전을 변화시킨다.

비타민 D나 칼슘의 결핍과 같은 환경적 요소가 있으면, 낮은 체지방의 양이 척수의 적절한 성장을 손상시키는 것으로 믿어지는 이유가 존재한다.

일단 이들 결핍이 정착되고 척추가 비대칭적으로 발달하기 시작했다면, 이런 상황은 가쪽 만곡 발달의 악순환 고리 안으로 진입하게 된다(Burwell 등, 2016).

이 개념들과 이론들이 어린 청소년에게 집중할지라도, 그들은 모든 연령대의 뼈 건강에 대한 행위를 지지하는 뼈 건강과 영양의 필요성을 강조한다.

비뚤어진 추골을 제외하고 연구에 따르면, 늑골(특히, 12번째 늑골) 길이의 비대칭과 같은 다른 구조적 변화가 시간이 경과함으로써 발생한다는 것이다. 12번 늑골의 길이 차이는 요방형근(늑골과 골반에 붙어 있는)의 길이와 이용과 연관된다. 부가적으로, 볼록한 쪽 늑골이 반대쪽 늑골보다 더 길어진다(Stokes, 1989; Grivas 등, 2016).

견흉관절은 상완골과 견갑골이 만나는 견갑상완관절과 같은 해부학적 관절이 아니라, 기능적 관절로 간주된다. 그러나 견흉관절의 구조적 변화도 견갑골의 위치

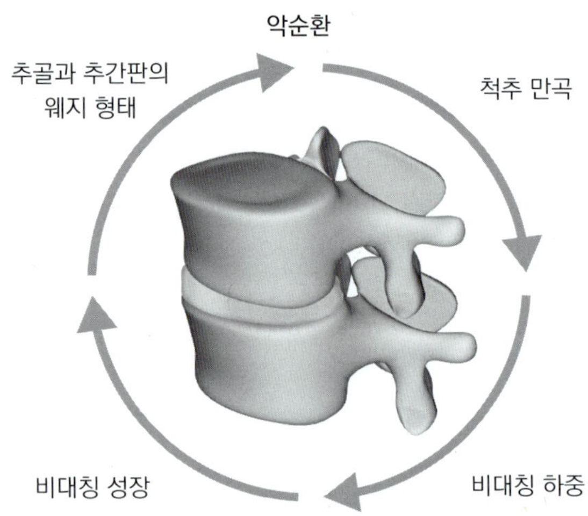

그림 4.2
비대칭 척추 성장의 Stokes의 악순환 이론(재게재 허용).

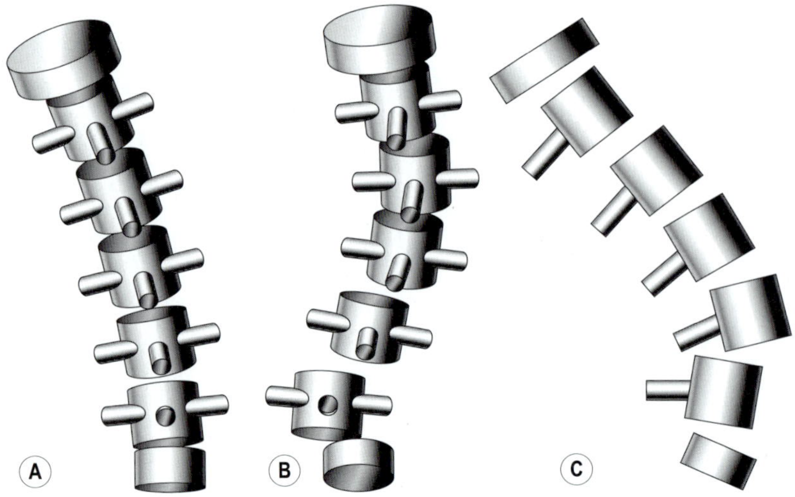

그림 4.3
비대칭 요추 힘에 대한 Stokes 예측 굽힘 모델(재게재 허용).

설정이 잘못되는 어깨 운동형상학의 변화를 초래한다. 볼록한 늑골 쪽의 견갑골은 전방으로 경사지고, 오목한 쪽 견갑골은 상방으로 회전된다. 이것은 견갑골 경사를 방해하는 볼록한 쪽 하부 승모근의 기능에 나쁜 영향을 줄 수 있다(Lin 등, 2010).

부가적으로, 오목한 쪽 중간 늑골 지점에서 전방 돌출이 관찰된다. 8~10번 늑골은 가짜 늑골로 불리는데, 그 이유는 이들이 7번 늑골의 연골을 통해 흉골에 부착하기 때문이다. 척추 비대칭의 결과로 늑곽이 비틀리기 시작할 때, 늑연골도 함께 끌리게 되어 불균형을 초래한다. 내복사근이 과하게 동원되면, 늑골은 머리 방향 위로 올라가 늑골 돌출(flare rib)이 된다. 또 횡격막, 늑간근 및 외복사근의 기능이 변화된다. 팔의 앞쪽과 뒤쪽에 있는 심층 근막과 천층 근막의 연결선

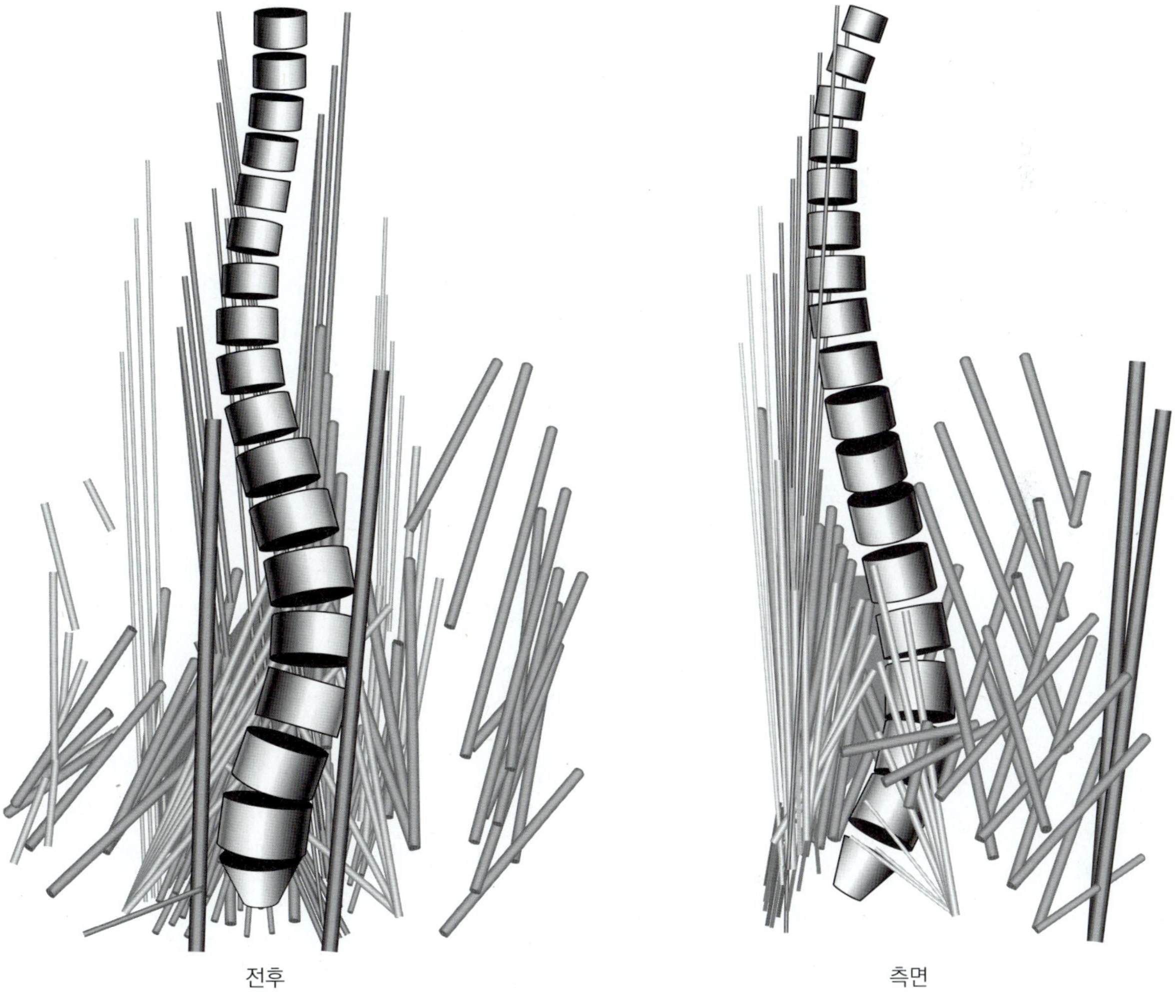

그림 4.4
비대칭 척추와 Stokes의 비대칭 근육 하중(재게재 허용).

도 영향을 받는다. 1장에 있는 뼈 변화 이미지를 리뷰해 보자(그림 1.9 참고).

다리 길이의 차이도 또 다른 구조적 또는 기능적 문제이다. 이것은 대개 골반의 측방 경사를 초래하는 기능적 문제이다. 순수한 구조적 문제가 되려면, 다리 길이 차이가 1.0 cm 이상 되어야 한다(Landauer, 2013).

측만증 환자가 골반 측방 경사를 보이지 않더라도, 보행 시 불균등한 다리 하중이 일어났다(Bialek 등, 2009). 척추 비대칭으로 발생하는 해부학적 변화를 요약한 표 4.2를 참고하기 바란다.

보행 패턴의 비대칭은 다음 단락에서 일어나는데, 그 이유는 타고난 패턴, 삶의 경험, 편측성과 선호도 때문에 기능적인 힘도 일어나기 때문이다.

머리는 측만증 문헌에서 많이 언급되지 않지만, 모든 사람들이 산도를 통해 출생하기 때문에 머리의 비대칭이 발생할 수 있다. 선천적 비대칭은 일반적으로 신체에 영향을 주어 평생의 보상성 패턴을 일으킨다.

구조적 골격 변형을 줄이는 시도로서 가장 강한 골격을 만드는데 도움을 주려면, 어린 시절에 중재하는 것이 중요하다.

7장(평가)에 있는 신체와 관찰 중심 측만증 검사(SSPOT)는 어린 청소년의 근력과 유연성을 검사하는 방법이고, 어린 청소년을 위한 목표 달성의 프레임 틀을 제공한다. SSPOT는 체중부하 운동을 강조하는 필라테스 강사 매트 시리즈의 변형된 동작을 통해 척추 안정성, 뼈성장(bone-building)과 기능적 유연성을 제공한다. 이것이 어린 청소년을 위해 개발되었지만, 성인들도 많은 요소에서 이점과 향상을 얻을 수 있다.

5장은 실제 만곡의 경향과 형태를 진단하는데 이용되는 의학적 분류와 물리치료적 분류를 설명하고 있다.

기능적인 측면

비구조적 측만증은 기능적 측만증이고, 이것은 누운 자세나 엎드린 자세를 취할 때 휘어진 척추가 일직선으로 바뀐다. 구조적 측만증의 기능적 유형과 측면은 변화에 대해 어느 정도의 유연성을 가지는 것이다.

비구조적 측만증은 가쪽 만곡이나 다른 자세 편위를 변화시킬 수 있는 요소를 가진다. 비구조적 측만증도 구조적 측만증과 마찬가지로 주 만곡과 보상 만곡을 가진다. 이들 만곡은 대개 물리치료를 받거나, 운동을 하거나 누운 자세를 취하여 근육, 관절 및 근막이 균형을 이루었을 때 척추가 일자로 변하게 된다.

기능적 근막

기능적이고 순응 가능한 근막은 여러 층으로 이루어져 있다. 그 중에 첫번째는 피부와 그 밑의 천층 근막이다. 그 다음 층은 근육과 심층 근막(근육, 건 및 인대 밖이나 안쪽에 있는 근막; 근육간 근막; 근육내 근막)이다. 연부조직 근막은 다리와 골반을 둘러싸는 건막뿐만 아니라, 몸통을 둘러싸는 건막에서 파생된다.

내장기 근막은 우리의 내부 장기를 둘러싸고 있고, 고유 근막은 많은 내장기를 외부 신체 영역과 연결시킨다. 심지어 구조적 측만증도 연부조직의 강력한 힘 때문에 고정되지 않거나 불가역적이지 않는 일부 보상성 요소를 변화시킬 수 있다.

본 장의 후반부에서 다루어지겠지만, 근막 제한은 도움을 주는 요소와 방해를 하는 요소로서 작용한다. 연부조직의 비정상적인 재배열을 설명해주는 Davis 법칙은 스트레스에 의해 뼈가 리모델링된다는 Wolff 법칙과 비슷한 방식으로 연부조직을 리모델링한다고 설명하였다.

표 4.2
척추 비대칭에서 기인하는 잠재적인 해부학적 변화의 요약 정리

척추	갈비우리	팔이음뼈	골반	다리
주요한 그리고 보상성의 적응된 커브	볼록한 쪽의 첨부에서 갈비뼈 길이가 반대쪽 보다 더 길게 된다.	갈비우리에 대한 팔이음뼈 연관성은 바뀌며, 잠재적인 위팔뼈 길이 차이를 유발하고 있다.	골반은 빈번하게 뼈 모습 불규칙성을 잠재적으로 유발하고 있는 골반 고리의 폐쇄된 시스템으로 인해서 일종의 도미노 효과에서 오정렬된 골반의 세 개의 뼈들 모두와 함께 비틀린다.	기능적인 골반 기울어짐이든 또는 진정한 발단된 또는 습득된 길이차이에서든 기인하는 다리 길이 불일치
가시돌기는 오목한 쪽으로 굽어진다	12번째 갈비뼈는 다른 길이이다.	볼록한 쪽에서 어깨뼈는 앞쪽으로 회전된다(전방으로 그리고 위로 기울어진)		발목은 비스듬한 골반에 그리고/또는 잠재적인 뼈 모양 차이를 제공하는 다리길이 차이에 대한 반응에서 한쪽에서는 뒤침되며 다른 쪽에서는 엎침된다.
그 추골의 추체는 볼록한 쪽에서 폭이 보다 크게 된다.	8-10 갈비뼈에서 갈비연골은 아마도 비뚤어져서, 돌출을 유발하고 있을 것이다.	오목한 쪽에서 어깨뼈는 상방으로 회전된다.		

3장 끝부분에 있는 Bonnie Thompson의 설명은 척추 비대칭에서 발생하는 근막에 대한 이런 생각을 지지하고 있다. 근막은 비대칭 신체에 중요한 효과를 가진다. 즉, 근막은 비대칭을 유지하는데도 도움을 주지만, 과도하게 발달되거나 유착되었을 때는 신체의 움직임 능력을 제한할 수도 있다.

Buckminster Fuller는 1916년에 텐서그리티(tesegrity)의 개념을 소개했다. 텐서그리티는 근막 내부 구조물의 특성을 건축학적으로 설명하는 것이다. 세포의 건축 구조는 환경과 분자 필라멘트 시스템(세포골격과 핵을 형성하는)사이의 물리적 상호작용으로 초래되는 역학적 양상을 가진다. 결합조직의 장력 성분은 압박 성분에 유동적으로 대응하여 불균형한 3차원 시스템에서 최종적인 유연성과 균형을 생성한다.

4차원

증거는 기능적 측만증 환자가 완전하게 치료될 수 있는 가능성을 보여 준다; 그러나 구조적 측만증도 신경근육근막 슬링 시스템의 가변성 때문에 적응성 요소를 가진다.

Duval-Beaupere 등의 연구(1985)는 구조적 시스템과 기능적 시스템 사이의 가소성을 보여주었다. 20°의 우측 흉추 측만증 현상이 비체중부하 상태인 누운 자세와 선 자세 모두에서 나타났다. 그림 4.5는 보조기를 착용하고 누웠을 때 20°의 측만증이 나타남을 보여주고 있다.

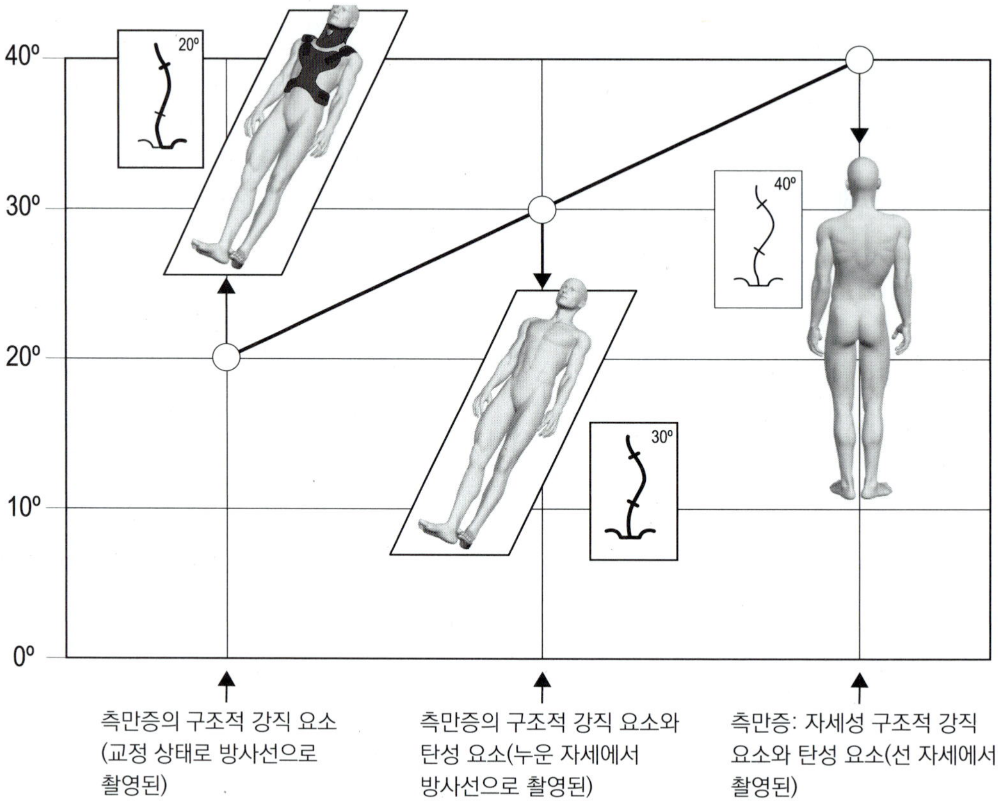

그림 4.5
기능적 변화가 선 자세에서 나타난다. 선 자세는 구조적 요소와 기능적 요소의 복합을 보여준다.
(출처: Duval-Beaupere 등, 1985)

같은 클라이언트가 보조기를 착용하지 않고 누웠을 때는 30°의 만곡을 가졌다. 그리고 같은 클라이언트가 보조기를 착용하지 않고 선 자세를 취했을 때는 40°의 만곡을 보였고, 중립 자세에서 심한 악화가 나타났다. 이 연구에 따르면, 중력이 측만증 환자의 기능적이고 적응적인 요소에 큰 영향을 준다는 것이다(Duval-Beaupere 등, 1985).

측만증의 물리치료 방법인 SEAS 방법은 일상 활동에서의 재훈련과 함께 기능 시스템의 사용을 촉진한다. PT SEAS 방법의 가설은 측만증 환자에 대한 신경운동계의 긍정적 영향이 재학습과 재훈련으로 가능하다는 것이고, 이것은 기능적 영향을 강조한 Duval-Beaupere 등의 연구로 확증되었다. 기능 해결도 이들 결합조직과 신경운동 요소를 다룬다(Negrini 등, 2008).

여러 지점이 있는데 이중 어느 부위가 강직되고 어느 부위가 변할 수 있는지를 아는 것도 중요하다. 이것은 운동 강도를 더해주는 방법과 적용 시기를 결정하는데 도움이 되고, 실제로 자세 변화가 어떻게 일어나는지를 아는데 도움이 된다. 그리고 이것은 운동 교육이 잠재적으로 그 만곡에 영향을 주는지 아니면, 그 만곡과 관련된 보상성 만곡에 영향을 주는지를 예측하는데도 도움이 된다. 보상성 만곡들이 가장 변화되기 쉽다.

어느 교육 코스 때 한 호주 여성이 말하기를, 10대 아들이 학교에서 몸을 앞으로 숙이는 스크린 검사를 받았고, 그 결과 측만증이 있는 것으로 확인되었다. 그녀는 아들을 물리치료사(Schroth Method 평가와 훈련 과정을 이수한)에게 데려갔고, 물리치료사는 아들에게 슬괵근의 불균형만 있지, 척추 측만증은 없다고 말했다는 것이다.

그들에게 잘 된 일이다. 모든 사람이 가역성 만곡을 갖지 않지만, 가역성 만곡은 존재한다.

구조적 요소에서 기능적 요소로

다수의 기능적 원인들이 구조적 측면이 끝나는 지점과 기능적 측면이 시작되는 지점이 혼재되어 있는 지점 안으로 들어간다.

편측성: 척추 수직 좌우 대칭

앞에서 언급했듯이, 기능적 비대칭을 초래하는 구조적 비대칭은 자궁속의 태아 때부터 시작한다. 편측성은 모체의 장기 주변에서 태아가 자리를 잡아야 하기 때문에 시작된다. 종종 신생아들이 비뚤어진 두개골을 가진 채로 태어나기 때문에, 머리의 수직 자세를 감지하는 미로반사가 나타난다.

머리 위치는 균형 시스템을 자극한다: 균형 시스템에는 전정계(반고리관과 이석기관), 눈 및 관절위치감각(고유수용성 감각) 등이 있다. 전정계는 몸, 머리 및 눈의 위치를 안정화시키는 역할을 담당한다.

좌우 신체의 각 측면은 분리된 전정계(같은 쪽 몸통 신전근(등 근육), 둔근, 슬괵근 및 종아리 근육 등을 자극하는)를 가지고 있다. 논문(Lambert 등, 2009)에 따르면, 측만증 환자들이 일반적으로 불균등한 전정계를 사용한다는 것이다.

자세와 전정계 조절은 항중력에 대한 신체 반응 때문에 우리로 하여금 똑바른 자세와 방향을 유지하도록 만든다. 연구(Pope, 2003)에 따르면, 좌측 전정계가 우세한 사람이 대략 인구의 2/3에 해당한다는 것이다.

머리가 좌우 신체 중 어느 한쪽을 선택하기 시작하면, 그 쪽을 우세하도록 하기 위해 항중력 신전근이 작용하기 시작하고, 그 쪽으로 체중이 더 많이 실리게 된다.

편측성: Sway 자세

일반 사람들이 경험하는 자연스런 sway 자세 이외에, 연구에 따르면 척추 측만증 환자는 서기 자세에서 더 큰 sway 자세와 불균형을 가진다는 것이다. 균형을 잃은 후 시각조절반사의 반응시간에 문제가 있다는 것은 전정계와 근골격계의 다른 요소(특히, 척추 운동 시스템)와 눈의 협응에 문제가 있음을 의미한다(Herman, 1985; Pialasse 등, 2015).

Sway 자세는 재훈련될 수 있는 편측성의 한 요소이다. Sway 자세의 증가는 일반적으로 요통과 관련되기 때문에, 증가된 Sway 자세는 일반적으로 요통과 관련되기 때문에 필라테스 강사는 필라테스 메소드의 중심화(centering)를 가르치고, 또한 서있는 자세에서 무게중심을 옮기는 동작 시에도 적용하는 것이 현명할 것이다(Walker 등, 2012).

1장은 과제 수행 시 쉽고 효율적인 운동 패턴을 발달시킨, 오른손잡이의 세계와 편향된 과제와 스킬의 발달에 대해 설명했다.

편측성: 전정-안구 조절

측만증 환자에서의 전정-안구 반사의 한 과제인, 공간지각 과정은 측만증 환자에 따라 다를 수 있다. 전신을 움직일 때는, 눈의 공간 협응이 정확하게 일어난다. 그러나 눈만 움직였을 때(눈의 회전성 근육 활동이 발생하는)는, 눈을 그 표적물에 정확하게 맞추지 못하는 현상이 일어난다. 소뇌가 정확성을 조절한다. 척추 비대칭의 기능적 측면이 가지는 의미는 전정-안구 시스템이 척추 비대칭의 발달이나 척추 비대칭의 영구화에 중요한 역할을 한다는 것이다.

눈의 우세

눈의 우세는 양궁과 같은 많은 스포츠 활동에서 사용되고 촉진된 현상이다. 눈의 우세와 편측성은 AIS 클라이언트를 연구할 때 2가지 변수로 고려되었다. 대조군 보다 더 많은 사람들(63%)이 눈과 손의 교차 편측성을 보였다. 교차 편측성의 예는 오른손잡이 사람은 우세한 좌측 눈을 가지고 있다는 의미이다(Catanzariti 등, 2014). Goldberg와 Dowling도 우측 늑곽이 볼록한 소녀 그룹에서 오른손잡이가 많다는 것을 발견했다(Goldberg와 Dowling, 1990).

측만증 환자에게서 나타나는 편측성, 우세한 사지 및 편향과 관련된 3가지 기능적 요소는 다음과 같다: 1) 척추 수직 좌우 대칭: 2) Sway 자세: 3) 전정-안구 조절. 각 주제는 척추 비대칭을 관리하기 위해 가소성 요소로서 각각의 역할에 대한 더 많은 연구를 보증한다. 6장은 이 이슈들을 다루는 프레임워크를 개략적으로 설명하고 있다.

기타 기능적 측면

3가지 기능적 측면을 더 고려해야 한다: 첫째는 척추 비대칭 발달에 대한 자세(특히, 척추 굴곡)의 역할이다. 둘째는 근막의 역할이다. 근막의 보상 패턴과 제한 패턴이 자세와 근막의 복원 능력에 어떤 영향을 주는가이다. 셋째는 정서의 영향이다. 특히, 내수용성 감각(신체 감각에 대한 개인적 관점)의 역할이다.

자세

자세조절은 AIS 발달 뿐만 아니라, 성인의 척추 비대칭에 중요한 역할을 한다. 연구에 따르면, 장시간의 앉기 자세가 척추 비대칭에 큰 역할을 한다는 것이다.

일찍이 1912년에 독일 정형외과의사인 Marc Jansen은 횡격막의 우측 다리와 좌측 다리의 해부학적 및 생리학적 비대칭이 호흡을 할 때 흉요추 영역의 비대칭성 회전력을 일으킨다는 것을 연구했다. Jansen은 장시간의 앉은 자세가 흉추-요추 이음부를 강직되게 만들고, 이것이 만곡 패턴을 일으키는 지렛대가 된다는 가설을 제시했다. 이런 만곡 패턴이 흔히 보게 되는 우측 흉추 측만증과 좌측 요추 측만증을 만든다. 그는 수동 앉기 자세의 제한을 권장했고, 구부정한 앉기 자세의 생활 스타일이 척추 이상을 촉진한다는 결론을 내렸다. 이런 이유 때문에, 행동이 빠른 필라테스 강사는 클라이언트에게 자세 조절과 앉기 습관을 권장하는 새로운 전략을 발전시키고 있다.

1792년으로 거슬러 올라가면, 독일 외과의사인 van Gessher가 머리가 자세 장치로서 중력 중심 위에 위치한다는 개념을 발표했다. 그는 서기 자세 때 머리와 어깨가 골반 위에 놓일 때 에너지 균형이 일어나고, 보행 때 이런 에너지가 필요하다는 것을 발견했다(van Loon, 2012).

근막

수직 골격 자세 조절 이외에, 전반적인 자세 모델은 근막이 신체에 전달하는 영향에 대한 이해를 제공한다.

척추 비대칭 클라이언트는 편측성과 전형적인 척추 이음부 때문에 전형적인 근막 보상성 패턴을 가지고 있을 뿐만 아니라, 자신만의 비대칭 만곡 이음부와 근막 보상성 당김을 가진다.

그림 4.6은 척추 영역에 있는 이음부를 보여주고 있다. 척추의 취약 지점으로는 머리와 경추가 만나는 머리-경추 이음부(AO), 유연한 경추와 강직된 흉추가 만나는 경추-흉추(CT) 이음부, 강직된 늑곽와 유연한 허리가 만나는 흉추-요추 이음부(TL), 그리고 유연한 허리와 골반이 만나는 요추-천추 이음부 등이 있다. 이들 이음부는 운동조절의 기능과 연부조직 당김으로 희생되는 지점(취약 지점)이다.

그림 4.7은 비대칭 신체를 나타낸 그림으로서 전형적인 골격 취약 지점과 다중 만곡 모델을 결합한 것이다. 이 사례에서 보면, 크지 않은 우측 상부 흉추 측만은 경추와 흉추의 정렬을 변화시키고 뚜렷한 좌측 하부 흉추 측만을 초래하고, 우측 요추 측만을 일으키기 위해 흉추-요추 이음부를 이동시킨다. 그리고 불균등한 천골저를 일으켜 장골릉의 수평 높이를 변화시킨다. 5장은 전형적인 비대칭 척추 만곡 모델의 분류를 자세히 설명하고 있다.

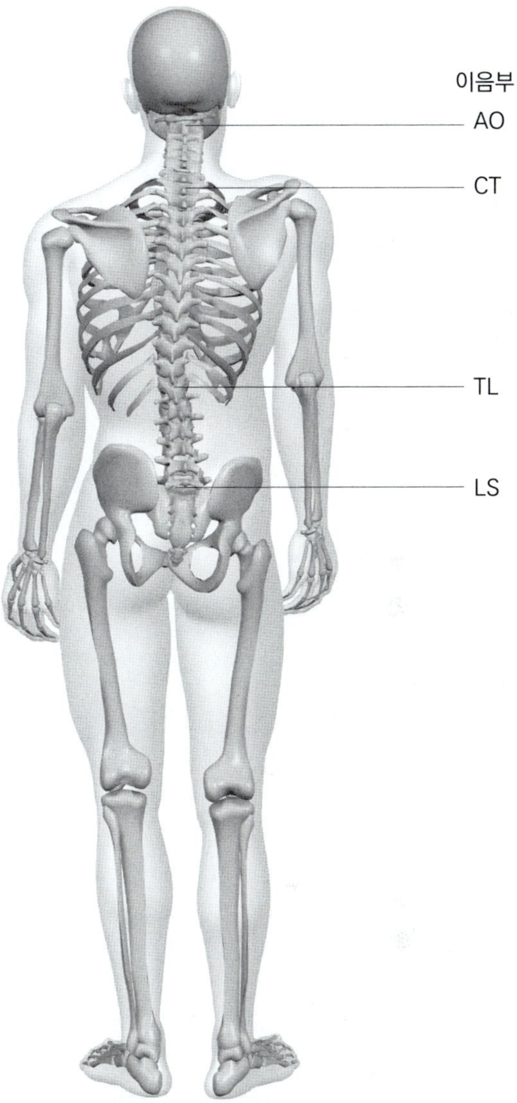

그림 4.6
척추에는 여러 종류의 이음부가 있다.
(출처: Ross Pope, DO)

이상적인 근막 패턴

자세는 이상적인 자세, 보상성 자세 그리고 비보상성 자세로 분류된다(그림 4.8). 이상적인 근막 자세 패턴은 균등한 횡과 종의 근막 활주를 가진다. 이상적이지만 임상에서 보기 힘든 모델에서는 어느 이음부 영역에서도 우측이나 좌측으로 측방 굴곡이나 회전해야 한다는 우선하는 조건은 존재하지 않는다.

보상성 패턴은 한 이음부에서 다음 이음부까지 균형잡힌 회전 편향을 취하는 용이성과 제한을 가진 교대성 패턴이다. 측만증 환자에게서 일어날 수 있는 이 패턴은 대개 머리가 중력중심(S2)에 가까운 골반 위에 위치한다. 이런 균형잡힌 당김 시스템은 전반적인 건강을 위한 복원 징후인 적응성을 보여준다.

그러므로 "머리를 COG 위에 배치하는" 신체 스킬의 교육은 달성하기 좋은 스킬이다. 비교대성 회전 패턴 때문에, 머리가 COG 중심에서 벗어나는 비보상성 패턴은 외상, 사고 및 느린 회복의 부가적인 징후를 보여주고, 복원이 어려워진다. 그림 4.7은 비보상성 패턴이다.

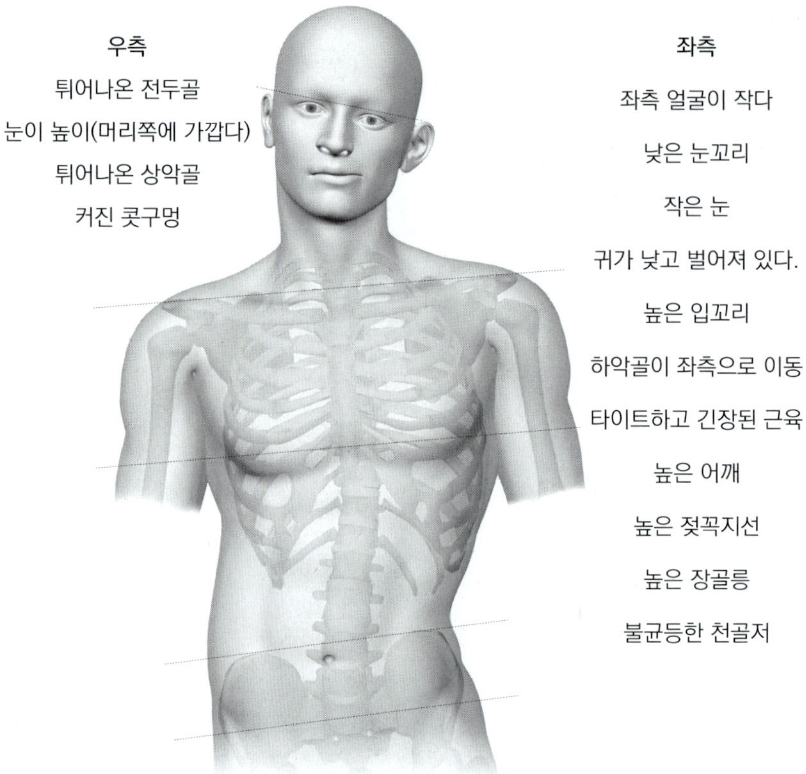

그림 4.7
우측 다리가 짧아진 경우의 전형적인 소견
(출처: Ross Pope, DO)

이들 패턴을 일으키는 근막의 편향은 대부분의 기능 활동을 수행할 때 밑에서부터 시작하는데, 이것은 발의 자세와 구조의 중요성을 의미한다. 가장 일반적인 보상성 패턴인 L/R/L/R 은 출산시의 편측성과 오른손잡이 때문에 일어나고, 발에서 시작해 골반대에서 좌측 하부 흉곽출구(허리 높이)까지, 우측 상부 흉곽출구(쇄골 부위)까지, 그리고 좌측 머리-경추 이음부까지 위쪽으로 올라간다. 필라테스 강사들이 당김과 회전의 이들 선에 대한 안목을 높이면, 측만증 환자를 치료할 때 큰 도움을 얻을 수 있다.

체중 부하 시의 보상작용

본 장의 앞부분에서 우리가 이해했듯이, 척추 비대칭 클라이언트의 전형적인 하지 체중 부하 패턴은 양쪽 다리가 체중을 균등하게 부하하지 않는다는 것이고, 이것은 기능적 다리 길이 차이가 있음을 의미한다.

회내와 회외

대개 회내는 짧은 쪽 다리의 발에서 일어난다. 회외는 긴쪽 다리의 발에서 일어난다. 이들 발과 발목의 자세는 다리와 골반의 회전을 순차적으로 일으킨다.

발/발목의 회외는 대개 골반의 동측 회전을 일으키는 대퇴골의 외회전을 초래한다. 반대로 발/발목의 회내는 대퇴골의 내회전으로 일으키고, 골반의 반대쪽 회전을 일으킨다.

부가적으로, 회내와 회외를 할 때 양쪽 대퇴골두의 위치도 변한다. 회외쪽 대퇴골두는 전방으로 이동하고, 반대쪽(회내) 대퇴골두는 후방으로 이동한다. 그리고 골반의 전체 회전이 일어난다. 반대 회전의 시각적

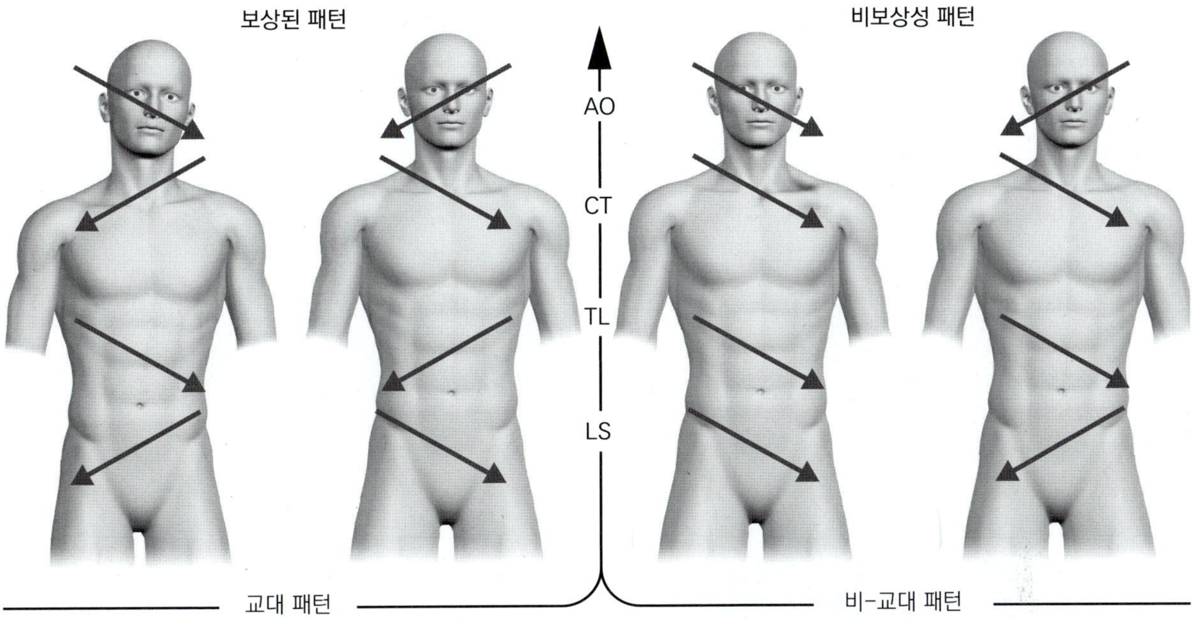

그림 4.8
보상성 패턴과 비보상성 패턴(출처: Ross Pope, DO)

설명을 알고 싶으면, 그림 4.9를 참고하기 바란다(Pope, 2003).

일반적으로 보행은 대칭적인 활동이 아니다. 심지어 온걸음 길이와 온걸음 기간이 동일하더라도, 비대칭적인 활동이다. 척추 비대칭 클라이언트의 뚜렷한 비대칭 골반 좌우 치수가 다음과 같은 해부학적 영역과 관련된 15개 변수에서 일어난다: 천골, 장골익, 장골폭, 비구와 비구의 반달판 등.

그러나 여전히 다른 연구자들이 하지 관절의 가동범위와 근육 활동(특히, 보행 추진기 동안의 가자미근)의 기능적 측면을 통해 비대칭 보행주기의 기능적 측면을 설명하고 있다. 오른손잡이 사람의 운동학적 분석에 따르면, 비록 우성 하지는 보행의 추진에 큰 역할을 하고 비우성 하지는 발꿈치닿기(heel-strike) 시 부하반응에 더 큰 역할을 한다할지라도, 각각의 사람들은 우성이 바뀌는 전략들을 발달시킨다(Boulay 등, 2006).

전신 자세 모델

전신 자세 모델은 정골의사인 Dr. Pope에 의해 개발되었고, 이 모델은 유전적, 발달적, 기능적, 구조적 및 아웃터 바운드리(부목, 리프트, 장치) 등의 혼합으로부터 비대칭 골격이 어떻게 발생하는지를 이해하는 데 도움을 준다(Pope, 2003). 현명한 필라테스 강사는 클라이언트를 치료할 때 이런 전신 모델을 채택하고 있다.

동적 자세

동적 자세는 골격과 근막의 정적 자세를 넘어서는 것이다.

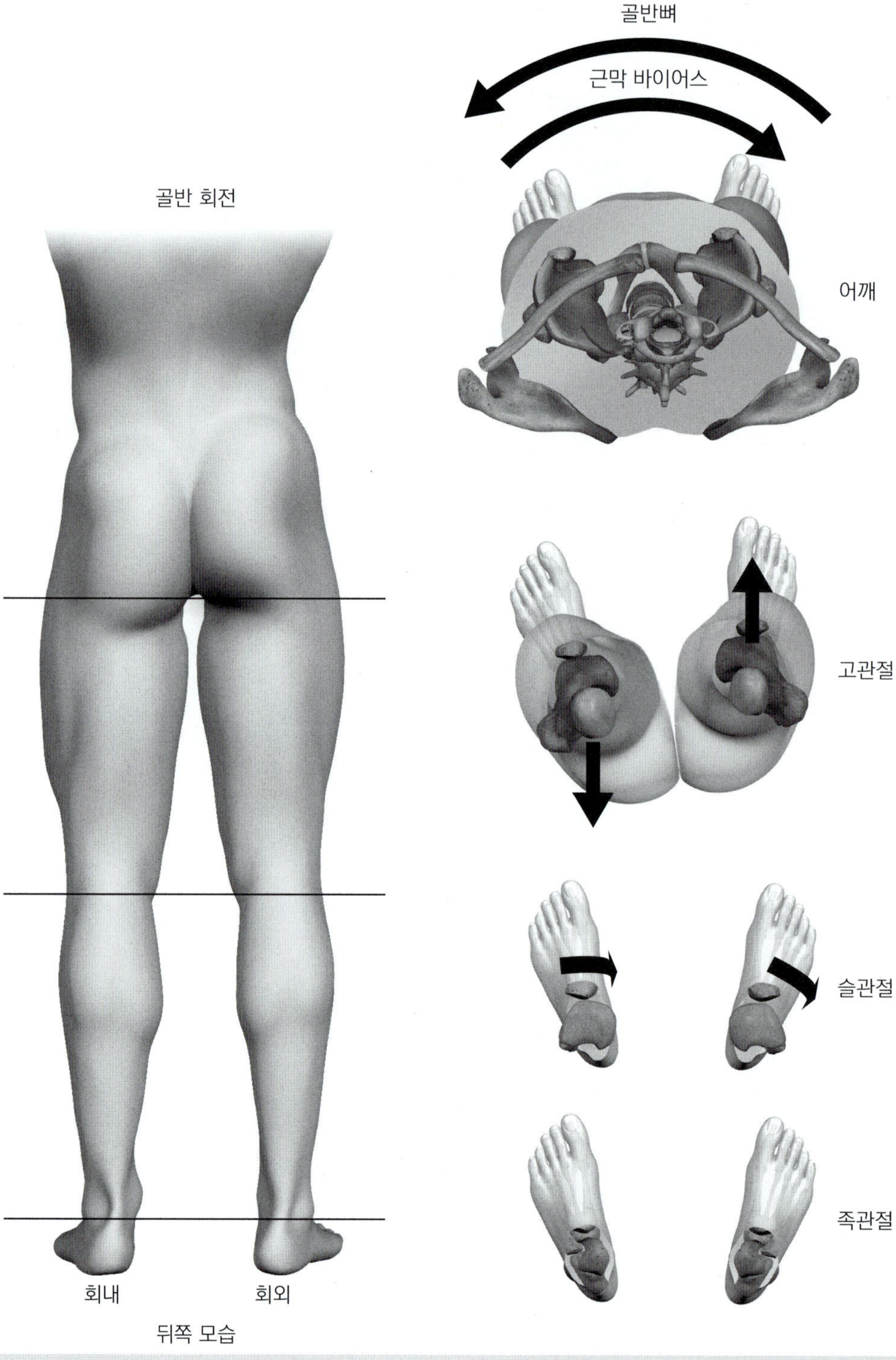

그림 4.9
골반회전과 발 자세 사이의 관계 (출처: Ross Pope, DO)

연구에 따르면, 포유류는 움직임을 필요로 하고, 율동적 움직임으로부터 이점을 얻는다고 한다. 동물 실험을 통해, 움직임 부족이 교차 연결과 세포 결합(근막 조직에서)을 얼마나 빠르게 형성하고, 또 비후와 유착을 얼마나 일으키는지를 알 수 있었다.

근막 섬유가 서로에 대해 활주하는 탄성을 잃으면, 유착이 형성되어 서로 들러붙을 뿐만 아니라, 심할 경우에는 하나로 융합될 수도 있다. 비대칭성 허리와 어깨 때문에 근막 제한을 가져야 할 만큼 해로울 수 있고, 좌식 생활이나 억압 생활을 통해 근막 제한이 더욱 악화될 수 있다.

불행히도, 몇몇 비대칭 클라이언트는 신체 활동의 꿈을 추구하지 못한다는 말을 듣게 될 것이다. 어린 사람이 가진 근막의 중요한 특성은 진자운동과 같이 에너지를 저장하는 진동 운동의 리코일 동작(recoil motion; 스프링의 특성을 가진)을 할 수 있는 능력을 가지고 있다는 것이다. 이런 능력은 만약 이것이 감소되었을 때 재훈련의 가능성을 갖는 것이다. 흥미롭게도 오늘날의 근육 생리는 리코일 동작을 할 때 감지될 수 있을 만큼 근섬유의 길이가 변하지 않는다는 새로운 근막 생리를 포함하고 있다.

이런 현상은 캥거루에서 볼 수 있다. 캥거루는 자신의 근육 능력보다 더 높이 점프할 수 있다. 근섬유가 거의 등척성 형태로 수축할 때, 근 섬유는 뚜렷한 근육의 길이 변화 없이 일시적으로 뻣뻣해진다. 등척성 수축은 전통적인 웨이트 트레이닝에서 사용되는 등장성 수축과 같은 다른 형태의 근수축보다 근수축을 일으키는 교차연결을 더 많이 사용한다.

요요의 진자운동과 비슷한 탄성 패턴의 실제 움직임을 일으킬 때 근막 요소가 근섬유보다 더 많은 작용을 한다. 리코일(반동) 운동의 질적 측면은 낮은 근육톤이나 근육톤이 변화하는 사람들도 많은 활동에 참가하도록 하고, 심지어는 뛰어난 활동을 할 수 있게 만든다(Schleip와 Muller, 2012).

클라이언트와 비대칭: 내수용성 감각

비대칭 클라이언트들은 자신들의 능력이 어디에 위치하는지를 알고 자신의 강함을 발달시키기 위해, 자신들의 한계점까지 도달하거나 오히려 넘어서는 노력을 해야 한다. 이 책에서 되풀이되는 테마는 클라이언트를 신체 단계에서 교정 단계를 통과한 후 컨디셔닝 단계로 이동시키는 것이고, 또 일상 활동 뿐만 아니라 높은 기능적 활동을 가능하게 하는 것이다. 이것을 위해 내수용성 감각을 통해 정서적 안정성을 발달시킬 필요가 있다.

내수용성 감각은 예감, 근육 작용, 간지러움과 얼굴 붉어짐 등과 같은 내장 감각에 초점을 맞추는 내적 청취 스킬이다. 열, 압박 및 통증 등과 같이, 느껴진 감각의 종류를 기록하거나, 그 감각을 어떻게 느꼈는지를 기록한다.

연구에 따르면, 이들 수용기는 뇌의 감각영역(체성감각)으로 가지 않고 뇌(도; insula)의 깊은 영역으로 바로 들어가서 내장감각, 내장운동, 전정계, 집중, 통증, 정서, 구두 정보, 운동 정보, 음악과 섭취와 관련된 정보(미각, 후각, 시각, 청각, 촉각) 등의 처리를 포함하여 많은 다양한 상황들을 기록한다는 것이다. 이것은 사람이 자신의 신체적 감각을 지각하고 해석하는 데 도움을 준다.

척추 비대칭 클라이언트는 신체 감각에서 올바른 의미를 찾을 수 있어야 한다. 만성 통증, 만성 질병이나 절망은 그 사람에게 스트레스성 질병을 일으킬 수 있다. 대단위 운동과 척추의 소단위 운동을 통합하는 훈련을 실시할 때, 현명한 필라테스 강사는 미세한 감각에 대한 신체 지각과 함께 자기-지각(self-perception)

을 강조한다. 클라이언트가 내적 모니터링과 조직화와 함께 상상기법과 호흡 기법을 사용하면, 내적 공간(inner spaciousness), 살아있음(aliveness), 홈커밍(home-coming), 내적 고요(inner silence) 등과 같은 미세한 감각 변화를 더 잘 관찰을 할 수 있을 것이다. 6장의 호흡 단락은 이런 가능성을 더 깊게 탐구한다(Schleip와 Jager, 2012; Payne 등, 2015).

결론

측만증의 2가지 범주(구조적 측만증과 기능적 측만증)의 원인을 다룬 본 장을 마무리함에 있어, 하나의 테마가 뚜렷해진다. 소아마비와 결핵의 감소 때문에, 대부분의 척추 비대칭은 환경적, 기능적 및 유전적 요소의 결합으로 개인의 특정 시점에서 발현하는 기능적 발달에 기인하는 것 같다. 의학계의 다른 사람과 함께, 본 장에서 언급된 연구자들의 업적은 우리에게 조기 발견과 조기 치료(척추 강직의 발달을 피하는데 도움을 주는 운동을 포함)를 지지하는 통찰력을 제공해준다. 연구에 따르면, 운동을 강하게 하지 않고 장시간의 신장기법(특히 척추 가동범위의 끝지점에서)을 적용하지 않을 때는 흉추 유연성, 이동(shifting)과 측방 굴곡 운동이 많은 도움을 주었다고 했다.

필라테스 강사는 통찰력, 임상적 지식과 분석적 지식을 이용하는 의학계로부터 많은 이점을 얻어서, 클라이언트를 한 단계 더 발전시키고 우리의 행위를 운동과학적인 행위로 만들어간다.

참고문헌

Bialek, M., Pawlak, P., Kotwicki, T. (2009). Foot loading asymmetry in patients with scoliosis. Scoliosis, 4 (Suppl. 1): 019. doi:10.1186/1748-7161-4-S1-O19

Boulay, C., Tardieu, C., Benaim, C., et al. (2006). Three-dimensional study of pelvic asymmetry on anatomical specimens and its clinical perspectives. Journal of Anatomy, 208(1), 21–23. doi: 10.1111/j.1469-7580.2006.00513.x

Burwell, R.G., Aujla ,R..K, Grevitt, M.P., et al. (2009). Pathogenesis of adolescent idiopathic scoliosis in girls – a double neuro-osseous theory involving disharmony between two nervous systems, somatic and autonomic expressed in the spine and trunk: possible dependency on sympathetic nervous system and hormones. Scoliosis and Spinal Disorders, 4: 24, doi: 10.1186/1748-7161-4-24.

Burwell, R.G., Clark, E., Dangerfield, P.H., Moulton, A. (2016). Adolescent idiopathic scoliosis (AIS): a multi-factorial cascade concept for pathogenesis and embryonic origin. Scoliosis and Spinal Disorders, 11: 8. doi:10.1186/s13013-016-0063-1

Burwell, R.G., Dangerfield, P.H., Moulton, A., Grivas, T.B. (2013). Whither the etiopathogenesis (and scoliogeny) of adolescent idiopathic scoliosis? Incorporating presentations on scoliogeny at the 2012 IRSSD and SRS meetings. Scoliosis, 8: 4. doi:10.1186/1748-7161-8-4

Carlson, B. (2011). ScoliScore AIS Prognostic Test personalizes treatment for children with spinal curve. Biotechnology Healthcare, 8(2), 30–31. Retrieved September 2, 2017, from https://www.ncbi.nlm.nih.gov/pmc/articles/PMC3138384/

Catanzariti, J.-F., Guyot, M.A., Agnani, O. et al. (2014). Eye-hand laterality and right thoracic idiopathic scoliosis. European Spine Journal, 23(6), 1232–1236. doi:10.1007/s00586-014-3269-z

Collins, D. F. (2017). Scoliosis traced to problems in spinal fluid flow. Retrieved September 8, 2017, from National Institutes of Health: https://directorsblog.nih.gov/tag/adolescentidiopathic-scoliosis/

Duval-Beaupère, G., Lespargo, A., Grossiord, A. (1985). Flexibility of scoliosis. What does it mean? Is this terminology appropriate? Spine (Phila Pa 1976), 10(5), 428–432

Goldberg, C., Dowling, F.E. (1990). Handedness and scoliosis convexity: a reappraisal. Spine, 15(2), 61–64.

doi:10.1097/00007632-199002000-00001

Grimes, D.T, B.C. (2016). Zebrafish models of idiopathic scoliosis link cerebral spinal fluid flow defects to spinal curvature. Science, 352(6291), 1341–1344

Grivas, T.B., Burwell, R.G., Dangerfield, P.H. (2013a). Body mass index in relation to truncal asymmetry of healthy adolescents, a physiopathogenetic concept in common with idiopathic scoliosis: summary of an electronic focus group debate of the IBSE. Scoliosis, 8: 10. doi:10.1186/1748-7161-8-10

Grivas, T.B., Hresko, M.T., Labelle, H. et al. (2013b). The pendulum swings back to scoliosis screening: screening policies for early detection and treatment of idiopathic scoliosis - current concepts and recommendations. Scoliosis, 8: 16. doi:10.1186/1748-7161-8-16

Grivas, TB., Burwell R.G., Kechagias V. et al. (2016). Idiopathic and normal lateral lumbar curves: muscle effects interpreted by 12th rib length asymmetry with pathomechanic implications for lumbar idiopathic scoliosis. Scoliosis and Spinal Disorders, 11(Suppl. 2): 35. doi:10.1186/s13013-016-0093-8

Hawes, M.C. (2003). The use of exercises in the treatment of scoliosis: an evidence-based critical review of the literature. Pediatric Rehabilitation, 6(3–4), 171–182

Herman, R. (1985). Idiopathic scoliosis and the central nervous system: a motor control problem. The Harrington lecture, 1983. Scoliosis Research Society. Spine (Phila Pa 1976), 10(1), 1–14. Retrieved September 3, 2017, from: https://www.ncbi. nlm.nih.gov/pubmed/3885413

Ikegawa, S. (2016). Genomic study of adolescent idiopathic scoliosis in Japan. Scoliosis and Spinal Disorders, 11: 5. doi:10.1186/s13013-016-0067-x

Lambert, F.M., Malvinaud, D., Glaunes, J. et al. (2009). Vestibular

asymmetry as the cause of idiopathic scoliosis: a possible answer from Xenopus. Journal of Neuroscience, 29(40), 12477–12483

Landauer, F. (2013). Diagnosis and treatment of leg-length discrepancy in scoliosis. Scoliosis and Spinal Disorders, 8(Suppl. 2): 041. doi:10.1186/1748-7161-8-S2-O41

Lin, J.J., Chen, W.H., Chen, P.Q., Tsauo, J.Y. (2010). Alteration in shoulder kinematics and associated muscle activity in people with idiopathic scoliosis. Spine, 35(11), 1151–1157

Loghmani, M.T., Whitted, M. (2016). Soft tissue manipulation: a powerful form of mechanotherapy. Journal of Physiotherapy and Physical Rehabilitation, 1(4), 1–6

Negrini, A., Parzini, A., Negrini, M.G. et al. (2008). Adult scoliosis can be reduced through specific SEAS exercises: a case report. Scoliosis, 3: 20. doi:10.1186/1748-7161-3-20

Payne, P., Levine, P., Crane-Godreau M. (2015). Somatic experiencing: using interoception and proprioception as core elements of trauma therapy. Frontiers in Psychology, 6: 93. doi:10.3389/fpsyg.2015.00093

Pialasse, J.-P., Descarreaux, M., Mercier, P. et al. (2015). The vestibular-evoked postural response of adolescents with idiopathic scoliosis is altered. PLoS ONE 10(11), e0143124. doi:10.1371/journal.pone.0143124

Pope, R. (2003). The common compensatory pattern: its origin and relationship to the postural model. American Academy of Osteopathy Journal, Winter, 2003, 19–40

Schleip, R., Jäger, H. (2012). Interoception. In: Schleip, R., Findley, T.W., Chaitow, L., Huijing, P.A. eds. Fascia: The Tensional Network of the Human Body. Edinburgh, UK: Churchill Livingstone, pp. 89–94

Schleip, R., Müller, D.G. (2012). Training principles for fascial connective tissues: Scientific foundation and suggested practical applications. Journal of Bodywork and Movement Therapies, 17(1), 103–115. doi:10.1016/j. jbmt.2012.06.007

Simoneau, M., Lamothe, V., Hutin, E., et al. (2009). Evidence for cognitive vestibular integration impairment in idiopathic scoliosis patients. BMC Neuroscience, 10: 102. doi:10.1186/1471-2202-10-102

Soutanis, K.C., Payatakes, A.H., Chouliaris, V.T. (2007). Rare causes of scoliosis and spine deformity: experience and particular features. Scoliosis, 2: 15. doi:10.1186/1748-7161-2-15

Stokes I.A. (1989). Rib cage asymmetry in idiopathic scoliosis. Journal of Orthopedic Research, 7(4), 599–606. doi:10.1002/jor.1100070419

Stokes, I.A. (2002). Mechanical effects on skeletal growth. Journal of Musculoskeletal and Neuronal Interactions, 2(3), 277–280

Stokes, I.A.F. (2018). Evaluation of the role of the biomechanical 'vicious cycle' in progression of scoliosis during growth. Orthopaedic Proceedings. A supplement to The Bone & Joint Journal, 90-B(Supp_III), 429–430

van Loon, P.J.M. (2012). Scoliosis idiopathic? The etiologic factors in scoliosis will affect preventive and conservative therapeutic strategies. In: Grivas, T. (ed.) Recent Advances in Scoliosis. InTech, pp. 211–234. Retrieved August 13, 2018, from: http://www.intechopen.com/books/recent-advances-inscoliosis/changes-in-conservative-treatment-of-spinal-deformities-based-on-increased-knowledge-on-etiology

Walker, A, Ruhe, R., Feher, B. (2012). Pain relief is associated with decreasing postural sway in patients with non-specific low back pain. BMC Musculoskeletal Disorders, 13(39), 1–12

의학 분야로부터 배우자: 진단과 분류

Learning from the medical field: diagnosis, classifications

필라테스 강사는 측만증팀 의학 전문가의 관찰과 진단에 크게 의존할 것이다. 본 장은 관찰과 진단의 과정을 설명하고, 용어와 개념을 독자에게 소개한다.

관찰과 진단

척추 비대칭과 측만증의 진단은 관찰로부터 시작한다. 측만증은 방사선 영상에 의해 측정된다. 진단의 과정을 살펴보면, 성인이나 아동을 대상으로 방사선 촬영을 하고, 골 성장의 측정을 추가한다. 골 성장의 측정은 대개 골반이나 손목에서 이루어진다.

어느 경우이든, 방사선 전문의가 만곡의 종류와 병리(척추전방전위증이나 추골의 비정상 형태 등)를 확인하고 분류한다.

우리는 용어를 사용할 때 신중해야 한다. '혹(hump)'이란 단어 대신에 '가쪽 융기(lateral prominence)'라는 단어를 사용하자. 가쪽 융기가 '만곡'이란 단어보다 더 정확한 편이다.

생애 단계

아동의 진단

대개 가족 주치의, 부모 또는 학교가 실시한 스크린 검사로 유아, 아동, 청소년 등의 척추 비대칭을 알게 된다. 일반적인 검사는 7장에서 알 수 있듯이, Scoliometer®으로 수행되는 "Adam forward bend test"이다(그림 5.1).

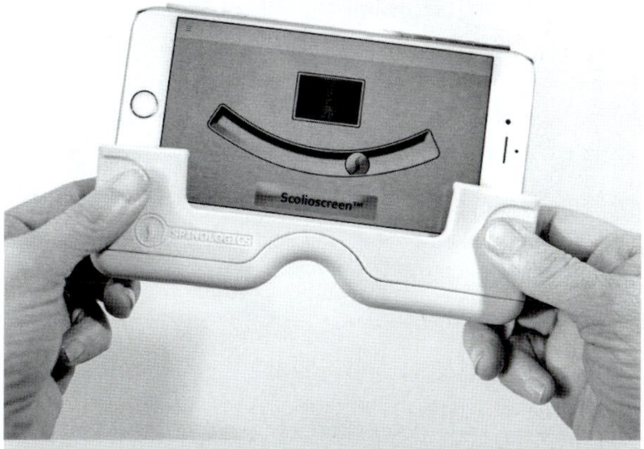

그림 5.1
Scoliometer®

7장에서 설명되듯이, 'surface topography'로 불리는 측정 도구를 사용하지 않는, 직접적인 관찰도 타당한 방법이다(Chowanska 등, 2012).

측정: Cobb 각도

스크린 검사에서 문제가 발견되면, 의료팀은 방사선 전문의와 함께 척추의 변형을 측정하고 정량화하기 위해, 전신 전방 X-선 사진으로 Cobb 각도를 결정한다.

정상의 수직선에서 벗어난 각 만곡의 숫자, 방향 및 심각성을 분석할 때, 방사선 전문의는 2개의 선을 긋는다. 하나의 선은 상단 추골의 위쪽면을 지나는 선이고, 다른 선은 하단 추골의 아래쪽 면을 지나는 선이다. 이들 2 선이 교차하는 지점에서 각도(Cobb 각)를 측정한다(그림 5.2).

10° 이상되는 측만증의 치료로는 보조기 착용, 운동처방, 물리치료 등이 있고, 또 만곡의 진행 정도를 단순히 확인하는 '기다리면서 지켜보는'방법이 있다. 아동을 위한 보조기 착용은 약 22°때 권장한다.

측정: 축성 몸통 회전과 Scoliometer®

코스 강좌에서 Scoliometer®가 정확히 무엇을 측정하는 것이며, 왜 Scoliometer®로 측정하는 것이 필라테스 강사에게 중요한 것인가라는 질문을 받았을 때, 내가 항상 대답하는 것은 "Scoliometer®는 축성 몸통 회전만 측정한다"이다.

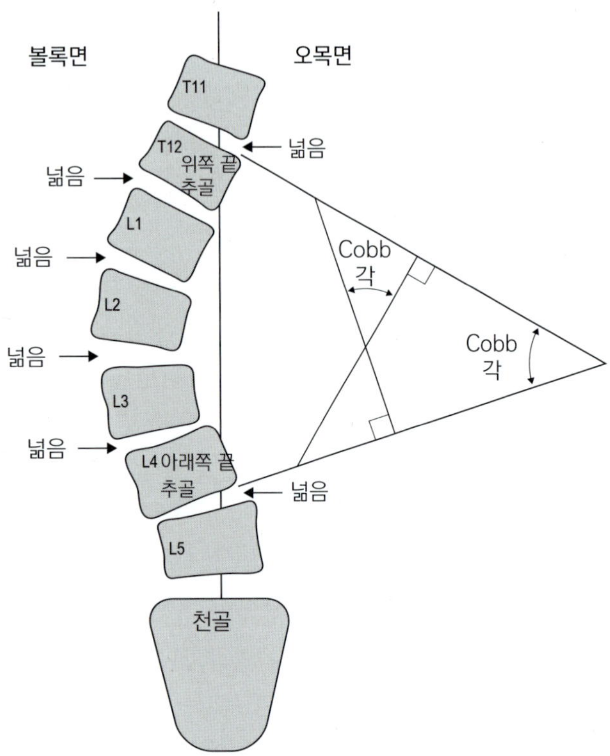

그림 5.2
Cobb 각은 만곡의 상단 추골과 하단 추골에 의해 측정된다.

축성 몸통 회전은 Cobb 각이 아니지만, 이것과 관련이 있다. Cobb 각도의 측정은 2차원적 측정 방법으로서, 각 추골의 회전 요소를 충분히 보여주지 못한다. 측만증은 적어도 3차원적인 현상이며, 근막 요소가 개입되었을 때는 4차원적 현상이 된다. 수술의는 보다 정확한 소견을 추정하기 위해, CT 촬영과 같은 다양한 자원을 이용한다(Lam 등, 2008; Doi 등, 2011).

필라테스 강사가 Scoliometer®를 필요로 하는 가장 큰 이유는 치료할 때마다 축성 회전을 측정하기 위함이 아니라, 실제 부위별 회전 변형이 있는지를 관찰하기 위함이다. 7장에 제시된 비디오 클립(코드 7.2)을 보기 바란다.

주기적으로 측정된 Scoliometer® 수치는 환자의 기능적 전략에 큰 도움이 된다. 많은 측만증 환자가 변하지 않는 구조적 요소와 함께, 기능적 요소를 동시에 가지고 있기 때문에, Scoliometer®의 측정으로 이들 두 요소의 향상(호전)을 모두 볼 수 있는 것이다. 연구에 따르면, 앉은 자세에서 척추 전굴 검사를 수행하는 것이 더 적합하다는 것이다. 그러나 필라테스 강사는 척추 비대칭에 대한 하체의 영향을 보기 위해, 선 자세에서 척추 전굴 검사를 수행하는 것이 더 좋다(Grivas 등, 2006).

성인의 진단

통증이 걱정스러울 때, 성인은 방사선 촬영을 포함한 의학적 진단을 원한다. 성인은 퇴행성 관절질환(골관절염)과 다른 질환이나 외상으로 인한 추골 이탈(척추전방전위증)을 포함한 노화와 관련된 병리를 겪게된다.

의학적 평가는 병변의 수준과 상태를 결정하고, 적절한 의학적 중재를 제공한다.

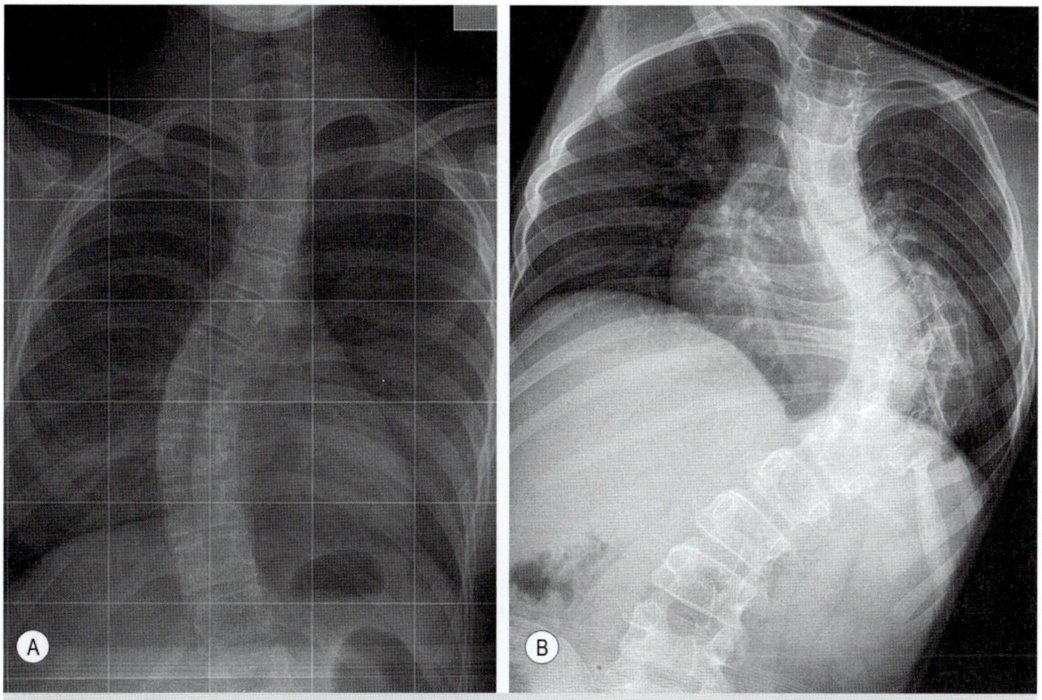

그림 5.3
(A) 보상성 좌측 흉요추 측만증으로서 만곡이 T2에서 L1까지 이른다. 그리고 약간의 늑골 변형이 있다.
(B) 비보상성 우측 흉추 측만증이고, 늑골 변형이 심한 편이다.

방사선 검사와 기타 검사

DEXA X-선으로 불리며, 골 약화를 감지하는 골밀도 검사는 성인의 척추 비대칭을 발견할 수 있는 또 다른 방법이다.

DEXA는 60대 사람을 대상으로 골다공증의 유무를 확인하는 표준 검사이다. 이것은 기술적으로 측만증을 확인하는 선별 검사법이 아니지만, DEXA 영상을 몇몇 나의 환자에게 보여 주었을 때 그들은 척추 비대칭을 확인하고 매우 놀랐다. 나의 한 환자는 환자가 호소하는 척추통증을 확인하기 위해 이전에 찍었던 DEXA 영상에서 담당의료팀은 그에게 측만증에 대한 정보를 알려주지 않았다고 믿게 되었다.

비록 많은 환자들이 필라테스 강사에게 X-선 영상을 보여주기를 원하고 또 그 영상이 필라테스 강사에게 매우 유용한 정보를 제공할지라도, 필라테스 강사의 역할 범위는 환자의 X-선을 읽고 판독하는 것은 아니다. 여러분의 요구에 따라 X-선 판독 방법에 대해 어느 정도 자세히 설명하고자 한다. 비대칭 골격의 변화를 보여주는 그림 1.9와 본 장의 후반부에 있는 추골 회전 분석 그림(그림 5.6 참고)과 함께, 그림 5.3의 영상을 연구해 보자.

척추 중심선을 스캔하고, 추골사이의 간격을 살펴보고, 웨지 모양이 있는지를 확인한다. 그리고 추골이 수직선으로부터 얼마나 떨어져 있는지를 확인한다.

그 다음 늑골을 확인한다.

늑골의 간격이 큰 영역은 만곡의 볼록한 쪽(가쪽 융기)이다. 이들 늑골은 반대쪽 늑골보다 더 긴 편이다. 그리고 볼록한쪽 영역의 근육도 길어져 있고, 그 영역에 가해진 압박 때문에 근막도 신장되거나 비후되어 있다. 대개 볼록한 쪽이 뻣뻣하여 움직임이 적게 일어난다.

늑골의 간격이 좁아진 영역이 만곡의 오목한 부분이다. 이쪽 근육은 짧아져 있고, 약해져 있을 것이다. 그리고 늑골이 전방으로 돌출되어 있다. 중심 수직선으로부터 가장 멀리 떨어진 영역이 주(핵심) 만곡이다. 좌측 흉요추 영역의 경우, Cobb 각도는 70°로 심각한 편이다.

이 X-선 사진에서 가장 오목한 영역을 면밀하게 살펴보자. 극돌기가 오목한 쪽으로 얼마나 경사져 있는지를 살펴보자. 만약 극돌기를 찾기 어렵다면, 각 추골에 있는 2개의 둥근 점(pedicle)을 찾자. 회전을 알아보기 위해, 각 추골의 2 점사이의 중심지점을 따라가 보자.

요추를 확인해 보자. 흐릿한 회색 영역 안에 깊게 위치한 횡돌기를 찾아보자. 횡돌기가 어떻게 변했는지를 확인해 보자. 카메라로부터 멀어지는 횡돌기는 커지고, 가까워지는 횡돌기는 작아진다. 추골 종판이 매끄러운지 아니면 울퉁불퉁한 지를 살펴보자.

나비 날개처럼 생긴 골반의 장골을 살펴보자(그림 1.2 참조). 좌우측의 장골 중에서 어느 한 쪽이 다른 쪽 보다 높은가? 높이가 다른 것은 골반의 측방경사를 의미한다. 장골의 형태를 확인하자. 골반의 수평 회전과 함께 뒤쪽으로 비틀린 쪽의 장골은 넓어지고, 반대쪽은 좁아진다. 천골저의 경사와 치골결합의 비대칭을 살펴보자. 비대칭은 자연스러운 것이다. 모든 사람은 불완전하다. 필라테스 강사의 직무 범위를 명심하자. 여러분은 분별력을 가지고 이런 특성에 대해 환자와 논의하자(Magee 2016).

아동과 성인에서의 진행

진행 과정은 측만증 관리의 주요 관심사이다. 의사는 진행의 가능성을 통계학적으로 계산하여 미래의 변화(예후)를 예측한다.

수술 중재는 심각한 상태에서 이루어지며, 대개 뼈 조각이 원하는 부위에 붙을 때까지 로드나 케이블이 제자리에 유지되도록 나사를 박는 과정이다. 몇몇 국가에서는 이런 선택을 아동이 선택하도록 하고, 다른 국가들에서는 부모가 선택하도록 한다. 노인을 대상으로 한 수술 중재는 논란의 소지가 많다. 그 이유는 노인의 뼈가 수술 과정을 견딜 만큼 강하지 않기 때문이다(Silva와 Lenke, 2010).

아동의 진행 잠재력은 현재나 차후의 Cobb 측정치, Tanner의 성숙도 점수, 그리고 Risser의 골격 폐수 점수 등을 종합하여 판단된다. Tanner 성숙도 점수는 얼마나 많은 이차 성징이 발현하는지를 목록화하는 것이다. Risser 점수는 골반의 연골 무기질화를 분석한 것이다(그림 5.4).

미성숙한 장골의 긴 연골 조각인, 골단선(apophyses)은 앞쪽에서 뒤쪽으로 칼슘화된다. 점수 범위는 0–5점이고, 0점은 골단선의 징후가 없는 경우(사춘기 이전)이고, 5점은 완전히 무기화(골화)된 것을 의미한다. 낮은 점수는 성장이 종료되기 이전으로서, 변형의 기회가 많음을 의미한다. 여성의 골격은 대략 16세쯤에 완전히 골화되고, 남성은 17세 쯤에 완전히 골화된다.

측만증을 악화시키는 것으로 알려진 위험 요소는 낮은 골밀도이며, 이것은 유전적 요소 뿐만 아니라, 영양의 문제로 일어날 수 있다. 완전한 골화가 일어나기 전에

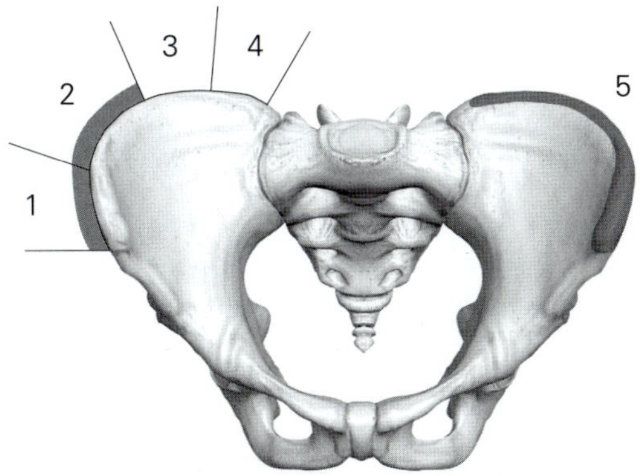

그림 5.4
Risser의 진행 척도 모델. 0–5점은 골 형성의 진행 점수이다(5점은 골격 성숙이 완료된 것을 의미한다).

측만증 청소년이 계속 성장하면 할수록, 측만증이 심해질 기회가 더 많아진다.

기타 위험 요소

진행의 다른 위험 요소로는, 뇌성마비처럼 근골격계 미발달을 일으킬 수 있는 신경학적 질환이나 선천성 질환; 근이영양증과 같은 병리 퇴행성 질환; 환자의 BMI(기초대사율)이나 가족력; 특히, 여성 등이 있다.

초경 이전의 여성은 8배나 높게 빠르고 심한 측만증의 진행을 경험할 수 있다(Heary와 Todd, 2016). 한 가지 문제는 이 시기가 성적으로 매우 민감한 시기여서, 측만증을 지속으로 관찰하는데 어려움이 있다. 이것은 학교의 선별검사에 대한 좋은 논쟁거리이다.

성인 골격은 중독, 외상이나 질병을 제외하고는 거의 변함이 없다. 비록 성인의 골격이 안정적이라 하더라도, 노화로 인해 뼈가 약해지거나 가늘어질 수 있다. 암 치료의 기간, 관절치환술, 사고로 인한 가동성 상실, 그리고 심지어 치과 치료 등과 동반질환도 척추 비대칭을 유발하거나 진행 속도를 빠르게 만들 수 있다(Saccucci 등, 2011; Walston, 2012; Levine 등, 2009).

좋은 소식은 필라테스가 측만증에 좋은 효과를 줄 수 있다는 것이다. 척추 비대칭과 동반질환에 대한 필라테스의 효과를 더 많이 연구할 필요가 있지만, 전망이 좋은 편이다.

기타 의학적 분류

의학적 분류는 Cobb 각도와 Risser 점수의 측정은 물론, 구조적/기능적, 보상성/비보상성, 그리고 C 자형 S 자형의 만곡 등의 특징을 포함한다.

구조적/기능적 또는 보상성/비보상성 측만증에 대한 논의는 4장에서 자세히 설명되었고, 아래 단락에서 계속 이어질 것이다. 이들 특징은 클라이언트의 기본적인 특징을 이해하는데 도움을 준다. 'C 자형 만곡'과 'S 자형 만곡'의 특징은 '보상성'과 '비보상성'과 비슷하다.

보상성 측만증은 골반의 중력중심 위에 머리가 위치하는 것이다. 중력중심은 배꼽에서 아래쪽으로 3인치 떨어져 있고, 앞쪽에서 뒤쪽으로 3인치 들어간 지점에 위치한다.

비보상성 측만증의 경우에는, 머리가 중심선에서 좌측이나 우측으로 벗어나 있다. 우리는 이런 관찰을 통해 클라이언트의 목, 어깨 및 팔의 통증이나 기능장애를 이해할 수 있다.

'C 자형 만곡'은 일반적으로 척추의 여러 영역을 가로지르는 크고 긴 하나의 곡선을 형성한다. 영역은 경추, 흉추, 요추, 천추 등이다. 'C 자형 만곡'은 좌우 신체 중 어느 한쪽을 많이 사용함으로 발생하는 자세성 만곡이다. 좌측으로 휘어진 만곡은 'levoscoliosis (좌측 측만증)'로 불리고, 우측으로 휘어진 만곡은 'dextroscoliosis (우측 측만증)'로 불린다.

요추의 수정요소	커브 유형 (1-6) 유형 1 (주요한 흉추)	유형 2 (이중 흉추)	유형 3 (이중 주요 커브)	유형 4 (삼중 주요 커브)	유형 5 (TL/L)	유형 6 (TL/L-MT)
A	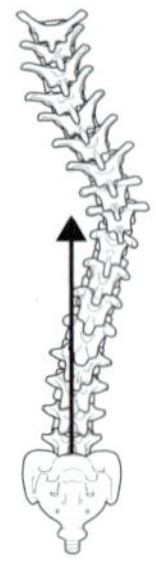 1A•	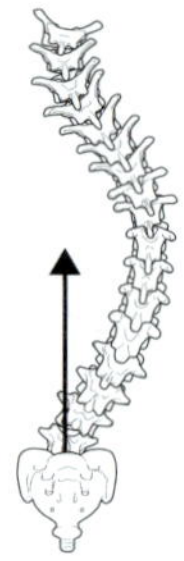 2A•	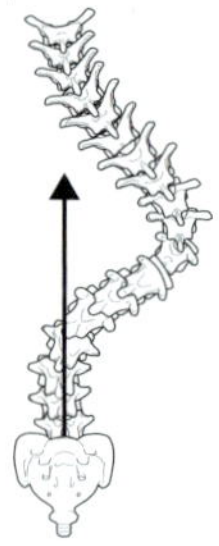 3A•	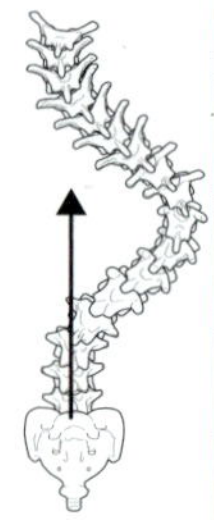 4A•		
B	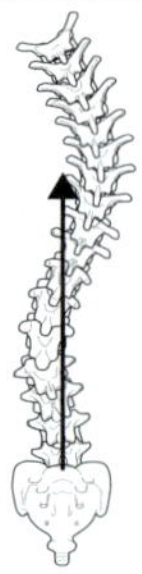 1B•	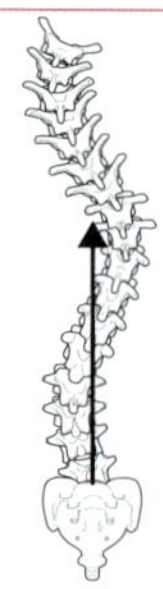 2B•	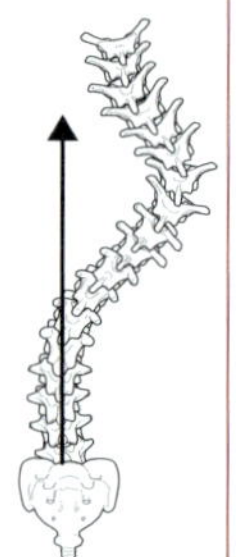 3B•	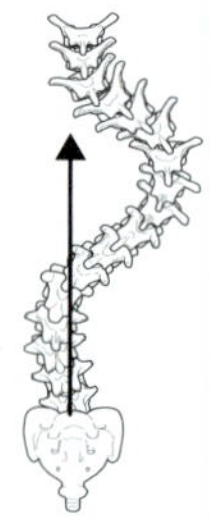 4B•		
C	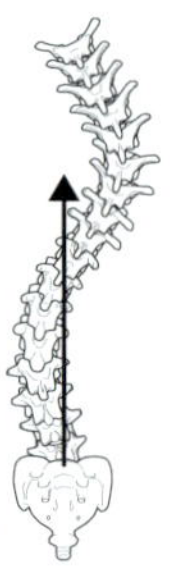 1C•	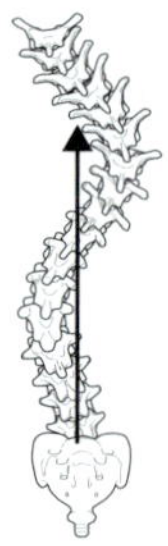 2C•	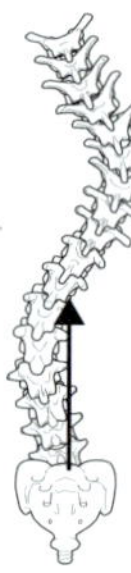 3C•	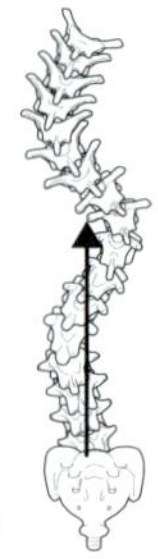 4C•	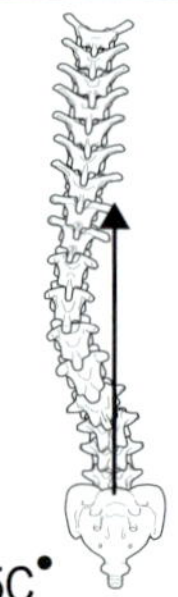 5C•	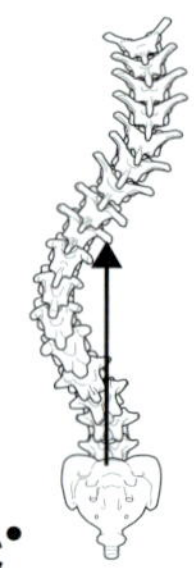 6C•
가능한 시상면의 구조적인 기준 (특정한 커브의 유형을 결정하기 위해서)	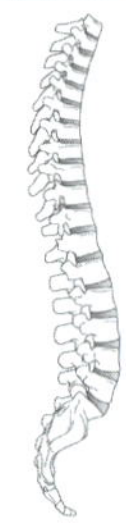 정상의	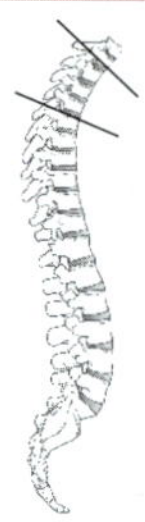 PT 후만증	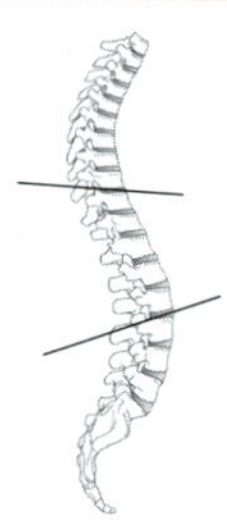 TL 후만증	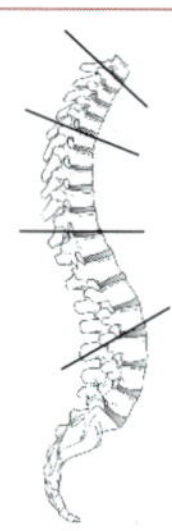 PT 그리고 TL 후만증	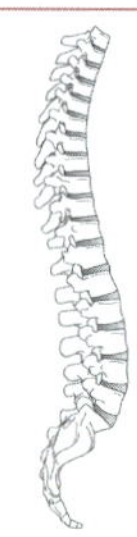 정상의	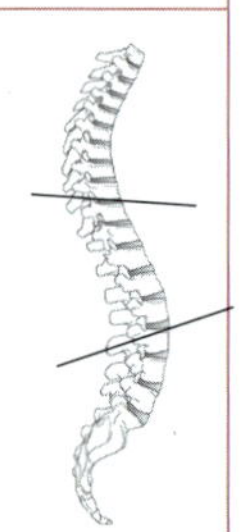 TL 후만증

* T5 – 12 시상면 정렬 수정 요소: –, N, 또는 + –: <10° N: 10–40° +: >40°

그림 5.5

측만증 파트 1과 파트 2에 대한 Lenke 분류 체계(재게재 허용)

커브 유형				
유형	**근위부 흉추**	**주요한 흉추부**	**흉요추의/요추의**	**묘사하기**
1	비-구조적인	구조적인(주요한)*	비-구조적인	주요한 흉추 (MT)
2	구조적인	구조적인(주요한)*	비-구조적인	이중 흉추 (DT)
3	비-구조적인	구조적인(주요한)*	구조적인	이중 주요 커브 (DM)
4	구조적인	구조적인(주요한)*	구조적인(주요한)*	삼중 주요 커브 (TM)
5	비-구조적인	비-구조적인	구조적인(주요한)*	흉추요추의/요추의 (TL/L)
6	비-구조적인	구조적인	구조적인(주요한)*	흉추요추의/요추- 주요한 흉추의 (TL/L-MT)

구조적인 기준
(부수적 커브)

근위부 흉추의(PT)	옆으로-굽힘 Cobb ≥25° T2-T5 후만증 ≥ +20°
주요한 흉추	옆으로-굽힘 Cobb ≥25° T10-L2 후만증 ≥ +20°
흉추요추의/요추의	옆으로-굽힘 Cobb ≥25° T2-T5 후만증 ≥ +20°

*주요한 = 가장 큰 Cobb 측정치, 항상 구조적
부수적 = 적용된 구조적 기준과 함께 모든 다른 커브들
†유형4-MT 또는 TL/L은 주요한 커브일 수 있다

첨부의 위치
(SRS 정의)

커브	첨부
흉추의	T2-T11/12 디스크
흉추요추의	T12-L1
흉추요추의/요추의	L1/2 디스크-L4

수정 요소				
요추 수정 요소	**요추 첨부로의 CSVL**		**흉추의 시상면 옆모습 T5-12**	
A	페디클 사이의 CSVL	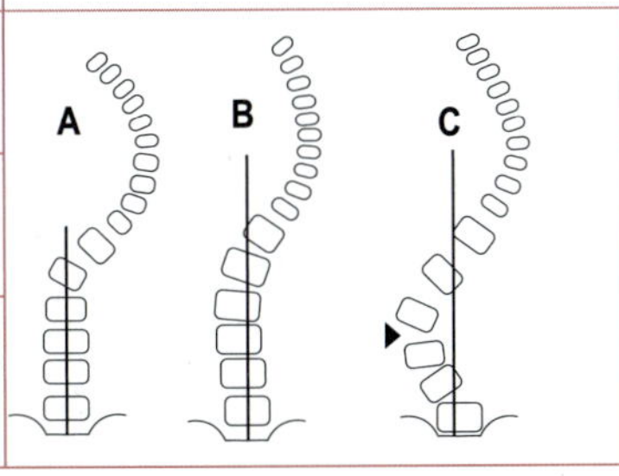	- (Hypo)	<10°
B	CSVL이 맨 위쪽 추체(들)에 접촉한다.		N (Normal)	10°-40°
C	완전히 안쪽의 CSVL		+ (Hyper)	>40°

커브 유형(1-6) + 요추 수정 요소(A B C) + 흉추의 시상면 수정 요소(- N +) 분류(예, 1B+): ______________

그림 5.5
계속

방법	방법 설명	그림
Cobb (24)	추골체는 6 부분으로 나누어진다. 극돌기가 정렬된 영역이 할당된 등급을 결정한다.	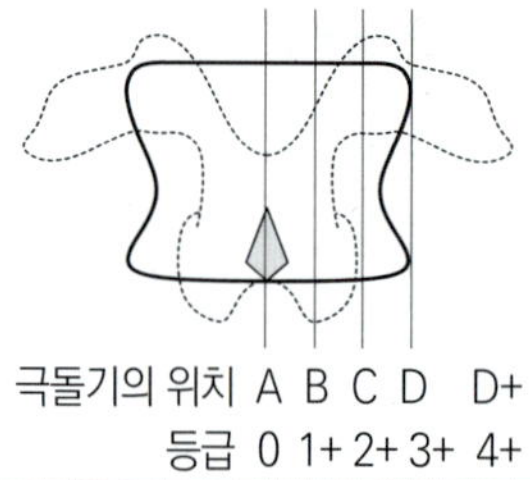
Nash-Moe (25)	추골체의 폭에 대한 볼록한 추궁근(pedicle)의 % 변형으로 추골 회전 각도를 측정한다.	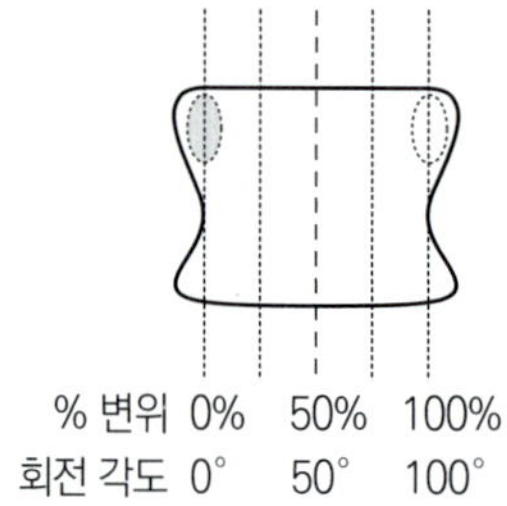
Perdriolle (10)	노모그램의 가장자리는 추골체의 가장자리 중에서 가장 안쪽에 위치하는 지점(A와 B)과 정렬된다; 회전 각도는 볼록한 추궁근을 통과하는 수직선으로부터 읽혀진다.	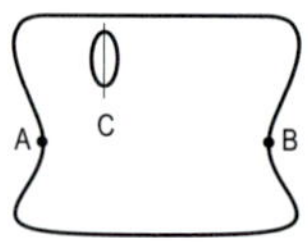
Stokes (27)	추골체의 중심에서 양쪽 추궁근까지의 투사 거리(a와 b)를 측정한다. 회전 각도를 결정하기 위해, Stokes 공식에 각 추골 레벨에 대한 고정된 폭-깊이의 비율을 적용한다.	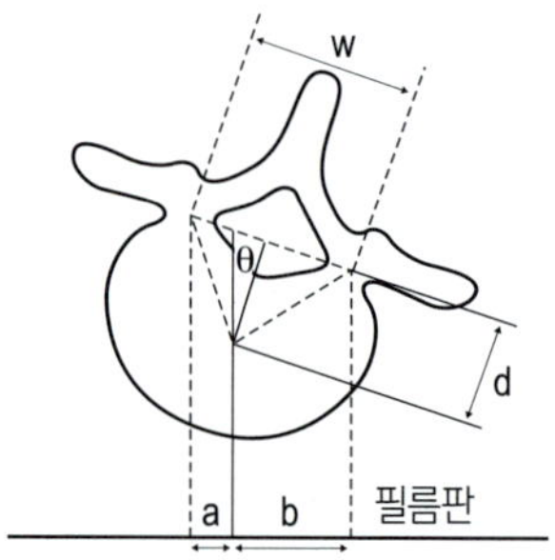

그림 5.6
추골 회전 분석. Lam, G.C., Hill, D.L., Le, L.H.(2008). 추골 회전 측정법: 일반 방사선 촬영과 CT 방법의 요약과 비교. Scoliosis, 3: 16. doi:10.1186/1748-17161-3-16.

'S 자형 만곡'은 많은 변형의 가능성을 가진 2개의 만곡을 가진다: 예를 들어, 만곡들은 작은 만곡들과 균형을 이루면서 중심 수직 척추 라인(CVSL)의 한쪽에서 발생한다. 다른 변형은 균형을 위해 CVSL의 반대쪽에서 일어나는 만곡이다. S 자형 만곡의 각 만곡들은 하나의 영역에서 주로 일어나는 경향을 띤다. S 자는 척추의 측방굴곡이 완전한 균형을 이루었다는 것을 의미한다.

'C 자형 만곡'과 'S 자형 만곡'은 일반적인 분류법이고, 2개 만곡, 3개 만곡, 또는 4개 만곡 시스템으로 각각 분류되기도 한다.

3개 또는 4개 만곡 시스템은 'S 자형 만곡'에 해당되며, 3개 만곡은 우측 흉추 1차 측만증을 가지고, 4개 만곡은 좌측 흉요추 1차 측만증을 가진 S 자형 만곡을 의미한다. 이들 각 만곡은 의사에 의해 더 복잡하게 분류되고, 또 필라테스 강사에 의해 면밀히 조사되고 이용된다.

개별 기능적 비대칭 변형을 시도하기 전에, 개별 골격의 기본적인 정보를 이해하고 존중하는 것이 중요하다.

CVSL(중심수직척추라인)로부터의 편위

위치, 방향 및 크기의 측면에서 볼 때, 각 측만증은 CVSL로부터 독특한 편위를 가지고, 이것은 외과의사가 측만증의 특징을 분류하는데 사용된다.

여기에서 강조되는(그림 5.5), Dr. Lenke의 2005년 분류체계(LCS)는 척추와 연관된 복잡성을 보여준다. 이 체계는 청소년 특발성 측만증(AIS)과 성인 측만증 모두에 적용된다.

Lenke 시스템은 6가지 만곡 유형, 흉추 후만증의 수정요소, 가쪽(또는 회전) 요추 병변의 정도, 시상면 중력 만곡 수정요소 및 구조성/기능성 조건을 다룬다.

파트 1은 Lenke 시스템의 6가지 만곡 유형(1–6)을 다룬다. 맨 아래 부분은 시상면의 변형을 다룬다. 파트 2는 정중(시상면) 흉추 수정요소(−, N 또는 +) 뿐만 아니라, 요추 수정요소(A, B, C)를 보여준다.

요추 수정요소(modifier)는 L3 지점에서 척추가 얼마나 벗어났는지를 보여주고, 흉추 수정요소는 T8 지점에서 얼마나 벗어났는지를 알려준다(Lenke 등, 2001).

3차원에서 만곡 분류하기

Cobb 각도의 연구자들에 언급된 주요 제약은 만곡이 시각적 2차원적으로 분류되었다는 것이다. Cobb 각도 개별 추골 회전 점수는 방사선 영상에서 극돌기와 추골체의 가쪽면 사이의 간격으로 측정된다(Stokes 등, 1986).

만곡으로 인한 추골의 비틀림 때문에, 추골의 실제 회전값을 정확하게 분석하는 것이 어렵다. 이런 이유 때문에, 많은 연구자들은 정확성을 필요로 하는 의사와 보조기 기사에게 도움이 될 수 있는 새로운 디지털 영상의 기술을 찾아냈다. 그림 5.6에 있는 챠트는 개별 추골 회전을 결정할 수 있는 다양한 방법을 제시하고 있다(Lam 등, 2008).

클라이언트를 치료할 때 회전, 힘의 작용선, 근육 톤 및 움직임 전략을 고려해야 한다. 그러나 의사는 2차원 영상에서 3차원 활동을 해석할 만큼 스킬이 향상되었고, 필라테스 강사들도 의사의 스킬 수준까지 도달해야 할 것이다.

보조기(부목) 착용

필라테스 강사는 보조기 착용에 대한 지식을 가져야 한다. 자세와 통증 조절을 위한 대부분의 보조기는 아동과 성인의 잠재적 만곡 진행을 막아준다.

2013년에 출간된 BrAISt 연구(청소년 특발성 측만증에 보조기를 적용한)에 따르면, 50° Cobb 각도의 측만증을 가진 성장기의 청소년에게 딱딱한 보조기를 적용한 결과, 수술을 할 만큼 측만증이 진행되지 않았다고 한다(Weinstein 등, 2013).

일반적으로 보조기 착용이 변형을 없애 주지는 못한다; 보조기 착용은 단지 측만증이 악화되는 것을 막아 줄 뿐이다.

보조기 처방의 국립보건원(NIH) 보조기 분류는 필라테스 강사들에게 만곡 분류를 보다 세밀하게 살펴보도록 만들어 주었다. 그들의 분석은 의학 전문가들이 2개 만곡, 3개 만곡, 4개 만곡 기본 시스템을 어떻게 설명하는지를 보여줄 뿐만 아니라, 필라테스 강사들에게 관찰 기술을 배울 수 있는 다른 방법을 제공한다.

종종 보조기에 순응하기가 어려운데, 그 이유는 보조기가 덥고, 불편하고, 피부 쓸림이 많고, 또 보조기 착용하는 것이 부끄럽고 옷 속에 착용하기가 어렵기 때문이다.

Brace Buddies Scoliosis Body Sock과 같은 의류 제품으로 보조기를 숨길 수도 있다. 보조기 안에 옥수수 녹말(옥수수 가루)을 넣으면, 피부의 짓무름(손상)을 막을 수 있다.

2년간의 보조기 착용은 수술만큼 가치가 있다. 불행스럽게도, 보조기를 착용하는 사람의 특정 비율은 여전히 수술을 요구한다. 우리의 도덕 기준은 수술에 대한 클라이언트의 결정을 지지하고, 클라이언트가 수술을 받을 수 있도록 준비하는 것이 최선이라고 생각한다.

보조기는 각 클라이언트를 위해 제작될 것이고, 성장이 계속 되거나 불편으로 변화될 필요가 있는 압박 부위에 패딩을 적용한다. 필라테스를 포함한 운동을 하는 동안에는 근육의 사용을 최대화하기 위해 딱딱한 보조기를 착용하지 않는다.

성장이 멈출 때까지 만곡의 진행을 막기 위해 보조기를 사용해야 한다. 필라테스 강사는 보조기 사용을 중단한 이후에 더 영향력을 가진다. 어떤 보조기도 착용 부위를 자연스럽게 약화시키기 때문에, 보조기 착용 시기의 코어 회복은 클라이언트에게 유익하다.

보조기 설계

측만증 전문가 Dr. Rigo (그림 5.7 참조)에 의해 개발된 분류에는 3개 만곡, 4개 만곡, 비 3개 만곡 및 비 4개 만곡 유형이 있다.

뒤쪽에서 관찰했을 때, 만곡 유형 사이의 주요 차이점은 다음과 같다:

- 3개 만곡: 골반은 오목한 몸통 쪽으로 이동하고, 몸통 불균형은 볼록한 쪽으로 향하고, 또 뚜렷한 늑골 융기가 존재한다.
- 4개 만곡: 골반은 볼록한 요추 융기쪽으로 이동하고, 뚜렷한 요추 융기가 존재한다.
- 비 3개 만곡이나 비 4개 만곡: 골반은 그 위에 놓인 'C 자형' 또는 'S 자형' 만곡과 중립위를 유지한다.

각 기본 머릿말 밑에는 1개 이상의 변형이 존재하고, 각 클라이언트에게 개별 운동 프로그램이 필요하다는 것을 알려 준다.

기타 보조기

다른 보조기 시스템이 측만증을 위해 특별히 제작되지 않았지만, 뼈 약화와 낮은 근육톤에 의해 악화된 자세에 도움을 준다.

TheraTogs®와 Spinomed®는 측만증을 위해 대체 보조기를 찾는 사람에게 도움을 줄 수 있다.

어떤 멘티가 내게 연락해서 80세 측만증 환자에게 맞는 보조기를 추천하도록 요구했다. 그녀의 사례를 리뷰해 보니, 뼈의 약화 때문에 자세가 너무 구부정한 것이 문제였다. Spinomed®는 그녀를 위한 묘책이었다.

Nada 체어와 XBack 받침대

부모와 성인들은 전반적인 자세 도움에 대한 조언을 요구한다. Nada-체어와 XBack 받침대와 같은, 두 가지 장치에 관심을 가질 필요가 있다.

50° Cobb 각도의 측만증을 가진 성인이 상담과 조언을 듣기 위해 찾아왔다. 그녀의 유일한 불편은 우크렐라를 연주할 때 통증이 발생하는 것이었다. 이것은 놀라운 일이 아니었다. 왜냐하면 그녀의 구부정한 앉은 자세가 인상적이었기 때문이다.

나는 허리 슬링에 무릎을 감싸는 루프가 달린 Nada-체어의 사용을 제안했다. 이것은 허리 신전을 유지하는데 도움을 준다. 나중에 클라이언트가 말하길, Nada-체어가 자신의 뮤직 그룹과 함께 재미있는 시간을 보내는데 도움을 주고, 또 더 나은 앉기 자세를 찾는데 도움을 주었다고 한다(Nada-체어, 2017).

XBack 받침대는 자세 유지에서부터 급성 척추 상황까지 다양하게 사용될 수 있는 허리 보조기이다. 정형외과의사와 물리치료사에 의해 개발된 XBack 받침대는 일시적으로 자세 지지를 원하는 성인에게 적용될 수 있다. 나는 컴퓨터 작업을 할 때 구부정해지는 허리를 지지하기 위해 이것을 사용했다(XBack Posture Corex Model T106, 2007).

많은 클라이언트와 부모님들이 전반적인 자세 보조기에 대한 조언을 요구할 수 있기 때문에, 필라테스 강사들은 이런 자원에 대한 목록을 보유하고 있어야 한다.

수술

마지막 중재는 수술이다. 사춘기 이전에 발생하는 조기 발생 측만증(EOS) 아동들은 평생 장애가 될 수 있는 만곡의 진행을 막기 위해 수술을 원할지도 모른다. 성인 클라이언트는 척추가 붕괴되어 불안정하고 완전 장애나 독립 상실이 발생할 수 있을 때 수술을 요구한다.

필라테스 강사는 일상생활의 재습득을 통해 측만증 수술 환자를 도울 수 있다. 수술 환자에게 도움이 되는 제안들은 12장에 수록되어 있다. 그리고 몇 가지 추가적인 조언이 아래에 제시되어 있다.

측만증 수술의 변화는 외과의사의 능력과 철학에 좌우된다. 나는 수년에 걸쳐 많은 변화를 봐 왔다. 대부분의 외과의사는 그들의 환자에게서 최상의 기능적 결과를 바란다.

융합 수술에는 두 가지 기본 접근법이 있다. 하나는 척추 앞쪽에서 이루어지는 것이고, 다른 하나는 척추 뒤쪽에서 이루어지는 것이다. 두 접근법 모두는 척추나 골반으로부터 뼈조각을 떼 내어 교정되길 원하는 부위에 붙이는 것이다. 1장에서 보았듯이, 추궁근 나사의 사용 유무에 관계없이, 뼈조각이 강한 결합을 형성할 때까지 로드나 케이블이 치유 수복에 도움을 줄 수 있다. 나는 뼈 융합이 형성된 후 로드나 막대의 제거 수술을 받은 사람을 알고 있다. 기본적으로, 뼈가 융합되는 시간은 골절이 치유되는 시간과 같다. 뼈가 융합되는데는 2개월이 걸리고, 리모델링되는데는 꼬박 1년이 걸린다(Abul-Kasim 등, 2011).

필라테스 강사들은 수술을 받은 클라이언트를 치료할 때 의사의 허락을 필요로 한다. 척추 수술 이후의 정확한 예상에 대한 근거는 거의 존재하지 않는다. 클라이언트가 이전에 가졌던 가동범위보다 더 큰 가동범위를 가질 수 없지만, 그의 기능은 척추 안정성과 함께 향상될 수 있다.

척추 회전이 약 25% 정도 감소되지만, 척추전체 분질은 권하지 않는다. 천천히 관리하고, 초기에는 조심해야 한다. 그리고 초기 재활을 지지하기 위해 반흔과 유착을 유지할 필요가 있지만, 이들은 매우 민감한 편이다.

아동은 2개월 이내에 빠르게 회복하지만, 성인은 아동보다 더디게 회복된다. 아동과 성인 모두에게 많은 보행을 권장한다. 허리 균등성, 늑골 이동 조절, 팔 거상 가동범위, 족관절 사용 및 균형에 집중하자. 클라이언트에게 로드가 보조기가 아님을 알려주자. 한 클라이언트의 경우, 로드가 부러졌지만, 여전히 그의 기능에는 문제가 없었다.

클라이언트는 척추가 축 처지지 않도록 주의해야 하고, 코어를 다시 찾기 위해 척추를 위쪽과 바깥쪽으로 들어 올리자.

A1	A2	A3
임상 기준 골반은 오목한 흉추 쪽으로 이동됨. 몸통 불균형은 볼록한 흉추 쪽으로 향함. 긴 흉곽 늑골 융기가 요추 쪽으로 내려감.	**임상 기준** 골반은 오목한 흉추 쪽으로 이동됨. 몸통 불균형은 볼록한 흉추 쪽으로 향함. 뚜렷한 늑골 융기/요추 융기는 없거나 매우 작음	**임상 기준** 골반은 오목한 흉추 쪽으로 이동됨. 몸통 불균형은 볼록한 흉추 쪽으로 향함. 뚜렷한 늑골 융기/작은 요추 융기가 있음
방사선 기준 단일 긴 흉추/작은 요추 TP 불균형은 볼록한 흉추 쪽으로 향함 T1 불균형은 볼록한 흉추 쪽으로 향함 L4는 볼록한 흉추 쪽으로 기울어지거나 수평을 이룸	**방사선 기준** 단일 흉추/없거나 최소의 기능적 요추 단일 긴 흉추/작은 요추 TP 불균형은 볼록한 흉추 쪽으로 향함 T1 불균형은 볼록한 흉추 쪽으로 향함 L4 볼록한 흉추 쪽으로 기울어지거나 수평을 이룸	**방사선 기준** 단일 흉추 주 만곡/요추 부 만곡 단일 긴 흉추/작은 요추 TP 불균형은 볼록한 흉추 쪽으로 향함 T1 불균형은 볼록한 흉추 쪽으로 향함 L4는 오목한 흉추 쪽으로 기울어짐/음성 L5-4 카운터 경사
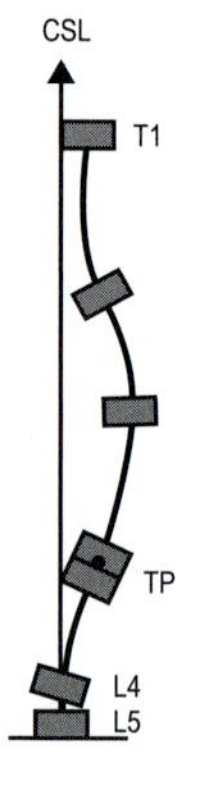 A1	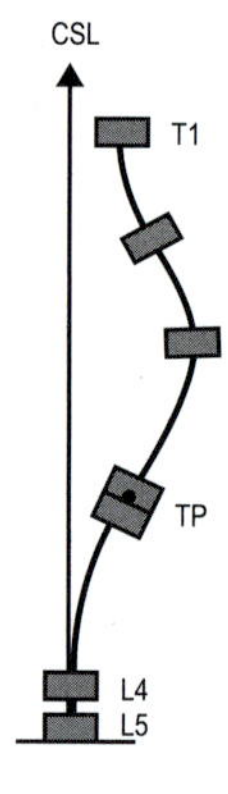 A2	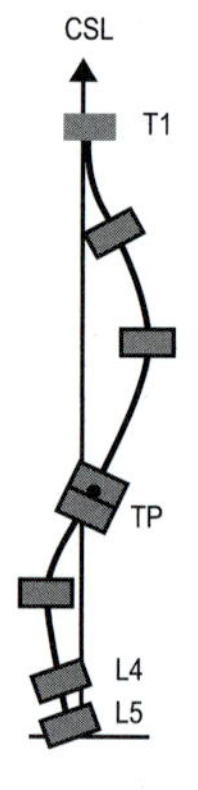 A3
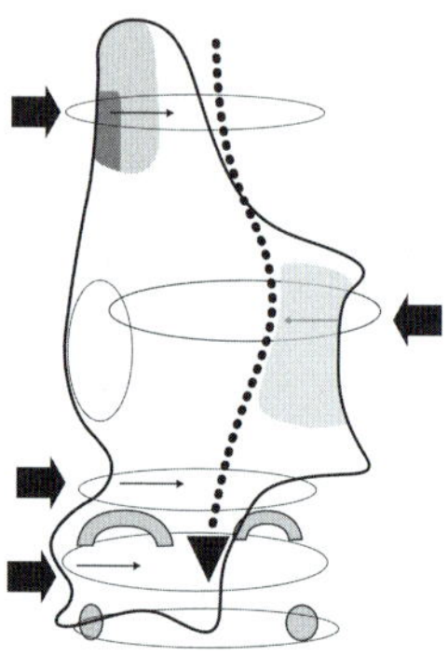 **보조기 설계** 3C '볼록한 흉추 쪽으로 열린 골반'	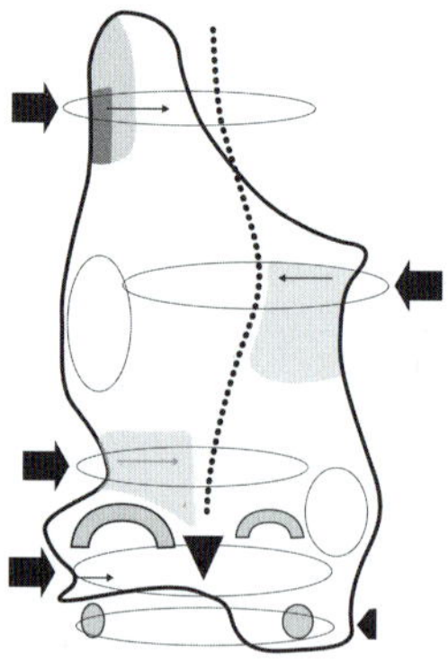 **보조기 설계** 3C '클래시컬'	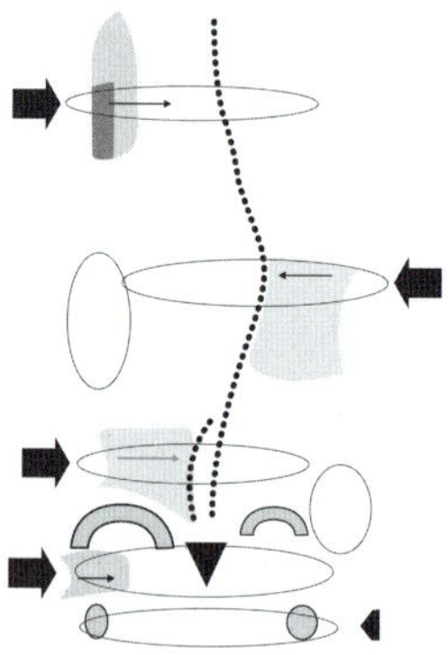 **보조기 설계** 3C '클래시컬'

그림 5.7

Dr. Rigo의 보조기 분류. CSL = 중앙 천골 라인. Rigo, M.D., Villagrasa, M, Gallio, D (2010). 보조기 치료와 관련된 특별한 측만증 분류: 설명과 신뢰도. Scoliosis, 5: 1. doi:101186/1748-7165-5-1

B1	B2
임상 기준 골반은 볼록한 흉추 쪽으로 이동됨 몸통 불균형은 오목한 흉추 쪽으로 향함 뚜렷한 늑골 융기와 요추나 흉요추의 융기	**임상 기준** 골반은 볼록한 흉추 쪽으로 이동됨 몸통 불균형은 오목한 흉추 쪽으로 향함 작은 흉추 융기와 관련된 뚜렷한 흉요추 융기
방사선 기준 이중 흉추와 요추 만곡 또는 이중 흉추와 흉요추 만곡 TP 불균형은 오목한 흉추 쪽으로 향함 T1 불균형은 오목한 흉추 쪽으로 향함 양성 L5-4 반대 경사	**방사선 기준** 흉요추 주 만곡과 흉추 부 만곡 TP 불균형은 오목한 흉추 쪽으로 향함 T1 불균형은 오목한 흉추 쪽으로 향함 양성 L5-4 반대 경사(종종, 양성 L4-3 반대 경사)
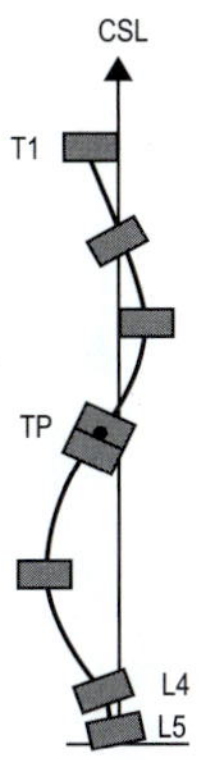 B1	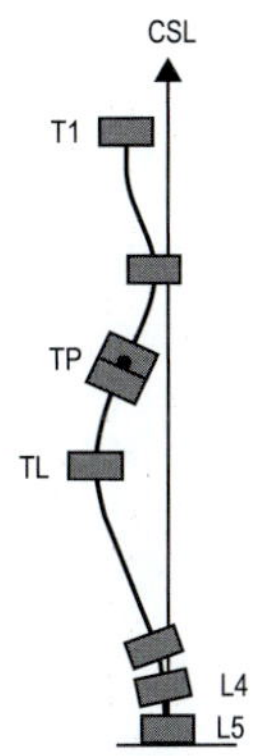 B2
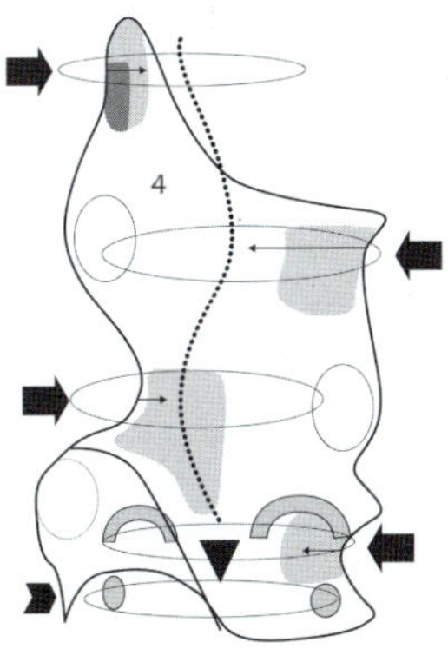 **보조기 설계** 4C '클래시컬': 오목한 흉추쪽에서 골반이 열린다.	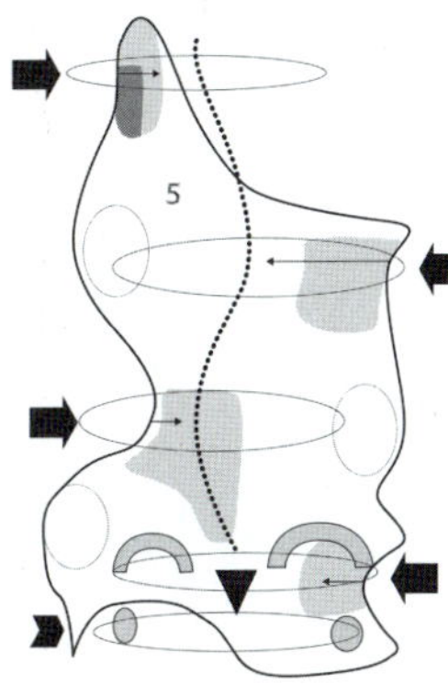 **보조기 설계** 4C '클래시컬'

그림 5.7
계속

C1	C2
임상 기준 중앙에 위치한 골반 균형 잡힌 몸통 뚜렷한 늑골 융기와 직선의 요추	**임상 기준** 중앙에 위치한 골반 균형 잡힌 몸통 뚜렷한 늑골 융기와 뚜렷한 요추 융기
방사선 기준 요추 만곡이 없는 단일 흉추 만곡 TP가 CSL위에 위치함 T1가 CSL위에 위치함	**방사선 기준** 흉추 주 만곡과 요추 부 만곡, 또는 이중 흉추와 용추 만곡(가짜 이중 만곡) TP가 CSL위에 위치함 T1가 CSL위에 위치함 음성의 L5-4 반대 경사
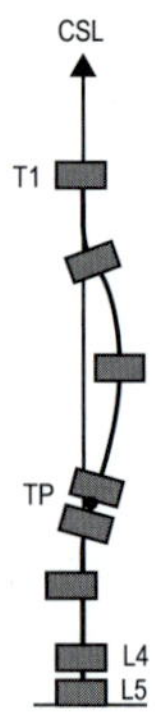 **C1**	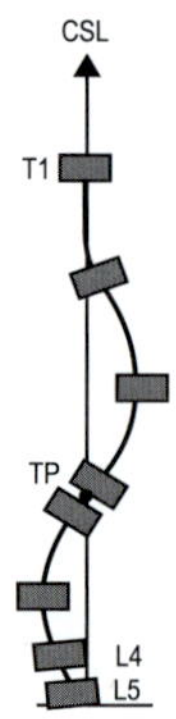 **C2**
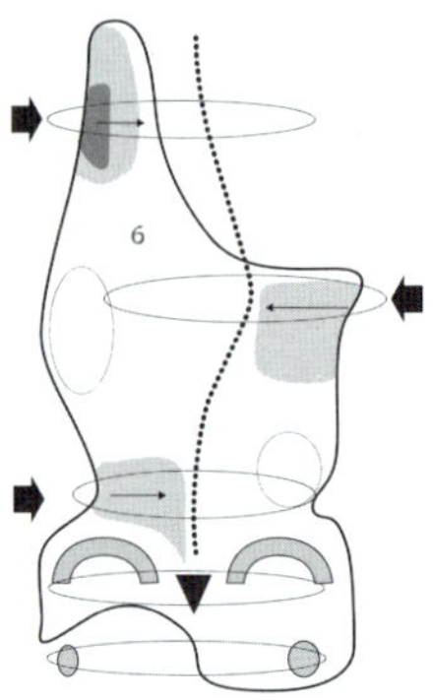 **보조기 설계** 중립 골반	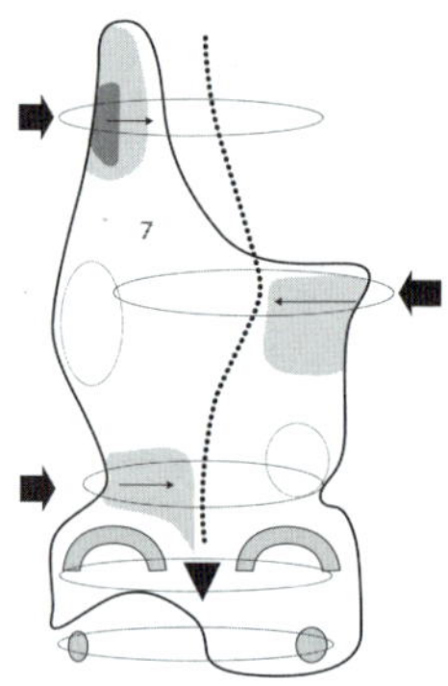 **보조기 설계** 중립 골반

그림 5.7
계속

수술받은 환자는 평생 지지를 얻기 위해 신중해야 한다. 한 클라이언트의 부모님은 딸이 10대였을 때 고정 수술을 거절했다. 척추 불안정이 발생한 이후 의대생인 20대였을 때, 그녀는 수술을 선택했다. 예전 비디오를 보면, 그녀는 큰 가동성을 가진 생기 넘치고 행복한 젊은 여성이었다. 현재 그녀는 50대이고, 통증과 굽힘 붕괴를 가졌고, 일어서기를 잘 할 수 없었다. 수년의 협동 치료 이후, 그녀는 척추 비대칭과 불안정성을 위한 지속적인 프로그램으로 호전되었다.

결론

필라테스 강사들은 특정 대상자를 치료하면서 얻은 경험, 연구 및 의학적 분류 등의 지식을 통해 많은 것을 얻을 수 있었다. 우리는 대증요법과 보완요법에서도 충분한 역할을 하고 있다. 이런 지식은 필라테스 강사들이 "가장 잘 할 수 있는 것"을 하도록 힘을 주고, 또 이것으로부터 해방시켜 주는 것이다. 의학은 치료를 하지만, 필라테스는 치유를 한다.

우리 방법의 기준의 근거를 6장에서 학습한다.

참고문헌

Abul-Kasim, K., Karlsson, M.K., Ohlin, A. (2011). Increased rod stiffness improves the degree of deformity correction by segmental pedicle screw fixation in adolescent idiopathic scoliosis. Scoliosis, 6: 13. doi:10.1186/1748-7161-6-13.

Chowanska, J., Kotwicki, T., Rosadzinski, K., Sliwinski, Z. (2012). School screening for scoliosis: can surface topography replace examination with scoliometer. Scoliosis, 7: 9. doi:10.1186/1748-7161-7-9

Doi T., Kido, S., Kuwashima, U., et al. (2011). A new method for measuring torsional deformity in scoliosis. Scoliosis, 6: 7. doi:10.1186/1748-7161-6-7

Grivas, T.B., Vasiliadis, E.S., Koufopoulos, G. et al. (2006). Study of trunk asymmetry in normal children and adolescents. Scoliosis, 1: 19. doi:10.1186/1748-7161-1-19

Heary, R. F., Albert, T.J. (2016). Spinal deformities: the essentials. Child's Nervous System 31(4), 631–632

Lam, G.C., Hill, D.L., Le, L.H., et al. (2008). Vertebral rotation measurement: a summary and comparison of common radiographic and CT methods. Scoliosis, 3: 16. doi:10.1186/1748-7161-3-16

Lenke, L.G., Betz, R.R., Harms, J., et al. (2001). Adolescent idiopathic scoliosis: a new classification to determine extent of spinal arthrodesis. Journal of Bone and Joint Surgery 83(8), 1169–1181

Levine B., Kaplanek, B., Jaffe, W.L. (2009). Pilates training for use in rehabilitation after total hip and knee arthroplasty: a preliminary report. Clinical Orthopaedics and Related Research, 467(6), 1468–1475

Magee, D. (2016). Orthopedic Physical Assessment, 6th edn. St Louis: Elsevier

Nada-Chair. (2017). Retrieved September 13, 2017, from Nada-Chair: http://www.nadachair.eu/

Osbourne, M. (2012). Why do females injure their knees four to six times more than men…and what can you do about it? Retrieved September 11, 2017, from University of Colorado Hospital Women's Integrated Services in Health: http://www.ucdenver.edu/academics/colleges/medicalschool/departments/Orthopaedics/clinicalservices/sportsmed/Documents/WISH_SPORTSMED_Female%20Knee%20 Injuries%20and%20 ACL.pdf

Rigo, M.D., Villagrasa, M. Gallo, D. (2010). A specific scoliosis classification correlating with brace treatment: description and reliability. Scoliosis, 5: 1. doi:10.1186/1748-7161-5-1

Saccucci, M., Tettamanti, L., Mummolo, S., et al. (2011). Scoliosis and dental occlusion: a review of the literature.

Scoliosis, 6: 15. doi:10.1186/1748-7161-6-15

Scoliosis treatment. (2012). Retrieved August 14, 2018, from SpineCor®: http://www.spinecor.com/ForPatients/ScoliosisTreatments.aspx

Silva, F.E., Lenke, L.G. (2010). Adult degenerative scoliosis: evaluation and management. Neurosurgical Focus, 28(3), E1

Stokes, I.A., Bigelow, L.C., Moreland, M.S. (1986). Measurement of axial rotation of vertebrae in scoliosis. Spine (Phila Pa 1976), 11(3), 213–218

van Loon, P.J.M. (2012). Scoliosis idiopathic? The etiologic factors in scoliosis will affect preventive and conservative therapeutic strategies. In: Grivas, T. (ed.) Recent Advances in Scoliosis. InTech, pp. 211–234. Retrieved August 13, 2018, from: http://www.intechopen.com/books/recent-advancesinscoliosis/changes-in-conservative-treatment-of-spinaldeformities-based-on-increased-knowledge-on-etiology

Walston, J. D. (2012). Sarcopenia in older adults. Current Opinion in Rheumatology, 24(6), 623–627

Weinstein, S.L., Dolan, L. A., Wright, J.G., Dobbs, M.B. (2013). Effects of bracing in adolescents with idiopathic scoliosis. New England Journal of Medicine, 369(16), 1512–1521

XBack Posture Correx Model T106. (2017). Retrieved September 13, 2017, from Xback Braces: http://xbackbraces.com/products.html

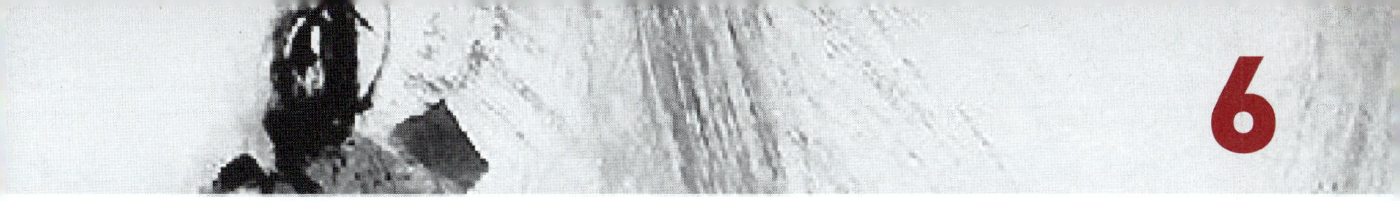

6

주요 개념: 기준의 근거

Chief concepts: a framework of reference

시스템 모델

필라테스 강사는 한 번에 한 관절이나 한 운동 분절만 관찰하는 환원주의적 모델보다는 사람을 전체적으로 보는 시스템 모델을 도입해야 한다.

기능적 신체를 기술하려면, 근골격계의 기본 역학부터 시작해야 하고, 검사를 위해 각 신체 분절을 분리해야 하고, 또 궁극적인 자연스런 움직임을 위해 전체를 인지하기 보다는 신체 각 부분들의 모든 하부 시스템을 인지해야 한다.

연부조직, 근육, 인대 및 근막 안의 장력 요소는 일종의 삼각형인 실질적인 트러스(tress) 모델의 지지 시스템에 영향을 준다.

수학적으로 3개의 점은 평면을 형성한다. 평면의 삼각형들은 가변적인 장력과 압박의 구조물을 만들고 '텐서그리티(tensegrity)'로 불리는 효율적인 생체 구조물 모델을 형성한다. 신체 내의 용적 공간은 20면체와 같은 훨씬 복잡한 형태를 형성하는 이들 트러스의 결합이다. 20면체는 다방향 능력을 포함하는 구조물의 넷 번째 차원을 제공한다.

모든 자연 구조물들은 장력이나 압박의 작용을 허용하는 이들 모든 방향의 다면체를 보유한다. 효율적인 에너지 보존 시스템 안에서 뼈는 압박 요소이고, 연부조직(건/근, 근막, 인대)은 장력 요소이다. 근거는 이 시스템의 존재 뿐만 아니라, 안정성, 다양성과 효율성까지 다루고 있다(Barnes, 1990; Schleip 등, 2012).

인체에는 약 206개의 뼈와 602개의 근육이 있다. 전체적 조절은 개별적 상대 근력을 허용하는 모든 층 근육(심층 근육과 중간층 근육 포함)의 사용에 초점을 맞추고 있다.

전통적인 피트니스처럼, 신체 발달에 기여하는 얕은 층의 13개 주요 근육에만 초점을 맞추면, 비대칭 신체를 위한 상대 근력을 얻을 수 없다.

큰 근육군을 훈련시킬 필요는 있지만, 척추 비대칭을 가진 많은 사람들은 부적합한 역학적 지렛대의 단점 때문에 뚜렷한 절대 근력을 달성하는데 한계가 있음을 알게 된다. 이런 이유 때문에, 비대칭 사람이 이용할 수 있는 최상의 기능을 달성하기 위해서는 모든 근육층에 초점을 맞추고, 근막 슬링 시스템을 합병시키는 것이 실용적이다.

척추를 조직하는 3가지 레벨

전신 조직화의 3가지 레벨이 존재하며, 이것은 구조적 도움을 더해 준다. '비대칭 신체'를 대기압과 중력 등의 외부 압력이 내적 구조물을 누르는 지점에서의 구조물 붕괴처럼 생각할 수 있다.

연습하기

레벨 1

인체 내부에는 4개 횡격막이 있다: 머리 횡격막(눈높이에 있는 수평의 접형골); 흉곽의 입구(견갑대와 목이 만나는 연부조직의 고리); 호흡 횡격막(늑곽의 바닥에 있는); 골반 횡격막(골반저 근육 구조물 밑에 있는). 이들 근막 층은 순환작용을 한다. 그들은 서로에 대해 부풀어 오르는 낙하산처럼 생겼고, 항상성을 유지하는 공기와 체액의 순환을 일으킨다. 항상성은 산-염기 균형, 수화 레벨, 독소 제거와 뇌척수액 분배 등을 조절한다.

코드 6.1
4개의 횡격막

내장기 생체역학의 과학을 기술로 바꾼다. 비디오(코드 6.1)를 시청하고, 선 자세를 취한 후, 수직으로 부풀어 오른 낙하산의 정렬과 6번의 호흡 동안 그들의 관계를 알게 되는 상상을 해 본다(Broomes, 2012).

레벨 2

심층 전두면 근막 라인(Deep Front Fascial Line)은 척추 비대칭에 영향을 주는 내적 비대칭 신체를 연결한다. 서기 운동으로 비대칭 관리의 과학 기술을 발견해 보자.

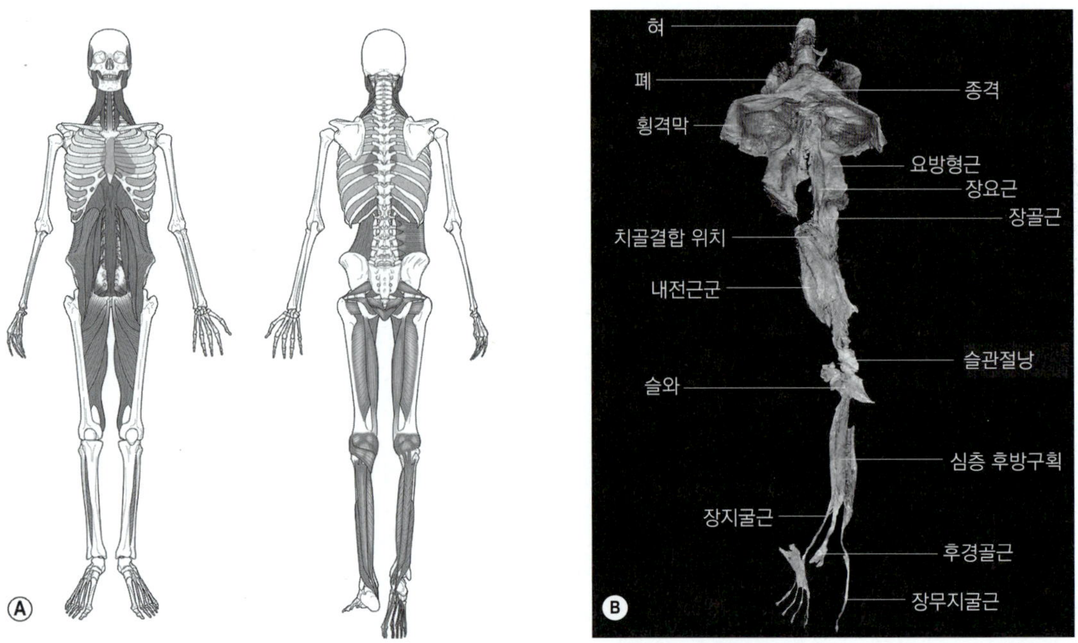

그림 6.1
심층 전두면 근막라인의 경로는 머리의 연구개 안쪽에서 시작해 목구멍의 뒤쪽, 심장과 폐의 뒤쪽에 있는 늑곽 뒤쪽의 심층으로 주행하고, 횡격막을 지나 장기들의 뒤쪽을 따라 아래로 내려간다. 그 다음, 요근의 앞쪽을 지나 안쪽 허벅지로 내려가고, 슬괵근과 장딴지근육을 지나 발바닥에서 끝난다.

양 발을 약 3인치(9 cm) 정도 벌리고 선 자세를 취한다. 양쪽 뺨과 눈을 들어올리고, 치아를 보이는 미소를 지어 보자. 미소를 지으며 4회 호흡을 한다. 이번에는 얼굴을 찡그리고 3회 호흡을 한다. 미소와 찡그리는 표정을 반복한다. 여러분의 골반과 발바닥에서 느낌의 차이를 확인한다. 이런 전신 연결은 심층 전두면 근막 라인이다.

레벨 3

척추의 수직 신장만으로는 비대칭 척추를 위한 단일 교정 기법으로서 충분하지 않지만, 수직 신장은 항중력 조절의 필수 요소이다. 신체가 피로하거나 산만해졌을 때의 전략으로서 사용할 때, 이것은 전신을 구성하고 내장기와 척추 구조물을 감압하는 귀중한 도구이다. 허리 붕괴 현상이 불가역성을 띠기 전에, 허리 붕괴가 일어나지 않게 하는 것이 최상이다.

척추를 바람 빠진 아코디언으로 생각함으로써 척추 감압의 과학을 생각한다. 그 다음, 바닥에서 위쪽으로 몸통을 채우는 호흡을 이용한다. 척추의 높이가 신장되는 것은 아코디언의 주름을 펼치는 것처럼 보인다. 들이 쉬면서 키를 키우고, 3회 호흡 동안 키를 더욱 키운다. '3'이라는 매직 숫자는 자세 긴장도를 재설정하는데 도움을 준다.

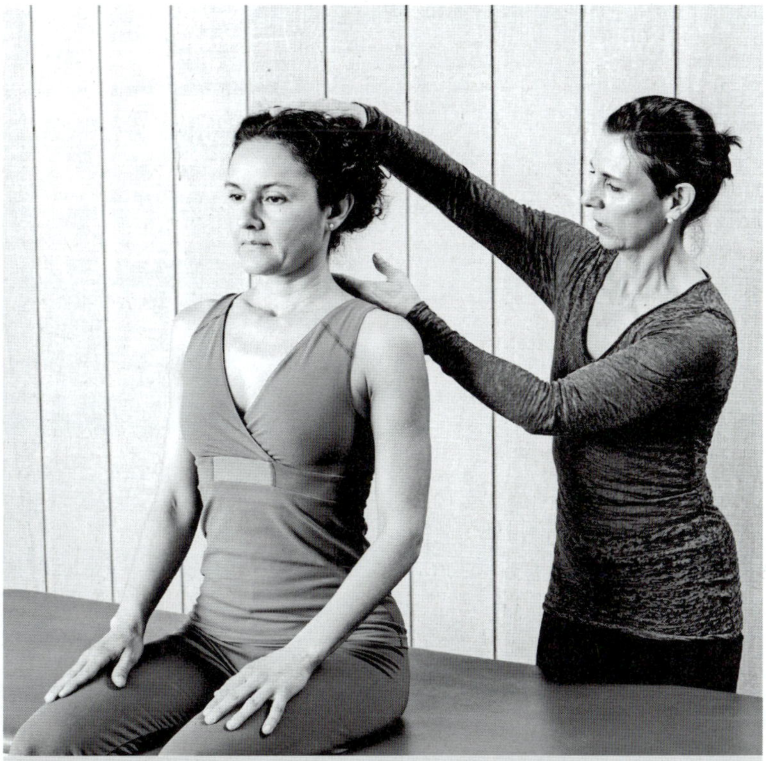

그림 6.2
측만증 관리를 위한 일상 바디 스킬로서 스트로(빨대) 훈련을 이용하여, 마치 척추가 스트로를 위쪽으로 들이쉬는 것처럼, 척추를 길게 만든다.

3-E 전략

3 가지 전략은 클라이언트가 완전한 척추 연결을 형성하는 것을 돕고, 신체 조절과 자각의 기술 과정을 시작하도록 돕는다.

- 인간공학(Ergonomics)
- 운동(Exercise)
- 감정(Emotion)

3-E 전략을 기억하고, 여러분의 클라이언트 안에 이것을 스며들게 한다.

인간공학

인간공학은 프로프와 웨지는 물론, 일상의 편안함을 도와주는 옷, 의료용 보조기나 비의료용 보조기, 신발, 의자, 매트리스 등으로도 확장되고 있다. 11장은 이런 전략적 도구를 확장하고 있다.

운동

3가지 기본 측면에 운동을 적용한다: 신체적 측면, 교정적 측면 및 컨디셔닝 측면.

신체 운동: 이미지, 생각, 느낌

이미지, 생각 및 느낌이라는 모토를 가지고 생각의 영역을 신체의 영역으로 전환시키는 신체 운동을 시작한다.

신체 운동은 내부 환경의 조직화로 시작한다. 척추 질환을 가진 사람은 신체의 내적 영역에 접근하는 내적 초점의 사용으로 큰 이득을 얻을 수 있다. 이것은 종종 익숙하지 않는 스킬이지만, 훈련을 필요로 하고 또 발달되는데 시간을 요한다. 연상을 하는 동안 신체 효과가 일어나는 스포츠, 비즈니스 및 연극 분야의 연구가 이루어졌다(Amasiatu, 2013).

묘사적 연상법을 사용한다. 부드러운 유머가 기억을 돕는다. 가르침 이면의 과학을 강화하기 위해 연상의 기술을 이용한다. 좋아하는 이미지 중 하나는 늑곽의 뒤에 물고기처럼 아가미가 있다는 것이고, 천장으로 물거품이 올라 간다고 상상해 보라고 하는 것이다.

- *이미지. 늑곽이 뒤쪽으로 팽창하는 것에 대한 설명은 뼈 운동의 은유적 사고로 시작한다.*
- *생각. 감각 입력을 강화하는 호흡 동안, 셀프-터치와 앞쪽 늑곽 유지와 같은, 이미지에 부가적인 신체 감각을 연결하는 것이다.*
- *느낌. 부드러운 운동과 신체 감각으로의 정신적 리허설은 경험을 강화시킨다 (Guillot 등, 2013).*

교정 운동

클라이언트에게 교정을 언제 하고, 어떻게 하는지를 훈련시킨다. 천천히 시작하고, 클라이언트가 프로그램에 더 익숙해질 때 훈련을 추가한다.

개인의 신체적이고 행동적인 측만증 큐잉을 빠르게 설정함으로써 치료적 운동을 클라이언트에게 적용하고, 또 그 이상으로 클라이언트를 이동시킨다. 7장에서 다루어질 클라이언트 프로파일이 코어와 구조적 손실에 대한 요구 영역을 확정할 뿐만 아니라, 측만증 큐잉(단순한 만곡 감소를 넘어서는 목표로서)을 사용하는 다른 모든 운동에 자세와 행동을 모니터링하는 하나의 원형을 제공한다.

개인적 큐잉은 클라이언트 프로파일을 따르고, 수직축 붕괴의 모니터링, 비-우세 팔 사용의 증가, 늑골 전방 돌출 영역의 복사근 수축, 오목한 폐엽의 팽창 증가, 그리고 볼록한 늑골의 부드러워짐 등을 포함한다.

하체 문제의 추가는 하나의 혜택이다. 덜 활성화된 둔부 근육, 덜 사용된 골반 고정근(골반저 근육), 발로 체중을 각인하는 것, 그리고 코어에서 발까지의 시퀀스 강화에 집중하자.

머리를 중력중심 위에 정렬하기, 골반 아치의 중심화, 그리고 양쪽 발을 4인치(10 cm) 간격으로 배치하는 것 등의 바디 스킬을 촉진하자.

적절할 때 비-우세 눈의 사용과 혀의 위치를 교육시킨다. 이런 방법은 분석 과학을 운동 실행(대칭적 운동과 편측 운동 모두에 유용한)으로 전환시킨다.

컨디셔닝 운동

컨디셔닝 단계로 클라이언트를 지도하고 격려하자.

필라테스 메소드는 심층근조직과 중간층 근조직을 움직임 원리(근막 슬링, 운동조절 및 정신 집중을 이용하는)에 통합시킨 특별한 형태의 운동이다.

필라테스 메소드는 피트니스를 향한 통로로서 13개의 큰 근육군을 이용하는 보다 효율적이고 접근하기 쉬운 컨디셔닝 운동이다. Joseph Pilates는 그의 'Return to Life'라는 책에서: "조절학(Contrology: Pilates Method)만으로 한 남성이나 여성을 신체적으로 완전한 사람으로 다시 만든다고 가정 하는 것은 중대한 실수일 것이다."라고 제시했다.

그는 자신의 방법을 큰 나무를 벌목하는 어려운 작업을 더 빠르고, 쉽고, 효율적으로 만들어주는 벌목꾼의 날카로운 톱에 비유했다(Pilates, 1945). 필라테스 메소드는 신체를 단련시키며, 피트니스로 가는 통로이다.

감정

감정은 반응의 선택을 제공한다. 호전 중인 척추 만곡이나 비호전 중인 척추 만곡의 관리는 일정한 전략을 요구한다.

본 예의 경우, '투쟁-도피(fight or flight)'의 교감신경 사슬은 비대칭적 시스템에 대해 잘못 알려진 효과를 가진 비틀려 있는 추골체에 놓여 있다. 알려진 것은 이런 상태가 삶의 질과 자존감에 나쁜 영향을 준다는 것이다(Durmala 등, 2015).

평이하고 편안한 삶에 대한 갈망과 함께, 가족 관계와 대인 관계, 직업 능력, 여가활동 추구 등을 포함한 사회적 참여는 고양된 자각을 수용한다.

통증 관리가 즐거운 정신 상태와 신체 감각 쪽으로 감정을 집중시키듯이, 불안정한 비대칭 신체의 관리와 교육은 특별한 바램과 노력을 요구한다.

감정 관리 도구는 발성의 사용과 신체와 관련된 감정 상태의 인지에 대한 집중(내수용기)과 함께, 호흡 조작의 신체적 행위, 운동 신체 자세의 선택 등을 포함한다: 이들 모두는 부교감신경(주로 미주신경)을 자극한다. 행동이 빠른 필라테스 강사는 이런 내용을 자신의 치료 방법에 포함시킨다(Porges 등, 1994; Shafir 등, 2016).

부교감신경의 모토는 안정, 소화 및 치유;

- 안정 (Rest)
- 소화 (Digest)
- 치유 (Heal.)

원리: 만트라(주문)

비대칭의 기능적 관리를 위한 만트라는 패턴 확인하기, 패턴 깨뜨리기, 패턴 재설정하기, 패턴 교정하기 및 패턴 넘어서기 등이 있다.

- 패턴을 확인하기 (Identify the pattern)
- 패턴을 깨뜨리기 (Break up the pattern)
- 패턴을 재설정하기 (Redirect the pattern)
- 패턴을 교정하기 (Correct the pattern)
- 패턴을 넘어서기 (Go beyond the pattern)

패턴을 확인하기

'패턴 확인하기'라는 첫 번째 원리는 7장에 있는 클라이언트 프로파일을 만드는 것부터 시작한다. 인식(자각)은 변화의 가능성에 꼭 필요하지만, 평가 결과를 친절하고 솔직하게 전해준다. 클라이언트, 특히 청소년은 감수성이 예민하다. 청소년은 용기와 이끌음(guidance)을 필요로 한다. 성인은 생애 주기와 명확한 계획에 대한 정보를 필요로 한다.

7장의 평가, SSPOT-1과 SSPOT-2(측만증 특정 신체 관찰 검사)과 GPOA-1과 GPOA-2(전신 관찰의 평가)는 2가지 목적을 가지고 있다: 필라테스 강사에게 시작할 수 있는 위치를 제공하는 것; 그리고, 클라이언트가 참여할 모든 운동과 그 운동에 대한 개별 비대칭 큐잉을 클라이언트에게 교육하는 것.

양쪽 그룹은 학습 시간, 전화 사용 시간, 여가 시간, 가정 설정 및 작업 공간을 위한 전략을 재점검할 필요가 있다. 모든 사람들은 관리 도구를 필요로 한다.

패턴을 깨뜨리기

연부조직 중재

반복 운동과 함께, 오목 영역의 장력 신장과 볼록 영역의 압박은 근막 제한과 편측성 편향을 변화시킨다.

근막의 신장과 재형성과 함께, 근건 재형성이 이런 원리를 위한 적절한 도구이다.

근막

비대칭 신체는 3장의 Bonnie Thompson에 의해 증명되었듯이, 특정 근막의 신장성과 내적 근막 제한의 해제를 필요로 한다. 근막은 비활성의 수동 구조물이 아니다. 여러분이 근막을 어떻게 사용하는지에 따라, 근막은 기능적 중요성에 적응하여 자신의 형태를 만든다. 근막들간의 서로 멀어지거나 가까워지는 주행뿐만 아니라, 내적 형태를 제공하고 독자적 작용을 허용하기 위해 근막은 세포의 미세한 부분을 위한 내적 발판을 형성한다. 근막은 세포에게 형태와 모양을 제공한다.

내장기 조직은 두꺼운 근막 덮개에 의해 둘러싸여 있어, 바이러스, 박테리아, 암 등과 같은 나쁜 침입자들로부터 보호를 받을 뿐만 아니라, 특정 영역에 위치한 장기를 지켜주는 구조물을 제공한다(Barnes, 1990). 비대칭은 중요한 이런 내적 구조물을 변화시킨다. 늑골 사이나 주변의 단축된 영역(허리와 내장기를 지지하는 영역에서)을 확장하는 것이 근거 원리의 일부이다.

자연은 비대칭적이다. 1장은 호흡 횡격막 영역과 골반 천골-고관절 관계에서 발견되는 기능적 비대칭에 영향을 주는 구조적 비대칭의 2 영역을 설명했다. 부가적으로, 근막은 다소 덜 알려진 Davis 법칙(뼈 리모델링이란 Wolf 법칙에서 나온)에 따라, 신체의 장력 라인(그림 6.3)을 따라 재구성된다. Davis의 법칙은 연부조직 하중이 과도하거나 부족하면 조직 강도의 소실이 초래되고, 적절하게 자극이 주어지면 조직 강도가 유도될 수 있다는 것이다(Frost, 2003).

척추 비대칭, 물리적 사고, 다리 길이 차이(구조적이든 또는 기능적이든) 및 편향된 골반 회전 등과 같은, 골성 제한은 연부조직의 더 많은 변화에 기여한다.

부정정렬에 대한 중력 하중에 영향을 주는 부적절한 앉기 자세나 무거운 백팩의 하중을 더해 주면, 근막 스트레인이 강화되고 스웨터나 스타킹에서의 당김처럼 퍼져나간다.

이런 강력한 근막 제한은 가동성 소실과 통증을 일으켜 정상 근육 기능을 방해한다(Barnes, 1990).

근육 문제

특정 척추 근육의 도전은 척추 비대칭 환자를 기다리고 있다. Khosla는 교정용 척추 로드(Harrington)를 삽입하기 전에, 비대칭 척추의 스트레스에 의해 근세포가 어떻게 변하는지를 보여주는 척추 자세근인 다열근의 심층 세포 구조물을 검사했다.

문제는 근건 단위의 약증이다. 몸통의 다른 쪽과 비교했을 때, 근섬유의 반흔조직과 함께, 특히 오목 영역의 근육과 건 섬유가 탈조직화되었음이 나타났다. 건의 섬유는 힘의 라인을 따라 조직되어야 하고, 이것은 근육의 당김이 방해를 받았다는 것을 의미한다.

건 섬유가 근육의 당김을 경험하지 못하면, 그 섬유는 얽히게 된다. 근세포 내의 반흔조직은 근육의 수축 능력을 감소시킨다. 근육들은 신경지배를 받는데, 반흔조직은 근섬유로 가는 신경전도를 방해하는 부도체로 작용한다. 이런 정보는 우리가 근막이완치료나 근막장력 활성이 그 영역의 결합조직, 반흔조직 및 근육을 정상화할 수 있다는 가설을 세우는데 도움을 준다.

연구에 따르면(Khosla 등, 1980), 더 많은 동맥 분지가 확인되었는데, 이것은 근육에 산소와 영양분을 공급하기 위해 병태 심장이 또다른 혈관 통로를 발달시키는 것같이, 근육이 산소를 찾으려고 많은 노력을 했다는 것을 의미한다.

패턴 깨뜨리기는 근육의 동원을 재설정하고, 기능부전성 호흡, 과제 편향과 불균형한 서기, 앉기 및 보행 등과 같은, 만연한 신경학적 습관을 해결하는 새로운 전략을 세우기 위해 만곡 뿐만 아니라, 다른 모든 비대칭 패턴을 변화시키는 것을 의미한다.

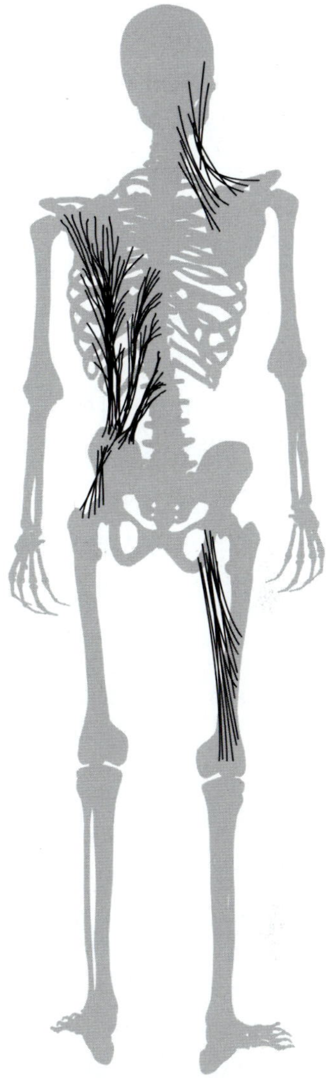

그림 6.3
비대칭에서 발생하는 근막 유착

근막 변화를 일으키는 도구로는 웨지, 아크, 매직 서클, 늑골 가동술 및 척추와 회전성 작용 등이 있다.

웨지와 필라테스 아크 사용하기

두 가지 유형의 웨지는 스튜디오 안에서 고객의 다양한 선택을 위해 그리고 필요에 따라서 중요하게 사용되어야 한다. 자세 이완술은 만곡 사이의 전이와 관련된 불편을 돕는 이완 기법이다.

Activ-Wedge®는 수동 웨지 기법과 반대인 능동 웨지 기법으로 사용된다. 본 장의 후반부에 설명되는 모든 신경발달적 자세를 이용해 근막 라인의 단축을 해결하기 위해 매트와 장비 운동에서 이루어지는 능동 치료 동안에 이것을 사용한다. 일반적으로, 바로 누운 자세에서 웨지를 오목한 후방 늑골 부위, 후방으로 거상된 골반 밑에 뒤쪽의 올라간 골반 부위 밑에 위치시킨다. 눈과 혀와 같은 다른 신경학적 도구의 사용도 도움이 된다.

Activ-Wedge®는 둔부의 좌골 보조기로도 작용한다. 기능적 측만증(특히 척추 고정술)의 경우, 공간을 채우기 위해 가벼운 쪽 좌골 밑에 웨지를 배치한다. 고정술을 받지 않는 기능적 측만증 또는 유연성 측만증의 경우에는, 가벼운 골반 쪽으로 골반을 밀기 위해 무거운 쪽 좌골 밑에 웨지를 배치한다.

필라테스 아크의 사용은 빠른 치료 시기에 이용된다. 척추 퇴행이 있는 노인에게는 주의를 기울여야 한다. 아크 위에서 이루어지는 한쪽 폐 호흡하기는 호흡 운동을 통해 늑골과 추골의 종속 운동을 회복시키는 작용을 한다.

근막을 변화시키려는 노력을 할 때는, 장기간 또는 회전과 측방굴곡의 끝지점에서 반드시 억제를 해야 한다. 이런 이유 때문에, 클라이언트가 일상에 필수적인 척추 회전에 필요한 조절을 더 배울 때까지 리포머에서 이루어지는 인어 자세의 수행을 미룬다.

가장 중요한 것은, 누운 자세에서 적용되는 Activ-Wedge®는 척추고정술을 받은 사람에게 권장하지 않음을 명심하는 것이다. 앉기, 무릎서기, 서기 및 인버전(거꾸로서기) 등의 다른 모든 자세에서 Activ-Wedge®를 사용할 수 있다. 유사하게, 필라테스 아크 위에서 이루어지는 척추 신전, 굴곡 및 측방굴곡도 척추 고정술을 받은 환자에게 권장하지 않는다. 필라테스 강사들은 사용과 개념에서 수술받은 사람들과 수술받지 않은 사람사이의 차이를 확인하는데 노력해야 한다.

패턴을 바꿔주기

10장은 클라이언트가 할 수 있는 다양한 움직임 패턴의 변화(측만증 패턴의 변화)를 소개한다.

변화에 클라이언트를 안전하고 효율적 접근으로 준비하기 위해 7~9장에서 제시하는 순서를 잘 따라야 한다: 비대칭 큐잉과 경향을 확인하기 위해 프로파일을 만들고, 교육과 기본 운동을 시작하고, 근막을 변화시키고, 고착되거나 제한된 움직임 패턴을 열어준다.

패턴 바꿔주기는 안전을 담보하는, 시간의 경과로 변화가 가능한 작은 증가를 통해서도 가능해진다. 변할 수 없는 부분들이 항상 존재하지만, 상당한 부분은 변할 수 있다. 천천히 진행하면, 관리가능한 측면과 함께, 변할 수 없는 측면을 알 수 있을 것이다. 확정된 비대칭 변화를 목표하는 성급한 프로그램은 좋은 결과를 못 주고, 클라이언트의 취약성을 확인하지도 못할 것이다. 인내를 가지면 좋은 결과가 온다.

몇 가지 전략이 본 단락에서 설명될 것이다. 이들 전략은 신경발달적 순서 자세와 운동, 비대칭 중 쉬운 쪽부터 먼저 움직이는 전략, 스쿠터(Scooter)와 같은 한쪽면 운동, 그리고 장애를 보이는 쪽으로 이루어지는 움직임 수행 등을 포함한다.

비록 한쪽 영역만 운동시키고 싶겠지만, 만성 병변의 경우에는 양쪽 모두 운동하는 것이 좋다. 쉬운 쪽 방향은 반대쪽의 저항을 이완하는데 도움을 주는 상호억제 작용을 하고, 두 번째 영역으로 신경학적 자극이 전달되도록 척추분절 안에서 'overflow (자극이 넘쳐 흐르는)'의 수준으로 작용하고, 또 두 번째 영역이 더 어려운 쪽에 대한 가이드로 사용될 수 있는 운동 교재로서 작용한다.

대칭 운동을 피하지 말고, 대칭 운동을 수행한다. 대신, 풋 워크(Footwork)와 같은 대칭 운동을 웨지, 눈 조절, 혀 위치 및 기타 비대칭 큐잉을 이용하는 비대칭 운동으로 전환시킨다.

눈 조절

비-우세 눈의 사용이 어째서 문제가 되는가? 비-우세 눈의 단독 사용을 추가하는 것도 회전을 쉽게 만들고 회전 범위에 도움을 준다.

4장은 비대칭 환자에게 영향을 주는 전정균형계의 내용을 다루었다. 닭이 먼저 인지 계란이 먼저 인지가 불명확할지라도, 4장에서 이미 언급되고 표 1.2에서 볼 수 있듯이 비대칭의 Herman 모델은 눈이 척추 비대칭 퍼즐의 일부임을 보여준다. 흥미롭게도, 우세 눈 검사를 수행할 때 한쪽 눈을 감지 못하는 사람도 있다.

4장은 눈 근육을 조절하는 뇌 영역인, 안구운동계의 관계를 보여주는 Herman 모델의 요소를 설명했다. 측만증 환자의 전정 기능(균형 뇌영역) 차이를 밝혀낸 측만증 연구는 눈의 사용이 근골격계와 신경근육계에 큰 영향을 주고 있음을 고려했다.

눈은 기능 조절하는 6개의 근육을 가지고 있다. 근골격의 기능에서 볼 때, 6개의 눈 근육은 두개골저에서 C2와 머리를 연결하는 하후두근과 협응을 한다.

머리 뒤쪽의 헤어라인에 검지를 배치하여 이들 근육을 촉진하고, 그 다음, 눈을 좌우로 움직여 하후두근의 수축을 느껴 보자. 약간의 머리 무게 변화 때문에, 미세한 근육들이 신체 아래쪽으로 뻗어 있는 근육에 반대되는 힘으로 균형을 잡아준다.

만약 한쪽 눈이 작업의 대부분에 이용된다면, 눈 우세와 같은 쪽의 소뇌가 대부분의 작업을 받아들인다. 소뇌는 머리, 손 및 눈 협응에 대한 정확함을 조절한다. 사람이 편향된 움직임을 수행할 때, 감각 입력과 근육 출력을 조절하는 뇌의 반대측에서 측면 우세가 더 강해진다.

눈은 근골격계가 어떻게 작용하는지에 대한 선행 설명과는 다르게 신경학적으로 뇌의 양쪽 측면에 집중한다. 눈은 거꾸로 된 이미지를 받아들이지만(역상을 만들지만), 이것을 이해하도록 우리의 시각 안에서 그 이미지를 똑바로 세운다.

다섯 개의 신경조절계에 의해 조절되는 여섯 개의 주요 눈 근육들은 전정계, 뇌의 이미지 처리, 또는 물체를 초점에 유지시키는 특정의 내적 망막계를 통해 머리를 유지함으로써 망막의 초점 영역을 유지시키는데 도움을 준다.

머리 깊은 곳에 있는 반고리관의 전정계는 여러 운동면에서 이루어지는 머리의 경사에 의해 자극된다. 한 개의 주요 눈을 통한 초점은 반고리관의 반복 패턴을 각인시키고, 그 다음 이런 우세에 반응하는 특정 근육과 근막 슬링의 패턴을 각인시킨다. 안과의사와 안경사들은 시력을 처방하거나 교정할 때 이런 정보를 고려해야 한다(Goldberg 등, 2012).

필라테스 강사의 목적은 비대칭 습관을 완전히 제거하는 것도 아니고, 클라이언트에게 양 손을 사용하도록 훈련시키는 것도 아니다. 필라테스 강사의 생각은 이전에 덜 사용한 신경 경로와 근육을 사용하도록 선택된 운동이나 일상의 활동에서 비우세 눈을 단순히 사용하는 것이다. 이것을 통해 비대칭의 척추를 바꿔주는 기능적 해법책을 찾아내는 것이다.

필라테스 강사 트레이닝이 자세근과 중간층 근육에 초점을 맞추기 때문에, 머리와 목을 안전한 방법으로 사용하는 능력은 일종의 보너스이다.

혀 움직임

혀의 사용은 심층 목과 흉곽출구(견갑대의 고리 영역)를 활성화시킬 뿐만 아니라, 심층 전두면 근막 라인에 근접하여 방향을 바꾸는 또다른 측면이다.

7장인 평가 단락은 선 자세에서 양팔 만세에서 아래에 있는 손 높이가 낮은 손쪽을 살펴야 한다. 클라이언트 자세관찰에서 중력 영향을 쉽게 받는 쪽을 결정하는 것과 함께, 일반적인 클라이어트 평가는 내적 관점으로부터 신장될 필요가 있는 측면을 설정하는데 도움을 준다.

아래쪽 손(선 자세에서 팔을 거상했을 때 낮은 쪽 손)과 반대되는 쪽에 위치한 윗니의 뒤쪽에 혀를 가져가는 것은 개념적으로나 신체적으로 심층 전두면 근막 라인을 신장시킨다.

척추 비대칭과 측만증이 전신에 영향을 주기 때문에, 전신에 영향을 주는 중재가 필요하다. 척추의 신장과 가동술에 초점을 맞추는 기능 해결, 개별 늑골이나 여러 늑골에 대한 기능 해결, 그리고 골반과 다리의 중재가 매트나 다른 운동 기구 위에서 이루어질 필요가 있다.

매트 운동은 체중의 이용을 촉진하고, 치료 회기 사이의 상태 유지를 위한 숙제를 제공한다.

운동 기구는 좌우측 길이를 위한 측정으로써, 스프링 지지에 의한 도움으로써, 그리고 근막 활주와 리코일(반동)을 설정할 때 중요한 것으로 작용할 때 효과적이다. C자 만곡, S자 만곡, 또는 2개 만곡, 3개 만곡 및 4개 만곡 등의 프로토콜에 기반된 글로벌 포뮬러에 의존하지 않고도, 운동을 먼저 시작할 쪽을 선택하고, 눈 초점과 혀 위치를 추가하고, 또 Activ-Wedge®를 사용하면 각각의 운동을 개별화할 수 있다.

신경발달적 순서

초기 운동, 교정 운동과 방향 수정 운동에서 계속 반복되는 주제는 신경발달적 순서(NS)의 사용이다.

NS는 걷는 능력을 축적하길 바라는 신생아의 첫 1년 동안의 정상 진행이다. 아기의 삶에서 처음 시작하는 첫 번째 자세는 누운 자세이고 목과 머리를 제어하는 것이 첫 번째 할일이다.

그런 다음, 아기는 엎드린 자세를 취하기 위해 돌아눕기를 시작한다. 일반적으로 엎드리는 동작은 대부분의 사람에게 어려운 일이다.

심층 다열근이 활성화되기 전에 척주기립근이 과사용되지 않도록 하기 위해, 롱 박스(Long Box) 위에 누운 상태에서 양쪽 다리를 수평보다 낮은 위치로 시작하거나 또는 각얼음 운동으로 시작하는 것이 비대칭을 가진 사람에게 실제로 최상일 수 있다. 8장은 이런 비대칭 사람에게 필요한 양식(form)을 제시한다.

필라테스 강사는 씰과 롤링(Seal and Rolling)과 같이, 매트 위에서 이루어지는 시상면 롤링을 사용한다. 처음에는 비대칭 사람을 위해 옆구르기(lateral rolling)가 선택될 수 있다.

유아와 아동은 앉은 자세를 달성하기 위한 기능적 진전으로서 좌우로 구르기를 한다. 여기에서 구르기는 척추의 신장, 관절 가동, 그리고 잘못되거나 불완전한 움직임 전략의 깨뜨림을 강조하고, 척추 회전으로 가는 통로로 작용한다.

성인은 움직임 전략으로 구르기를 거의 사용하지 않아, 구르기가 종종 결핍된다. 베이비-롤과 X-롤이 구르기의 2가지 선택이며 9장인 '패턴 깨뜨리기: 운동은 로션이다'에서 설명될 것이다. 이들 두 가지 롤은

SSPOT에서 평가로서 작용하고, 또 상체와 하체를 협응하는 근막 중재와 운동조절의 기법으로서 작용한다.

옆구르기는 다리부터 시작하거나 팔부터 시작할 수 있다. 코어는 한쪽 끝에서 다른 쪽 끝까지 힘을 전달하는 근막 사슬과 운동 사슬 사이에 위치한다. 모멘텀의 사용 없이는 클라이언트가 더 이상 움직일 수 없는 지점을 확인한다. 대개 '움직일 수 없다'는 것은 약하거나 억제된 근육을 의미하지 않고, 깨어진 패턴이 존재한다는 것을 의미한다. 몇 가지 옆구르기를 포함시켜야 한다.

측만증 클라이언트는 늑곽과 요추의 융기(전이 지점에서 불편을 일으키는) 때문에 종종 시상면 롤링의 문제를 가진다. 짧은 척추와 긴 척추는 유연성과 조절이 일어나기 전까지 측만증 환자에게 문제가 될 수 있다.

비대칭 사람의 전이 지점(이음부)은 2가지 방식으로 일어난다. 전형적인 골격의 전이 지점은 다음 지점에서 일어난다:

- 경추–흉추 이음부(목과 늑곽), 흉추–요추 이음부 (늑곽과 아랫등이 만나는 곳), 그리고
- 요추–천골 이음부(아랫등과 골반이 만나는 부위) (그림 4.6 참고)

비대칭 사람의 전이 지점은 2 가지 방식으로 일어난다. 척추 비대칭은 가쪽 융기의 위아래에 있는 전이 지점을 가진다:

- 1개의 긴 만곡이 있는 'C'자 만곡의 경우, 척추의 전이 지점은 전형적인 척추 이음부에서 일어날 뿐만 아니라, 비대칭 만곡의 위아래에서 일어난다.
- 머리가 골반 중심 위에 위치하는 종종 3개 만곡이나 4개 만곡으로 불리는 'S'자 만곡의 경우, 더 많은 전이 지점이 존재하는데, 그 이유는 1차 만곡과 2차 만곡의 위아래에 있는 여러 개의 만곡 전이 지점이 있기 때문이다.

클라이언트의 Scoliometer®에서 일부 흥미로운 결과를 읽는 각도의 양과 방향 변화를 확인해 보자.

인어 자세(Mermaid)도 비대칭을 가진 필라테스 초보 강사에게 문제가 될 수 있다.

이런 이유 때문에, 9장에서 제안된 옆구르기로 시작해서 진행해 나가자.

하나의 이정표로서, 구르기(롤링)는 보통 생후 4개월쯤에 달성되며, 한쪽 어깨를 밀어서 앉은 자세를 취할 수 있는 어깨의 근력을 얻을 수 있다. 그 다음 네발기기를 한다.

필라테스에서, 롱–시트 자세는(long–sit position) (척추를 중립으로 세우고 고관절을 90°로 굴곡) 고관절을 분절하여 골반을 세워 앉을수 있도록 해준다.

비록 이런 자세를 취할 수 없는 것이 슬괵근의 길이만의 문제로 종종 혼동되기도 한다. 사실 다른 조직의 길이도 관여가 되는데 예를 들면, 둔부 근육, 둔부 근육과 고관절 외회전근 사이의 근막, 그리고 심층 및 표층의 근막 라인 등이 영향을 준다.

8장에 있는 'four–point 이너 유닛 기본 운동,무릎을 지지하지 않고 발가락을 바닥에 터치하는 동작은 더 어려운 롱 시트(long–sit) 자세를 하기 위해 하면 도움이 되는 동작이다.

필라테스 강사는 클라이언트에게 네발기기자세를 완벽하게 잘할 때까지 변형된 동작으로 더 쉽게 할 수 있도록 가르칠 만큼 깨닫고 있어야 한다.

대부분의 사람들은 무릎과 손의 네 지점의 자세를 이해하고 있다. 네발자세는 보행에 꼭 필요한 골반안정근의 강화와 함께, mid–back과 upper body를 강화하는 통로이다.

8장의 내용처럼 상완삼두근과 전거근이 활성화되고 있다는 뉘앙스를 면밀히 살펴보자. 이런 닫힌 운동 사슬은 팔의 심층과 표층 근막 라인 내에 있는 에너제틱 링을 형성한다.

견갑골 영역의 상단과 하단에 있는 2개의 V-자 모양의 근육인, 후거근이 활성화되고, 이것은 폐엽이 산소를 받아들여 교환하도록 돕고, 만곡의 오목한 부위를 팽창하도록 돕는다. 측만증 환자는 종종 상체(허리 위쪽 부위)가 약해서 성인의 허리 붕괴 현상에 중요한 요소가 된다.

배가 앞으로 나온 노인은 복부 무게의 축적과 허리 붕괴를 혼동한다. 즉, 그들은 골다공증 환자의 돌출된 복부와 유사하다고 생각한다. 여기에서는 복부에 집중하고, 7장에서 설명되는 ZOA의 횡격막 호흡 영역을 최적화하자.

리포머 위에서 네발기기 자세에서 스프링없이 복부운동 또는 리버스 어브도미날(reverse abdominals)에서 흉곽 뒤의 불균형을 볼수 있다. 여기에서 개별 측만증 큐잉, 외복사근(전방 돌출 늑곽 부위)의 활성화, 허리(골반이 하이킹된 쪽)의 신장, 그리고 눈과 혀 큐잉의 추가 등을 이용하였다. 본 예는 대칭적 운동을 개인에 맞는 비대칭 운동으로 전환시켰음을 보여준다.

네발자세는 생후 7개월쯤에 네발기기로 전환된다. 리포머 잭래빗(Reformer Jackrabbit) 운동이 네발기기와 비슷하다. 완전 무릎서기와 반무릎서기(full kneeling and half-kneeling)는 생후 8개월쯤에 이루어지며, 유아는 이런 자세를 통해 서기 자세로 진행한다(Cook, 2016). 이런 자세에서 ActivWedge®의 통찰력 있는 추가는 골반 경사를 효과적으로 균형잡는데 도움을 준다. 컨퍼런스에서 비대칭에 대해 상담할 때, 빠른 교정의 결과를 보여주기 위해 이런 자세에서 웨지를 자주 사용한다. 장시간 동안 지속적으로 사용하면 더 좋은 결과가 일어날 것이다.

골반의 기능 해결은 골반을 이루는 3개 뼈의 운동을 클라이언트에게 교육하고, 또 척추와 다리 사이의 영향에서 그들의 뼈가 어떻게 달라지는지를 교육하는 것이다.

Spinal Spiral을 위한 Z-sit 자세와 Trapeze Table에서 Sidelying Pelvic Rotations은 나선형 근막 라인과 근조직에 접근하여 골반 가동성을 강화하고, 좌우 균등하지 못한 다리 사용을 균등하게 만든다. 척행 보행과 역행 보행의 최종 신경발달적 자세는 서기 자세로 진행하는 역전 현상을 포함한다. Activ-Wedge®와 함께, 트라페즈 테이블 위에서 이루어지는 다운-독 엘롱게이션(elongation)과 리포머 엘리펀트 수정 버전은 척추의 견인과 감압과 함께, 근막의 신장과 고관절 해리를 허용한다.

Wobble board를 사용해 발-코어의 시퀀싱은 완전한 심층 전두면 근막 라인의 참여를 돕고, 심층 골반 고정근과 발과 발목의 사용을 협응할 뿐만 아니라, 다리 길이의 전반적인 문제를 해결해 준다.

요약하면, NS는 클라이언트의 운동을 조직화하는데 있어 유용한 자세이면서 개발 중인 본보기이다. 척추, 늑곽 및 골반에 대한 기능 해결 전략은 무의식적으로 잘못된 움직임 패턴을 의식적이고 또는 무의식적 기능 움직임 향상의 방향 쪽으로 수정해야 한다는 것으로 뚜렷하고 확고해진다(Cook, 2011).

패턴 교정하기

패턴 교정하기는 향상된 전략을 온전하게 유지하는 접착제 역할이다. 이것은 디-로테이션 강화 프로그램(3 ES, 인간공학, 운동 및 감정)으로 설명된다. 일상의 바디 스킬은 중심 수직선 밖에 있는 신체 분절에 가해지는 중력의 노출을 줄이는 것이고, 또 근육 수축성과 근막 리코일을 돕는 항중력 교정의 사용을 강조하는 것이다.

인간공학적 조절과 운동 강화를 위해, 코어 필로우, 매직 서클, 폼롤러, Activ-Wedge®, 아크, 치료 볼,

Wobble board, 테니스 공 또는 폿롤러 등과 같은, 간단한 가정 도구들을 모아 두는 것을 클라이언트에게 장려하자.

일상의 홈 프로그램은 평생 관리 시스템을 기르고, 필라테스 강사 회기(수업)를 강화하는데 필요한 다방향 시스템을 강조한다. 관리 계획의 일상 수행은 충만한 삶을 위해 일관성과 확신을 불러넣어야 한다.

패턴 넘어서기, 개인을 위한 프로그래밍

12장의 패턴 넘어서기는 개별 대상자의 척추 비대칭에 대한 요구와 고려사항을 고려하고 있다. 필라테스 강사들은 필라테스 강사 훈련에서 클라이언트의 성별 차이, 연령 차이와 동반질환 등을 고려해 그 사람에게 맞는 우선순위를 설정한다.

일반적으로, 청소년은 더 큰 비대칭으로 발달하는 진행을 막으려고 노력하지만, 운동, 사회, 학업 및 예술적 목표를 추구하는 훈련과 지도를 필요로 한다. 일반적으로 성인도 비대칭을 이겨내는 도움을 구하는 많은 이유를 가지고 있다.

중대한 실수는 임신, 고관절 치환술로부터의 회복, 암 회복 등과 같은 필수 동반질환의 요구나 척추 비대칭의 편견에 기인한 과가동성 훈련과 같은 신체 유형 조건을 간과하는 것이다. 심지어 사랑하는 사람의 우려와 압박이 있더라도, 무엇이 가장 필요한지를 구분함에 있어 실용적인 감각과 현명함으로 이를 극복하자.

예술(art)을 비대칭 트레이닝의 과학으로 가져가는 것은 클라이언트의 구체적인 목표에 유념하고, 클라이언트의 능력과 함께, 프로그램 참여를 보장한다. 필라테스 세계로의 탐험, 상상의 새로운 언어 학습, 그리고 개인의 신체적 친밀함의 자극은 용기를 필요로 한다. 필라테스 강사들은 클라이언트에게 맞은 도구를 선택할 수 있는 커다란 도구상자를 가지고 있다. 필라테스 강사의 지도와 지지를 통해, 클라이언트는 건강한 삶을 영위할 수 있다.

성별 차이

모든 운동이 모두에게 이로운 것은 아니다. 모든 운동은 어떤 사람에게는 재구성될 필요가 있다. 각 성별에 맞는 언어와 접근방식을 선택해야 한다.

남성은 매우 직선적이고 확고한 경향이 있으며, 여성 클라이언트에게 적용된 접근방식보다 다른 접근방식을 좋아할 것이다. 남성 클라이언트에게 실제로 Pilates(사람이름)도 남자였음을 상기시켜라. 자신의 동료들과 비교하는 청소년들은 Joseph Pilates 이외에 많은 피트니스 롤 모델이 집중력과 규칙적인 운동 전략을 통해 미성숙하거나 약한 신체를 극복했다는 확신을 필요로 한다.

남성의 골반 형태는 깔대기 모양이다. 일반적으로 남성의 골반은 여성 골반처럼 자연스런 유연성을 갖지 못한다. 이런 이유 때문에, 남성의 경우에는 요추의 자동적인 굴곡 없이는 진짜 고관절 굴곡을 찾는 것이 어렵다.

낮은 스쿼트를 할 때 척추를 중립위로 유지하는 바디 스킬은 골반저 운동을 일으키는 간단한 방법이고, 요추를 보호하는데 필요한 보다 정확한 굴곡 기전이다. 부가적으로, 남성은 무거운 물건을 드는 과제를 많이 하며, 이것은 우세 팔을 많이 이용한다. 적절한 스쿼트 기법과 함께, 양쪽 팔을 사용하는 리프팅 바디 스킬은 측만증 남성 환자에게 귀중한 자산이다.

여성은 전형적인 체육 해부학보다는 신체 자각과 관련된 보다 섬세한 언어를 더 많이 사용한다. 여성은 대개 남성보다 다른 신체 경험을 제공하는데, 이것은 생리로 인한 규칙적인 통증이다. 많은 여성들은 몸매를 좋게 만드는 필라테스에 끌린다.

체중 감소와 몸매 조절이 필라테스 강사의 주요 목표가 아니고 부산물이라 하더라도, 이들 효과가 여성의 척추 건강을 달성하는 과정 안에 참여시키는 연결고리로서 작용할 것이다.

생애 주기

*10세 미만의 아동*은 소아적인 접근을 필요로 한다. 놀이가 이런 단계에서 가장 중요하고, 놀이 같은 접근법이 더 좋은 효과를 가질 것이다. 아동과의 대화를 시작하기 위해서는 SSPOT의 다른 측면을 선택해야 한다.

*청소년기*는 특발성 측만증 환자가 도움을 구하는 가장 일반적인 시기이다. 이 시기는 심각한 레벨로 진행할 수 있는 비대칭의 가능성 때문에 매우 중요한 시기이다. 낙관적인 정신으로 알려주고 교육시킨다. 대응 스킬을 장려한다. 측만증이 학자들마다 다르기 때문에, 대학원 교육과정에서 혼란스러울 수 있다. 바디 스킬의 교육은 성공적인 관리를 평생 지속하기 위해 개념, 운동 및 습관을 보장한다. 스포츠, 예술, 교육, 경력 및 가족의 양육 등의 측면에서 인생의 꿈을 지지하는 시간을 갖자.

*가임 연령기*는 여성 측만증 환자에게 있어 특별히 까다로운 시기이다. relaxin 호르몬은 출산 후 1년 동안 전신 인대 이완을 일으켜 측만증의 장애를 증가시킨다. 출산 후에는 큰 근육군의 활동을 피해야 한다. 비록 조깅이 체중을 빠르게 감소시킬 수 있을 지라도, 조깅에 의한 충격은 척추, 골반 및 다리 등의 손상과 같은, 비대칭성 악화의 개연성을 증가시킨다.

*중년기*는 관절염이 발생하는 시기이다. 관절염의 예방 교육과 전신에 대한 장려는 노화로 인한 강직(특히, 늑곽)을 피할 수 있도록 돕는다.

젊음의 충만으로 비대칭의 실제 효과가 나타나지 않을 수 있다. 중년기에 큰 근육군이 우세하면, 중년기 이전 시기에 뚜렷하지 않았던 큰 만곡 패턴이 종종 증가한다.

낙상 예방은 중년기 때 시작하고, 균형 훈련을 포함하고, Wobble board 사용도 포함시킨다. 척추 비대칭을 가진 노인들은 많은 것을 잃는다. 한발 서기 균형을 유지하고, 할 수 있는 만큼 팔의 닫힌사슬 근력을 유지한다.

*폐경기*는 여성에게 전환의 시기이다. 골반저 근육 톤의 감소와 함께, 골반 영역의 변화가 척추의 안정성 기반을 확보하는 시기이다. 완전한 이너 엔벨로프와 횡격막 조절로 이동하고, 골반저의 괄약근 사용을 넘어서는 것이 중요하다.

*70 이상의 노년기*는 실제 노화 시기로서 뼈가 약해지고 근육이 소실되는 시기이다. 60대 사람의 필라테스와 80대 사람의 필라테스 그림을 살펴보자. 신체가 완전하게 발달된 사람에게도 신체적 소실이 발생한다. 70대의 남성과 여성 모두는 뼈 감소를 경험한다. 80대의 노인에게는 약 40% 정도의 근육 감소가 예상된다. 40대의 중년과 80대의 노인을 살펴보자. 다르게 보이는 것을 살펴보자. 80대 사람은 다르다.

골다공증이 있는 척추는 굴곡된 자세를 권장하지 않는다. 그 이유는 압박 골절이 일어날 가능성이 높기 때문이다.

모든 사람은 향상할 수 있다. 그렇지만, 나는 숙련된 필라테스 강사를 취약한 노인들에게 추천한다. 필라테스 강사들은 취약한 클라이언트를 위해 안전한 환경은 물론, 그들 자신의 신체 능력에 유념할 필요가 있다. 나는 기구 쪽으로 움직이기 어려운 클라이언트에게는 보조 강사의 도움받을 것을 권장한다.

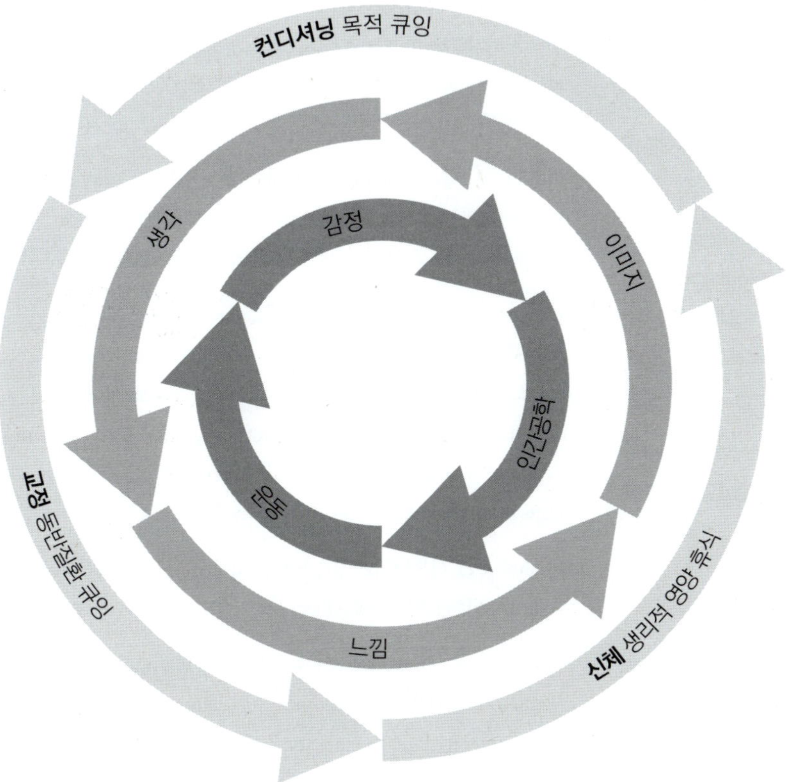

그림 6.4
척추 조직화를 위한 전략

결론

틀의 구조를 빠르게 알고 싶으면, 13장을 참고하기 바란다. 모든 사람은 어디선가 시작할 필요가 있지만, 특히 동반 병변과 동반질환이 존재할 때 '요리책' 방식의 분류에 대한 유혹을 피해야 한다. 청소년을 SSPOT-2의 역할 안으로 서둘러 진행시키자. 성인의 초기 교육을 시작하기 위해, 코어 교정 기능 검사를 사용하자. 선호도와 개별 비대칭 특성을 노출시키는 비대칭 큐잉을 만들자. 초기 교육을 위한 NS 자세를 이용하고, 또 척추, 늑곽 및 골반을 위한 기능 해결의 일부로 NS 자세를 이용하자. 근막 세이핑(형태 만들기)과 도수치료의 즐거움을 클라이언트에게 준다. 3 Es에 유념한다. 바디 스킬을 가르치고, 기능적 호흡을 통해 정서적 안정성을 강화한다.

천천히 시작하자. 청소년과는 즐겁게 운동하고, 성인에게는 격려를 제공하자. 즐기자, 여러분은 많은 것을 제공할 수 있다.

참고문헌

Amasiatu, D. A. (2013). Mental imagery reharsal [sic] as a psychological. Educational Research International, 1(2), 69–77. Retrieved October 6, 2017, from http://www.erint. savap.org.pk/PDF/Vol.1(2)/ERInt.2013(1.2-07).pdf

Barnes, J.F. (1990). What is myofascial release? In: Barnes, J.F., P.T. Myofascial Release: The Search for Excellence. A Comprehensive Evaluatory and Treatment Approach. pp. 17–19. Paoli, Pennsylvania: Rehabilitative Services Inc.

Broomes, G. (2012). The 4 diaphragms. Retrieved November 3, 2017, from The fascia therapy blog: https://thescienceofphysicalrehabilitation.blogspot.com/2012/07/

the-4-diaphragms.html

Cook, G. (2011). Movement: Functional Movement Systems. Screening—Assessment—Corrective Strategies. Aptos, California: On Target Publications

Cook, G. (2016). Why is the neurodevelopmental sequence important to trainers? Retrieved August 14, 2018, from: On Target Publications: https://www.otpbooks.com/neurodevelopmental-sequence-for-trainers/

Davis's law. Retrieved November 3, 2017, from https://update.revolvy.com/topic/Davis%27%20law&item_type=topic

Durmala, J., Blicharska, I,, Drosdzol-Cop, A., Skrzypulec-Plinta, V. (2015). The level of self-esteem and sexual functioning in women with idiopathic scoliosis: a preliminary study. International Journal of Environmental Research and Public Health, 12(8), 9444–9453

Frost, H. (2003). New targets for fascial, ligament and tendon research: a perspective from the Utah paradigm of skeletal physiology. Journal of Musculoskeletal and Neuronal Interactions, 3(3), 201–209

Goldberg, M.E., Eggers, H.M., Gouras, P. (2012). The ocular motor system. In: Kandel, S. J., Schwartz, J.H., Jessell, T.H., et al., eds. Principles of Neural Science, New York: Elsevier, pp. 660–677

Guillot, A, Moschberger, K., Collet, C. (2013). Coupling movement with imagery as a new perspective for motor imagery practice. Behavioral and Brain Functions, 9(8), 1–12

Khosla, S., Tredwell, S.J., Day, B., et al. (1980). An ultrastructural study of multifidus muscle in progressive idiopathic scoliosis. Changes resulting from a sarcolemmal defect at the myotendinous junction. Journal of Neurological Science, 46(1), 13–31. Retrieved November 3, 2017, from https://www.ncbi.nlm.nih.gov/pubmed/7373342

Pilates, J. H. (1945) [2010]. Return to Life Through Contrology. Miami: Pilates Method Alliance.

Porges, S.W., Doussard-Roosevelt, J.A., Maiti, A.K. (1994). Vagal tone and the physiological regulation of emotion. Monographs of the Society for Research in Child Development, 59(2–3), 167. Retrieved August 14, 2018, from ResearchGate: https://www.researchgate.net/publication/15215400_Vagal_Tone_and_the_Physiological_Regulation_of_Emotion

Schleip, R., Findley, T. W., Chaitow, L., Huijing, P. A. eds. (2012). Fascia: The Tensional Network of the Human Body. Edinburgh, UK: Churchill Livingstone

Shafir, T., Tsachor, R.P., Welsch, K.B. (2016). Emotion regulation through movement; unique sets of movement characteristics are associated with and enhance basic emotions. Frontiers in Psychology, 6: 2030. doi:10.3389/fpsyg.2015.02030

Stokes, I.A.F. (2007). Analysis and simulation of progressive adolescent scoliosis by biomechanical growth modulation. European Spine Journal 16(10), 1621–1628

7

평가: 패턴을 확인하기

Assessments: identifying the pattern

"우리가 사람을 치료할 때 전체적으로 그 사람을 살펴보고, 국소적으로 문제를 해결하려고 행동한다. 그리고 우리의 국소적 치료를 통합하기 위해 전체적으로 문제를 해결하려고 행동해야 한다."

Thomas W. Myers: Anatomy Trains

"패턴 확인하기"는 유연한 프로파일을 만들 수 있다. 유연성은 움직일 때, 선 자세나 수평자세를 취할 때, 그리고 시간의 경과에 따라 달라질 수 있는 복잡한 클라이언트 프로파일을 가능하게 만든다.

이 책의 초점은 기능 해결을 만드는 것이다. 우리는 전반적인 자세 관찰로 시작하고, 그런 다음에 코어와 다리의 사용, Sway 자세, 수직 압박, 척추 회전에 대한 눈 우세의 효과, 늑곽 진폭 및 호흡 분석과 같은 기능적 검사로 진행한다.

관찰 평가와 검사

본 장은 13장에서 요약된 프로그램의 한 부분이고, 필라테스 강사가 청소년과 성인 클라이언트를 위한 프로파일을 만들 수 있도록 설계되었다.

전신 자세 관찰 평가(Global posture observation assessment)의 파트 1(GPOA−1)과 파트 2(GPOA−2)는 모든 사람에게 적합할 수 있다. 성인은 측만증 특정 신체 관찰 검사(Scoliosis Specific Physical Observational Test)의 파트 1(SSPOT−1)과 파트 2(SSPOT−2)를 받는다. SSPOT−2는 초기 자세 관찰인 GPOA−1과 파트 2와 함께, 청소년 평가를 시작할 때 가장 도움이 된다. 청소년(youth)의 정의는 5~20세이다.

표 7.1

성인	청소년
GPOA-1과 GPOA-2	GPOA-1
SSPOT-1: 파트 A와 파트 B	SSPOT-2

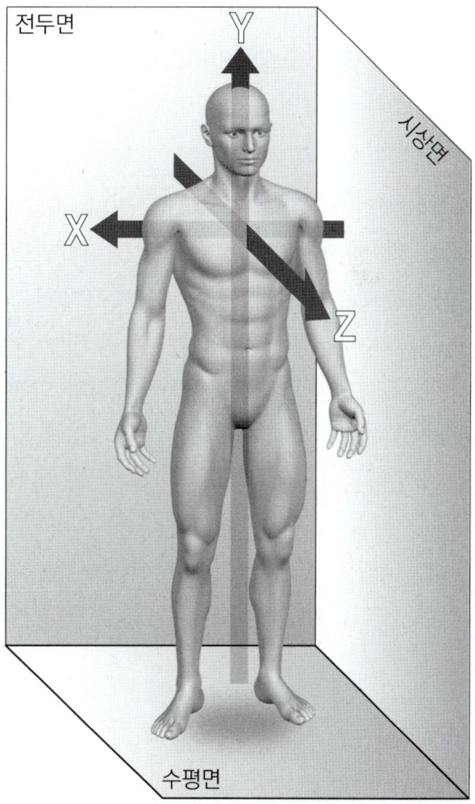

그림 7.1
신체의 X축, Y축, Z축

패턴을 확인하기

특정 관찰 검사는 뼈의 비-방사선적 위치 설정과 힘의 작용선을 돕기 위해 표면 해부학과 움직임을 확인하는 것이다. 방사선 사진은 주로 늑골, 척추 및 골반 요소를 2차적으로 분석한다. Cobb 각도는 2차원적으로 측정되지만, 3차원 분석으로 추론된다.

MRI와 같은, 영상 기법은 그 영상을 회전시킬 수 있다. 3차원의 x축, y축 및 z축은 데카르트식 좌표로부터 나온 수학 개념으로서 물체가 공간에서 어떻게 구성되는지를 보여준다. 동일 시스템은 비대칭 패턴인 기본 Corkscrew를 정의한다.

면과 축 사이의 차이점을 확인한다(그림 7.1). 축은 동작(motion)을 규정한다. x축은 지면과 평행한 수평축이며, 굴곡과 신전을 규정한다. y축은 머리에서 양쪽 다리 사이로 향하는 수직축이며, 회전 동작을 규정한다. z축은 신체를 앞뒤로 통과하는 축으로 측방굴곡 동작을 규정한다.

필라테스 강사가 비틀림의 블록 시스템(block system)을 살펴볼 때, 관상면과 시상면을 통해 3차원 요소를 아는 것도 중요하지만, 기능적 사용의 4차원으로 알려진 근육톤과 근막의 당김 방향에 관한 정보를 더 필요로 한다. 뛰어난 통찰력은 골격 비틀림과 회전의 관찰에서 뿐만 아니라, 연부조직의 형성, 음영 및 질감의 관찰에서 나온다. 피부 아래에 있는 신체 부위를 상상해 보자. 예술(art)을 분석 과학으로 이해할 수 있도록 피부 아래의 신체 부위를 상상해 보자. 강조된 신체 이미지와 6장에 있는 근막 제한을 꼭 기억하자(그림 6.3).

말을 시작하자

여러분 자신과 클라이언트에게 친절하자. 완벽한 사람은 아무도 없다. 그러므로 여러분의 관찰을 말로 표현하자: '나는 사랑으로 모든 것을 당신에게 말하겠습니다.' 청소년과 함께 노는 것은 그 자체로 이점이 있고, 성인들의 고리타분한 것에서 벗어나는 것이다. 참여하는 것이 우선순위가 되도록 청소년을 참여시키자.

보는 눈은 훈련을 하고 있지만 판단은 보류하자. 눈은 반복 연습을 통해 관찰 기술을 발달시킨다. 시작 기준점을 갖는 것은 매우 중요하다. 시작 기준점은 여러분의 여정에서 여러분께 용기를 주고 영감을 줄 수 있는 장소로서 작용할 것이다. 이것은 성공을 위한 로드맵이다.

관찰이 분석 기술에서 나쁜 방향으로 갈 수 있다. 감정, 가정교육, 환경 및 경험으로부터의 편향은 눈을 통한 공정한 관찰을 방해할 수 있고, 배우려는 의지를 막을 수도 있다. 중립을 유지하도록 노력하자.

전반적인 목적:

- 변화에 대한 로드맵을 만들기 위해 클라이언트의 초기 자세 관찰, 기능 측정 및 뼈표식점을 기록하는 것
- 시간의 경과에 따른 향상을 측정하기 위해 표식점(maker)을 만드는 것

GPOA-1과 GPOA-2

GPOAs는 일반적으로 후방 관찰과 측방 관찰로서 시작한다(그림 7.2).

판단을 보류하고 자료를 수집하자. 왜 이런 모습이 일어나는지에 대한 설명은 전반적인 자세와 기능의 평가 과정을 통한 과정으로 밝혀진다. GPOA-1과 2는 신체를 머리, 어깨, 늑곽, 허리, 골반, 다리 및 발 등과 같은 블록으로 나누어 관찰한다. 전반적인 영향을 관찰하기 위해 후방에서 이들 부부적인 형태를 관찰해보자.

Posture score sheet	Name						
	Good – 10	Fair – 5	Poor – 0				
Head Left Right	Head erect. Gravity line passes directly through center	Head twisted or turned to one side slightly	Head twisted or turned to one side markedly				
Shoulders Left Right	Shoulders level (horizontally)	One shoulder slightly higher than the other	One shoulder markedly higher than the other				
Spine Left Right	Spine straight	Spine slightly curved laterally	Spine markedly curved laterally				
Hips Left Right	Hips level (horizontally)	One hip slightly higher	One hip markedly higher				
Ankles Left Right	Feet pointed straight ahead	Feet pointed out	Feet pointed out markedly Ankles sag in (pronation)				
Neck	Neck erect. Chin in. Head in balance directly above shoulders	Neck slightly forward Chin slightly out	Neck markedly forward Chin markedly out				
Upper back	Upper back normally rounded	Upper back slightly more rounded	Upper back markedly more rounded				
Trunk	Trunk erect	Trunk inclined to rear slightly	Trunk inclined to rear markedly				
Abdomen	Abdomen flat	Abdomen protruding	Abdomen protruding and sagging				
Lower back	Lower back curved normally	Lower back slightly hollow	Lower back markedly hollow				

그림 7.2
GPOA-1과 GPOA-2: 후방과 측방에서 이루어지는 관찰

그 다음, GPOA-2는 후방과 측면에서 중앙 연직선(plumb line)을 관찰한다. 후방의 연직선은 y축인 수직 중력선이고, 정중시상면을 통해 신체를 좌우로 나눈다. 측방의 연직선은 y축으로 관상면을 통해 신체를 앞뒤로 나눈다.

위쪽에서 시작한 체중이 신체 아래쪽 부분에 어떤 영향을 주는지 검사하자(Magee, 2016; Kendall 등, 1993; Barnes 1990).

GPOA-1: 관상면 후방에서 바라본

후방에서 바라본 연직선

피부 밑

- 후방의 연직선은 중심수직척수라인(CVSL)이고, 정상적인 수직선이거나 척추의 가쪽 만곡이다.
- 후방 라인은 머리 정중앙에서 양쪽 발 사이로 떨어진다(그림 7.3). 서기 자세는 비대칭의 기능적 요소와 구조적 요소 모두를 보여준다. 무엇이 가장 두드러지는지를 확인한다.
- 맨 위쪽에서 시작해 아래쪽으로 내려오면서 관찰한다. 양쪽 어깨 높이 경사, 좌우 허리의 함몰 부위 및 팔을 늘어뜨린 상태에서의 비대칭이 보이는지 확인한다. 평균적인 자세에서 볼 때, 우세 손 쪽의 어깨가 좀 더 낮은 편이다. 양쪽 다리를 통하여 체중 분포를 주목한다. 양쪽 허벅지, 종아리 및 다리 사이의 근육 거리가 연직선으로부터 균등하게 이루어져 있다. 만약 연직선이 한쪽 다리 쪽으로 치우쳐 있으면, 체중의 무거운 쪽 부분이 그 쪽에서 우세함을 의미한다.

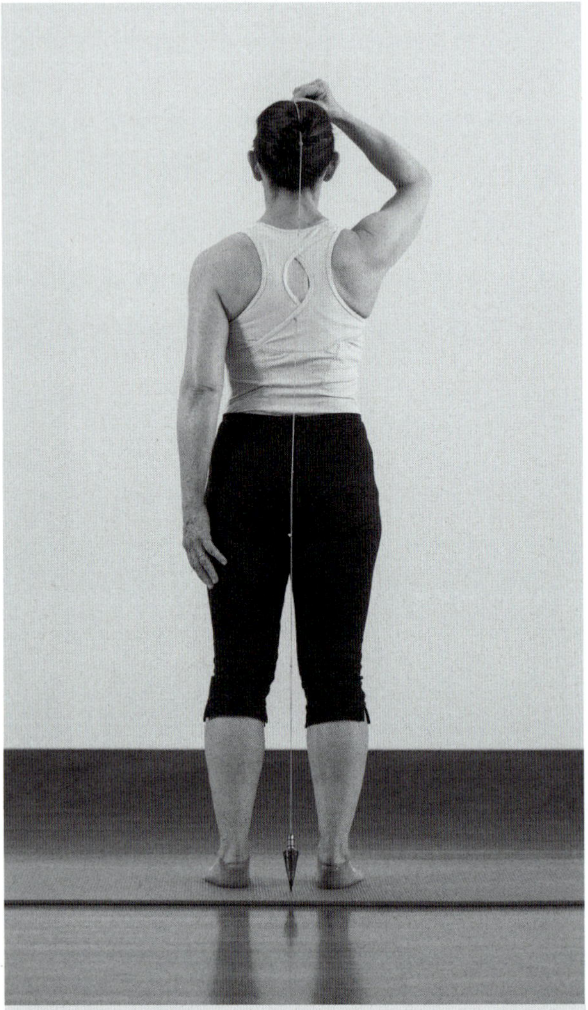

그림 7.3

머리 정렬

- 머리가 척추 위에 위치하는가? 머리가 위치한다면 보상성 자세이고, 그렇지 않다면 비보상성 자세이다.
- 한쪽 귀가 어깨에 더 가까운가? 어느 방향인가?
- 양쪽 귀가 보이는가 아니면 한쪽이 다른 쪽보다 더 많이 보이는가?

어깨 각도

- 양쪽 어깨를 연결하는 선이 수평을 이루는가?
- 한쪽 어깨가 다른 쪽보다 더 높은가?
  오른손잡이의 사람은 보통 우측어깨가 더 낮고, 왼손잡이는 좌측어깨가 더 낮다.

흉추 가쪽 융기 또는 늑골 볼록

- 흉추와 늑골이 옆으로 튀어나와 있는가?
  우측인가? 좌측인가?
- 만약 돌출 부위가 1개 이상이면, 어느 쪽이 더 큰가? 그것이 허리 안으로 퍼져 있는가?

가쪽 수직 허리 함몰

허리의 수직면에 있는 연부조직을 살펴보자.

- 어느 쪽 허리가 더 많이 들어가 있는가?
  우측인가? 좌측인가?
- 어느 한 쪽에 더 크거나 기울어진 피부 주름이나 지방 주름이 있는가?

요추 가쪽 융기 또는 (요추 비대)

- 늑곽과 골반 사이에 있는 요추가 가쪽으로 돌출되어 있는가? 우측인가? 좌측인가?
- 한쪽 허리의 근육톤이 다른쪽과 다르다는 것을 볼 수 있는가?

대개 늑곽 융기는 볼록으로 불리고, 요추에는 늑골이 없기 때문에 요추 융기는 요추 비대로 불린다.

골반/바지 허리 레벨

이 라인만 체크하고, 골반의 세부사항을 피한다.

주의: 관찰하기 전에 옷매무새를 고치서는 안 된다. 옷을 탈의하지 않았을 때는 옷의 주름이 비대칭을 확인하는데 도움이 된다.

- 클라이언트의 바지 허리선이 대체로 수평을 이루는가?
- 양쪽 전완과 골반 측면 사이의 간격이 다른가?
- 양쪽 둔부 주름(엉덩이와 허벅지 뒤쪽이 만나는 지점)의 높이가 다른가?

아킬레스/발꿈치 라인

- 어느 쪽 발이 더 멀리 떨어져 있는가?
- 발이 향하는 각도가 가쪽으로 향하고 있는가? 아니면 안쪽으로 향하고 있는가?
- 한 쪽이 다른 쪽과는 다른가?
- 아킬레스 라인이 수직인가? 아킬레스 라인이 정중선 쪽으로 향하는가? 아니면 바깥쪽으로 향하는가?

GPOA2: 시상면 측방에서 바로 본

측방 관찰(그림 7.4)은 예상 중력 만곡으로부터의 편위(대개 나쁜 자세 때문에)를 보여 준다. 전반적인 중력 만곡의 호전은 종종 비대칭 척추 상태를 좋게 만드는 것이다. 사실, 전반적인 중력의 커브 문제를 개선시킴은 빈번하게 비대칭적인 척추의 상태를 호전시킨다. 사실, 실제 측방 만곡의 문제를 드러나기 위해 시작해 보자.

- 관찰:
  - 가쪽 라인은 귓구멍에서 어깨를 통과해 골반의 측면을 지난 후, 발의 측면(발꿈치 근처)에 도달한다.
  - 귀에서 연직선(다림줄)을 떨어뜨린다. 다림줄을 잘 보기 위해 장부촉(dowel)을 매단다.

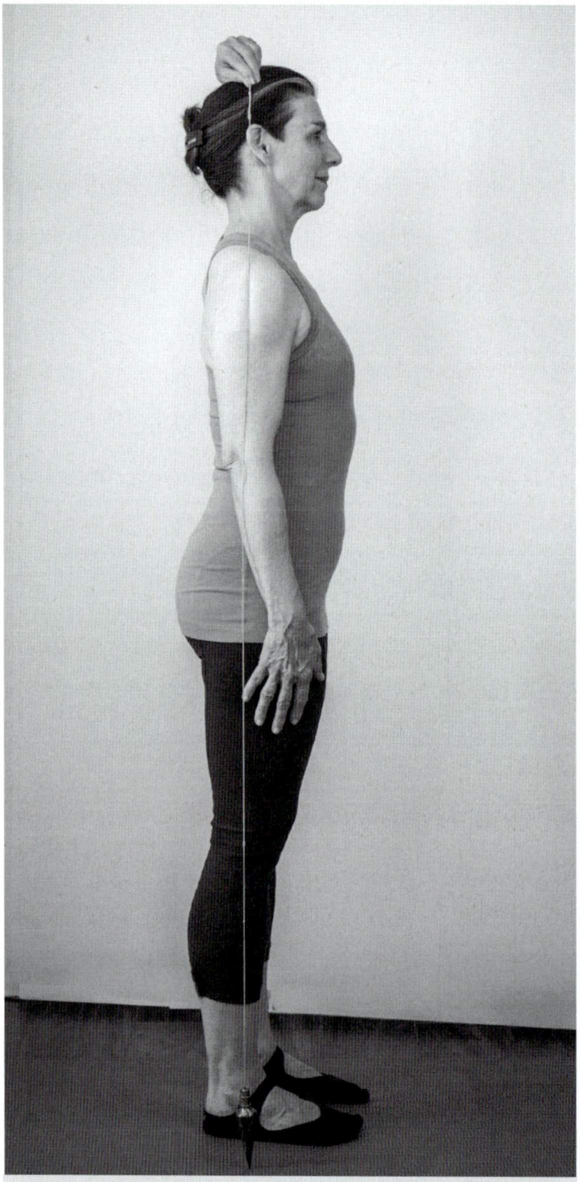

그림 7.4

머리 정렬

경추는 정상적으로 머리와 어깨의 사이가 오목한 신전 자세(전만)를 취한다. 머리의 위치에 의해 아래쪽 척추의 위치가 변할 수 있다. 머리를 작은 나무 토막 위에 놓인 볼링공이라고 생각해 보자.

- 귀의 중간지점을 머리의 중간지점과 어깨의 중간지점에 그은 선이 수직선을 유지하는가? 이 선이 앞쪽이나 뒤쪽으로 기울었는가?
- 목 뒤에 뚜렷한 주름이 있는가?
- 턱이 앞으로 돌출되어 있는가?
- 머리가 아래쪽으로 처졌는가?

위쪽 등

위쪽 등(흉곽)은 굴곡 자세를 취해 뒤쪽으로 볼록(후만)하며, 이 만곡의 꼭지점은 T8이다. 볼록한 만곡에는 길고 둥근 형태의 매끈한 경사(슬로프)가 있는가? 측만증 환자의 이 부위는 일반적으로 납작한 편이다.

- 어깨의 중간지점이 귀의 중간지점과 수직을 이루는가?
- 머리가 위쪽 등 뒤에 위치하는가?
- 눈으로 위쪽 등의 둥근 형태를 그릴 수 있을 정도로 위쪽 등이 둥글게 보이는가?
- 클라이언트가 구부정한 자세를 취하고 있는 것처럼 위쪽 등이 둥글게 보이는가?

상부 체간에서 하부 체간 사이의 정렬

스웨이 백(sway-back) 자세를 판독하기 위해, 허리의 꼭지점에서 머리 쪽으로 흉곽의 등쪽을 따라 각도를 살펴보자.

- 어깨의 중간지점이 골반의 중간지점과 수직의 일직선을 이루는가?
- 흉곽이 뒤쪽으로 기울어져 있는 것처럼 보이는가?

복부

치골에서 배꼽에 이르는 선에 관심을 갖자. 복부에 지방이 많은지 또는 그렇지 않는지에 대해서는 판단을 보류하자. 앞으로 나온 복부: 이것이 골다공증, 피로 또는 척추 상태(측만증과 같은)의 징후인가? 허리의 붕괴도 배를 앞쪽으로 돌출시킨다.

- 복부가 납작한가, 돌출되었는가, 또는 아래로 쳐졌는가?
- 복부가 신체 체형의 측면에서 볼 때 정상 크기로 보이는가?
- 변비가 있다고 말하는가?

허리

요추 전만은 늑곽과 대둔근 사이에서 오목하다. 요추 전만의 꼭지점은 허리 바로 위쪽인 L3 지점이다. 특히 요추 영역은 붕괴에 취약하고, 뼈 지지의 부족 때문에 측방으로 이동한다. 흉곽 측면의 중간지점은 골반 측면의 중간지점과 수직선을 유지해야 한다.

골반 앞쪽 이동과 과도한 요추 전만 사이에 혼동이 없어야 한다. 스웨이 백을 가진 사람은 종종 과도한 요추전만을 보이는 것 같다. 그러나 흉곽을 똑바로 유지하면, 종종 요추 영역이 미발달(요추 전만이 덜 일어나는)된다.

- 한쪽 볼기는 튀어나온 것처럼 보이고, 반대쪽 볼기는 쑥 들어간 것(납작하게)처럼 보이는가?
- 흉곽이 골반의 앞쪽으로 당겨진 것처럼 보이는가?
- 가장 많이 들어간 허리 부위가 비정상의 만곡을 보이는가?

SSPOT-1: 파트 1

비대칭에 대한 기능 해결은 정적 서기 자세 평가보다 더 많은 것을 요구하기 때문에, 피부 아래에서 어떤 일이 일어나는지를 찾아내기 위해 여러분의 3차원 감각을 이용해 보자(Barnes, 1990; Kendall, 1993; Lee, 1999; Mitchell, 2002).

검사를 표준화하기

나란하게 놓인 양쪽 다리의 폭을 표준화하기 위해 클라이언트의 양쪽 발 사이에 여러분의 발을 배치하자. 비록, 이 자세가 클라이언트의 서기 자세를 불편하게 만들어도 그대로 시행하자.

SSPOT-1 관찰 검사는 다음과 같다:

- Beighton 과가동성 점수
- 팔 거상 시 더 높은 쪽 손
- 쇄골 위치
- 앞쪽 늑곽 능선 각도
- 턱과 흉골절흔 사이의 수직선
- 앞쪽 연직선 수직 정중선
- ASIS 높이 위치
- Scoliometer® 측정
- 책을 이용한 전굴 볼록 관찰
- 측각기 사용 없이 무릎 'Q-angle' 표식점
- 발목 회내/회외

Beighton 과도가동성 점수

이 평가는 진단이 아니며, 일반적으로 느슨한 관절이나 결합조직을 가진 사람을 확인하는 것이다. 이것은 양호함에서 심각함까지 큰 스펙트럼의 분류를 가지고

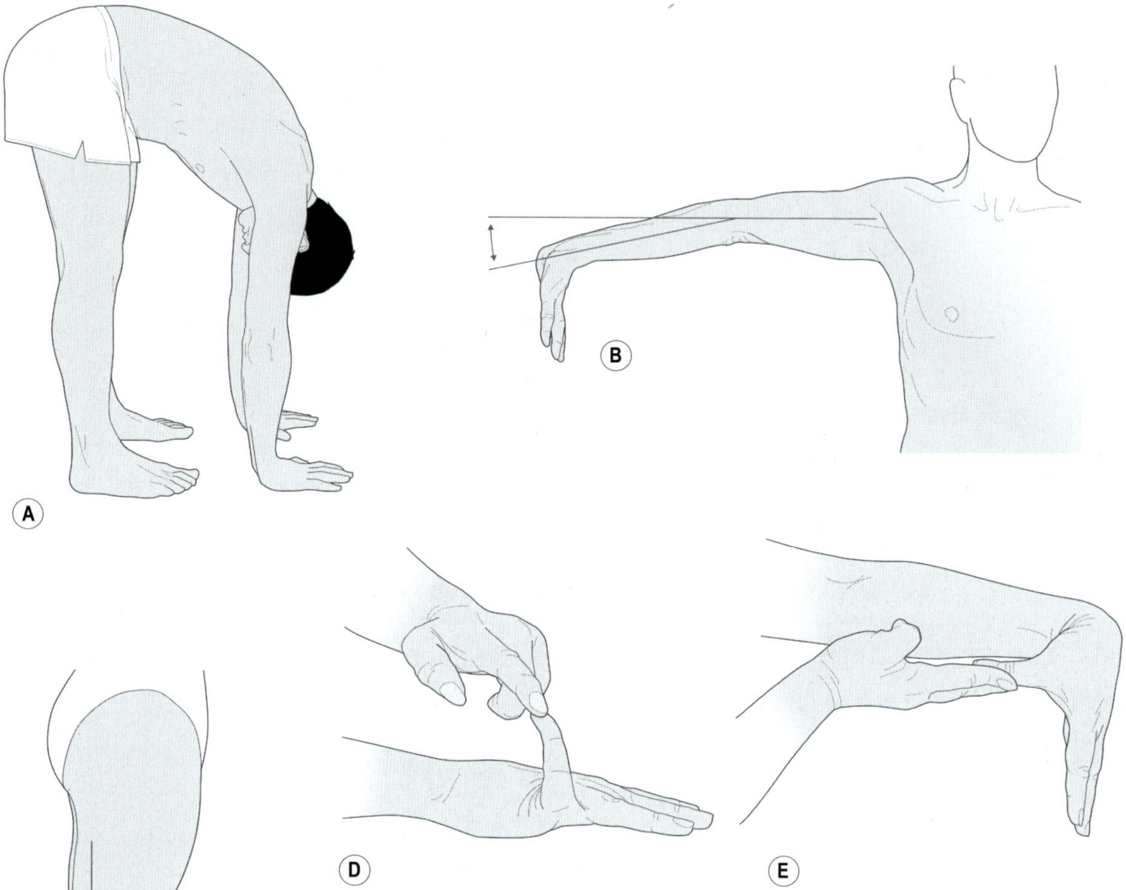

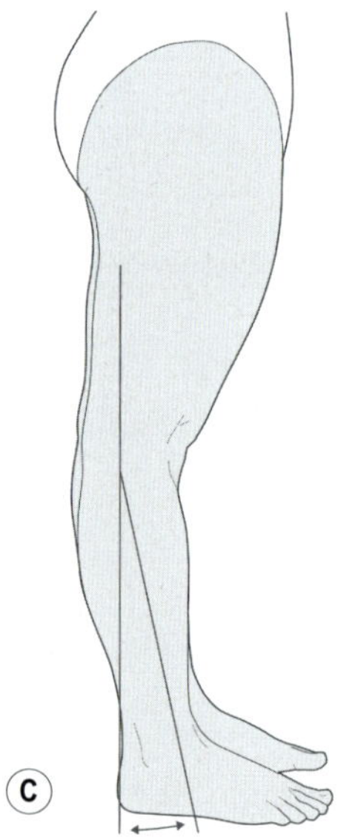

Beighton 점수

Carter & Wilinson 점수 체계의 Beighton의 수정 버전. 여러분이 아래 사항을 할 수 있으면 1점씩 부여하고, 최대 9점까지 점수를 줄 수 있다.

	점수 좌측	점수 우측
A 무릎을 신전하고 체간을 전굴시켰을 때 양쪽 손바닥이 바닥에 놓을 수 있는가?	1	
B 팔꿈치를 뒤쪽으로 신전할 수 있는가?	1	1
C 무릎을 뒤쪽으로 신전할 수 있는가?	1	1
D 새끼손가락을 손등쪽으로 90°까지 신전할 수 있는가?	1	1
E 엄지를 굴곡시켜 전완의 앞쪽면에 닿을 수 있는가?	1	1
	9	

그림 7.5

Beighton 과신전 점수

있다(그림 7.5 참고). 12장은 과신전 된 사람들을 훈련시키는 몇 가지 중요한 측면을 강조하고 있다.

관절 과가동성을 위한 9-점 Beighton 점수 체계

- 좌우에 1점씩 점수를 부여한다:
  - 5번 중수지절관절을 수동으로 90°까지 신전한다.
  - 엄지를 전완의 앞쪽면에 닿는다.
  - 주관절이 10° 이상 과신전된다.
  - 슬관절이 10° 이상 과신전된다.
  - 1점 추가 점수: 무릎을 신전하고 체간을 전굴시켰을 때 양쪽 손바닥이 바닥에 닿으면

4/9점은 전반적인 과가동성을 의미한다. 9점은 더 많은 과가동성을 의미한다. 점수가 높을수록, 활동으로 인한 손상의 우려가 커진다(Knight 등, 2012).

팔 거상 시 더 높은 쪽 손

어느 쪽 손이 더 높이 올라가는가? 중지를 비교해 보자. 좌우측을 확인하자. 팔이 머리로부터 얼마나 떨어져 있는가? 그림 7.6을 참고하자.

피부 밑

견갑골이 늑곽 위에 잘 붙어 있는지를 확인하자. 그리고 겨드랑이 향하는 방향을 확인하자. 낮은 쪽 또는 타이트한 쪽 팔은 허리로부터 당겨져 체간이나 골반이 단축된다. 팔을 들어 올릴 때 심층 고관절 굴곡근의 단축이나 불필요한 습관이 있는지를 생각하자. 이것은 z축을 중심으로 일어나는 측방 비대칭을 검사하는 것이다.

쇄골 위치

- 좌우측을 확인하자. 쇄골 위치가 정중선에서 대칭적인가? 어느 한 쪽이 다른 쪽보다 더 높게 위치하는가? 그림 7.7을 참고하자.

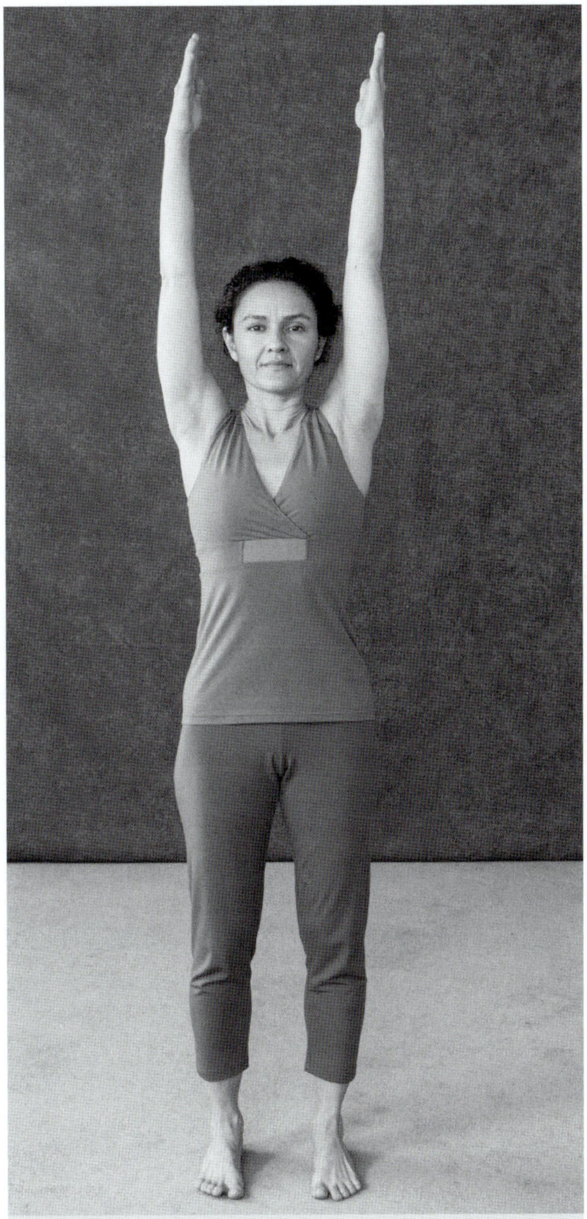

그림 7.6

- 한 쪽 쇄골이 각도를 형성하는가? 그렇다면, 경사 각도는 어떠한가(수평인가? 가쪽 부분이

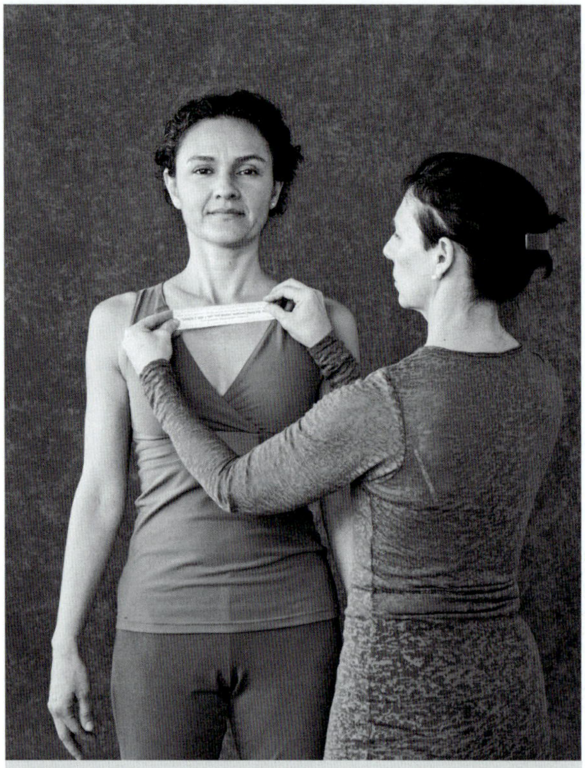

그림 7.7

더 높은가, 아니면 중간 부분이 더 높은가)?

- 한쪽 쇄골이 다른쪽 쇄골보다 앞쪽으로 더 많이 튀어나왔는가?
- 쇄골 밑부분의 음영을 살펴보자. 한쪽의 연부조직이 더 오목한가?
- 쇄골 밑에서 늑골 돌출을 확인하자. 한쪽 늑골이 다른쪽 보다 더 많이 튀어나와 있는가?
- 좌우 상승모근의 둘레를 확인해 보자.

피부 밑

견갑대는 비대칭에 의해 늑곽 주변으로 회전하고 비틀린다. 쇄골 밑의 음영은 소흉근이 타이트하고, 견갑골이 들리고, 늑골이 뒤쪽으로 회전한다는 것을 의미한다.

쇄골은 쇄골과 1번 늑골 사이에 있는 경추 신경을 보호하기 위해 위쪽과 아래쪽으로 자유롭게 활주할 수 있어야 한다.

직접적인 운동이 어렵고 취약한 부위를 위해, 척추분절운동과 팔 운동과 결합된 눈, 혀, 자가 및 상상력의 사용은 목, 어깨, 팔과 손의 균형을 잡는다. 좌우의 늑골은 흉추 주변에서 기능적 고리를 형성한다. 한 가지 놀라운 사실은 상부 승모근의 근력강화가 필요하다는 것이다; 상부 승모근은 견갑대를 위쪽으로 유지하는 역할을 한다.

앞쪽 늑곽 능선 각도

- 좌우측을 확인하자. 앞쪽 늑곽 주름 각도가 대칭적인가? 어느 한 쪽이 다른 쪽보다 높은가? 그림 7.8을 참고하자.
- 경사 각도는 어떠한가? 수평적인가? 가쪽 모서리가 더 높은가? 중앙 모서리가 더 높은가?
- 앞쪽 늑곽의 어느 한 쪽이 앞으로 돌출되어 있는가?

피부 밑

골반과 비교하여 안쪽과 바깥쪽 늑곽의 방향에 대해 큐잉을 제공하면, 이 검사는 내측 근막과 횡격막, 늑간근 및 상부 복사근에 영향을 미치는 비대칭을 확인해 준다. 돌출한 쪽은 내복사근이 타이트하고 약하다는 것을 의미하며, 측만증 교정에서 중요한 역할을 한다. '역 V'자 모양이 기울어져 있다면, 종격의 내측 흉막 근막성 영역(폐와 심장 사이의 근막성 공간)이 비틀려 있거나 제한되어 있다는 것을 의미한다.

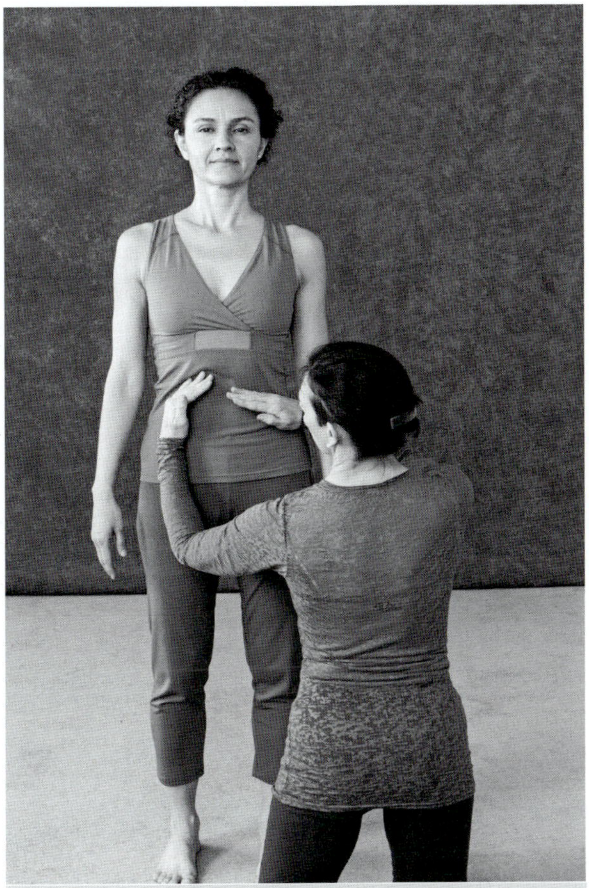

그림 7.8

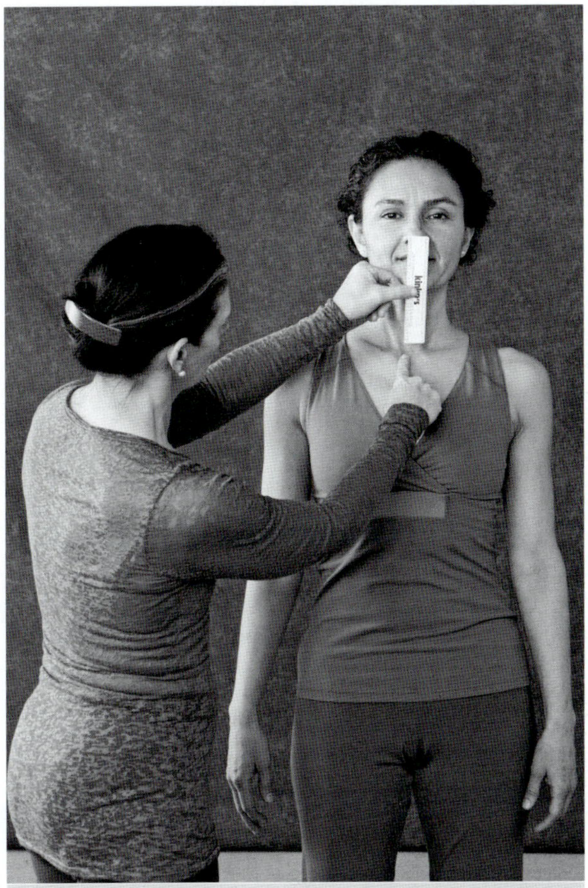

그림 7.9

턱과 흉골절흔 사이의 수직선

흉골절흔은 가슴의 중앙 부위인 양쪽 쇄골 사이에 위치한다:

- 턱이 흉골절흔과 수직선상에 있는가? 7.9를 참고하자.
- 턱이 흉골절흔에 대해 오른쪽이나 왼쪽에 위치하는가? 아니면 수직선상에 위치하는가? 연필이나 자를 이용해 위치 관계를 확인하자.
- 양쪽 흉쇄유돌근(SCM)의 대칭적인 'V'자 모양을 형성하는가?
- 턱의 끝('V'모양)이 오른쪽, 중앙 또는 왼쪽으로 향하고 있는가?

피부 밑

흉골절흔 관찰을 통해 목에 대한 머리의 배치와 배열을 확인할 수 있다. 15파운드(6,5 kg) 무게의 머리 비대칭은 근육과 근막의 방향에 영향을 준다. 아래쪽으로 떨어지는 중력도 중앙 연직선의 대칭에 영향을 준다. 이 검사는 클라이언트의 머리 위치가 다른 신체 구조물에 어떤 영향을 주는지를 보여준다.

앞쪽 연직선 수직 정중선

다림줄의 끝을 턱에 배치하고, 그 줄이 치골 중앙지점을 통과한 후 다림줄 촉(dowel)이 지면 바닥에 떨어지도록 만들자(그림 7.10):

- 연직선(다림줄)이 어디로 떨어지는가?
- 연직선이 배꼽을 통과하는가? 아니면, 왼쪽과 오른쪽으로 치우쳐 내려가는가?
- 서혜부의 'V'자 모양이 어느 방향으로 하고 있는가? 서혜부의 'V'자는 양쪽 고관절 주름인 바지 라인에 의해 형성된다.

앞쪽 라인은 비대칭 비틀림을 보여준다. 홈프로그램으로 좋은 방법으로 턱, 배꼽 및 치골을 지나가는 중앙 라인이 최적화 되어있는지 거울을 이용하는 운동이다.

ASIS 높이 위치

정확성을 위해, 양쪽 엄지를 위쪽으로 활주한 후 ASIS 바로 밑(ASIS가 튀어나온 정점 부위가 아닌)에 배치한다(그림 7.11):

- 양쪽 엄지가 수평을 이루는가 아니면, 어느 한쪽이 더 높은가?
- 양쪽 엄지가 앞쪽 연직선으로부터 같은 거리에 있는가?

피부 밑

골반뼈의 위치를 통해 비대칭 척추로 인한 골반 경사를 확인할 수 있다. 한쪽 ASIS의 높이가 다른 쪽보다 낮다는 것은 그쪽 골반이 바닥쪽으로 회전되어 다리가 길어지고 체중이 더 많이 실리게 된다는 의미이다. 정중선으로부터 양쪽 엄지까지의 간격을 통해 골반 플

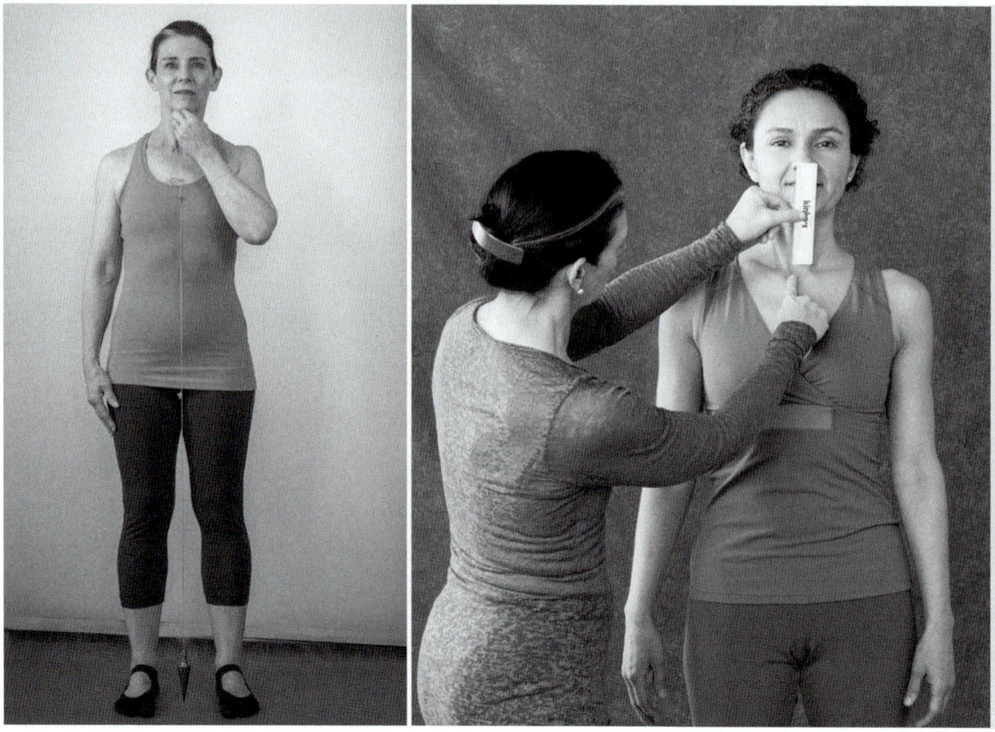

그림 7.10

레어(벌어짐)가 있음을 확인할 수 있는데, 플레어되는 골반의 ASIS가 다른쪽 골반보다 정중선에서 더 가까워진다. 골반 움직임에 대한 비디오를 보자(코드 7.1).

천골은 보행 시 6개의 축을 중심으로 회전하여 8자 모양의 움직임을 일으킨다. 10장에 있는 골반을 위한 기능 해결을 참고하기 바란다.

코드 7.1
골반뼈의 움직임

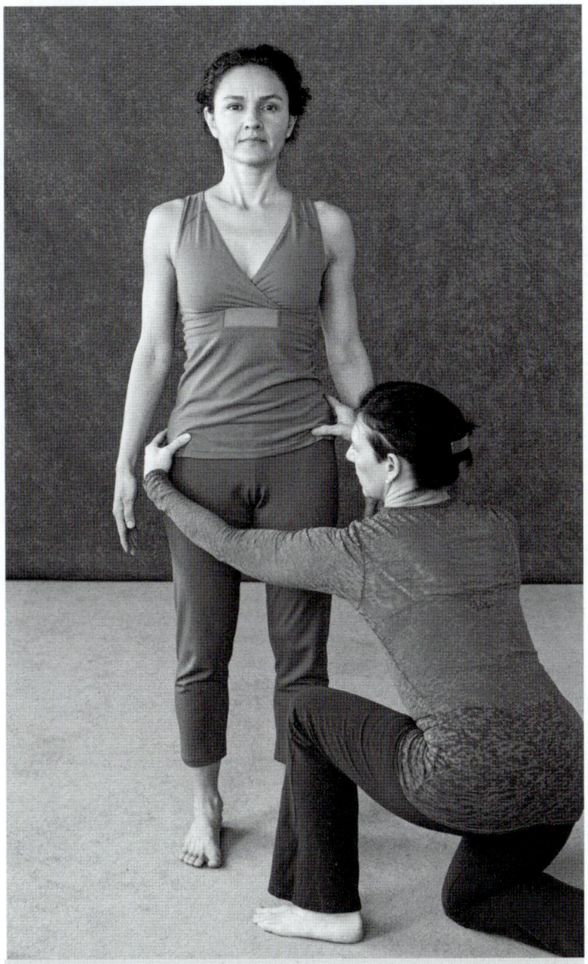

그림 7.11

Scoliometer® 측정

관찰하자. 클라이언트의 양쪽 팔은 수영선수의 다이빙 자세를 취하고, 양쪽 발은 고관절 폭만큼 벌린다. 그런 다음, 천천히 바닥 쪽으로 몸을 숙인다(그림 7.12와 코드 7.2 참고). Scoliometer®의 오목하게 파인 부분을 극돌기에 배치하고, 극돌기를 따라 활주하면서 움직인다. 극돌기가 몸통의 정중앙으로 벗어나는지를 확인한다. Scoliometer®의 양쪽 측면을 늑골 위에 붙인다.

- 척추의 어느 쪽 부위에서 Scoliometer®가 어느 한 쪽으로 기울어지는가?
- 경사 각도는 얼마나 되는가? 각도가 7°인가 아니면 7° 이상 되는가?

코드 7.2
Scoliometer 측정

피부 밑

온라인 Scoliometer® 앱을 이용할 수 있고, 심각도를 나타내는 색깔 영역을 제공한다.

Scoliometer®는 기능적 수치인 축성 몸통 회전을 측정한다(그림 7.13). 이것은 Cobb 각도는 아니지만, Cobb 각도와 관련이 있다. Scoliometer®를 이용한 학교에서의 선별 검사는 청소년이 의료 서비스를 받아야 하는지를 결정하는데 도움이 되며, 필라테스 강사는 이것을 이용해 비대칭 비틀림 정도를 잘 알 수 있게 될 것이다. 이것은 엄격한 연구를 통해 타당한 도구로서 입증되었다.

Scoliometer® 측정치가 7° 이상이고 클라이언트가 청소년이라면, 의학적 진단을 받는 것을 권장한다.

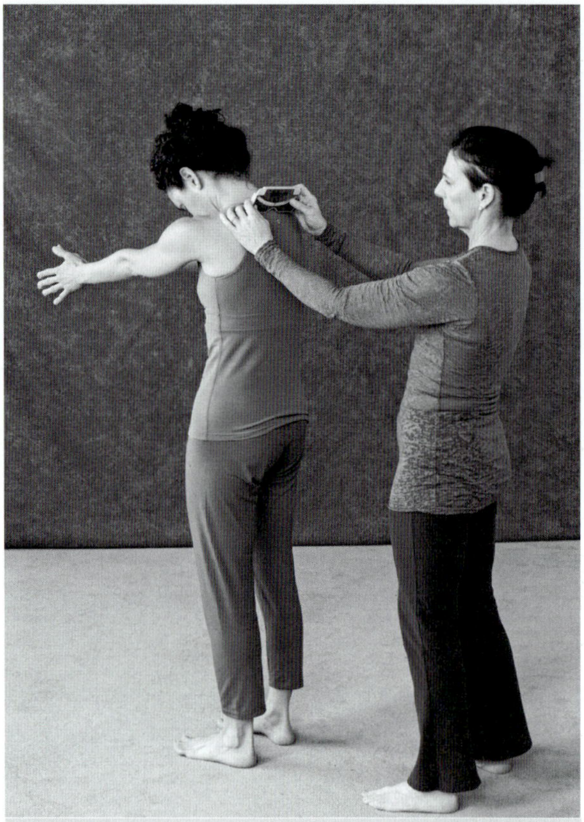

그림 7.12

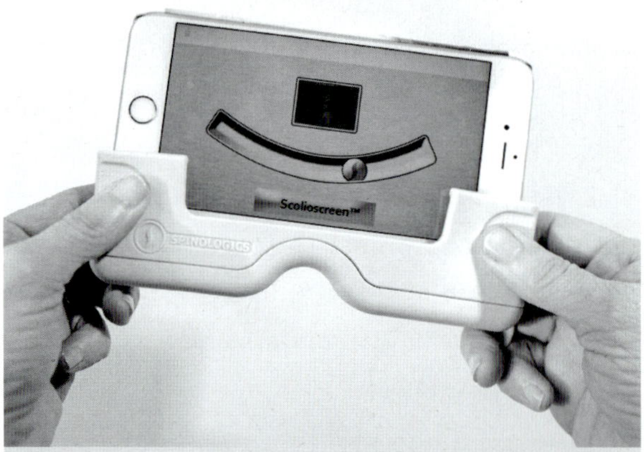

그림 7.13

Scoliometer® 판독의 변화에만 의존하지 않음으로써 실망을 하지 말자. 척추 비대칭은 구조적 요소와 기능적 요소를 모두 가진다. 내가 코스 과정에서 통제하고 검사했을 때와 통제하지 않고 검사했을 때 측정된 판독의 차이점을 보여주면, 수강생들은 깜짝 놀랄 것이다.

Scoliometer®가 구조적 변화만을 보여준다는 것에 속지 말자. 또한 특정 각도가 변화될 것이라고 클라이언트나 그의 가족에게 약속하지 말자. 여러분은 둘 다에 실망하게 될 것이다. 이 장비 사용의 진짜 가치는 반복 측정이며, 만곡의 악화 진행을 클라이언트에게 알려주자.

Scoliometer®의 경사를 관찰할 때, 올라간 쪽은 흉곽 만곡의 볼록쪽(가쪽 융기)을 의미한다. 이때 추골체는 늑골 볼록한 쪽으로 회전한다. 허리 부위에서 올라간 쪽은 종종 요추 비대로 불리는 척주기립근의 비대를 의미한다. 비틀림의 방향을 확인하기 위해 극돌기를 만져보자. 척추, 늑골 및 골반의 회전과 늑곽에 대한 정확한 수치는 X–선, MRI 그리고 CT 스캔 검사에서만 얻어질 수 있다(Beauséjour 등, 2013; Bunnel, 1993).

앞으로 숙여 책을 이용한 볼록 지점관찰

척추의 어느 부분에서 책이 한쪽으로 기울어지는가? 어느 쪽 방향으로 기울어지는가?(그림 7.14 참고).

클라이언트의 등 책을 내려놓고 다시 한번 더 관찰해 보자. 늑골의 높이가 높든, 근육의 톤이 높든 간에 모두 비대칭 징후이다.

피부 밑

비대칭의 존재 유무와 진행 정도를 확인하는 시각적 전굴 검사는 방사선의 반복 노출로부터 청소년을 보호할 수 있다. 그러나 정확한 수치를 알고, 의사에게 클라이언트를 의뢰하기 위해서는 Scoliometer® 검사를

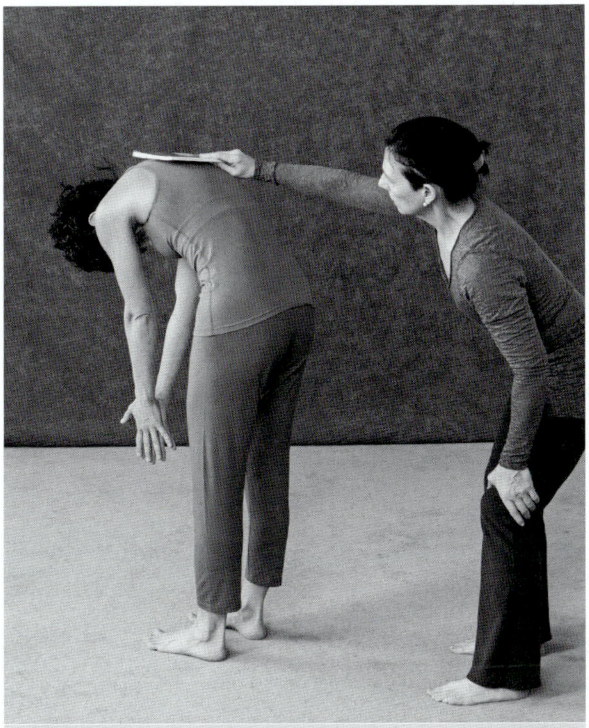

그림 7.14

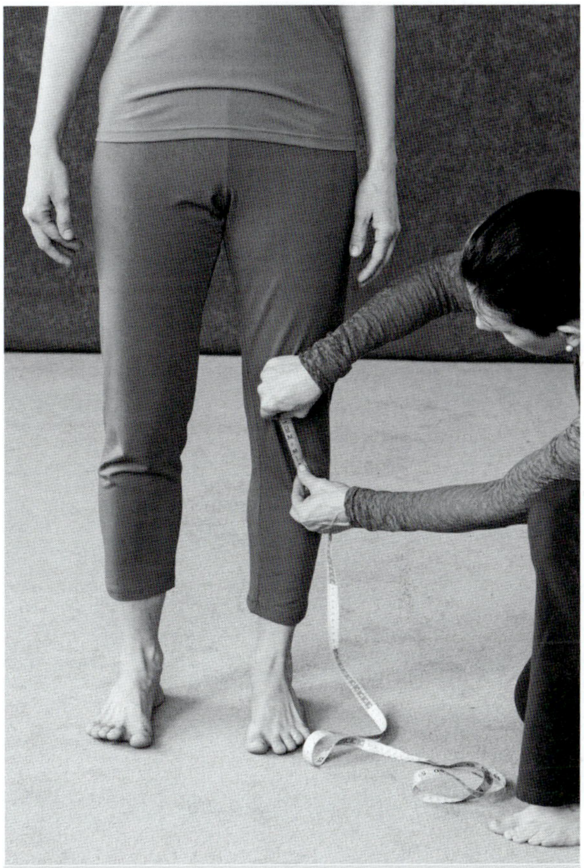

그림 7.15

이용하는 것이 더 낫다(Chowanska 등, 2012).

Q-angle 접근방식

좌우측의 Q-angle을 측정하기 위해 슬개골 중간지점과 경골조면을 잇는 선을 그리자(그림 7.15). 일반적으로, 이 선은 수직이어야 한다:

- 수직선을 이루는가 아니면 각을 형성하는가?
- 좌우측을 비교하자: 거의 대칭을 이루는가?

피부 밑

기술적으로, Q-angle은 ASIS와 슬개골의 중간지점을 잇는 선과 슬개골 중간지점과 경골조면(TT)을 잇는 선이 이루는 각도이다. Q-angle은 측각기로 측정된다. Q-angle이 17° 이상이면 무릎 통증이 발생할 수 있다. 슬개골에서 경골조면의 관찰은 다리 불균형에 대한 좋은 통찰력을 제공한다. 이 선이 수직선에서 많이 벗어나면 날수록, 대퇴골과 경골 사이의 비틀림이 크다는 것을 의미한다. 다리의 근막과 근육을 강화하고 정렬하는 것도 골반의 균형과 척추 안정성에 큰 영향을 준다.

발목 회내/회외

전방에서 발목과 발을 살펴보자. 클라이언트는 선 자세를 취하고 발목을 안쪽과 바깥쪽으로 굴린다(그림 7.16).

- 발목을 안쪽과 가쪽으로 굴릴 때, 양쪽 발목이 대칭적인가?
- 클라이언트가 발의 가쪽면으로 서는가? 아니면 안쪽면으로 서는가?
- 발가락이 바닥 위에 놓여 있는가 아니면 약간 들려 있는가?
- 어느 발가락이 다른 발가락 위로 올라타고 있는가?
- 엄지가 다른 발가락 쪽으로 향하고 있는가 (엄지건막류)?

피부 밑

양쪽 발 사이에 체중을 균등하게 분포시키는 것은 모든 사람에게 유용한 신체 기술이다. 척추의 비대칭이 있는 경우에는, 체중이 어느 한 쪽 다리로 더 많이 실리게 된다. 소가 언덕 위에 옆으로 서 있는 것을 상상해 보자. 낮은 쪽 발굽은 회외하고, 반대로 높은 쪽 발굽은 회내 자세를 취한다. 일반적으로 Q-angle이 큰 쪽 다리는 발목이 회외되고 다리 길이가 짧아진다. 경사진 곳에 서 있을 때, 위에 있는 다리 즉, 긴 다리는 반대다리와 수평을 맞추기 위해 무릎을 접고 그 쪽의 골반은 앞으로 회전된다.

SSPOT-1: 파트 2

우선적 움직임 편향과 방향

우선적 경향의 확인은 2가지 목적으로 이루어진다. 첫째는 평상시 전략이나 선호도를 알 수 있는 정보이다. 하나의 이미지는 내적 외계인의 이미지로서, 비대칭 환자가 일정한 내적 비틀림을 느끼는 것이다. 내적 비틀림의 구성 요소를 확인함으로써 비대칭을 관리할 수 있다는 희망을 얻게 된다(머리말, 서문 참고).

두 번째 목적은 비대칭 운동을 어느 쪽부터 시작할지를 결정하는 것이다. 비대칭 운동은 측만증의 치료에서 매우 중요하다. 비대칭 운동은 어느 한쪽에 집중을 맞추지 않고, 양쪽에 초점을 맞추어야 한다. 몸통을

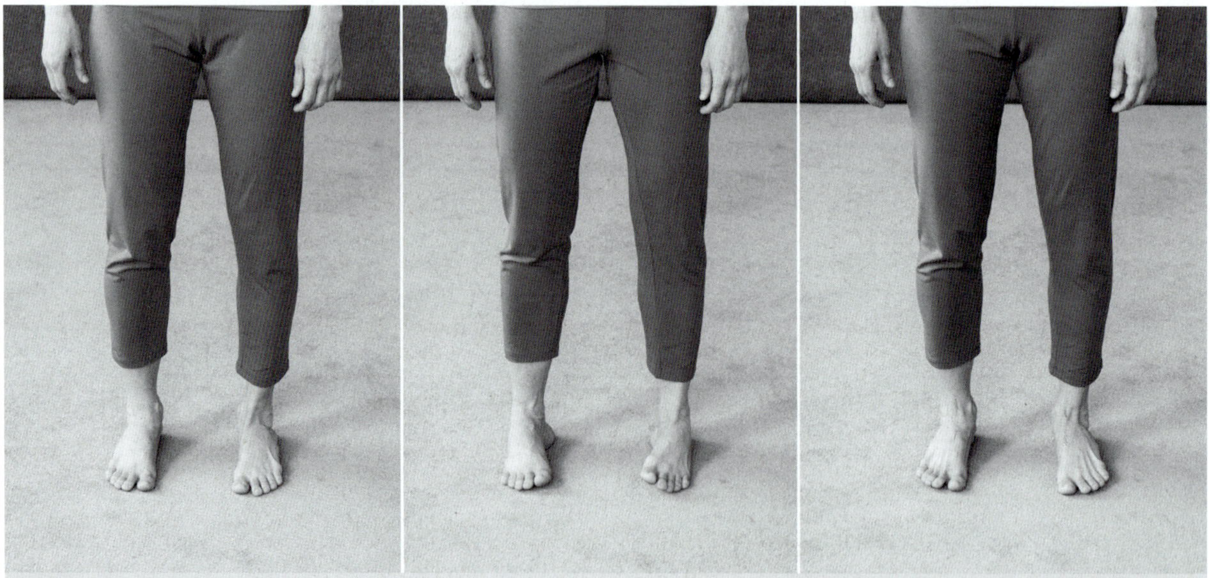

그림 7.16

제외한 나머지 신체 부위는 서로 반대 방향으로 움직인다. 나선형의 특성 때문에, 비대칭 불균형은 DNA의 나선형 모양과 같은 3차원 불균형 패턴을 보인다. 이런 나선형 모양 때문에 분석하는 것이 매우 어렵다. 기능 평가는 전신의 다중 중재에 대한 필요성을 기술하기 위해 다양한 방향 편향과 가쪽 편향을 찾아낸다.

기능 검사는 다음과 같다:

- 우세 손
- 앉은 자세의 골반 회전
- 우세 눈 검사
- 수직 압박 검사
- 앉은 자세의 척추 회전 검사
- 코어 근육: 다리 뻗어 들어올리기(SLR)
- 대퇴근막장근(TFL) 우세(그림 7.17)
- 늑골 진폭
- 호흡의 횟수, 패턴 및 스타일

전반적인 목적:

- 동작을 수행하는 요구가 주어졌을 때 클라이언트의 초기 직감 전략을 관찰하기 위해
- 측만증을 악화시키는 습관적인 운동 패턴을 깨뜨릴 수 있는 동작 방향의 개별 선호도를 결정하기 위해

우세 손

클라이언트에게 앉은 자세를 취한 후, 종이에 무언가를 쓰도록 주문하자. 클라이언트가 무언가를 적을 때 똑바로 앉은 자세를 취하는지, 아니면 비튼 자세를 취하는지를 확인하자. 클라이언트가 오른손잡이인지 왼손잡이인지를 기록하자. 우세 손을 깨뜨리는 하나의 방법은 비우세 손으로 색칠 공책에 색칠을 하도록 주문하는 것이다(DeNooijer 등, 2016).

앉은 자세의 골반 회전

이 검사는 Boyle에 의해 설명되었듯이 손잡이의 편측성 선호도에 기인하는 수평 회전 제한을 결정하는 것이다. 골반 회전은 호흡 기능장애와 관련이 있고, 또 기능적 다리 길이와 온걸음 길이의 불균형과도 관련이 있다(Boyle, 2013). 이 검사의 설명을 위해 비디오를 시청하기 바란다(코드 7.3).

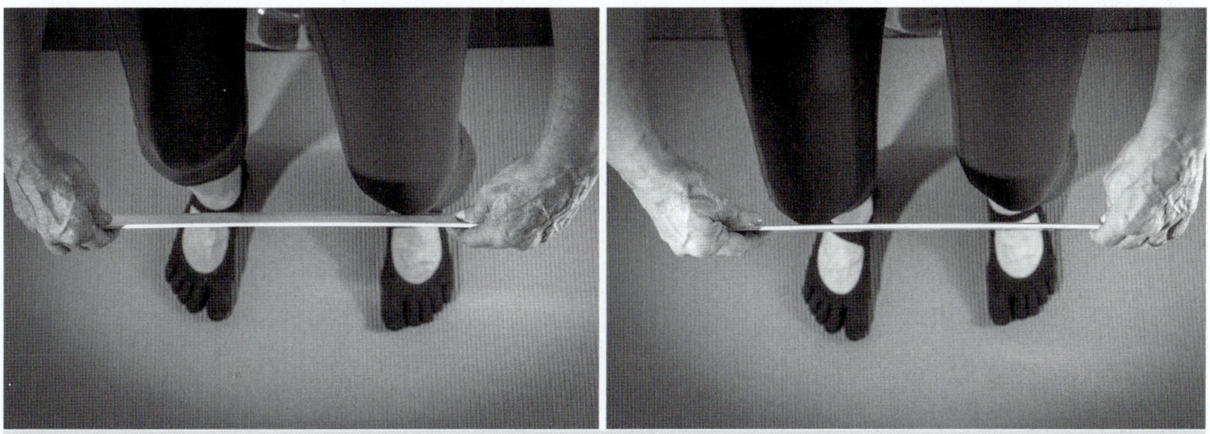

그림 7.17

코드 7.3
베타 연구: 편측성 중재

검사

클라이언트는 스툴이나 의자의 끝부분에 앉아서, 양 발을 고관절 너비만큼 벌리고 바닥에 붙인다. 무릎 앞쪽에 책이나 두꺼운 종이를 배치한다. 상체를 움직이지 않고 한쪽 하체만 회전하면, 그쪽 무릎이 반대쪽 무릎보다 앞쪽으로 나가게 된다. 좌우측 가동범위의 차이를 관찰하고, 어느 쪽이 더 많이 앞으로 나가는지를 확인한다.

우세 눈 검사

우세 눈의 사용은 독서, 말하기, 전자장비 사용 등의 기능적 의사소통에서 균형을 위한 반고리관(6장 참고)의 위치와 함께 C1–C2의 위치 때문에 하후두근의 사용과 관련이 있다. 눈 사용을 포함하는 운동의 변수들은 머리와 손 사용의 통합과 협응을 길러준다(Carey와 Hutchinson, 2013).

검사

양손의 엄지를 붙이고, 또 양손의 검지 끼리를 붙여서 다이아몬드 형태를 만들어 보자(그림 7.18). 다이아몬드를 통해 사물을 관찰하자. 그런 다음, 양쪽 눈을 한번씩 번갈아 감는다. 어느 한쪽 눈을 뜰 때와 양쪽 눈을 들 때가 비슷하게 사물이 보이는가? 바로 그 눈이 여러분의 우세 눈이다.

수직 압박 검사

더 많이 내려가는 쪽이나 더 많이 떨어진 것으로 인지되는 쪽은 아마도 더 약한 쪽일 것이고, 만곡의 오목한

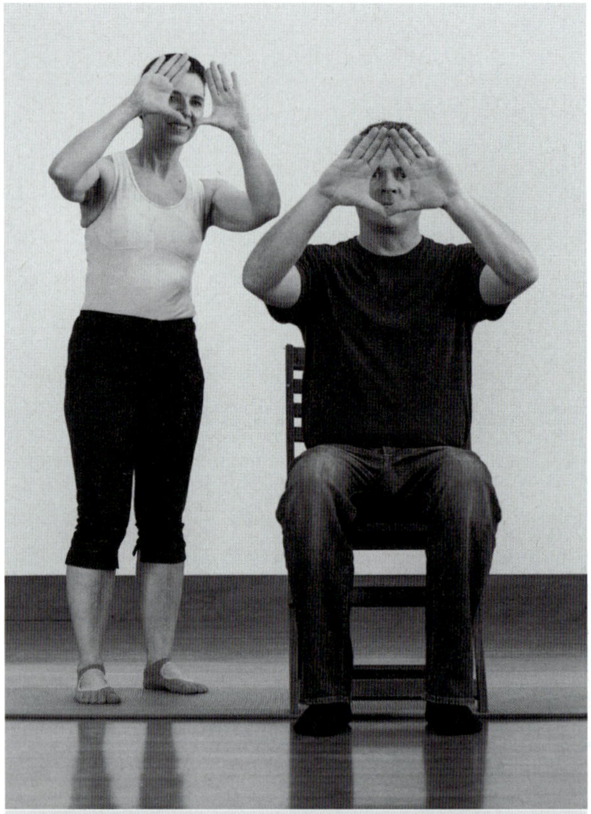

그림 7.18

검사

클라이언트는 트라페즈 테이블이나 등받이를 뒤쪽으로 젖힐 수 없는 의자 위에 앉는다. 이때 클라이언트는 자신의 몸통을 분리하기 위해 양 발을 지면에 내려놓지 않는 것도 좋다. 여러분은 손을 펼쳐서 목의 연부조직과 가까운 클라이언트의 어깨 위에 올려놓는다. 가능하면 견갑대의 뼈가 아닌 연부조직 위에 올려놓는다. 동시에 양 손으로 어깨를 부드럽게 압박한다. 약 10초를 유지하고 관찰한다(그림 7.19).

어느 쪽 어깨가 아래쪽으로 내려가거나 약간 무너졌는가? 어느 쪽이 압박을 이기지 못했는가?

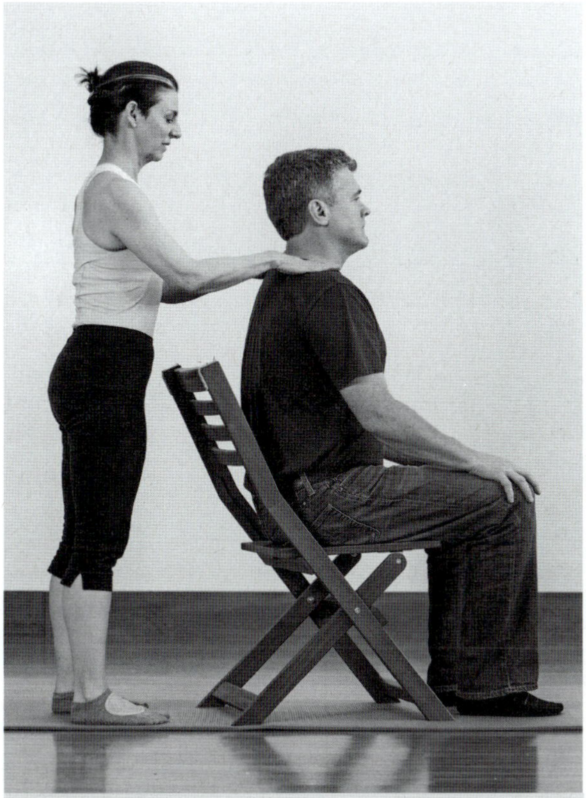

그림 7.19

쪽이다. 이것은 x축을 중심으로 일어난 굴곡과 z축을 중심으로 일어난 측방굴곡이 결합된 기능장애이며, 오목한 쪽을 신장시킬 필요가 있다는 의미이다. 운동 시 혀의 위치를 고려해야 한다. 운동 시 혀를 사용하고자 때, 오목한 쪽에 있는 심층 근막 앞쪽 라인을 당겨 늘이기 위해서는 혀를 반대쪽 윗니 뒤에 배치한다(Barnes 1990).

앉은 자세의 척추 회전 검사

이 검사는 움직임의 용이성에 대한 전략을 관찰하는 것이고, 회전 보상성 동작을 감지하는 것이다. 클라이언트를 밀지 않아야 한다. 척추 회전은 y축을 중심으로 일어나는 기능적 움직임이다. 파트 1은 간단한 검사이고, 파트 2는 가동범위의 변화가 있는지를 결정하기 위해 우세 눈 감기를 추가한다(Barnes, 1990; Mitchell, 2002; Carey와 Hutchinsion, 2013).

검사

클라이언트는 선호에 따라 트라페즈 테이블 위에 앉아서 양 발을 지면에 내려 놓지 않거나 의자에 앉는다.

클라이언트에게 부드럽게 몸을 양쪽으로 회전하도록 주문한다. 어느 방향부터 회전하는지를 지시하지 않고, 어느 쪽부터 클라이언트가 회전하는지를 확인한다. 클라이언트에게 어느 쪽이 더 쉽고 큰 가동범위로 회전되는지를 물어본다. 회전을 더 쉽게 그리고 더 많이 하기 위해 몸을 한쪽으로 이동하는지를 확인한다(그림 7.20).

만약 회전하는 동안 가쪽 이동(쏠림)이 일어나면, 늑곽이 골반과 일직선 되도록 부드럽게 잡은 상태에서 다시 회전을 하도록 주문한다. 한 가지 전략은 움직임이 더 쉽고 크게 일어나도록 가쪽 이동을 포함시키는 것이다. 교정 시 움직임이 쉽게 일어나는 방향을 기록한다. 만약 한쪽 방향을 더 쉽게 하기 위해 가쪽 이동이 일어났다면, 보상 작용을 방지하기 위해 늑곽을 부드럽게 잡은 상태에서 회전운동을 반복시킨다.

어느 방향이 클라이언트에게 더 쉬운가? 만약 확실하지 않다면, 쉬운 방향을 선택한다.

골반 가쪽 이동 검사

가쪽 이동은 보행 시 골반이 한 쪽에서 다른 쪽으로 얼마나 이동하는지를 확인하고, 또 클라이언트가 어느 쪽 다리로 서는 것을 더 좋아하는지를 알아보는 것이다. 이것은 z축을 중심으로 일어나는 측방굴곡과 x축을 중심으로 일어나는 굴곡의 조합이다. 서기 자세와 보행이 양쪽 다리 사이의 중앙에 위치할 때, 한쪽 다리의 과사용과 손상(무릎과 발목의 문제와 같은)을 막아 줄 수 있다. 양쪽 고관절 외전근(한발 서기를 담당

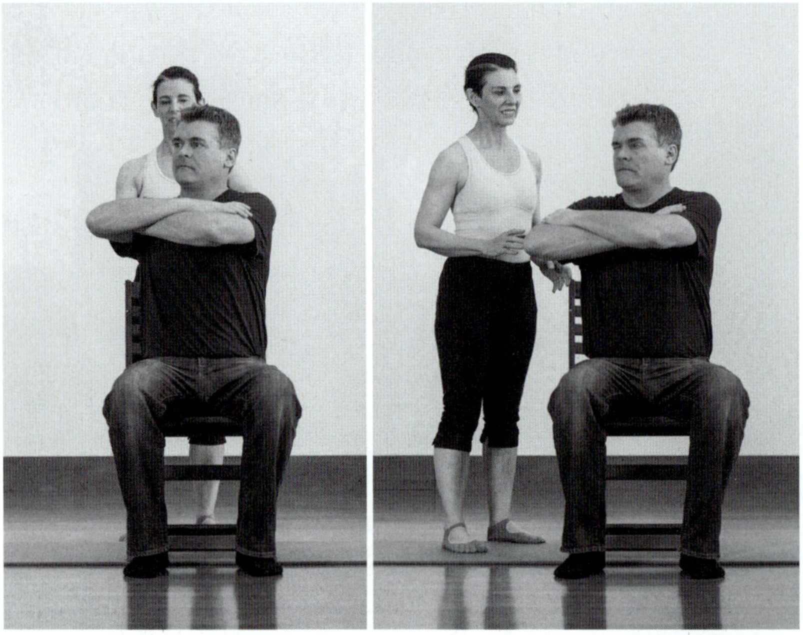

그림 7.20

하는 근육) 중 더 약한 쪽 골반이 더 쉽게 가쪽 흔들기가 일어나는 쪽이다(Kinkli 등, 2011).

검사

고객을 두 발 11자 자세로 서 있도록 한다. 이러한 용어는 전체 교재를 통해서 양 다리가 엄지발가락 옆의 두 번째 발가락으로부터 그려진, 슬개골의 정가운데 그리고 넙다리뼈 머리가 엉덩관절을 굽혀주는 장소인 팬티 라인의 정중앙과 함께 일직선을 이룬, 수직의 연결선 안에 놓인 것을 의미한다.

넙다리뼈의 큰돌기(GT)를 찾아본다. 골반의 측면의 윗부분으로부터 넙다리의 측면의 위쪽까지 부드럽게 손으로 만지며 내려옴에 의해서 GT의 위치를 확인한다. GT 높이에서 양 옆으로 부드럽게 수평으로 밀어준다. 밀기 이상으로 더 많이 이끌어준다(그림 7.21).

고객에 따르면, 어떤 방법이 그 골반을 더 많이 움직이는가? 당신에 따르면 어떠한가? 어떤 방식에서 더 쉽게 움직이는가? 앉은 자세의 회전적 검사와 골반 쏠림 검사의 방법

설명을 보기 위해서 1장부터 비디오를 살펴 본다(코드 7.4)

코드 7.4
베타 연구: 편측성 중재

3가지 기능 코어 근육군 검사: 다리 뻗어 들어올리기(SLR)

누운 자세에서 이루어지는 이런 SLR 검사는 다리를 들어 올릴 때 요추 고정근 중 어느 근육이 가장 불균형되어 있는지를 확인하는 것이다. 요추 고정근은 '이너 유닛(inner unit/ 안쪽 단위)' 근육군으로 알려져 있다. 이들 근육은 복횡근(TA), 요추 다열근(MF), 골반저 근육(PF), 그리고 호흡 횡격막이다.

기준 검사로 사용하기 위해, 능동 다리 뻗어 들어올리

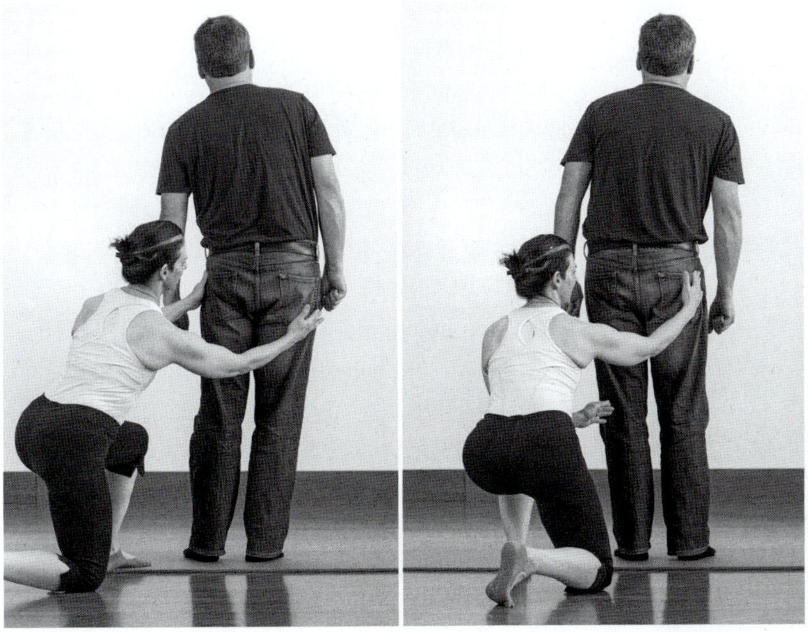

그림 7.21

기(ASLR)를 시작한다(Lee, 1999). 이 검사의 목적은 하지 무게를 이겨내는 요추와 코어 근육의 능력을 확인하는 것이다. 그러나 만약 다리를 들어 올릴 때 통증이 있거나 압박 검사를 할 때 통증이 있으면, 클라이언트를 의사에게 의뢰해야 한다.

어느 검사가 움직이기 어려운 다리의 ASLR를 쉽게 만들 수 있는가? 그 결과를 비대칭 프로그램의 시작을 다룬 8장의 교정과 연계시켜 보자. 만약 어떤 검사가 클라이언트의 반응(회전이 더 많이 일어나거나, 더 무겁거나, 또는 협응 작용이 떨어지거나)을 악화시킨다면, 검사의 교정 운동에 초점을 맞추지 않아야 한다. 검사의 반응이 왜 악화되는지를 알아보는 시도가 오히려 혼란을 주어서는 안 된다. 검사가 이런 목적(확인하는 시도)으로 수행되어서는 안된다.

검사

파트 1: 기준 검사 – ASLR

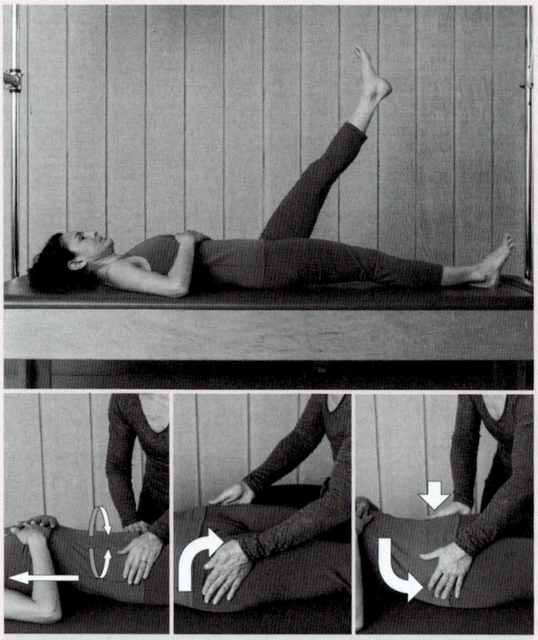

그림 7.22

클라이언트는 누운 자세를 취한다. 클라이언트에게 진중하게 누워 있어야 한다는 말 이외에, 어떤 지시도 주지 않았다. 환자에게 양쪽 다리를 한 번씩 테이블로부터 45° 정도 들어 올리도록 지시한다. 클라이언트가 선호하는 쪽 다리를 확인하기 위해 어느 쪽 다리부터 들어 올려야 된다는 지시를 하지 않는다. 클라이언트에게 어느 쪽 다리를 들어 올리는 것이 힘든지를 물어본다. 선택된 다리를 들어 올릴 때 골반 회전이 함께 일어나는지를 확인한다. 만약 그렇다면, 골반을 고정시킨 후, 다시 들어 올리도록 주문한다. 선택의 변화가 있었는가? 골반 회전은 종종 보상운동으로 작용한다. 만약 들어올리기 힘든 다리로 선택된 쪽으로 골반 회전이 일어나면, 이 검사를 두 번 반복한다. 두 번째 시도를 할 때는 골반 회전을 막기 위해 골반을 견고하게 고정하지만, 움직임이 허용될 만큼 가벼운 고정이어야 한다. 가끔, 골반 회전이 교정되면, 반대쪽 다리가 들어올리기 힘든 다리가 되었는지를 확인한다. 골반 회전은 실제 결과를 숨기는 보상동작이 될 수 있다. 여러분께 또는 클라이언트에게 어느 쪽 다리를 들어 올리기가 더 힘드는지 아니면, 협응이 잘 안 되는지 물어본다. 다리가 들어 올려질 때 골반을 회전시켰는가?

여러분과 클라이언트가 의논하여 다음 ASLR 버전을 위해 어느 쪽 다리를 검사 다리로 할 것인지를 결정하자.

검사

파트 2: TA ASLR 검사

TA(복횡근): ASLR – 장골을 앞쪽에서 압박한다.

TA ASLR 검사의 목적은 무거운 쪽 다리나 들어올리기 힘든 다리를 쉽게 들어 올릴 수 있는지를 확인하기 위해 TA의 구심성 수축을 모방한 것이다.

양 손을 오목하게 하여 ASIS 위에 배치하고, 동시에 장골을 압박한다. 이것은 뼈의 만곡 특성을 따른 후 서로를 향해 골반 뒤쪽 측면으로부터 근막을 당기는 것에 집중하는 것이다. 그런 다음, 더 어려운 쪽 다리를 들어 올리도록 주문한다. 소견의 일관성을 확인하고 그 결과를 기록하기 위해 이런 동작을 여러 번 반복한다.

검사

파트 3: MF ASLR 검사

MF: ASLR – 장골을 뒤쪽에서 압박한다.

MF ASLR 검사는 필라테스 강사는 도수 고정으로 들기 어려운 쪽 다리를 드는 것이 골반 회전을 덜 하고, 더 쉽게 들어 올리고. 또 더 좋은 협응을 가지는지를 알기 위해, 요추 다열근의 구심성 수축을 모방한 검사법이다. 양 손을 클라이언트의 골반 측면(ASIS의 측면)에 배치한다. 손바닥을 컵 모양으로 만들어 장골의 측면에 배치한다. 부드럽게 뼈의 근막을 뒤쪽인 척추 쪽으로 잡아당긴다. 테이블 쪽인 아래쪽으로 이동하여 골반뼈의 만곡 특성을 따라 몸 뒤쪽으로 간다. 주문을 하면, 클라이언트는 들기 어려운 쪽 다리를 들어 올린다. 소견의 일관성을 확인하고 그 결과를 기록하기 위해 이런 동작을 여러 번 반복해 보자.

검사

파트 4: PF ASLR 검사

PF ASLR 검사는 다리 움직임을 안정화에 사용되는 골반저 근육의 수축을 모방한 것이다. 골반저 근육은 근육, 근막 및 건을 가진 낙하산 모양이다. 골반저는 유연한 슬링을 형성하여 골반 바닥을 척추쪽으로 위쪽과 안쪽으로 끌어당긴다. 이런 작용은 다리를 골반 안으로 이어준다.

이 검사의 목적은 필라테스 강사의 도수 고정으로 들기 어려운 쪽 다리를 드는 것이 골반 회전을 덜 하고, 더 쉽게 들어 올리고. 또 더 좋은 협응을 가지는지를 알기 위함이다. 여러분은 양 손을 펼쳐서 장골 부위가 아닌 대전자 높이에 배치한다. 손가락은 매트 쪽으로 향한다.

몸통의 중심 쪽으로 대전자를 부드럽게 압박하고, 머리 쪽으로 약간 들어 올린다. 특정한 방향으로 뼈를 움직이기 보다는 피부와 근막을 움직인다고 생각하자. 필라테스 강사가 압박하는 동안, 클라이언트는 들기 어려운 쪽 다리를 들어 올린다. 소견의 일관성을 확인하고 결과를 기록하기 위해 이런 동작을 여러 번 반복해 보자.

검사

파트 1: 나란한 자세

파트 1은 매트 위에 누운 클라이언트의 자세에서부터 시작한다. 먼저, 사진에서처럼(그림 7.23, 왼쪽과 가운데 사진). 고관절을 굴곡할 때 고관절이 늑곽 쪽으로 하이킹 하는지를 확인한다. 그 다음, 허벅지와 골반이 만나는 지점인 가쪽 부위의 고관절 주름을 손가락 지문 부위로 부드럽게 잡는다. TFL은 바로 그 주름 부위에 위치한 작은 근육이다. 보통 우세쪽 근육의 둘레가 더 큰 편이다.

클라이언트에게 양쪽 고관절을 한번씩 굴곡하도록 주문한다. 각 동작을 2번씩 반복한다. 그리고 근육 사용의 타이밍를 확인하기 위해 촉진을 사용한다. 일반적으로 우세쪽 근육이 먼저 수축한다. 소견의 일관성을 확인하고 결과를 기록하기 위해 이런 동작을 여러 번 반복해 보자.

검사

파트 2: 보행 자세

검사의 파트 2는 개구리에서 무릎이 굴곡되고 열리는 보행 자세이다(그림 7.23, 우측사진). 허벅지가 단순히 축 처지면서 벌어져서는 안 된다. 어느 정도 근육톤이 유지되어야 한다. 같은 쪽 무릎 접기 동작을 수행한다. 이때 염발음이 발생하는지를 관찰하고, 운동조절을 확인하기 위해 촉각을 반복 이용한다, 소견의 일관성을 확인하고 결과를 기록하기 위해 이런 동작을 여러 번 반복해 보자.

TFL 우세 검사(Sahrman, 2002)

TFL 우세 검사는 장요근 복합체라는 심층 고관절 굴곡근의 작용이 아닌, TFL의 보상 작용을 확인하는 검사이다. 고관절 하이킹은 정상 보행 시 발이 지면에 닿는 방법과 닿는 시기에서 약간의 차이를 보인다. 종종 염발음이 동반될 때는, 두 가지 평가 자세가 전략상 미세한 차이를 보인다. 특히 개구리 자세는 염발음을 없애 주거나 줄여 주기 위해 동작의 협응과 근력이 관절에 도움이 되는데 중요한 자세이다. 8장은 양쪽 검사 자세의 상세한 교정을 제공하고 있다.

검사 파트 1을 위해 무릎 편 채로 평행한 자세를 취한다(그림 7.23).

호흡 진폭, 패턴 및 스타일을 확인하기

기능적 호흡 패턴이 중요하다. 호흡은 자율신경계 뿐만 아니라, 감각-운동계의 기능이다. 우리는 자동적으로 호흡하지만, 의식적으로 호흡을 변화시킬 수 있다.

여성의 늑곽 형태는 남성보다 앞뒤가 더 좁은 편이다. 남성은 좀 더 술통같은 모양을 갖고 있고, 양 팔로부터 어깨뼈, 척추, 늑골 및 골반으로 이어지는 강한

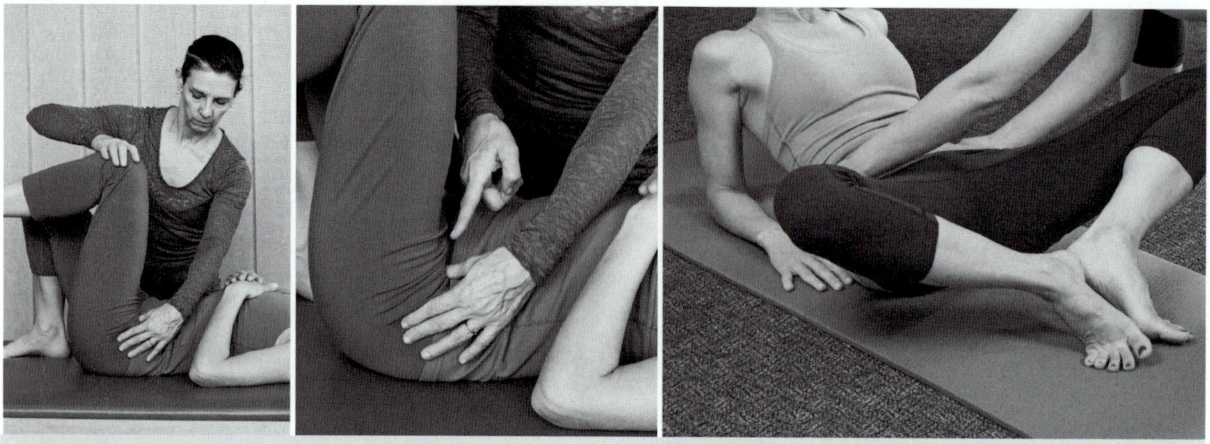

그림 7.23

근육 연결을 위한 많은 지렛대를 제공한다(Bellemare 등, 2003).

측만증은 편평한 흉추 만곡 영역과 관련되고, 또 평범하지 않는 흉골과도 관련된다. 전형적인 늑골과 요추의 융기 부위를 조금 더 자세히 관찰할 준비를 하자. 클라이언트와 그의 가족들이 관리를 원할 때는 그들을 지지하자. 기능 해결은 항상 우리 주위에 있다. 클라이언트를 도와줄 수 있는 큰 도움은 호흡 패턴에 초점을 맞추는 것이다(Jaroszewski 등, 2010).

호흡 패턴 장애(BPDs)와 측만증은 여성에게 흔한 편이다. 폐 기능의 부전이 90°의 극단적인 만곡에서 가장 흔하게 발생한다는 것을 명심하자. 이들 클라이언트는 자신들이 어디 위치하는지를 알고 있고, 이미 의료적 처지를 받고 있을 것이다. 그렇지만, 흉곽의 활동을 달성하고, ZOA와 내부 근막껍질(inner envelope fascial stocking)을 최적화하고, 미주신경을 통한 정서적 안정성을 촉진하기 위해 가슴의 진폭을 측정하는 것이 꼭 필요하다.

가슴 진폭

가슴 진폭은 들이쉬고 내쉴 때 일어나는 늑곽의 팽창거리이다. 가슴 진폭은 줄자로 간단하게 측정될 수 있다. 줄자를 젖가슴 아래쪽으로 1~1.5인치(2~3 cm) 떨어진 지점이나 검상돌기 끝부분을 둘러서 측정한다(그림 7.24). 측정은 3번에 걸쳐 진행된다. 줄자를 먼저 배치한 후, 클라이언트에게 내쉬도록 주문한다. 이것이 첫 번째 측정이다. 이번에는 클라이언트에게 들이쉬도록 주문하고 측정한다. 이것이 두 번째 측정이다; 줄자를 떼지 않고 제자리에 배치한다. 내쉬기를 한 후, 하나, 둘, 셋, 넷을 세는 동안 들이쉬기를 반복한다. 줄자가 움직이면 줄자를 활주시키고, 다시 내쉬기를 한 다음, 3번째 들이쉬기의 끝지점에서 줄자를 유지하고 마지막 3번째 측정을 수행한다. 좋은 측정을 위해 3회에 걸쳐 측정을 시도한다. 진폭 측정이 1.55인치(3.5 cm) 미만이라면, 클라이언트를 주치의나 흉부내과의사에게 의뢰해야 한다(Weinstein과 동료 2003).

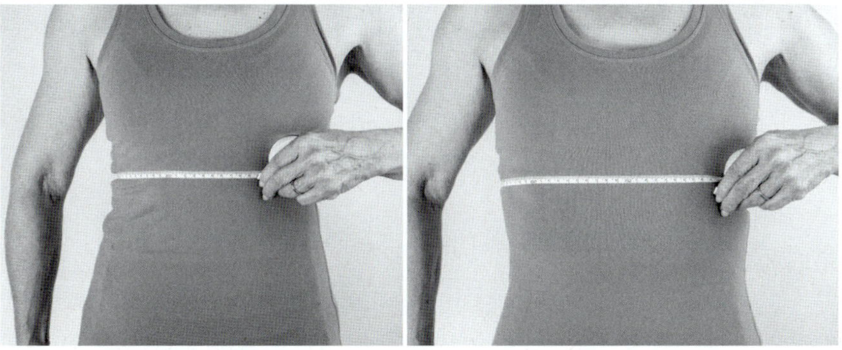

그림 7.24

호흡 패턴

질적 요소와 함께, 부수적인 호흡, 호흡 기원의 위치, 그리고 호흡 흐름의 방향 등의 관찰이 기능적 호흡을 결정한다. BPD의 증상은 호흡곤란(짧은 호흡)을 포함한다; 실신과 어지럼증은 의학적 처치를 필요로 한다. 질적 증상으로는 고통스런 호흡이나 빠른 호흡(비록 진폭이 정상으로 측정되더라도), 가슴 조임, 가슴 통증, 필라테스나 가벼운 운동으로도 무호흡, 빈번한 하품 또는 과환기 등이 있다(Thomas 등, 2001). 다른 증상으로는 피로, 등과 목의 통증, 불안증, 머릿속의 뿌연 느낌, 어깨와 팔 안쪽의 저림, 그리고 차가운 손 등이 있다(Schleifer 등, 2002).

횡격막 호흡을 체크한다. Supine hookline position에서(무릎 세우고 누운 자세에서 발볼은 바닥에 댄다) 양 손을 복부 위에 올려놓는다. 양쪽 엄지를 흉골 밑에 배치하고, 양쪽 검지를 배꼽에 배치한다. 배꼽에 있는 손가락이 늑골보다 먼저 움직이는지를 확인하자. 호흡의 느낌이 어디에서 시작되는지를 물어본다(Chaitow, 2012). 호흡은 반드시 배꼽에서 시작해야 한다. 밑면이 허리에 위치하고, 꼭지점이 쇄골 위에 있는 2개의 원뿔을 상상해 보자. 밑에서부터 쇄골 위쪽까지 채워져 있는 원뿔을 상상해 보자.

호흡 스타일

클라이언트의 호흡 스타일을 평가하자. BPDs는 흉식 호흡, 입술 호흡, 과호흡을 포함한다. 분당 호흡수를 측정한다. 많은 사람은 과호흡을 인지하지 못한다. 클라이언트에게 호흡횟수를 카운터하도록 주문한다. 한 번의 호흡은 한 번의 내쉬기와 한 번의 들이쉬기이다. 필라테스 강사도 클라이언트와 함께 호흡 횟수를 센다. 클라이언트가 센 횟수와 필라테스 강사가 센 횟수를 비교한다. 이상적인 호흡회수는 분당 3–4회이고, 평균 호흡수는 12–16회이다. 내쉴 때 15까지 세는 일상의 습관은 기능적 호흡 쪽으로 진행을 시작하는 좋은 방법이다.

SSPOT-2

SSPOT 진행 과정은 평가, 목표 및 움직임 진행이며, 청소년 클라이언트에게 맞도록 설계되었다. SSPOT–2는 척추 수술을 받은 사람에게는 적합하지 않다.

그들의 진행 등급은 'poor (양–나쁨)', 'fair (미–양호)', 'good (우–좋음)' 및 'excellent (수–훌륭)'으로 구성된다.

플랭크: 3가지 버전

3개 방향으로 이루어지는 닫힌 사슬 자세인 플랭크를 관찰하자: 프론트 플랭크, 사이드 플랭크 및 백 플랭크. 어디서부터 진행할 것인지를 결정하기 위해, 각 세션의 처음부터 시작한다. 폼 향상을 위해 'excellent' 레벨에서부터 시작하는 사람은 아무도 없을 것이다.

프론트 플랭크

프론트 플랭크의 기능적 사용을 통해 다리 길이 차이를 맞추고, 기능적 '오버헤드 리치'를 최적화할 수 있다. 하프-플랭크에서 시작하여 인버전(inversion) 쪽으로 진행한다.

이너 유닛(inner unit, 하프-플랭크, 그림 8.22 참고)

높은 축 버전은 팔꿈치를 편 상태에서 네발자세를 취한 것이다. 클라이언트에게 양쪽 무릎을 바닥으로부터 1.5인치(3 cm) 정도 들어 올리고 호흡을 하도록 지시한다(그림 7.25).

등급:

- good (우): 복부가 쳐지지 않을 때.
  클라이언트는 3번 호흡 기간 동안 무릎을 들어올리는데 어떤 도움도 필요하지 않는다.
  손목 통증을 호소하지 않는다.
- fair (미): 클라이언트가 2번 호흡하는 동안 무릎을 들어올릴 수 없을 때. 전완을 바닥에 붙인 낮은 축 버전에서 시작한다.
- poor (양): 클라이언트가 무릎을 전혀 들어올릴 수 없을 때.

풀 플랭크(pull plank)

풀 플랭크 버전은 네발자세에서 시작하며, 양쪽 다리를 모두 뻗는다. 여기에서는 측방 쏠림, 어깨와 머리의 떨어짐, 골반 회전과 아킬레스건 등을 체크한다.

등급:

- good (우): 높은 축 버전을 5회의 호흡 동안 지속할 수 있고, 흉곽이 골반과 일직선을 이루고, 골반회전이 거의 없고, 고관절이 중립위로 유지하고, 양쪽 다리 사이의 간격이 1.5인치(3 cm)일 때.
- fair (미): 뚜렷한 가쪽 쏠림이 있고, 양쪽 다리가 떨리고, 견갑대와 머리가 아래쪽으로 쳐질 때.
- poor (양): 플랭크 자세를 1~2초만 지속할 때.

레그 풀 프론트

진행은 전통적인 PM 매트 운동 방식으로 시작한다: 소리가 들릴 만큼 코로 2번 내쉬고(킁-킁), 다시 입으로 소리를 내면서 2번 내쉰다(하-하). 다리를 바꾸어서

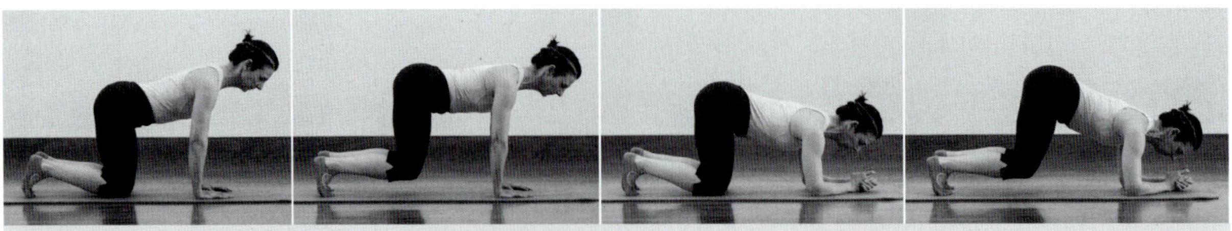

그림 7.25

다시 시행한다.

체중이 균등하게 이동하는지, 다리를 같은 높이로 들어올리는지, 다리가 외회전되는지, 들고 있는 다리가 옆으로 흔들리는지 등을 체크한다.

그림 7.26은 '풀 프랭크'에서 다음 세션에 있는 '레그 킥 투 다운 도그' 버전 까지 진행되는 사진이다.

등급:

- good (우): 좋은 자세를 유지하면서 5 세트(1 세트는 우측다리와 좌측다리를 교대로 한 번씩 차는 것을 의미한다) 동안, 플랭크의 높이를 유지할 때.
- fair (미): 4세트 이후 플랭크 자세가 처지거나 플랭크의 폼이 깨질 때.
- poor (양): 2세트 만에 플랭크 자세가 처질 때.

다운 도그: 3가지 버전

이들 버전은 가장 진화된 버전이지만, 많은 이점을 제공한다. 한쪽 다리를 이용하는 플랭크 자세로 이동하여 인버전 자세에서처럼 어깨 굴곡 범위 안팎으로 어깨를 움직인다.

등급:

- good (우): 한쪽 다리를 들고 플랭크 자세를 취한다. 그 다음, 수평 플랭크와 다운 도그의 중간 자세로 이동한다. 이때 몸통을 들어올린 다리는 일직선을 유지해야 한다.
- fair (미): 한쪽 다리를 들고 플랭크 자세를 취할 수 있지만, 플랭크에서 인버전으로 넘어갈 때 동작의 제한이 있거나 들어올린 다리가 수평 아래쪽으로 떨어질 때.
- poor (양): 한쪽 다리를 들고 플랭크 자세를 취할 수 있지만, 바로 다리가 바닥으로 떨어지거나 지탱하는 다리가 흔들릴 때.

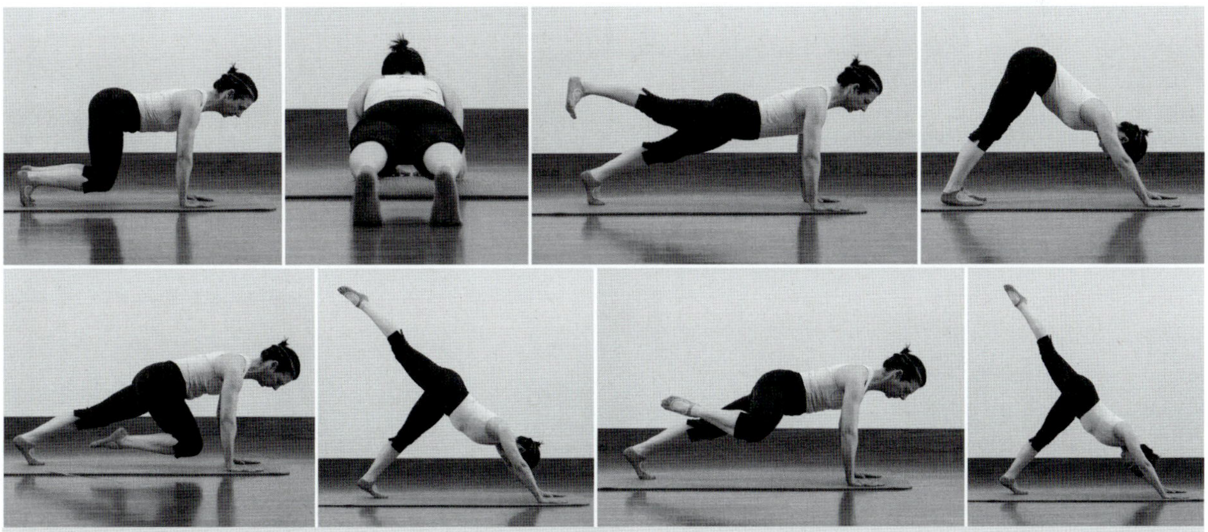

그림 7.26

사이드 플랭크

사이드 플랭크는 보행 시 오리걸음처럼 뒤뚱거리는 것을 감소시키고, 서기 자세를 취할 때 골반을 수평으로 맞추는데 도움이 된다.

더블 Z 힙 리프트 + 레인보우 암

인어 자세처럼 양쪽 무릎과 고관절을 굴곡하고 양쪽 정강이를 포개서 한쪽 골반으로 앉는다. 한쪽 손을 바닥에 대고 그 쪽으로 몸을 기울인다. 이때 팔꿈치를 약간 굴곡한다. 내쉰 후, 들이쉬면서 양쪽 골반을 들어 올리는 동시에 반대쪽 팔을 머리 위로 뻗는다: 척추를 측방으로 굴곡하면서 들어 올린 손이 지탱하는 손을 지나서 까지 무지개 모양으로 팔을 뻗는다 (그림 7.27).

등급:

- good (우): 골반을 들어 올리면서 팔로 완전한 무지개 모양을 만들 수 있을 때.
- fair (미): 들어올리는 손이 골반 거상을 도울 수 있을 때.
- poor (양): 위쪽 손을 흔들어 보지만, 골반 거상을 할 수 없을 때.

사이드 힙 리프트 버전(그림 7.28)

풀 사이드 힙 리프트: 낮은 축

낮은 축 버전은 전완을 바닥에 붙인 상태에서 이루어진다. 먼저 들어올리기 편안한 쪽으로 옆으로 눕는다. 어느 쪽이 더 편안한 지를 확인해 본다. 회선근개를 보호하기 위해 양 발 쪽으로 어깨 밑에 팔꿈치를 배치한다. 발목을 강하게 배측굴곡시킨다. 골반의 한쪽이 다른 쪽 위에 위치하도록 골반을 높이 들어올린다. 내쉬면서 5번 중족골과 전완을 아래쪽으로 압박한다. 아래쪽 고관절이 최소 중립 외전될 때까지 골반을 들어올린다. 넷을 세면서 천천히 골반을 내려놓는다. 이때 모든 체중이 매트에 닿기 전에 골반 내림을 멈춘다.

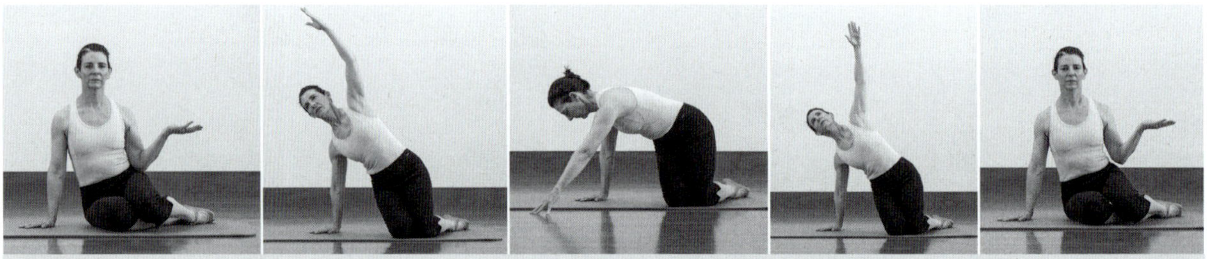

그림 7.27

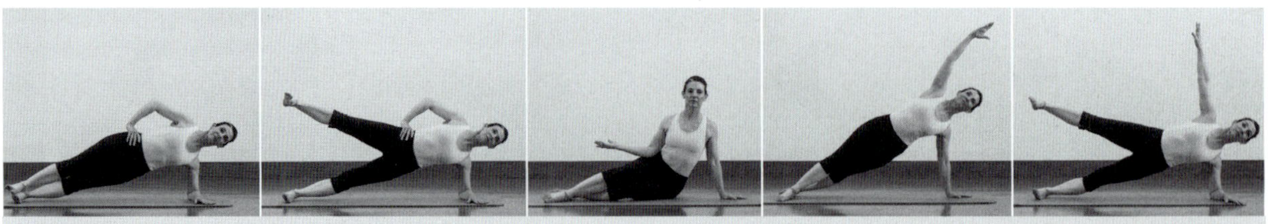

그림 7.28

그런 다음 3회 반복을 위해 다시 시작한다. 다음과 같은 것을 체크한다: 고관절 외전 능력, 골반과 몸통의 회전, 그리고 견갑대의 중립 위(not protracted).

등급:

- good (우): 2회 반복하면서 신체 중립선까지 골반을 들어올린다.
- fair (미): 클라이언트는 골반을 거상하기 위해 위쪽 손을 앞쪽으로 기울여야 한다면.
- poor (양): 클라이언트는 골반을 거상하기 위해 양쪽 무릎을 굴곡하면서 앞쪽으로 기울여야 한다면.

풀 사이드 힙 리프트: 높은 축(측방굴곡)

한 손으로 체중을 지탱한 높은 축 버전은 발목을 서로 교차시켜서 시작한다. 내쉬면서 양쪽 다리를 뻗는다. 지탱하는 손을 가져와서 늑곽 밑에 배치한다. 골반을 높이 들어올린다. 3번의 호흡 동안 자세를 유지한 후 다시 바닥으로 골반을 내려 놓는다. 체크해야 할 부분: 고관절 외전 능력, 골반과 몸통의 회전, 그리고 견갑대의 중립위(전인되지 않아야 한다).

등급:

- good (우): 골반을 들어올릴 수 있고, 양 발은 미끄러지지 않아야 한다.
- fair (미): 골반을 약간 들어올릴 수 있지만, 회전이 일어나고, 1번 호흡하는 동안 자세를 유지할 수 없을 때.
- poor (양): 클라이언트가 시도를 하지만, 몸을 일자로 만들기 전에 바로 골반이 떨어진다.

스태틱 스타(Static Star): 낮은 축

스태틱 스타는 최적의 목표이다. 들어올리기가 쉬운 쪽부터 먼저 시작한다. 발목을 완전하게 배측굴곡한다. 내쉬면서, 5번째 중족골을 지면으로 압박한다. 골반을 거상한다. 위쪽 어깨를 외전한다. 체크해야 할 사항: 고관절 외전 능력, 골반과 몸통의 회전, 견갑대의 중립위(전인되지 않아야 한다), 그리고 발목을 배측굴곡하고 외반(eversion)으로 유지하는 능력.

등급:

- good (우): 4회 호흡 동안 체크할 부분을 달성한다.
- fair (미): 발목을 완전하게 배측굴곡할 수 없을 때
- poor (양): 균형을 잃거나, 위쪽 팔을 수직 자세로 외전할 수 없을 때.

슈팅 스타(shooting star): 낮은 축

내쉬면서 넷을 세는 동안 골반을 거상하고 동시에 팔을 외전한다. 그런 다음 넷을 세는 동안 매트 위로 골반을 천천히 내리고 팔을 중립위로 가져 온다.

체크해야 할 부분: 고관절 외전 능력, 골반과 몸통의 회전, 견갑대의 중립위(전인되지 않아야 한다), 그리고 발목을 배측굴곡하고 외반(eversion)으로 유지하는 능력.

등급:

- good (우): 체크해야 할 부분이 모두 충족되어야 하고, 아래쪽에서 위쪽으로, 다시 아래쪽으로 부드럽게 수행할 수 있어야 한다.
- fair (미): 체크하는 부분이 일반적으로 충족되지만, 위쪽 자세를 달성하려고 시도할 때 골반 거상이 갑자기 흔들릴 때.

- poor (양): 어깨 높이까지 골반을 거상하고 내리는 것이 너무 힘들 때

백 플랭크

백 플랭크는 두 가지 버전을 가진다. 이것은 골반 문제와 견갑대 약증과 가슴 범위 문제를 보인다. 동적 버전은 보행 시 온걸음을 균등하게 하는데 도움을 준다. 관찰해야 할 요점은 양 발 사이의 간격, 등 신전이 아닌 골반 거상에 대한 강조, 상완삼두근의 하강 자세(dip position)를 유지하는 능력, 그리고 골반 쏠림(정적 버전과 동적 버전 모두에서) 등 이다.

스태틱 백 플랭크

바로 누운 자세에서 시작한다. 양 손을 몸통 뒤에 배치한다. 양쪽 어깨를 위쪽과 뒤쪽으로 움직인다. 등을 약간 뒤쪽으로 기울인다. 팔꿈치를 굴곡시키고, 손가락을 발가락쪽으로 향하게 만든다. 가상의 손이 천골을 잡고 있다고 생각해 보자. 내쉬면서, 골반을 거상하기 위해 골반을 후방으로 회전시킨다. 10회 걸쳐 호흡(킁-킁/하-하)을 한다. 체크할 사항은 고관절의 회전이 중립되어 있는지, 그리고 양쪽 다리 사이의 골반 중간 지점이 흉곽이 일직선을 유지하는지 등이다(그림 7.29, 왼쪽과 가운데 사진).

등급:

- good (우): 상완삼두근 하강 자세로 골반을 거상할 수 있고, 호흡을 10회 할 수 있다.
- fair (미): 양쪽 어깨를 팔 위치로 할 수 없고, 골반 거상을 4회 호흡 동안에 유지할 수 있다.
- poor (양): 골반을 들어 올릴 수 없다. 이런 경우에는 골반을 매트에 붙인 상태에서 호흡을 수행한다.

레그 풀: 동적 후방 플랭크

이 운동은 전통적인 매트 운동이다. 이것은 회전 안정성과 측방 쏠림을 검사하는 훌륭한 방법이다. 동적 버전에서 강조하는 것은 발을 차는 높이가 아니다. 아래쪽 다리로 매트를 미는 것과 양쪽 다리의 벌림을 강조하고 있다. 체크할 사항은 다리를 벌리는 진폭이다.

이전과 동일한 방법으로 시작하자. 골반 거상 후, 들이쉬면서 양쪽 다리를 교대로 10회씩 반복적으로 들어올린다(그림 7.29).

등급:

- good (우): 골반을 거상한 상태에서 호흡을 하면서 10회를 반복할 수 있다.

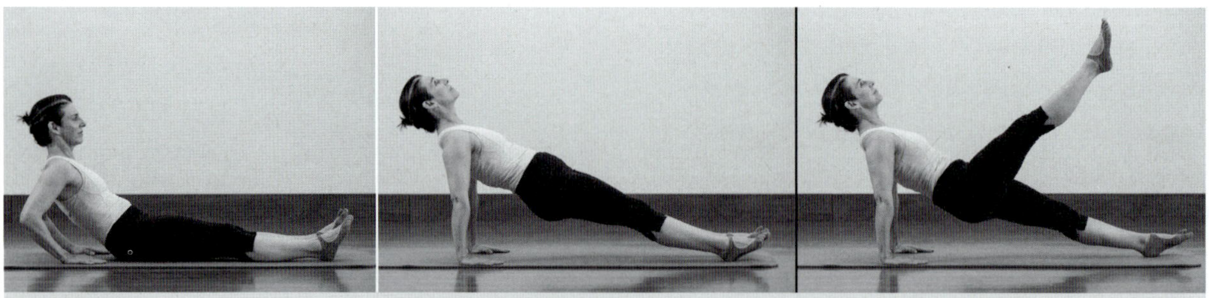

그림 7.29

- fair (미): 5회만 완수할 수 있다.
- poor (양): 골반을 매트에서 들어올리지 못한다면, 이 상태에서 10회 호흡(킁킁거리는 호흡)을 완수한다.

롱 시트(long sit) + 오버헤드 다월 리치 (overhead dowel reach)

롱 시트는 가장 어려운 자세 중의 하나이다. 이것은 앉은 자세를 위한 좋은 골반 기반을 발달시킨다. 이것은 척추 신전과 고관절 분리를 촉진한다. 이 자세를 통해 어깨 굴곡 범위와 슬괵근 길이를 확인할 수 있고, 또 둔부와 등 라인의 근막 타이트니스를 확인할 수 있다. 이것은 웨지가 앉을때 보조기로서 클라이언트에게 적합한지를 알려주는 좋은 기회이다. 클라이언트가 뒤쪽으로 몸을 기울이는지 또는 골반이 똑바른 자세를 취하는지를 모니터링한다. 등으로부터 늑곽이 이동하는지를 관찰한다. 어느 쪽 골반이 더 가벼운지를 물어보고, 클라이언트가 더 편안해 하는지 또는 더 중심에 위치하는지를 알아보기 위해 좌골조면과 대전자 사이에 웨지형 보조기를 배치한다. 본 세션은 척추가 고정된 환자나 추간판 탈출증 환자에게는 적합하지 않을 수 있다.

슬관절을 최대로 신전한 채 고관절을 굴곡시켜 매트 위에 앉는다. 다월을 잡고 위쪽으로 팔을 들어올린다. 5회 호흡하는 동안 이 자세를 유지한다(그림 7.30).

등급:

- good (우): 양쪽 무릎을 뻗은 채 다월을 수직으로 들어 올릴 수 있다.
- fair (미): 클라이언트가 몸통을 과도하게 굴곡하거나 뒤쪽으로 젖힌다면.
- poor (양): 양쪽 무릎을 많이 굴곡하고, 다월을 수직으로 들어올리지 못한다면.

밸런싱 'O'

이 운동은 신경학 문제를 가진 사람에게 말타기를 적용하는 승마치료로부터 영감을 얻은 것이다. 이것은 정위반사를 자극하기 위해 척추반사를 이용한다. 이것은 균형점의 필라테스 개념과 꼭 맞아떨어지며, 다리 자세 때문에 요근 뿐만 아니라 다열근을 활성화시

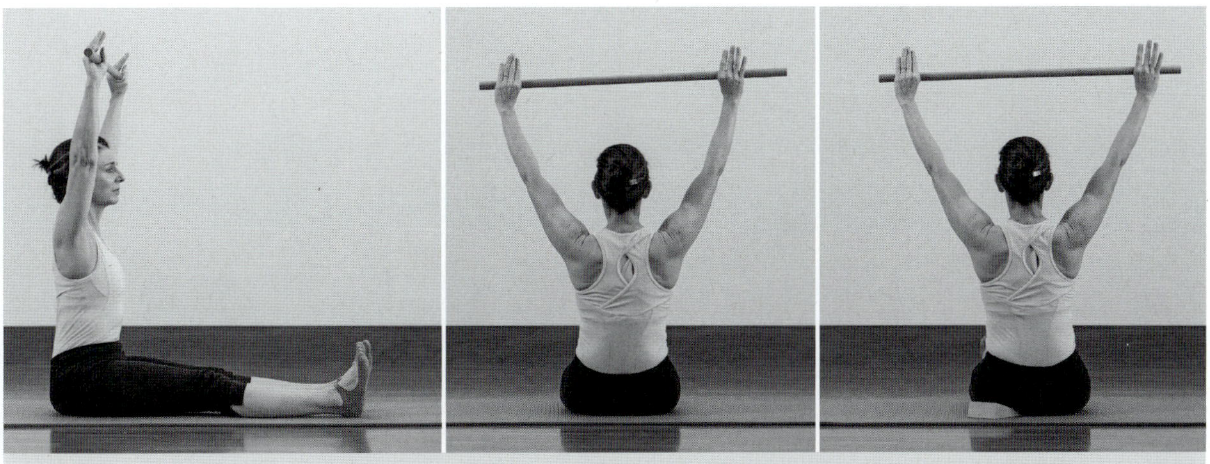

그림 7.30

킬 수 있다. 이것은 기능적 앉기 자세의 지구력, 근력 및 척추 신전을 촉진시킬 수 있는 좋은 운동 중의 하나이다. 이것은 2가지 버전이 있다: 정적 버전과 동적 버전.

매트 위에 앉는다. 고관절과 슬관절을 굴곡하고, 양쪽 엄지발가락이 붙기 직전까지 접근시킨다. 양 손을 허벅지 밑에 배치한 후, 허벅지 뒤쪽을 따라 무릎까지 활주한다. 팔꿈치를 등 뒤쪽으로 당겨 척추를 신전시킨다. 이런 다음, 천천히 발가락을 골반으로 당기고, 몸을 뒤쪽으로 기울인다. 양쪽 발을 위로 들어올려 균형을 잡는다. 양쪽 팔을 외전하기 위해, 양쪽 팔을 위로 들어올려 높은 'O'자 모양을 만든다. 클라이언트에게 들이쉬도록 지시한다. 그 다음, 척추를 곧게 펴 키를 크게 만들면서 내쉬기를 한다. 3회의 호흡 동안 더욱 키를 크게 만든다. 내쉬기를 할 때 머리 높이가 내려가는지, 자세 흔들림이 있는지, 자신감이 없는지, 양쪽 팔의 높이가 다른지, 또는 고관절에 뻣뻣함이 있는지를 확인한다(그림 7.31).

등급:

- good (우): 양쪽 팔을 높이 들어 'O'자를 만들고, 3번의 호흡 동안 균형을 유지할 수 있다면.
- fair (미): 'O'자를 만들 수 있지만, 균형을 유지할 수 없다면.
- poor (양): 몸을 뒤쪽으로 기울이지 못하면 양 손을 들어 올릴 수 있고, 다리 자세의 일부를 취할 수 있을 때.

다이내믹 밸런싱 'O'

이 버전은 척추 신전 지구력과 팔 무게에 대항해 균형을 잡을 수 있는 능력을 촉진시킨다. 운동은 앞의 운동(그림 7.31)과 동일하게 수행되어야 하고, 무릎 부위에서 'O'자를 만들어 위쪽으로 들어올린다. 그런 다음 각 호흡 때마다 팔을 옆으로 벌려 더 큰 'O'자를 만든다. 들이쉬면서 앞쪽으로 양 팔을 들어 올리고, 내쉬면서 양쪽 팔을 옆으로 벌린다. 양쪽 팔을 옆으로 벌리고 아래쪽으로 내릴 때 몸통이 떨어지지 않고 그대로 유지하는지를 확인한다.

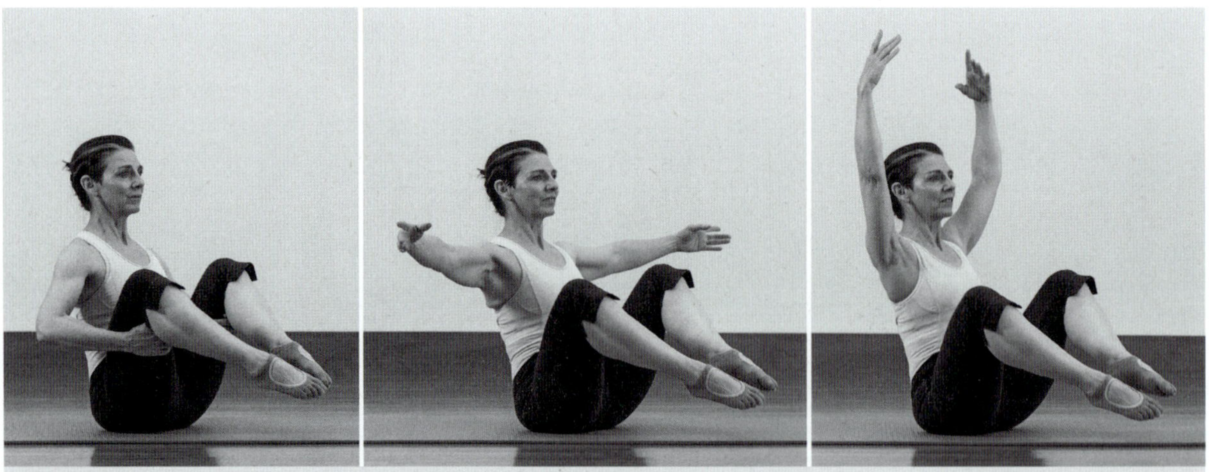

그림 7.31

등급:

- good (우): 좋은 자세를 유지하면서 팔의 동작을 3회 수행할 수 있다.
- fair (미): 동작을 거의 완성할 수 있지만, 척추의 흔들림이 일어날 때.
- poor (양): 균형 상실이 있을 때.

옆구르기(lateral rolling)

옆구르기는 방향의 편향을 깨뜨려 척추의 가동성을 촉진하는 방법이다. 여기에는 2가지 버전이 있다: 베이스 롤과 X롤. 이것은 전통적인 필라테스 시상면 롤링을 대체해 주는 방법이다.

베이비 롤(baby rolls)

베이비 롤은 대부분의 사람들이 수행할 수 있는 안전한 버전이다. 필요하다면 머리 밑에 베개나 타올을 받쳐 줄 수 있다: 그러나 대부분의 청소년은 이런 보조 장비를 필요로 하지 않는다. 목의 회전은 중요한 요소이다. 옆으로 누운 자세를 취한다. 고관절을 굴곡하여 같은 쪽 손으로 그쪽 무릎을 잡는다. 등으로 구르기를 시작하고, 한쪽 허벅지를 벌린 후, 다른 쪽 허벅지를 벌린다. 원래 자세에서 가능하면 머리의 움직임을 최대한 지연시킨다(그림 7.32). 이 운동의 설명을 시청해 보자(코드 7.5).

등급:

- good (우): 운동을 수행하는 내내 양 손으로 무릎을 잡는다. 머리의 움직임이 늦게 일어나고 부드럽게 움직인다.
- fair (미): 무릎 잡는 것을 놓치거나 변동이 심한 동작을 일으키는 척추 뻣뻣함이 뚜렷할 때.
- poor (양): 모멘텀(동작 발생)이 갑자기 발생하거나 척추 누르기를 할 수 없다면.

X-롤

X-롤(코드 7.6)은 많은 협응을 요하고, 이것을 통해 다른 분절로 부드럽게 전이하는 척추 영역 내의 괴를 확인할 수 있다. 그들은 위에서 아래쪽으로 신체 통합을 어렵게 만들고, 신체를 통한 대각선 경로를 설정하는데 어려움을 준다. 그들은 내부 근막 복원력을 촉진시킨다. 이런 운동은 청소년을 위해 만들어졌지만, 성인들도 척추 가동성에 대한 안전성을 보인다면 이점을 얻을 수 있다. 이것을 습득하되는데 시간이 필요할

코드 7.5
베이비 롤 운동

코드 7.6
X 롤 운동

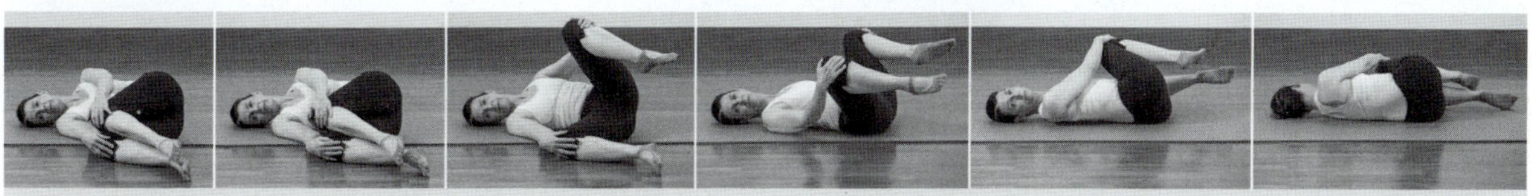

그림 7.32

것이다. 9장의 아크 근막 신장 기법(그림 9.2 참고)은 아크의 높이에서 골반의 측면과 함께 옆구르기 작용을 촉진한다.

- X자 모양으로 매트 위에 눕는다. 양쪽 다리를 고관절 너비만큼 벌리고, 양쪽 팔을 어깨 폭보다 더 넓게 벌려서 머리 위에 배치한다. 우측다리를 선도(순서를 먼저하는) 다리로 사용한다. 우측다리를 왼쪽으로 가로질러 들어올린다. 다리가 몸을 교차할 때 우측발과 우측손이 뻗는 느낌을 가진다(그림 7.33의 위쪽 열).
- 롤링이 몸 앞쪽으로 이어질 때까지 우측다리를 계속 당긴다. 이 동작을 반대로 수행해 본다. 우측다리를 가로질러 매트의 좌측 뒤로 뻗는다. 매트 위에 붙어 있어야 하는 우측손에 대항하는 우측발의 당김을 느껴본다. X자의 누운 자세로 되돌아가기 위해 우측다리와 발이 몸통을 끌어오도록 만들자. 척추는 원래 자세로 천천히 되돌아갈 것이다. 이번에는 좌측다리를 선도 다리로 하여 위의 동작을 반복해 보자.
- 이제는 상체부터 먼저 움직여 보자. 우측 손을 선도 손으로 시작한다(그림 7.33 아래쪽 열). 우측 손을 흉골 위에 올려 놓고, 좌측 손 쪽으로 뻗는다. 우측 손과 우측 발 사이에서 뻗는 느낌이 일어나는 것을 느껴 보자. 이때 X-자세를 그대로 유지한다. 그런 다음 우측 손과 어깨를 몸통 앞쪽으로 계속 뻗어 보자.
- 신체를 편안한 X-자세로 만들자. 우측 손을 우측 골반 쪽으로 뻗으면서 위와 반대 되는 동작을 수행하자. 그런 다음 우측 어깨를 몸통 뒤로 이동시키고, 우측 손을 다시 누운 자세로 가져가자. X자 누운 자세로 되돌아가는 우측 손을 따라간다. 이번에는 좌측 손을 선도 손으로 이용하여 위의 동작을 반복해 보자.
- 그런 다음, 손을 뒤쪽으로 뻗는 역전 동작을 수행하자. 그 다음 X자 누운 자세로 어깨를 움직여 보자. 체크해야 할 사항은 뻣뻣함과 매끄럽지 못한 움직임(연속되지 않고) 등이다. 이것은 어색한 동작이다. 이런 동작이 보다 익숙해질 때까지 클라이언트는 천천히 움직여야 한다.

등급:

- good (우): 팔을 먼저 움직이든, 다리를 먼저 움직이든 간에 X롤을 부드럽게 수행할 수 있을 때.
- fair (미): 다리로는 X롤을 수행할 수 있지만, 팔을 이용해 X롤을 수행할 수 없을 때, 또는

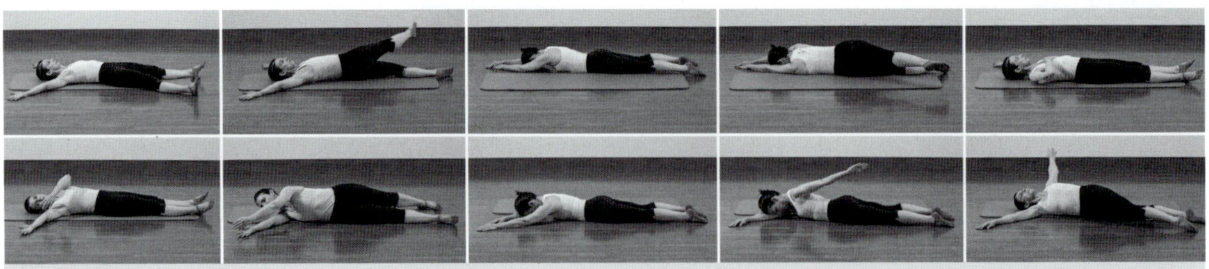

그림 7.33

팔이 교차 동작으로 몸통을 당기지 않고 발이 몸통을 밀 때.

- poor (양): 양쪽 팔이 너무 뻣뻣하거나 이런 동작할 때 척추가 불편할 때. 이런 경우에는 9장을 참고하고, 아크 근막 신장기법을 수행한다(그림 9.2 참고).

런지

런지는 기능적 보행을 돕는다. 다음과 같은 사항을 체계적으로 평가해 보자: 앞쪽 다리를 얼마나 잘 유지하는지, 앞뒤 양쪽 발을 일정한 간격(2.5인치/5 cm)을 잘 유지하는지, 양쪽 다리가 중립 회전을 유지하는지, 편안하게 양쪽 발목을 배측굴곡하는지, 그리고 회전 범위로 진행하는지 등.

양쪽 다리의 간격을 표준화하기 위해 네발자세에서 시작하고, 고관절을 굴곡하기 위해 골반을 후방 회전하는 것이 어려운지를 관찰하고, 그리고 상체를 회전시켜 런지로 진행하는지를 관찰하자(그림 7.34). 클라이언트의 자세를 위한 좋은 피드백으로 거울을 사용하자.

- 단계 1:
  양쪽 다리 사이의 간격을 2.5인치(5 cm)로 한 네발자세를 설정한다. 그리고 이 자세에서 골반을 중립위로 하고 양쪽 고관절을 90° 로 굴곡한다. 양쪽 손을 잇는 선 보다 얼굴이 앞쪽에 위치하도록 어깨 자세를 취한다.

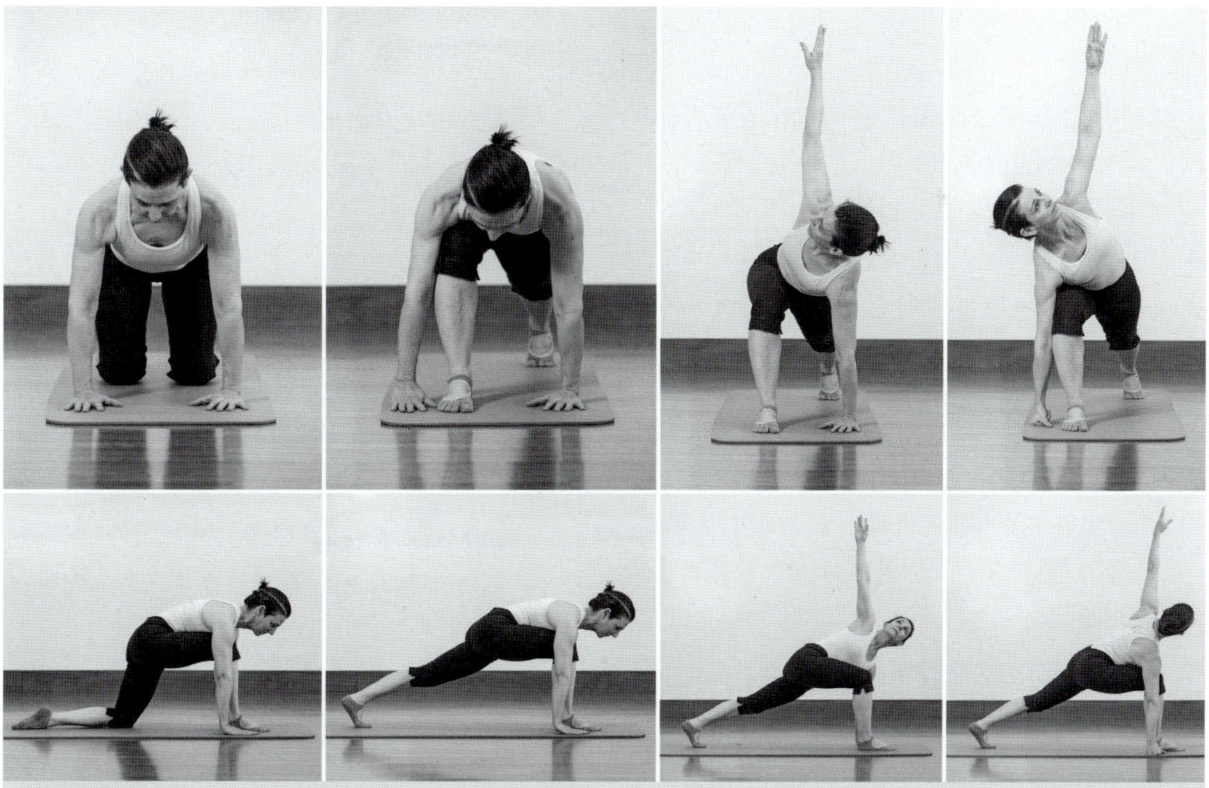

그림 7.34

- 단계 2:
  우측 고관절을 굴곡하고 좌측 무릎을 매트 위에 유지한다. 이런 동작을 달성하는데 골반의 후방 경사가 얼마나 어려운지를 확인한다.
- 단계 3:
  고간절과 슬관절을 신전함으로써 뒤쪽 다리를 뒤로 뻗는다. 양쪽 다리의 능력을 체크한다. 어느 쪽이 뻣뻣한지를 확인한다. 뒤쪽으로 다리를 뻗을 때, 다리가 회전하는가? 또는 정중선을 넘어 안쪽으로 향하는가?
- 단계 4:
  우측 팔꿈치를 굴곡하고, 천장 쪽으로 줄을 잡아당기는 것을 상상하면서 그 팔을 위쪽으로 쭉 펴보자. 그 팔의 방향이 수직인지를 확인한다.
- 단계 5:
  이번에는 좌측 팔꿈치를 굴곡하고, 천장 쪽을 향하도록 그 팔을 뻗는다. 그 팔이 수직을 이루는지를 확인한다. 어느 쪽이 더 많이 제한되는가?

개별 단계의 등급:

- 단계 1:
  - good (우): 양쪽 무릎 사이의 간격이 동등하게 약 5 cm 간격으로 떨어져 있고, 골반이 중립위를 유지하고 머리가 양 손보다 앞쪽에 놓일 때. 다른 전통적인 체크 사항이 여기에서 적용된다.
  - fair (미): 골반이 후방회전으로 유지하고, 양쪽 다리, 몸통 및 양 어깨가 흔들릴 때.
  - poor (양): 자세를 교정한 이후에도 위의 상태가 그대로 유지될 때.
- 단계 2:
  - good (우): 고관절 굴곡이 매끄럽게 일어나고, 양쪽 다리 사이의 간격이 일정하게 유지될 때.
  - fair (미): 고관절 굴곡이 매끄럽지 않게 일어나고, 그 쪽 발을 전방으로 움직일 때 약간 벌어지는 현상이 일어난다.
  - poor (양): 무릎 꿇은 자세에서 다리를 앞쪽으로 움직일 때 양 손이 바닥으로 떨어지고 몸통이 위쪽으로 들린다.
- 단계 3:
  - good (우): 뒤쪽 다리가 회전하지 않은 채 그 쪽 고관절을 신전할 수 있고, 그리고 반대쪽 고관절을 레벨을 맞추면서 무릎을 완전히 신전할 수 있다.
  - fair (미): 양쪽 고관절과 슬관절이 약간 굴곡되어 있을 때.
  - poor (양): 고관절과 슬관절을 신전할 수 없고, 뒤쪽 다리가 회전해야만 이 자세를 맞출 수 있을 때.
- 단계 4:
  - good (우): 골반 쏠림 현상 없이 균형을 전반적으로 잘 유지하고, 팔이 대체로 수직을 이룰 때,
  - fair (미): 골반 쏠림으로 균형잡기가 어렵거나, 또는 앞쪽 다리를 손으로 지지해야 할 때.
  - poor (양): 완전한 균형 상실이 발생하거나, 그 팔이 수평선을 약간만 넘어설 때.

- 단계 5:
    - good (우): 좌측 팔꿈치가 대략 10시 방향에 위치한다. 가슴의 대부분이 측면을 향하고 반대 손이 매트 쪽으로 뻗을 수 있도록 양 어깨를 회전할 수 있다.
    - fair (미): 좌측 팔꿈치가 수직 보다는 수평에 가깝게 위치하다. 그리고 가슴의 방향은 아래쪽과 측면 사이의 중간 지점을 향한다(약 45°방향). 반대쪽 손은 지지하기 위해 블록을 필요로 한다.
    - poor (양): 좌측 팔꿈치가 거의 수평을 이루고, 가슴의 방향은 거의 아래쪽이고, 반대쪽 손은 지지를 위해 의자를 필요로 한다.

스쿼트 투 인버전 투 롤 업

이런 연속 운동은 치골의 윗부분을 오목하게 만들 수 있다. 즉, 치골을 위쪽으로 당겨 심층 하복부를 중력 중심에 연결시킨다(그림 7.35, 코드 7.7). 기능적으로, 이런 동작의 사용은 머리를 숙일 때 균형을 유지하는 능력, 누운 자세에서 선 자세로 이동하는 능력, 그리고 높은 캐비넷의 물건을 내리고 다시 그 곳으로 넣는 능력과 연결된다. 즉, 바닥에서 서기 자세로 이동하는 평생의 능력과 관련된다(Klima 등, 2016). 가능하다면 성인에게 이 스킬을 훈련시키자. 12장은 비슷한 버전을 위해 트라페즈 테이블을 사용하고 있다.

- 단계 1:
  양 발을 나란하게 한 선 자세에서 시작한다. 고관절과 슬관절을 굴곡할 때 척추를 굴곡하여 양 손을 바닥쪽으로 뻗는다. 만약 손을 바닥쪽으로 뻗을 때 슬괵근이 너무 타이트하면, 바닥에 박스를 배치하고 이 박스에 손을 뻗는 것으로 수정한다.
- 단계 2:
  스쿼트(쭈그려 앉기). 발꿈치 쪽으로 꼬리뼈를 내리면서 고관절과 슬관절을 굴곡한다: 꼬리뼈가 발꿈치에 닿게 한다. 발꿈치 높이에서 어떤 차이점을 확인한다. 바닥에서 발꿈치가 올라간다는 의미는 아킬레스건이 단축되어 있다는 말이다.

코드 7.7
쭈그리기에서 말아올리기 트레이닝

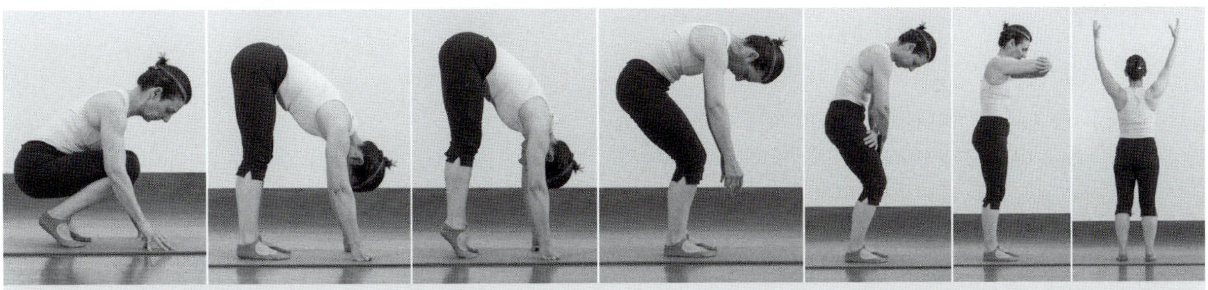

그림 7.35

- 단계 3:
  가능하면 많이 양쪽 다리를 뻗음으로써 인버전 (거꾸로 선) 자세를 취한다.
  양 손으로 골반을 고정함으로써 클라이언트의 균형을 찾아 준다. 클라이언트에게 양쪽 발꿈치를 들어 올리도록 지시한다. 상체와 하체가 일직선 상에 있는지를 확인한다.
  골반이 늑곽의 오른쪽에 위치하는 것 같이, 시상선으로부터의 이동을 확인한다.
- 단계 4:
  천장 쪽으로 치골을 들어 올리도록 지시하여 치골의 윗부분에 오목한 부위를 만들도록 하자. 발꿈치를 아래쪽으로 내릴 때, 오목한 부위가 그대로 유지되도록 하자. 복부의 한쪽이 바닥쪽으로 팽창되는지를 확인하고, 또 양쪽 발꿈치가 똑같은 높이를 들어올릴 수 있는지를 확인하자.
- 단계 5:
  머리가 무거워지도록, 그리고 꼬리뼈가 무거워지도록 지시하자. 그런 다음 클라이언트에게 한 번에 추골 1개씩을 위로 말아 올리도록 지시하자. 꼬리뼈가 양쪽 발목 사이의 발 중간지점으로 향하는지 아니면 발꿈치 쪽으로 향하는지를 확인하자. 균형의 상실이 있는지를 확인하자.
- 단계 6:
  양 손을 교차하여 반대쪽 허벅지 위에 배치한 후, 위쪽으로 들어 올리자. 측면에서 봤을 때 중간 늑곽이 중간 골반과 일직선상에 있는지를 확인하자.

각 단계의 등급을 정하자. 좌우 차이보다는 움직이는 능력에 맞춰 등급화하자. 비대칭 큐잉은 양쪽 측면을 훈련시킬 것이다.

- 단계 1:
  - good (우): 복부를 지지하면서 척추를 순차적으로 움직일 수 있고, 양 손이 바닥으로부터 몇 인치 내에 위치한다.
  - fair (미): 척추 움직임 없이 골반부터 움직임이 일어날 때.
  - poor (양): 바닥 쪽으로 뻗기 때 조절보다는 중력의 모멘텀하고 골반의 움직임이 약간 있거나 손이 Long box 높이 정도만 닿을 때.
- 단계 2:
  - good (우): 꼬리뼈가 발꿈치 근처에 근접하고, 양쪽 발꿈치가 바닥으로부터 몇 인치(cm) 이내에 위치할 때.
  - fair (미): 손끝이 바닥에 닿고, 등이 편평해지고 발꿈치가 올라갈 때.
  - poor (양): 고관절이 굴곡하지 않고, 몸통이 수직에 가깝고, 발꿈치가 지면으로부터 높게 위치할 때.
- 단계 3:
  - good (우): 인버전 균형을 달성할 수 있고, 얼굴이 바닥쪽으로 향할 때. 양쪽 무릎의 굴곡이 어느 정도 허용된다.
  - fair (미): 균형이 한 쪽으로 쏠리고, 한 쪽 무릎을 다른 쪽 보다 더 많이 굴곡한다.
  - poor (양): 머리가 수직으로 계속 남아 있고, 손가락이 박스 높이까지만 닿고, 골반이 움직이지 않고 발꿈치만 올라간다.

- 단계 4:
    - good (우): 이 자세가 편하다면.
    - fair (미): 전방 균형 상실이 있으면.
    - poor (양): 이 자세를 벗어나려는 요구가 있다면.
- 단계 5:
    - good (우): 척추 굴곡을 통해 매끄러운 전환이 일어난다면.
    - fair (미): 초기 척추 신전이 일어나지만, 가이드가 될 때 굴곡으로 변화할 수 있다.
    - poor (양): 척추를 신전하려는 시도가 있고, 굴곡을 통해 롤 업을 하지 않는 대신, 척추를 신전함으로써 수직 자세가 시작될 때.
- 단계 6:
    - good (우): 최종 자세가 골반과 중간 늑곽이 일직선상에 있을 때.
    - fair (미): 늑곽이 골반 앞쪽에서 끝날 때.
    - poor (양): 늑곽이 골반 뒤에 위치할 때.

스텝 다운

스텝 다운(그림 7.36)은 보행, 달리기 및 점핑할 때 일어나는 골반 쏠림과 고관절 하이킹으로 기인한 방향 편향 과사용에 대한 좋은 정보를 제공한다. 기능 향상은 종종 운동 손상으로 발생하는 다리의 부정정렬을 교정하는데 도움을 준다.

- 단계 1:
  클라이언트는 요가 블록이나 두꺼운 책 위에 한 발을 올려놓는다. 다른 발은 뒤쪽 측면에 위치시킨다.
- 단계 2:
  클라이언트에게 블록 위에 한 발을 올려놓도록 지시한다. 지탱 발을 블록 위에 유지시킨 채 반대쪽 발을 바닥 위로 내려놓는다. 이것을 몇 번 수행해 보자.

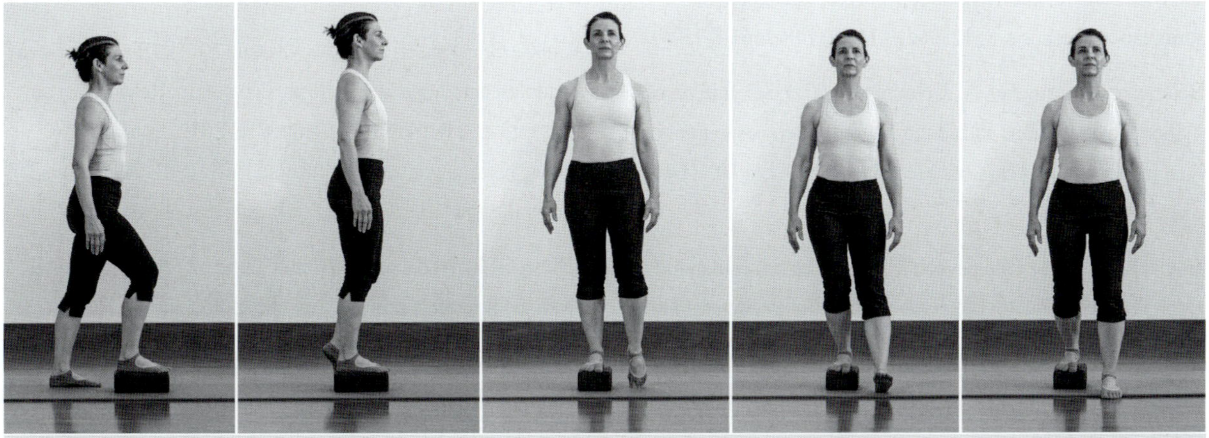

그림 7.36

스텝 다운의 등급:

- good (우): 골반 쏠림이 거의 없고, 늑곽을 수직 자세로 유지한다. 두 번째 발가락, 슬개골 및 바지 라인의 중간지점을 잇는 선이 수직을 이룬다. 약간의 가쪽 진폭이 예상된다.
- fair (미): 스텝 다운 시 고관절이 거상하면, 무릎이 정중선 쪽으로 이동하거나 가슴이 전방으로 기울어진다.
- poor (양): 무릎을 정중선 쪽으로 움직이거나 정중선을 초과할 때, 뚜렷한 고관절 하이킹이 일어나거나 가슴이 과도하게 전방으로 기울어진다.

참고문헌

Barnes, J. F. (1990). Visual standing analysis, body language. In: Barnes, J.F., P.T. Myofascial Release: The Search for Excellence. A Comprehensive Evaluatory and Treatment Approach. Paoli, Pennsylvania: Rehabilitation Services, Inc., pp. 37–50

Beauséjour, M., Goulet, L. Parent, S. et al. (2013). The effectiveness of scoliosis screening programs: methods for systematic review and expert panel recommendations formulation. Scoliosis, 8: 12. doi:10.1186/1748-7161-8-12

Bellemare, F., Jeanneret, A., Couture, J. (2003). Sex differences in thoracic dimensions and configuration. American Journal of Respiratory and Critical Care Medicine, 168: 3. doi:10.1164/rccm.200208-876OC

Boyle, K.L. (2013). Clinical application of the right sidelying respiratory left adductor pull back exercise. International Journal of Sports Physical Therapy, 8(3), 349–358

Bunnel, W. P. (1993). Outcome of spinal screening. Spine, 18(12), 1572–1580

Carey, D.P., Hutchinson, C.V. (2013). Looking at eye dominance from a different angle: is sighting strength related to hand preference? Cortex, 49(9), 2542–2552

Chaitow, L. (2012). Breathing pattern disorders and lumbopelvic pain and dysfunction: an update. Retrieved August 14, 2018, from leonchaitow.com: http://leonchaitow.com/2012/01/23/breathing-pattern-disorders-andlumbopelvic-pain-and-dysfunction-an-update/

Chowanska, J., Kotwicki, T., Rosadzinski, K., Sliwinski, Z. (2012). School screening for scoliosis: can surface topography replace examination with scoliometer? Scoliosis, 7: 9. doi:10.1186/1748-7161-7-9

DeNooijer, J.A., Willems, R.M. (2016). What can we learn about cognition from studying handedness? Insights from cognitive science. In: Loffing, F., Hagemann, N., Strauss, B., MacMahon, C. eds. Laterality in Sports. London: Elsevier, pp. 135–150

Jaroszewski, D., Notrica, D., McMahon, L., et al. (2010). Current management of pectus excavatum: a review and update of therapy and treatment recommendations. Journal Board of American Family Medicine, 23(2), 230–239

Kendall, F.P., McCreary, E.K., Provance, P. G. eds. (1993). Muscles: Testing and Function, 4th edn. Baltimore: Williams and Wilkins

Kinikli, G.I., Yuksel, I., Yakut, Y., et al.(2011). Of postural sway in adolescent idiopathic scoliosis. Fizyoterapi Rehabilitasyon, 22(1), 17–22. Retrieved November 16, 2017, from https://www. researchgate.net/publication/287321981_Alterations_of_postural_sway_in_adolescent_idiopathic_scoliosis

Klima, D.W., Anderson, C., Sarah, D., et al. (2016). Standing from the floor in community-dwelling older adults. Human Kinetics Journal, 24(2), 207–213

Knight, I., MacCormick, M., Bird, H. (2012). Managing Joint Hypermobility – A Guide for Dance Teachers. London: Southwest Music School

Lee, D. (1999). The Pelvic Girdle, Vol. 1. Toronto: Churchill Livingstone

Magee, D. (2016). Orthopedic Physical Assessment, 6th edn. St Louis: Elsevier

Mitchell, F. (2002). Relevant gross anatomy of the trunk, evaluation and treatment of the thorax and lumbar spine. In: Mitchell, F., Mitchell, P. K., eds. The Muscle Energy Manual, Vol. 2. Lansing: MET Press, pp. 2–12, 173–217

O'Sullivan P.B., Beales, D.J. (2007). Diagnosis and classification of pelvic girdle pain disorders –Part 1: A mechanism based approach within a biopsychosocial framework. Manual Therapy, 12(2), 86–97

Rakhimov, A. (2018). Ideal breathing pattern: 3 breaths/min for maximum body oxygen. Retrieved August 14, 2018, from: www.normalbreathing.com: http://www.normalbreathing. com/ patterns-ideal-breathing.php

Sahrman, S. (2002). Diagnosis and Treatment of Movement Impairment Syndromes. St Louis: Mosby

Schleifer, L.M., Ley, R., Spalding, T.W. (2002). A hyperventilation theory of job stress and musculoskeletal disorders. American Journal of Industrial Medicine, 41(5): 420–432

Thomas, M., McKinley, R.K., Freeman, E., Foy, C. (2001). Prevalence of dysfunctional breathing in patients treated for asthma in primary care: cross sectional survey. British Medical Journal, 322, 1098–2102

Weinstein, S.L., Dolan, L.A. Spratt, K.F. (2003). Health and function of patients with untreated idiopathic scoliosis. A 50-year natural history study. JAMA, 289(5), 559–567

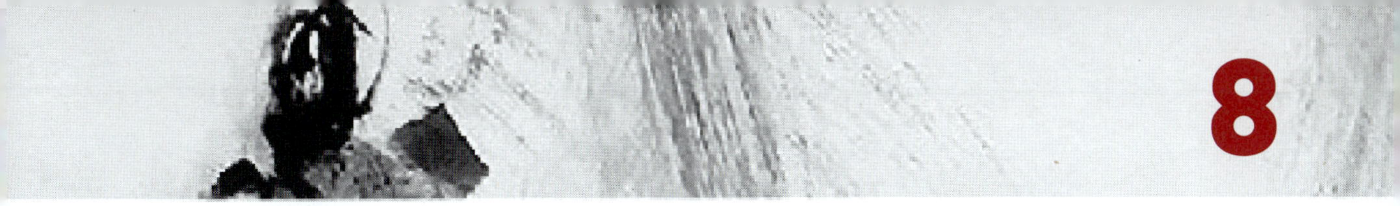

8

기초 쌓기: 초기 교육, 조직화, 협응

Laying the foundation: initial education, organization, coordination

초기 교육: 신체학

여러분의 클라이언트가 운동 프로그램을 시작할 준비가 되었는지를 확인한다. 모든 클라이언트가 통증을 호소하지 않지만, 일부는 통증을 호소할 것이다. 많은 청소년 클라이언트들이 보조기를 착용하지 않았을 때 통증을 반드시 경험하는 것은 아니다.

신중하자. 적절한 관리를 조정하기 위해 전체 측만증 팀을 이용하자. 보조기를 착용하고 있는 사람은 필라테스와 같은 운동을 할 때는 보조기를 잠시 벗는 것이 가장 좋다. 만약 문제가 있다면, 의료팀과 상의하자.

내적 조직화를 자리잡도록 호흡과 기본적인 신경발달 순서(6장에 소개된 NS)를 가르침으로써 교육을 시작하자. 그 다음, 웨지를 이용하는 NS 자세에서 개별 비대칭 큐잉(지시)을 수행하자. 그런 다음, SSPOT-1이나 SSPOT-2로부터 프로파일 기능적 교정에서 클라이언트를 훈련시키자. 개인을 위한 프로그래밍을 알고 싶으면, 12장을 참고하자.

'코어' 운동의 안정성에 대해서는 논란이 존재한다. 모든 필라테스 강사에게는 모든 운동의 안정성과 효율성을 보장할 책임과 의무가 있다. 중립에서 시작하여 점차 범위를 넓혀 나가는 것이 긍정적인 경험을 보장한다.

신체 자각을 증진하는 기초를 쌓고, 척추 비대칭을 평생 관리하는데 꼭 필요한 Body Skills를 익히자.

노트

다음 장들은 내적 척추 고정술을 받은 환자와 Cobb 각도의 정도에 따라 적절성을 알려주는 심볼을 가지고 있다. 본 장의 운동과 방법들은 수술을 받고 최소 4개월이 지났거나 수술을 받지 않은 모든 클라이언트를 위한 것이고, 약간의 제외는 있다.

Cobb 각도의 정도에 따른 가이드라인

A = 0–10° 척추 비대칭에서 정상으로 간주됨

B = 10–20° 가벼운 비대칭

C = 21–40° 중등도 비대칭

D = >40° 심한 비대칭

E = >70° 호흡 문제를 동반할 수 있는 심한 비대칭

관절치환술 때문에 척추나 다른 부위에 고정술을 받았거나 그렇지 않는 환자에게는 특별한 주의사항을 제공한다.

✓ 표시는 척추 고정술을 받은 사람이나 어떤 수술도 받지 않은 사람 모두에게 적절한 운동이고, ⚡ 표시는 척추 고정술을 받은 사람에게는 적절하지 않는 운동을 의미한다.

초기 신체 조직화

기능적 호흡

호흡을 통해 전반적인 신체 조직화를 시작한다. 호흡은 척추 비대칭의 관리에서 특히 중요한데, 그 이유는 호흡이 심층 근막 구조물과 함께, 흉내압과 복내압에 영향을 주기 때문이다.

Joseph Pilates는 호흡이 심장 조절의 핵심임을 확인했고, 내장기의 손상을 줄일 수 있는 이점으로서 기댄 자세나 누운 자세를 권장했다.

생리학적으로, Cobb 각도가 70° 이하일 때는 호흡 문제의 징후와 증상이 일어나지 않는다. 90°의 Cobb 각도는 폐부전을 일으킬 수 있다. 40° 이상의 큰 Cobb 각도는 제한성 폐 질환의 발생과 관련이 있지만, 가장 중요한 이슈는 가벼운 측만증과 중등도 측만증에서도 호흡 기능장애가 일어날 수 있고, 이로 인한 근육의 탈-컨디셔닝이 일어날 수 있다는 것이다.

횡격막의 비틀림이 호흡을 더욱 어렵게 만든다. 횡격막의 수직 영역(Zone of Apposition: ZOA)에 영향을 주는 T8 주변의 횡격막 비효율성 때문에, 흉내압이 증가한다.

ZOA는 T8 - L1의 횡격막 진폭의 기능적 영역이다. ZOA의 일차 영역이 우측이든 좌측이든 간에 차이가 없다.

초기 기초 쌓기의 열쇠는 몸통의 심층에 있는 ZOA와 이너 엔벨로프(inner envelope)의 근막 해부학과 호흡의 생체역학을 이해하는 것이다.

ZOA와 이너 엔벨로프(inner envelope)의 근막 해부학

ZOA는 횡격막의 원통 형태로서 하부 종격인 양쪽 폐 사이 공간(심장이 위치하는)의 바닥과 연결되어 있다. 이것은 늑곽 표면적의 대부분을 차지한다. 종격 장기들은 이중의 근막 층으로 둘러싸여 있다. 이들 근막은 교통(communication)이라 불리는 부위를 통해 횡격막과 연결되어 있다. ZOA의 영역은 횡격막의 아래쪽 착지점인 늑골연에서 늑골과 횡격막이 만나는 늑골횡격막각(costophrenic angle)까지 이른다. 이 부위의 횡격막 섬유는 횡격막 지붕(dome)을 형성하기 위해 늑곽으로부터 분리되어 나온다. ZOA는 횡격막 지붕의 높이 보다는 늑곽의 방향에 좌우된다: 이런 이유 때문에, 흉추 측만증이 호흡과 ZOA의 기능에 큰 영향을 준다. ZOA의 위쪽 부위는 일반적으로 정상 흉추 후만의 꼭지점 부위인 T8의 근처이다.

복부 근육과 복사근은 횡격막의 긴장에 직접 영향을 줌으로서 ZOA를 조절한다. 사각근과 같은 부속 근육의 과사용을 일으키는 횡격막 긴장 기능장애는 바람직하지 않다. 사각근은 횡격막에 큰 역할을 제공하지 않고, 흉곽출구와 어깨에 영향을 준다.

늑골 가동성 문제를 포함하는 흉벽의 뻣뻣함은 측만증과 관련된다. 그리고 폐의 과환기(완전히 호기하지 못하는)는 호기의 끝부분에서 일어나며, ZOA의 정상 안정 위치에 영향을 주는 횡격막의 기능이다. 필라테스를 통해 모든 공기를 배출해 내자!

ZOA와 척추 비대칭의 최적화

상부 코어인, ZOA(그림 8.1)의 최적화는 골반 코어의 일부인 이너 엔벨로프와 연계 작용을 한다. 이들 2가지를 하나의 포괄적인 교육에 연결시키자. ZOA는 구부정한 자세나 척추를 굴곡한 자세로 장기간 앉아 있을 때 손상될 수 있다. 역학적 효과로서 늑곽 가동성과 흉추 가동성의 소실이 있고, 이런 역학적 효과가 잘못된 호흡 패턴과 함께, 근막성 이너 엔벨로프를 통해 골반 안으로 계속 내려간다. 이너 엔벨로프는 척추 앞쪽과 골반내 근막성 연결을 둘러싸는 근막성 '이너 스토킹(inner stocking)' 으로서 지지성 근막 그물망이다. 이런 연결에 의해 횡격막과 골반저가 서로 연결된다(그림 8.2 참고).

내측궁상인대는 상부 요근의 근막에서 시작된다. 이것은 요방형근과 횡격막이 만나는 요방형근의 상부 발판이다.

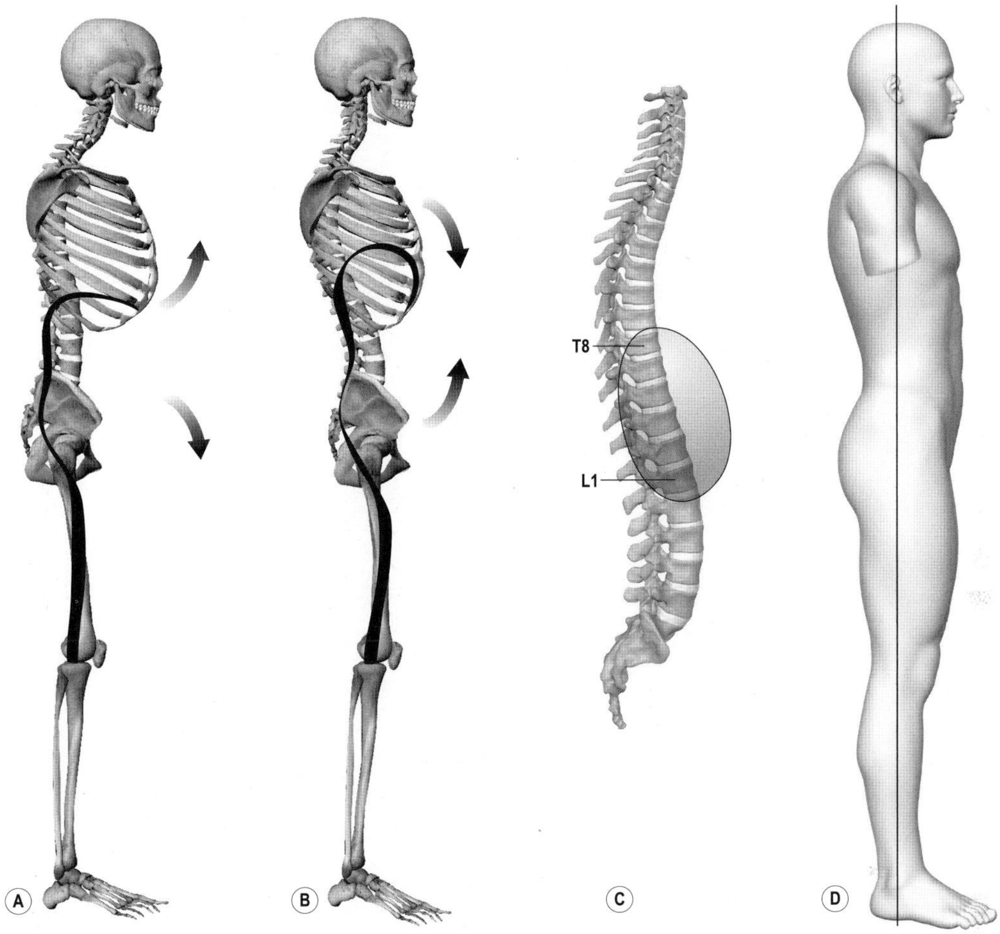

그림 8.1
최적의 ZOA와 비최적의 ZOA

요추에 부착하는 횡격막의 우측 다리와 좌측 다리를 확인하자. 횡격막의 다리들이 식도구멍과 대동맥공 위에 있는 하나의 지붕을 어떻게 형성하는지를 살펴보자. 양쪽 다리가 어떻게 비대칭인지를 확인하자. 양쪽 다리의 비대칭은 van Loon에 의해 설명되었듯이 회전성 호흡 작용에 영향을 준다(van Loon, 2012). 그들의 근막과 함께, 횡격막 다리는 요근의 근조직과 합병된 후, 척추의 앞쪽을 길게 주행하는 전종인대와 섞인다.

하행성 요근이 하부 내측 근막을 어떻게 가지고 있는지를 확인하자. 하부 내측 근막은 가장 아래쪽이 가장 두껍고, 골반저 안으로 들어가서 골반저 근막과 합병된다. 합쳐진 공동 건(힘줄)은 내복사근 건막(aponeurosis)의 안쪽 섬유(가장 큰 근막 시트)이고, 복횡근 건막의 더 깊은 섬유와 결합한다. 요근의 후방 섬유 근막은 골반 테두리에 견고하게 붙어 있고, 이어서 이들 근막은 골반 테두리를 지나서 최종적으로 대퇴골의 소전자(장요근 복합체가 부착하는)에

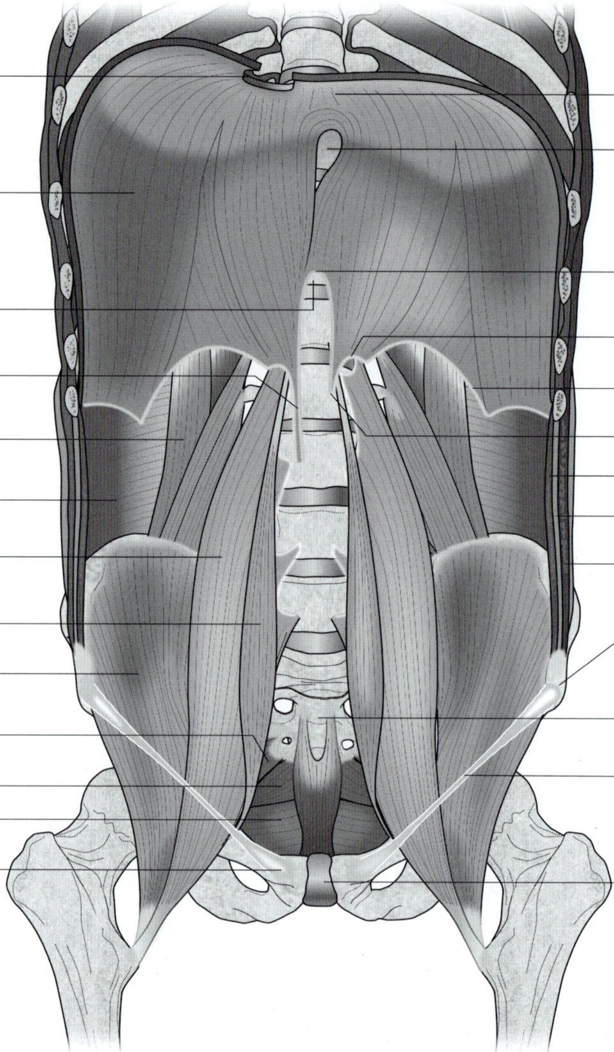

그림 8.2
이너 엔벨로프는 횡격막에서 골반 횡격막까지 이어지는 심층 근막에 의해 형성된다.

부착한다. 요근의 근섬유와 관련된 근막 섬유가 골반 테두리 위를 지난 후, 골반저의 내부 구조물(특히, 치골미골 영역[치골결합에서 꼬리뼈까지])과 연결된다(Chaitow, 2012). 요근의 후방 섬유는 허리 근육을 지배하는 척수신경(T12–L4)의 전지에 의해 신경지배를 받지만, 요근의 전방 섬유는 고관절 굴곡근을 지배하는 대퇴신경(L2–L4)의 지배를 받는다(Gibbons 등, 2002). 이것은 요근이 척추와 다리 모두에 영향을 준다는 의미이다.

상부 코어인 ZOA의 자세 해부학에 대한 긍정적 또는 부정적 생체역학의 효과는 골반 코어인 이너 엔벨로프와 협응한다.

몸통 부정정렬의 관점에서 상부 코어와 하부 코어(이너 엔벨로프)의 결합에 대한 테마는 구조적 문제나 생리적 문제를 가진 기능장애적 자세에 대한 Janda의 설명이고, 이런 문제들은 종종 반사성 보상작용에 의해 출현하기도 한다. 이들 보상작용은 상부 교차 증후군과 하부 교차 증후군으로 불리는 신체의 탈-조직화와 불균형을 초래한다(그림 8.1B 참고, 그림 4.8 참고).

간단히 말해, Janda의 상부 교차 증후군은 앞쪽과 아래쪽에 위치하는 가슴 근육과 뒤쪽과 위쪽에 위치하는 상부 승모근과 견갑거상근의 타이트니스와 앞쪽과 위쪽에 위치하는 목의 심층 근육과 늑곽의 뒤쪽과 아래쪽에 위치하는 하부 승모근과 전거근의 약증이 있음을 의미한다. 이론 상부 교차 증후군으로 인해 가슴 앞쪽 부위가 오목해지고, 머리가 전방으로 쏠리는 현상이 발생한다. 특히 가슴 근육(대흉근)의 타이트니스로 인해 ZOA의 효율성이 떨어진다.

Janda의 하부 교차 증후군은 골반의 전방경사나 후방경사에 영향을 준다. 첫 번째 골반 모델인 전방 골반 교차 증후군은 타이트한 장요근과 척주기립근의 작용으로 일어나는 문제를 의미한다. 이것은 섬세한 이너 엔벨로프의 근막 구조물을 손상시킬 수 있다. 이 패턴은 요추에 가해지는 압박력을 중계하고, 대둔근과 전방 복벽을 약화시킨다.

후방 골반 교차 증후군은 몸통 근육의 불균형 동시 활성화이다. 우세한 작용인 척추 신전근에서 일어난다; 상부 복벽, 이상근 및 슬괵근의 활성화가 증가되고, 반대로 하부 복부 근육과 심층 고관절 굴곡근 및 하부 신전근의 활성화가 떨어진다는 것이다(Page, 2011; Williams, 2011).

Janda의 교차된 증후군에서 나오는 하나의 추정은 하부 교차 증후군의 하부 그룹인 하부 골반 단위(Lower Pelvic Unit, LPU)이다. 이것은 심층 이너 엔벨로프의 기능에 대한 하부 교차 증후군의 영향을 다루고 있다.

골반, 즉 3개의 뼈, 3개의 관절 및 골반저 근막의 4개 층은 근막 슬링과 함께, 척추에서 다리로 이어지는 모든 연결을 구성하고 있다. 천골-미골 복합체는 이중 역할을 담당한다. 하나의 역할은 척추에 대한 것이고, 다른 하나는 측면에 있는 장골에 대한 것이다.

폐쇄근, 장골근, 요근과 그들의 모든 근막들은 이너 스톡킹(이너 엔벨로프)을 통해 많은 기능적 역할과 구조물을 제공한다.

이것의 역할들은 척주의 절반 아래쪽에 깊은 전방 지지를 제공하고, 다열근, 늑간근 및 회전근 등과 같은 척주 내재근과 함께, 허리골반 조절에 기여한다. 부가적으로, 이것은 척추 요소의 하중을 줄여주는데 꼭 필요한 복내압(Intraabdominal presseure: IAP)의 발생에도 기여한다.

IAP는 두 가지 방법으로 척추의 하중을 줄여 준다: 직접적인 방법은 횡격막을 통해 늑곽을 위쪽으로 누르는 것이고, 간접적인 방법으로는, 척추를 압박하는 등 근육의 활성화를 감소시키는 요추의 신전 모멘트를 발생하는 것이다. 이런 방법에서 보면, 하부 골반 단위(LPU)의 영향은 배설 억제와 적절한 호흡 유지를 촉진하는 것이다(Key, 2010; Arjmand와 Shirazi-Adi, 2006).

요약

ZOA와 이너 엔벨로프가 척추와 골반의 건강과 기능에 중요하다는 증거들이 많다. 척추의 시상면 자세 불균형에 대한 관심은 내적 근막 조직화의 측면에서 볼 때 가쪽 만곡(측만증)에 관심을 갖는 것만큼 중요하다. 상부 코어와 골반 코어/이너 엔벨로프의 연결은

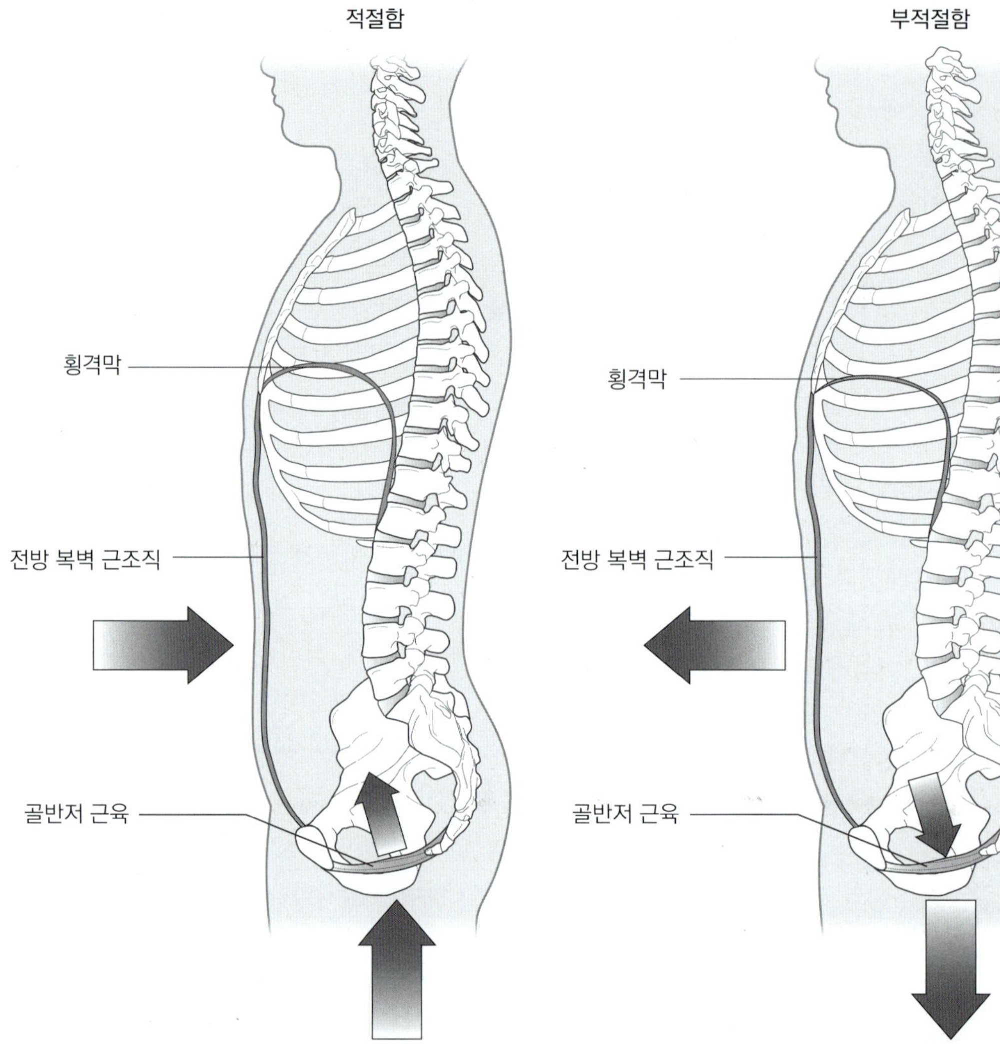

그림 8.3
ZOA의 최적화는 복내압의 최적화를 이끈다. 그리고 이너 엔벨로프의 일부인 골반 횡격막을 최적화시킨다.

기능적 호흡을 최적화하는데 이점을 가진다. 스웨이백(sway back)이나 골반 약증과 같은 클라이언트의 시상면 문제를 치료하는 한편, 비대칭의 측만증에도 집중하자. 여러분의 교정과 교육은 클라이언트의 호흡을 최적화할 것이고, 기능적 활동에서의 다리 길이, 요통 및 척추 안정성에도 영향을 줄 수 있다.

과학을 예술로 발전시키자

과학을 예술로 발전시키는 것은 골격의 상대적 위치에서 측정가능하고 일관성 있는 변화를 만들기 위해, 행위에 대한 교육보다는 사고에 대한 교육 방법을 이용하는 것이다. 이미지, 생각 및 느낌의 테마는 상부 코어와 골반 코어의 연결을 찾는데 도움을 줄 것이다. 무용 정렬 전문가인 Lulu Sweigard 교수는 "코어가 중앙의 골격 구조물의 균형과 사지의 자유로운 움직임에 있어 가장 중요한 역할을 한다"고 말했다 (Sweigard, 1974).

ZOA와 이너 엔벨로프를 정렬하기

운동

선 자세의 ZOA 큐잉: A-E

- 양 발을 약 3~4인치(8~10 cm) 벌리고 선 자세를 취한다. 이때 발끝은 전방을 향한다. 양 팔은 자유롭게 내려 놓는다.
- 여러분의 정중시상면상에 X가 있다고 생각하자. 하나의 선은 흉골의 하단에서 천골곶의 전방 모서리를 잇는 선이고, 다른 선은 T12 앞쪽에 있는 심층 내장기의 밑부분에서 치골결합의 안쪽연으로 향하는 선이다.

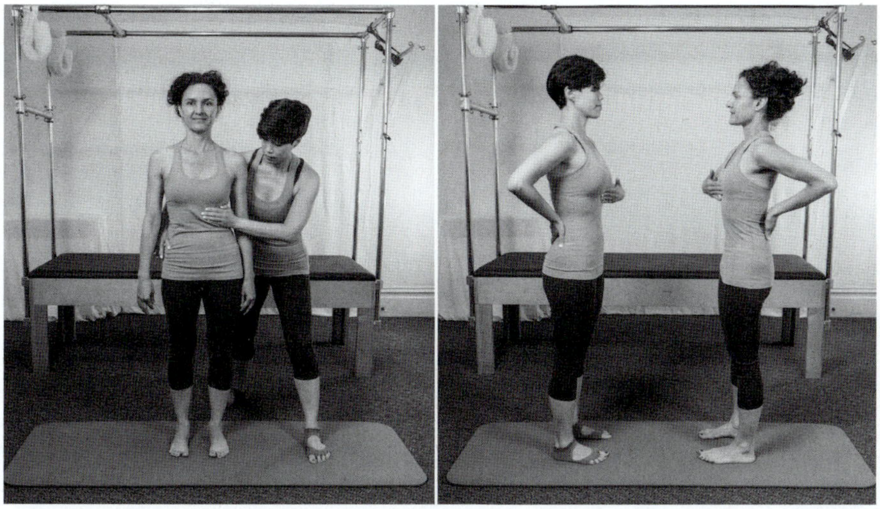

그림 8.4

- 호흡할 때마다 낙하산이 위로 올라갔다 내려오는 것처럼, 4개의 횡격막을 상상하자(눈 높이에서 두개골이 수평을 이루고, 쇄골 높이의 흉곽, 횡격막, 골반 횡격막).
- X자 선에서 하나의 수직선(몸통의 중앙 축에서 일직선을 이룸)으로 바뀌는 것을 상상하자.
- 이들 형태 내에서 호흡과 횡격막의 움직임을 느껴 보자. 넷을 세는 동안 들이쉬고 넷을 세는 내쉬는 패턴을 이것을 여러 번 수행하자. 몸을 흔들고 이완한 다음, 운동을 2번 더 수행하자.

계속

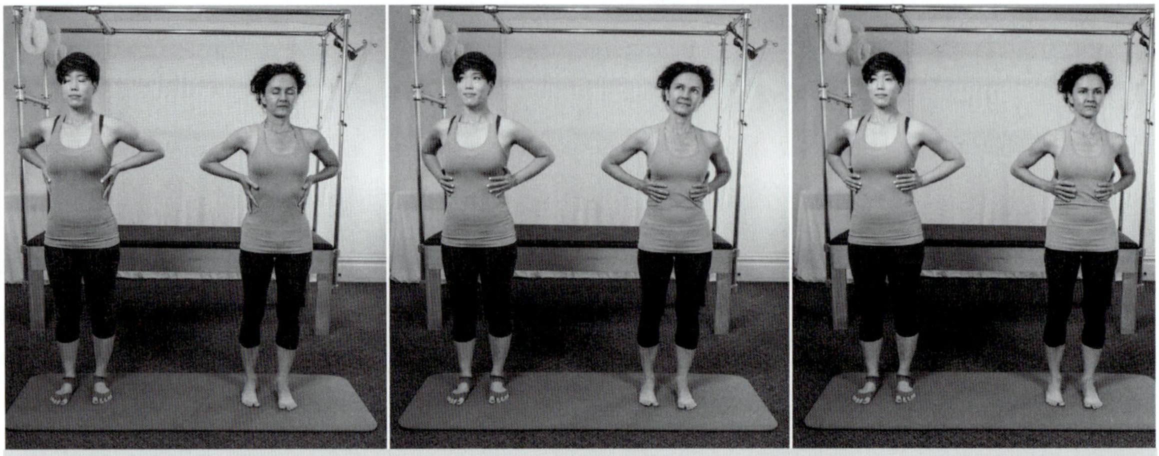

그림 8.5
이미지, 생각, 느낌의 움직임 습득 전략을 이용하자(좌측에서 우측으로): 선을 이미지화하고, 해부학을 생각하고, ZOA를 느껴 보자.

운동

✓ *골반 실패(pelvic spool): A–E*

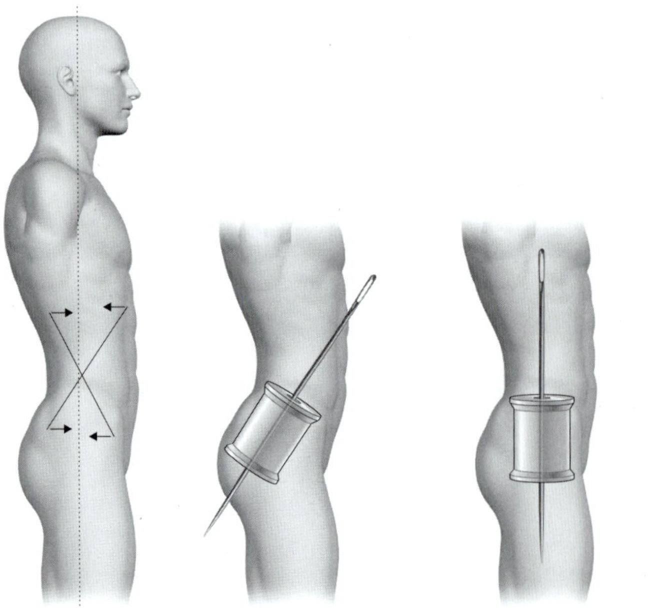

그림 8.6
골반 실패. 골반과 늑곽을 정렬하기 위해 실패 안에 바늘이 있다고 상상하자.

- 중립위의 선 자세를 취하고, 골반을 실패라고 생각하자. 그리고 실패의 중앙 구멍을 통과하는 바늘이 있다고 생각하자.
- 실패가 다음과 같이 기울어진다고 생각해 보자: 바늘의 위쪽 끝이 앞쪽인 신체 앞쪽으로 튀어나가고, 반대로 바늘의 아래쪽 끝이 뒤쪽인 골반 아래쪽으로 튀어나간다고 생각해 보자.
- 이번에는 바늘이 몸통의 가상 중심 축과 함께 일직선으로 정렬된다고 생각해 보자.
- 호흡할 때마다 낙하산이 위로 올라갔다 내려오는 것처럼, 4개의 횡격막을 상상하자(눈 높이에서 두개골이 수평을 이루고, 쇄골 높이의 흉곽, 횡격막, 골반 횡격막).
- 이들 형태 내에서 호흡과 횡격막의 움직임을 느껴 보자. 넷을 세는 동안 들이쉬고 '넷'을 세는 동안 내쉬는 패턴을 여러 번 수행하자. 몸을 흔들고 이완한 다음, 운동을 2번 더 수행하자.

운동

✔ *불의 호흡(breath of fire): A–E*

설명을 위해 코드 8.1에 있는 비디오를 시청하기 바란다.

- 좌골을 좌석의 앞쪽으로 갈수있게 앉는다.
- 넷을 세는 동안 늑골의 측면 안으로 들이쉰다. 넷을 세는 동안 내쉰다.
- 입을 다문 채 코를 통해 강력하게 밖으로 공기를 내보낸다. 넷을 세는 동안 호흡을 멈춘다. 배꼽과 치골 사이의 공간을 젖은 빨래를 짜는 것처럼 느껴 보자.
- 그런 다음, 이 부위를 20번 이상 반복적으로 내쉬기를 하자. 운동을 하는 동안 입술을 다물고 있어야 한다.
- 두 차례 이상 반복한다.

코드 8.1
불의 호흡 운동

운동

✔ *몸통 안으로 풍선 호흡하기: A–E*

코드 8.2
풍선 호흡 운동

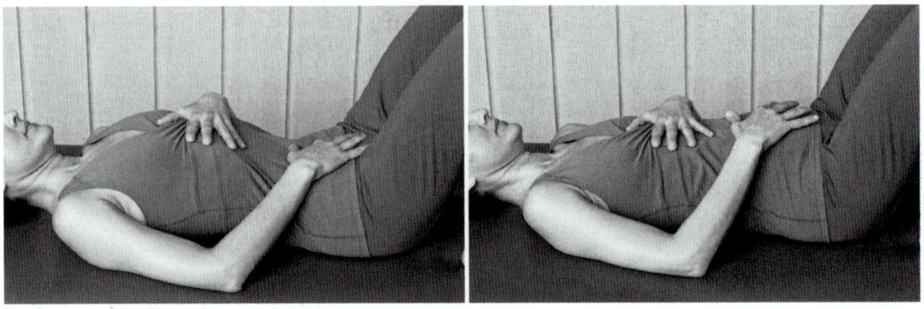

그림 8.7

이 운동은 운동진폭을 증가시키는 내적 근막 요소이면서 통증 완화제이다. 게다가, 이것은 통증에 대한 투쟁–도피 반응과 반대 기능을 하는 부교감신경을 자극한다. 만트라(주문)를 생각해 보자: 휴식, 소화 및 치유

- 무릎을 세우고 누운 자세를 취한다. 이때 양쪽 발의 간격은 고관절 너비 정도이다.
- 한 손은 흉골 위에 배치하고, 엄지를 양쪽 가슴 사이에 올려 놓는다. 다른 손은 복부 위에 배치하고 엄지를 배꼽 위에 올려놓는다.
- 천천히 그리고 부드럽게 코로 들이쉰다. 천천히 콧구멍을 옆으로 크게 벌리자. 늑곽을 팽창시키고, 공기를 위쪽과 안쪽인 턱과 눈 쪽으로 이동시키자. 늑골을 옆으로 팽창시킨다. 그리고 느리고 풍부한 호흡을 위해 흉골을 들어 올리자.
- 입으로 내쉬기를 한다. 여러분의 목구멍 뒤에서 나오는 '하'라는 소리를 부드럽게 내자.
- 복부에 공기가 가득 차도록 부드럽게 팽창시키고, 골반저가 이완되도록 복부를 천장 쪽으로 올리자.
- 허리를 바닥이나 매트에 꼭 붙이자.
- 이런 동작을 1회 수행한다. 적어도 이 운동을 5회 수행하자. 횟수가 많을수록 유익하고 명상 경험을 제공한다.

여러분의 척추를 옛날식 수은온도계로 상상해 보자. 들이쉬며 늑곽을 팽창시킬 때 두개골 쪽으로 수은이 올라가고, 복부를 팽창시키기 위해 내쉴 때 수은이 다시 꼬리뼈 쪽으로 내려가는 것을 상상해 보자.

- 수은이 척추를 따라 위·아래로 움직일 때, 추골이 약간 흔들리는 것을 상상해 보자.

- 여러분의 신체 뒤쪽을 따라 발생하는 당김과 견인을 상상해 보자. 여러분이 들이쉬며 척추 수은이 위쪽으로 올라갈 때, 바닥을 따라 여러분의 머리칼이 활주하는 것을 느껴 보자. 그리고 수은이 척추를 따라 내려갈 때, 추골이 다리 쪽으로 부드럽게 흔들리고, 바지가 부드럽게 발꿈치 쪽으로 당겨지는 것을 느껴보자.

운동

✓ *내쉬는 동안 15까지 숫자를 세어 보자: A-E*

ZOA 안에서 근막 진폭을 증가시키고 횡격막을 강화한 후, 보다 길고 깊은 내쉬기에 집중하자. 과호흡과 같은 기능장애성 호흡은 많은 들이쉬기에 집중한다. 1분 동안의 내쉬기 횟수를 세어 보고, 그런 다음 1분 안에 발생하는 내쉬기의 횟수를 줄이는 시도를 하자. 목표는 1분 안에 9회의 호흡이다.

신경발달적 자세

초기 Body Skill인 신경발달적 자세의 습득은 이런 대상자를 위한 중요한 트레이닝이다. 궁극적인 목적은 운동 모델(Pilates Method가 아닌)에서 클라이언트가 자기 스스로 자세를 어떻게 취하는지를 배우는 것이고, 또 어떤 자세 안에서 중립의 등을 찾는 방법을 더 잘 이해하도록 하는 것이다.

일단 클라이언트가 익숙해지면 Activ-Wedge®를 추가하고, 그 다음 그 개인을 위한 측만증 큐잉을 사용하자. 처음에는 웨지없이 자세를 시작하고, 그 다음에는 자세에 대한 클라이언트의 요구에 따라 웨지를 추가하자.

Activ-Wedge®를 보기 위해 비디오를 시청하기 바란다(코드 8.3).

코드 8.3
Activ-Wedge® 사용

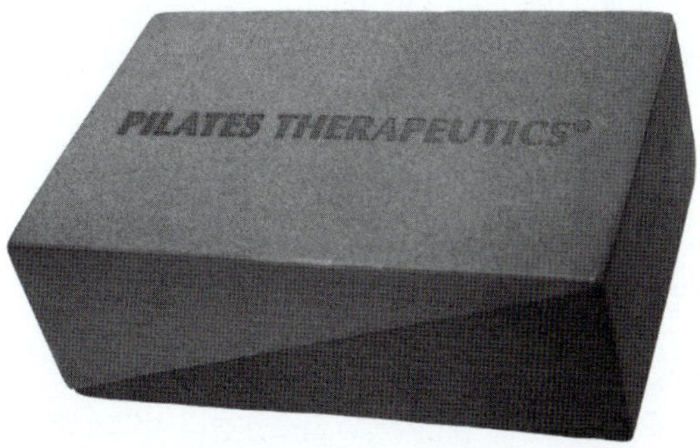

그림 8.8

운동

누운 자세: A-D

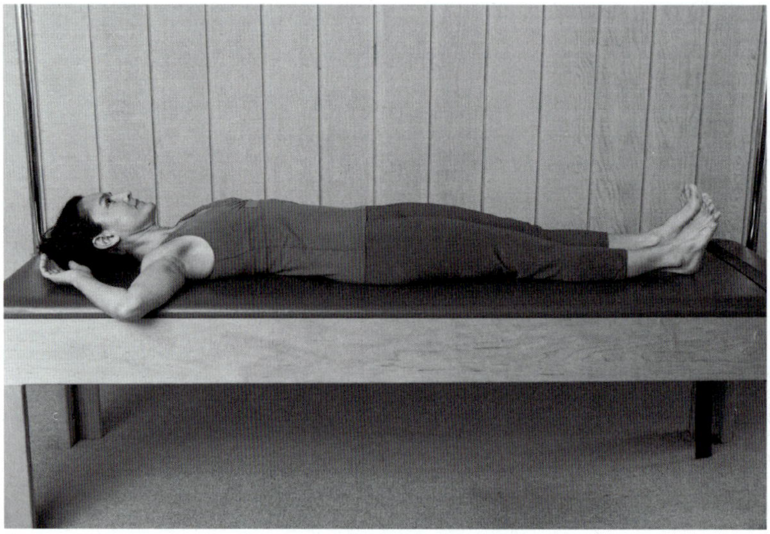

그림 8.9

비대칭적 척추의 주요 특징은 척추의 곧음이 부족한 것이다.

비록 단순하게 보일지라도, 누운 자세는 최적의 서기 자세를 훈련시킨다. 머리 뒤, 늑곽 뒤, 골반 뒤, 뒤쪽 허벅지 및 종아리가 매트에 붙어야 한다. 허리 부위에는 작은 만곡이 있겠지만, 두드러지지 않아야 한다.

턱이 위로 올라왔다면 목 앞쪽 부위가 너무 타이트하거나 또는 목 뒤쪽의 상단 부위가 너무 타이트한 경우이다(근막이든 근육이든). 늑곽이 매트로부터 떨어졌다면, 늑곽 뒤쪽의 하단 부위가 너무 타이트한 것이다(근막이든, 근육이든). 허벅지가 들려져서 몸통 쪽으로 기울었다면, 고관절 앞쪽 부분이 너무 타이트한 것이다(근막이든, 근육이든).

노트

Activ-Wedge®를 사용할 때, 한 개를 늑곽의 오목한 쪽 밑에 수직으로 배치하고, 다른 한 개는 더 가벼운 쪽 골반 측면에 수직으로 배치한다: 대전자와 좌골조면 높이 사이의 매트 위. Activ-Wedge®는 척추 고정술을 받은 사람의 누운 자세에서 사용되도록 만들어진 것이 아니다.

운동

옆으로 누운 자세: A–D

옆으로 누운 자세를 취할 때, 가슴 높이의 상부 늑골을 매트로부터 들어올리기 위해 아래쪽 팔로 지지한다. 아래쪽 팔꿈치는 정면을 향한다. 허리와 매트 사이에 충분한 공간을 만든다. 가슴 높이의 상부 늑골이 매트로부터 떨어지도록 시도해 보자. 골반은 중립위를 취하고, 강한 고관절을 신전시킨다. 아래쪽 다리는 서기 자세의 다리 위치를 흉내내듯이 지면으로부터 약간 들어 올린다. 만약 아래쪽 골반 쪽에서 불편을 느낀다면, 골반 밑에 패딩을 넣어 준다.

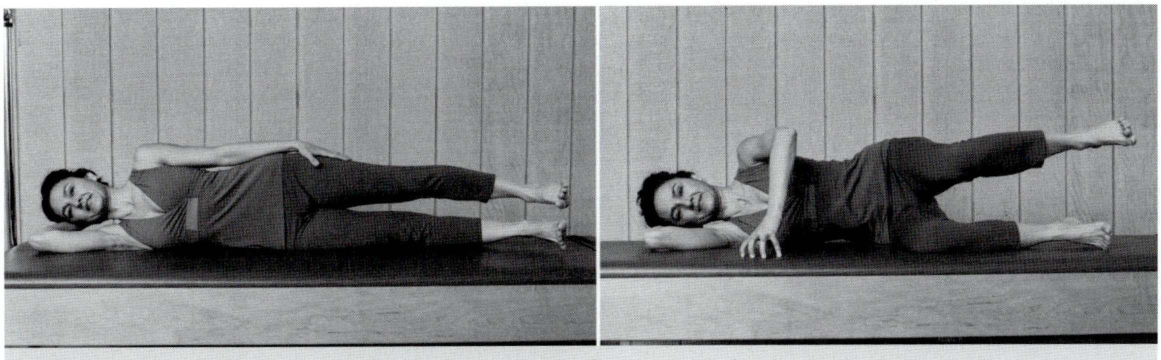

그림 8.10

통증을 참지 말자. 만약 목이 불편하다면(대개 약증 때문에), 아래쪽 팔꿈치를 굴곡하여 머리 밑을 받쳐 준다. 이때 팔꿈치는 정면을 향하고, 손으로 머리의 무게를 받친다.

이 자세는 심층 복벽 근육에 도움이 된다. 복횡근(TA)은 섬유의 방향 때문에 옆으로 누운 자세를 취했을 때 가장 많이 늘어난다. 이 자세는 회전 불균형을 확인할 수 있고, 허리 라인의 차이를 알 수 있는 매우 좋은 정보를 제공한다.

노트

Activ-Wedge®를 사용할 때, 클라이언트가 이것으로부터 멀어지는 움직임을 배울 수 있도록 1개를 볼록한 쪽 밑에 먼저 배치한다. 그 다음, 양쪽이 어떻게 다른지를 보기 위해 다음 측면으로 진행한다.

운동

앉기: A–E

아래쪽 사진(그림 8.11)의 모델은 Activ-Wedge®나 작은 받침대(책과 같은)에 의해 가쪽 만곡이 어떻게 일직선으로 펴지는지를 보여준다. 클라이언트가 감지하는 무거운 쪽 골반 밑에 이런 도구를 배치한다.

받침대를 좌골조면(IT)과 대전자 사이에 대각선으로 배치한다. 그러나 척추 고정술을 받은 클라이언트는 가벼운 쪽 골반 밑에 받침대를 배치하는 것이 더 편안하다고 말한다. 이 모델의 팔은 가쪽 만곡의 볼록한 쪽 어깨 위에 닿아 있다. 그녀의 만곡은 매우 미미한 편이다.

중립 앉기 자세는 닫힌 천골 자세를 만들기 위해 골반이 약간 전방으로 경사되는 자세이고, 견고한 앉기 토대를 형성한다.

비대칭의 재-훈련 시, 골반 기반이 척추의 신장 반사를 도울 수 있도록 바르게 앉는 자세를 시도하는 것이 중요하다. 기능적으로, 측만증은 피로 상태로 간주될 수 있으며 구부정한 앉기 자세를 초래한다.

Activ-Wedge®를 사용할 때, 클라이언트가 하드웨어를 가지고 있지 않다면 무거운 쪽 골반의 좌골조면과 대전자 사이에 대각선으로 배치하자. 클라이언트가 하드웨어를 가지고 있다면 가벼운 쪽 골반 밑에 이것을 배치하자.

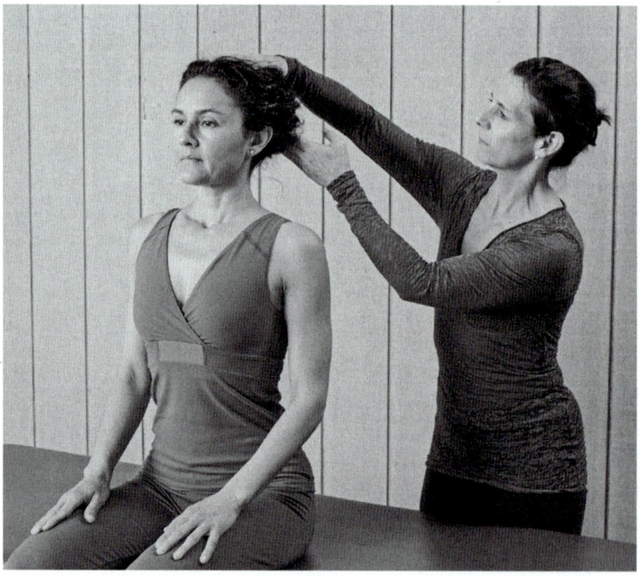

그림 8.11

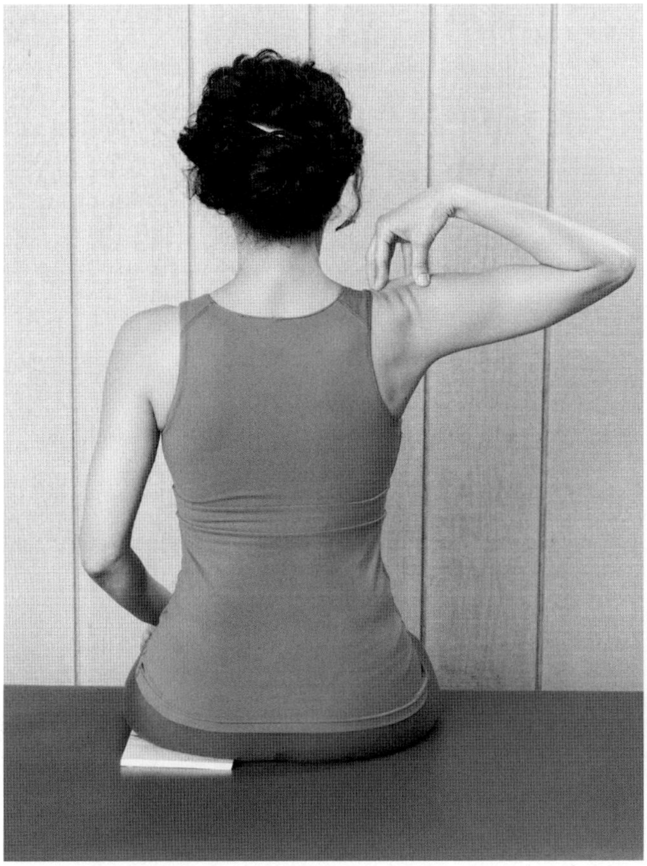

운동

엎드린 자세

엎드린 자세를 취한다. 복부를 천장 쪽으로 약간 거상하도록 허리 밑에 각얼음 조각이 있다고 상상해 보자.

목과 위쪽 등이 활성화 되도록 이마를 부드럽게 압박하고 목젖(Adam's apple)을 천장 쪽으로 약간 거상시키자. 꼬리뼈를 발꿈치 쪽으로 길게 늘어뜨리자. 골반으로 매트를 압박하자. 대둔근과 슬괵근 사이에 스마일 라인을 만들자.

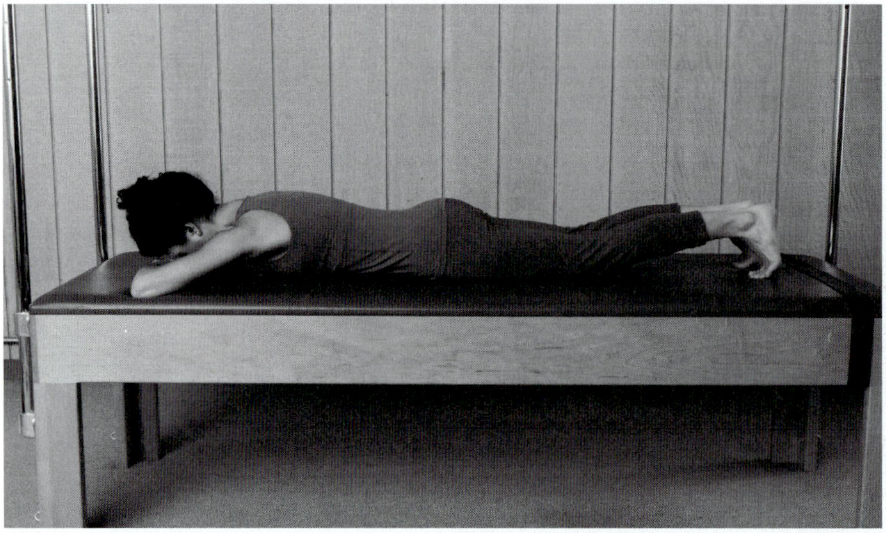

그림 8.12

이 자세가 불편하다면, 이마 밑에 작은 수건을 받쳐 주거나, 아래쪽 요추가 길어지도록 복부 아래를 받쳐 준자.

이 자세는 허리에 직접적인 작용을 일으킨다. 왜냐하면, 사지나 머리를 거상하면, 허리 근육에 항중력의 하중이 걸리기 때문이다. 이런 작용에서의 1차 목표는 과도한 척추 후굴을 일으키는 완전한 백조 자세와 같은 큰 자세를 만드는 근육을 동원하기 전에, 심층 등 근육을 동원하는 것이다. 적절한 이미지와 근육의 참여를 강조하면서, 이 자세를 취할 수 있는 능력은 만곡의 당김을 이겨내는 등 근육의 강화에 중요한 기술이다.

Activ-Wedge®를 사용할 때, 매트 위로 무겁게 떨어지는 늑골 밑에 1개 이상의 도구를 수직으로 받쳐 준다. 그리고 클라이언트에게 웨지로부터 멀어지는 뻗기를 하도록 주문한다. 매트 위로 가볍게 떨어지는 골반 밑에 1개의 도구를 받쳐 준다. 그리고 클라이언트에게 웨지를 압박하도록 지시한다.

운동

☑ *네발 자세: A-E*

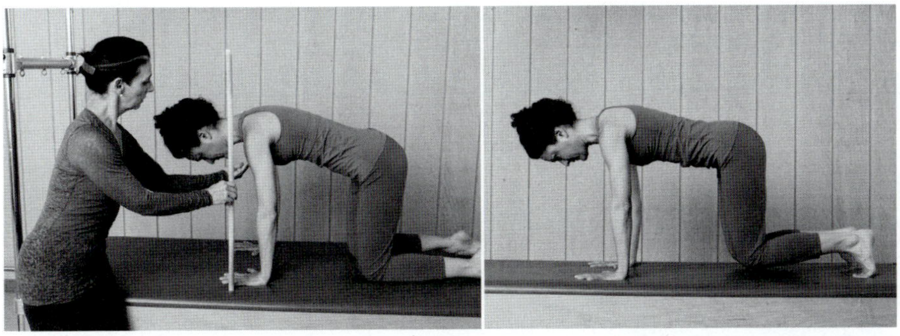

그림 8.13

클라이언트는 양 손과 무릎으로 네발자세를 취한다. 양 손은 어깨 앞쪽이 아닌, 어깨와 수직 일직선되는 위치에 배치한다. 흉골을 약간 들어올려야 한다. 머리가 아래쪽으로 처지거나 천장쪽으로 올라가지 않게, 목과 일직선을 이루어야 한다.

경추 굴곡근(경장근)의 항중력 사용을 활성화하기 위해 후두 천장 쪽으로 부드럽게 들어 올리라는 큐잉을 준다. 골반 뒤, 늑곽 뒤 및 머리 뒤가 일직선을 유지해야 한다. 양쪽 무릎은 골반 밑에 배치되어야 한다. 팔꿈치가 잠기도록 신전해서는 안 된다. 양쪽 팔꿈치의 안쪽면이 서로 마주보도록 지시한다. 팔꿈치가 약간 굴곡되어 전방 쪽으로 향해서는 안 된다.

이 자세는 푸쉬-업 자세 또는 불독 자세로도 불린다. 이 자세는 강력한 교육 자세이며, 플랭크 자세와 푸쉬-업 자세의 기반이 된다. 몸통 앞쪽에 있는 요근과 심층 등 근육의 협응은 복사근의 참여를 촉진할 뿐만 아니라, 요추에 가해지는 하중을 줄일 수 있는 IAP의 사용을 훈련시킨다. 이것은 사지와 등 운동의 협응 출발점이다.

Activ-Wedge®를 사용할 때, 매트 위에 가볍게 무게가 가해지는 무릎 밑에 1개를 배치한다. 어느 쪽이 무거운지를 물어보고, 다른 한 개를 사용한다.

운동

✓ *무릎서기 자세: A-E*

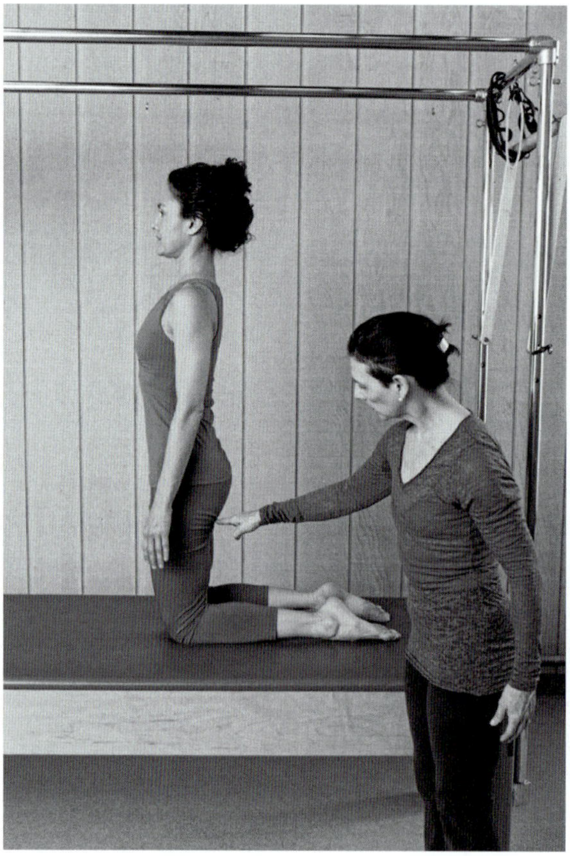

그림 8.14

양쪽 무릎으로 앉는다. 둔부와 허벅지 사이에 스마일 라인을 만들 수 있도록 양쪽 무릎 쪽으로 골반을 가져 온다. 늑곽은 골반과 수직 일직선을 유지한다. 머리 뒤쪽 부위는 늘어나야 한다.

필요하다면 무릎 패드를 부착하여 무릎에 가해지는 자극을 피한다. 클라이언트가 정확한 자세를 취하지 못 하더라도, 무릎서기 자세를 시도하자. 무릎서기 자세를 목표로 잡고, 클라이언트에게 이 자세를 취하도록 격려하자. 만약 슬관절 치환술과 같은 동반 질환이 있다면, 이 자세를 강요하지 않아야 한다. 그러나 무릎서기 자세가 대퇴사두근을 신장하고, 고관절 중립 신전 자세를 촉진시키고, 그립핑 없이 둔부 근육을 완전히 참여시킬 수 있다. 이것은 척추의 자세를 보호하는데 장점을 가진 뒤쪽 골반저 근육을 참여시킨다. 이런 자세의 달성은 서기 자세의 중립 정렬을 크게 향상시킨다. 비대칭 척추는 한쪽 골반을 단축시키는 경향이 있다.

Activ-Wedge®를 사용할 때, 매트 위에 가볍게 무게가 가해지는 무릎 밑에 1개를 배치한다. 어느 쪽이 무거운지를 물어보고, 다른 한 개를 사용한다.

운동

✔ *반무릎서기 자세: A-E*

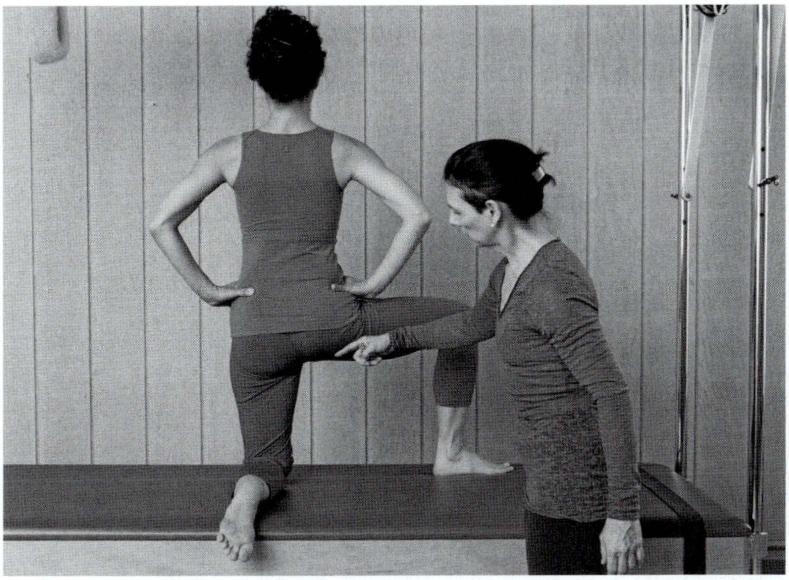

그림 8.15

본 예는 좌측 무릎의 반무릎서기이다. 다른 쪽 발을 옆으로 벌려 지지쪽 무릎과 수평으로 이루는 선보다 앞쪽에 배치한다.

약간의 고관절 외회전 자세에서 필라테스의 'V'를 채택한다. 지지쪽 골반의 뒤쪽에 스마일 라인이 있는지를 확인한다. 허벅지 앞쪽을 따라 신장되는 느낌을 느껴본다. 바닥 쪽으로 우측 좌골을 떨어뜨려 좌측 IT 쪽으로 그것을 당겨 보자. 이것은 심층 골반 고정근인 좌골미골근의 사용이다. 지지쪽 허벅지를 수직으로 유지한다. 다월(나무 막대)이나 의자를 이용해 균형을 돕는다.

서혜부 가장 높은 곳에 있는 치골근(고관절 내전근 중에서 가장 작은 근육)의 단축은 경사를 유발한다. 이 자세는 내전근의 균형을 잡는데 도움을 주고, 불균형하거나 저하된 수행의 심층 골반 고정근을 참여시킨다. 그들의 근력은 약한 척추를 위한 전반적인 지구력을 크게 향상시킨다.

Activ-Wedge®를 사용할 때, 그 발과 일직선을 이루는 전족부의 발바닥 밑에 좁은 끝단을 배치한다. 그런 다음 이것에 압박을 적용한다.

운동

압박 각인 운동: A-D

이 운동은 모든 움직임을 준비하는 기본 스킬이다. 즉, 큰 운동을 하기 전에 척추를 안정화시킨다.

이것은 심지어 척추가 비대칭이라 하더라도, 척추의 부분들과 전체 라인에 대한 신체 자각을 촉진시킨다. 몸통의 중심선을 통한 등척성 활동은 몸통의 앞쪽 근육과 뒤쪽 근육과 근막 슬링을 동시 수축과 협응시킨다. 또한 이것은 중립 골반과 S2 높이의 중력 중심을 둘러싸는 골반저에 대한 자각을 향상시킨다.

통증이 있는 사람을 위해 허리 밑에 작은 타올을 배치한다. Activ-Wedge®를 사용할 때, 누운 자세에서 설명된 방향을 따른다.

- '척추를 중립위'로 하고 바로 누운 자세를 취한다. 여러분의 머리, 어깨, 늑곽 및 골반이 모두 매트 위에 무겁게 놓이는지 느껴보자. 무릎을 굴곡하고 발바닥을 매트에 4인치(10 cm) 간격을 두고 배치한다. 허리 뒤에 약간의 공간이 있고, 또 목과 매트 사이에도 작은 공간이 있다. 양쪽 허벅지가 모두 매트 위에 매우 무겁게 놓이는지를 느껴보자. 여러분의 양쪽 견갑골도 따뜻한 스펀지처럼 매트 위에 부드럽게 놓인다.

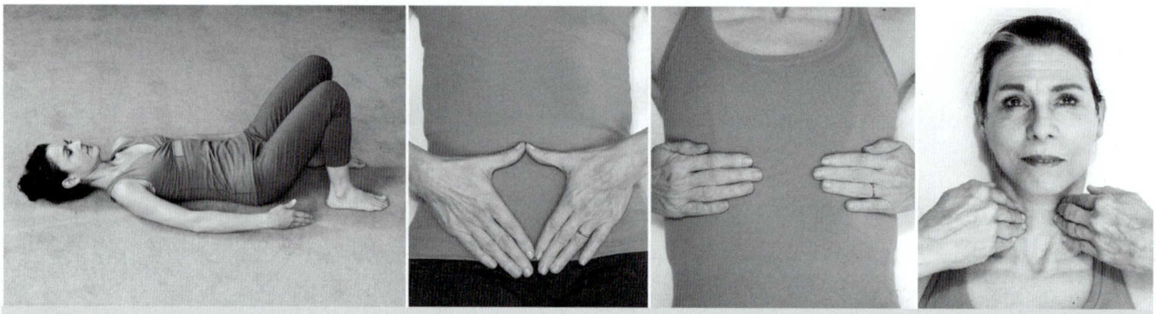

그림 8.16

코드 8.4
2개 다이아몬드 골반 셋업

- 엄지는 엄지끼리, 검지는 검지끼리 모은다. 그리고 엄지를 배꼽 위에, 검지를 치골 위에 배치한다. 골반을 '물이 들어 있는 그릇'이라고 상상하자. 물이 배꼽 뒤로 쏟아질 때까지 부드럽게 그릇을 흔들어 주고, 그 다음에는 물이 다리쪽으로 쏟아질 때까지 물 그릇을 흔들어 주자. 물 그릇을 앞뒤로 여러 번 흔들어 주고, 이 지점 사이에서 골반이 균형을 이루도록 만들자.
- 이번에는 4개의 뼈 지점인 치골, 미골 및 2개의 좌골조면 등이 이루는 신체 바닥의 다이아몬드를 상상하자.
앞쪽의 요도 영역과 뒤쪽의 직장 영역에서 머리 쪽으로 부풀어 오르는 낙하산처럼 이 영역을 생각하자. 이것은 단지 생각으로 하는 것이며, 강력한 골반 수축은 아니다. 치골 위를 매트로 붙여주며 hollow 자세를 하라. 진주를 모래 안으로 심는다고 생각하자. 한 번 호흡할 때 2번을 심고, 내쉬면서 더 깊게 심자.
- 그 다음, 배꼽 영역으로 진행한다. Hollow 하면서 매트 쪽으로 누르는 것을 느껴보자. 마치 납작한 다리미로 압박 자국을 만들 듯이, 골반의 중간 뼈인 천골로 매트를 눌러 보자. 2번의 호흡과 이완 동안, 각 호흡할 때마다 부드럽게 압박한다.
- 그 다음, 앞쪽에서 여러분의 늑곽을 쪼여주면서 늑곽으로 눌러 보자. 흉골 아래에 있는 늑골은 '역 V'자를 만든다.
내쉬면서 늑골 앞쪽을 쪼여준다. 들이쉬기를 하자. 호흡이 손가락끝을 벌리는지를 느껴보자. 부드럽게 내쉬기를 하고, 손가락끝이 모이도록 늑골을 압박하자. 이것은 명치(solar plexus)의 큐잉이다.
- 진행하여 목까지 이른다. Adam' apple(후두)의 측면 영역을 느껴 보자. 경추 앞쪽을 손가락으로 압박하는 것을 느껴 보자. 압박하는 부위는 심층 경추 굴곡근으로 목의 건강에 중요한 역할을 한다. 들이쉬기와 내쉬기 하고, 2번의 호흡 동안 손가락의 무게를 부드럽게 느껴보자.
- 이번에는 전체 운동을 수행하자. 오목 부위인, 배꼽, 명치 및 후두(성대)를 압박하고, 넷을 세는 동안(악어 한 마리, 악어 두 마리, 악어 세 마리) 압박을 유지하자. 그런 다음 압박을 이완하자.
- 완전한 이점을 위해, 약 5~6회를 수행하자.

호흡을 멈추지 않는다. 셋업과 운동을 위한 비디오를 시청하기 바란다(코드 8.4).

9장은 Activ-Wedge®의 사용에 대한 기본 운동 버전들을 자세히 설명하고 있다.

운동

☑ *등척성 바디 셋팅: A-E*

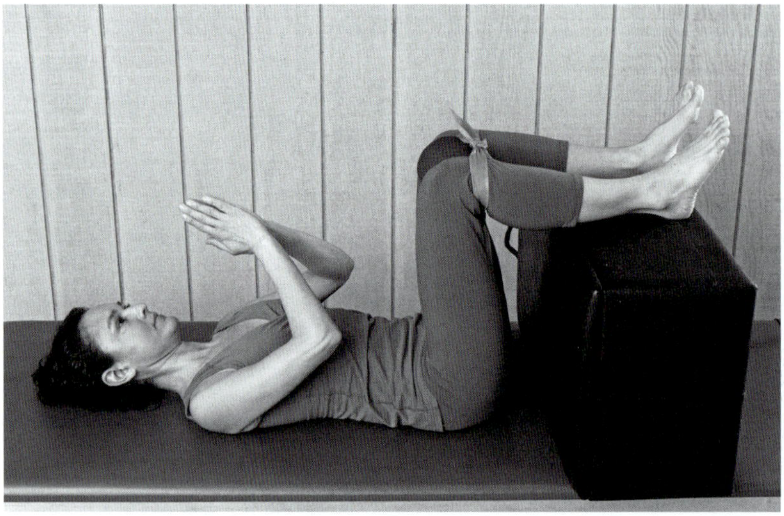

그림 8.17

이 운동은 요통, 천골 불안정 및 골반 통증 등을 가진 환자에게 도움이 된다. 이것은 앉은 자세를 위한 골반의 조직화를 만드는 데 도움이 되는데, 그 이유는 누운 자세이지만 본질적으로 앉은 자세이기 때문이다. 비대칭 근막 나선을 중화하기 위해 이 자세를 시작한다.

- 종아리를 긴 상자나 비슷한 높이의 물체 위에 올려놓는다. 양쪽 허벅지의 간격을 약 5인치(13 cm)로 유지할 수 있도록 그 사이에 베개나 공을 끼워준다. 허벅지에 비탄성 스트랩을 적용한다. 스트랩의 압박이 허벅지를 누를 때 움직임이 일어나지 않는다.
- 골반 횡격막을 머리 쪽으로 낙하산처럼 펼쳐보자. 여러분이 호흡할 때 늑곽이 넓어지는 것을 느껴보자. 여러분의 늑곽 뒤에 물고기의 아가미가 있는 것처럼 생각해 보자.

이번에는 2번의 등척성 운동을 교대로 수행하자:

- 부드럽게 양 손과 양쪽 넙다리를 서로 압박하자. 압박 강도는 충분히 강해야 하지만, 그립핑을 일으켜서는 안 된다. 강도의 경계를 맞추고, 그 경계를 넘어서지 않아야 한다. 이런 강도를 유지하고, 코로 들이쉬기하고 입을 벌려 내쉬기를 하자. 호흡을 할 때 윗니 뒤에 혀를 배치하고 입술의 간격을 부드럽게 유지한다.
- 30초 후, 손가락을 깍지 끼고, 부드럽게 양 손이 떨어지도록 당겨 보자. 깍지 낀 손가락은 양 손이 벌어지는 것을 막아 준다. 이와 동시에, 허벅지를 부드럽게 바깥쪽으로 압박한다(허벅지가 외회전되지 않거나 발이 움직이지 않아야 한다). 이런 압박 강도를 유지하고, 30초 동안 코를 통해 들이쉬고 입으로 내쉰다. 이런 30초를 설정한 후, 한 번의 호흡 주기를 완수한다. 최고의 효과를 위해 이 운동을 3회 수행한다.

운동

☑ *엎드린 자세에서 천골 고정 운동: A-E*

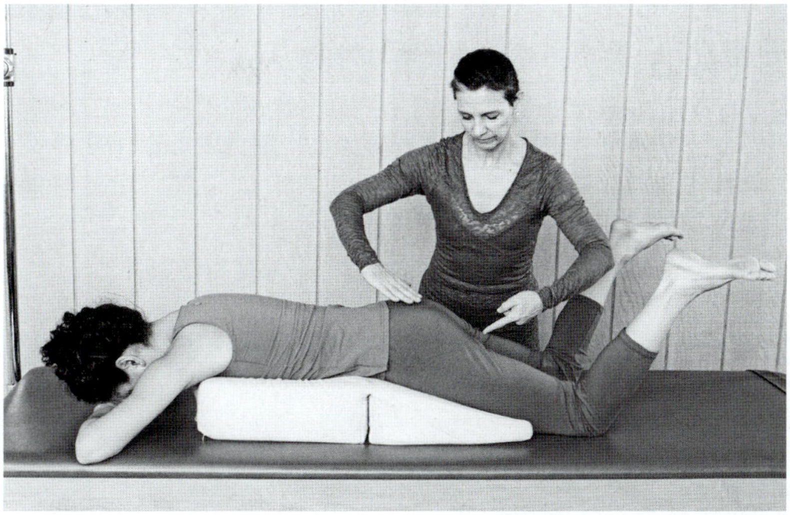

그림 8.18

이 운동이 모든 사람에게 필요하진 않지만, 천골 불안정을 가진 사람에게는 유용할 것이다. 이 운동은 난해한 운동이며, 심층 골반 근조직을 이용한다.

천골 부위에 종종 접근하는 것이 난해하지만, 강한 힘보다는 부드러운 힘으로 골반 후방 근조직을 활성화시킨다. 이 운동은 천골을 고정하고, 양쪽 다리와 골반 근육의 협응과 운동조절을 향상시키는데 도움을 주기 위해 심층 고관절 회전근을 이용한다. 산후 여성은 감염의 위험 때문에 이 운동을 하는데 출산 후 1개월을 기다려야 한다.

- 여러분의 복부 밑에 각얼음이 있다고 생각해 보고, 작은 만곡을 만들기 위해 복부를 척추 쪽으로 부드럽게 당겨 보자. 양쪽 팔꿈치로 부드럽게 매트를 눌러 보자. 마치 누군가가 천장 쪽으로 손가락을 압박하고 있듯이, 흉골을 천장 쪽으로 부드럽게 거상하자. 고관절 너비 보다 약간 양쪽 다리를 벌리고, 무릎을 굴곡하자.
- 꼬리뼈를 아래쪽으로 고정하여 '스마일 라인'을 만들어 보자. 양쪽 발을 움직이기 전에, 마치 둔부 안쪽과 항문 영역의 골반이 천골의 앞쪽으로 부드럽게 당겨지고 위쪽으로 움직이는 것을 느껴 보자.
- 이번에는 서로를 향해 양쪽 발을 움직이자(고관절을 외회전하면서); 근육톤을 유지하는 시도를 하자. 그런 다음, 천골을 척추 쪽인 안쪽과 위쪽으로 당기는 동일한 기법을 이용하여, 양쪽 발이 서로 멀어지는 쪽으로 움직이자(고관절을 내회전하면서). 이때 양쪽 허벅지의 간격이 벌어져서는 안 된다. 이것을 1회 완수해 보자.

다리 운동과 골반 뒤쪽의 협응에 집중하면서 약 6~10회로 수행한다.

운동

✔ *하체 긴장 조절 운동: A-D*

이 운동은 골반과 다리의 불균형을 해결하고, 신체의 우측과 좌측을 조정한다. 집중력을 가지고 이 운동을 수행하면, IT의 측면과 고관절 근조직 사이의 불균형한 운동 동원을 확임함으로써 측만증과 관련된 골반 불균형을 성공적으로 관리할 수 있다.

- 바로 누운 자세에서, 여러분의 양쪽 팔을 편하게 내려놓는다. 압박 각인 운동에서처럼, 척추의 라인을 고정한다. 골반과 척추의 연결을 유지하면서 양쪽 발을 한쪽 발씩 위쪽으로 들어올린다. 그런 다음, 여러분의 무릎을 수평선 밑으로 굴곡하고, 양 발을 함께 압박한다. 등의 스트레인을 피하기 위해, 평상시 보다 무릎을 머리 쪽으로 더 가까이 가져간다. 사진에서처럼 둔부 영역 주위의 함몰 부위를 느껴 보기 위해 양 손을 사용한다.

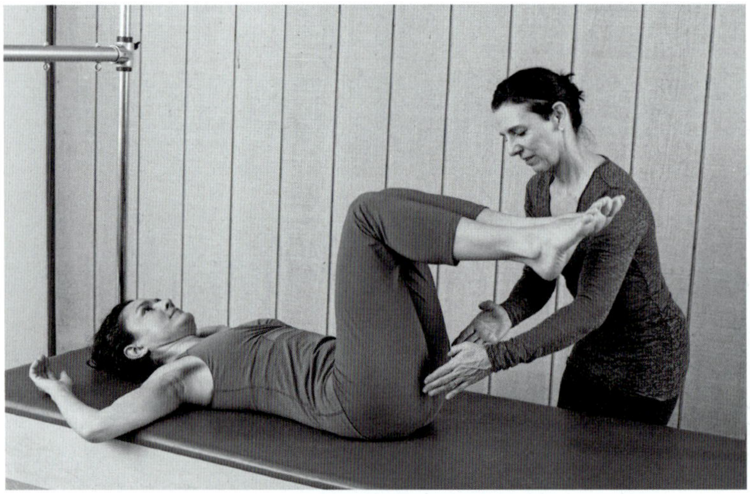

그림 8.19

코드 8.5
하체 긴장 조절 운동

- 천천히 양쪽 발을 천장 쪽으로 뻗어 올린다. 무릎을 완전히 펴기 직전에 다리 뻗기를 중단한다. 한 번 호흡 동안 이 자세를 유지한다. 그런 다음, 경골을 천천히 내리기 시작하고, 함몰 부위와 다리 수축을 강화한다. 치료사는 문제가 있는 쪽을 관찰하고, 촉각 큐잉을 주기 위해 부드럽게 두드린다. 이것이 하체 긴장 조절 운동의 한 세트이다. 좌골조면의 참여를 유지하면서 3세트 운동을 수행하자. 다른 큐잉은 모음근 사이에 2개의 손가락을 배치하고, 클라이언트에게 모음근을 계속 수축하도록 지시한다. 이것을 통해 약한 쪽 골반을 찾을 수 있다.
- 이 운동을 과도하게 수행해서는 안 된다. 하루에 1세트만 수행한다. 비디오를 시청해 보자(코드 8.5).

운동

☑ *골반저: A–E*

이 운동을 통해 다리 운동 동안 약한 쪽 골반을 확인할 수 있다. 이 운동은 골반과 허리의 안정화와 함께, 다리 운동에 대한 심층 골반 근조직의 협응을 동원한다. 운동을 할 때 숨을 멈추지 않아야 한다.

바로 누운 자세를 취하고, 고관절과 슬관절의 90/90 자세를 취한다. 중립의 다리 회전 자세(외회전 자세가 아닌)에서 양쪽 다리를 벌린다. 무릎의 안쪽면에 손을 배치한다. 여러분의 체크리스트를 확인하고 그 부위의 근육을 수축한다:

- 양쪽 하지 사이에 꼬리가 있고, 이 꼬리가 치골에 닿는다고 상상하자.
- 항문을 수축하자; 그 다음, 골반저를 머리 쪽으로 거상함으로써 이 운동을 완성하자.
- 요도 부위를 활성화(관여)시키고, 그 부위를 쥐어짜기보다는 거상시키자.
- 부드러운 수축으로 둔부근을 활성화시킨다.
- 이번에는 허벅지 안쪽을 활성화시키자. 양 손을 양쪽 허벅지 안쪽면에 배치하고, 허벅지를 누른다. 허벅지는 당신의 손의 압박을 이겨내면서 양쪽 허벅지를 모은다.
- 그런 다음, 넷을 세는 동안 천천히 양쪽 다리를 1.5인치(3 cm) 까지 함께 모은다. 10을 세는 동안 수축을 강화하고, 모든 체크 포인트를 생각하자. 그런 다음, 양쪽 허벅지를 흔들면서 원래 위치로 완전히 이완하자. 이것이 1회의 운동 주기이다.
- 2회 더 반복한다. 마지막 때는, 양쪽 좌골조면이 서로 멀어지는 것을 상상하자.

운동의 강도 때문에, 하루에 1회씩만 운동을 수행하자. 비디오를 시청하기 바란다(코드 8.6).

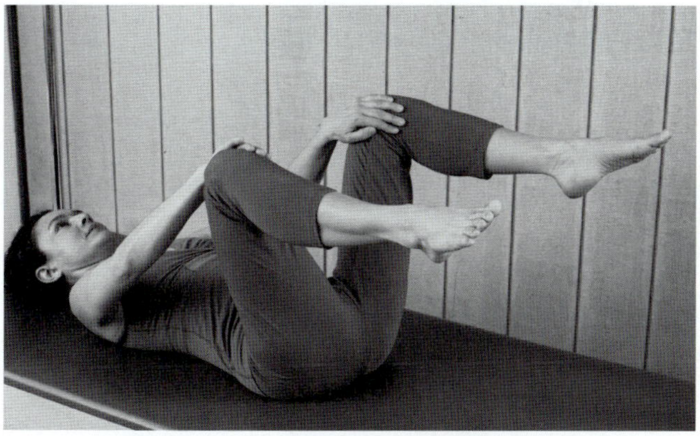

그림 8.20

코드 8.6
골반저 운동

운동

✔ *스트로(Straw) 운동: A-E*

이 바디 스킬은 친구들과 저녁을 먹기위해 외출 후 느끼는 피로 또는 줄을 서서 기다리거나 박물관을 관람할 때의 피로 등, 오후의 피로를 해결해 준다. 이 운동은 다른 사람이 알아채지 못하는 확고한 내적 운동이다.

이 운동은 자세 설정 운동으로서, 활성화되기 어렵고 늘어나기 어려운 추골 분절들의 동원을 상당하게 돕는다. 이것은 앉기 자세의 지구력을 증가시키고, 등의 불편을 감소시키는 감압 운동이다. 또한 이 운동은 버스 등 대중 교통을 이용할 때 할 수 있는 완전한 운동이다. 예를 들어, 머리를 머리 받침대에 대고, 등을 등 받침대에 대고 실시할 수 있다. 이 운동 때 동원되는 근육으로는, 다열근, 척추방근, 요근, 골반저, 심층 복부 근육과 횡격막 등이 있고, 근막성 이너 엔벨로프가 신장된다.

- 클라이언트는 의자의 모서리 쪽으로 앉는다. 이때 양 발이 바닥에 닿지 않고, 발목을 교차하지 않는 것이 좋다.
- 필라테스 강사는 한 손을 펴서 클라이언트의 머리 위에 부드럽지만 견고하게 올려 놓는다. 클라이언트는 척추 굴곡을 심하지 않게 하고 마치 바람빠진 아코디언처럼 약간 구부정한 자세를 취한다. 필라테스 강사는 머리 위에 놓인 손을 부드럽게 아랫 방향으로 압박을 적용한다. 이런 압력은 클라이언트가 중력을 이겨내면서 머리를 위쪽으로 미는 동시에 골반 안으로 하방 밀기를 한다.
- 마치 양쪽 좌골을 서로의 방향을 당기는 좌석처럼, 양쪽 좌골을 중심으로 모으기 시작한다. 여러분은 좌골을 중심으로 몸을 약간 앞쪽으로 흔든다.
- 환자의 머리에 일정하고 지속적인 압박을 적용한다. 머리가 중심에서 벗어나도록 압박을 줘서는 안 된다.
- 클라이언트의 허리 피부를 위쪽으로 들어 올리면서, 척추 쪽으로 등을 문지른다.
- 좌골조면까지 견고하게 아래쪽으로 계속 클라이언트에게 압박하도록 지시하는 동시에, 늑곽까지 계속 위쪽으로 문지른다.

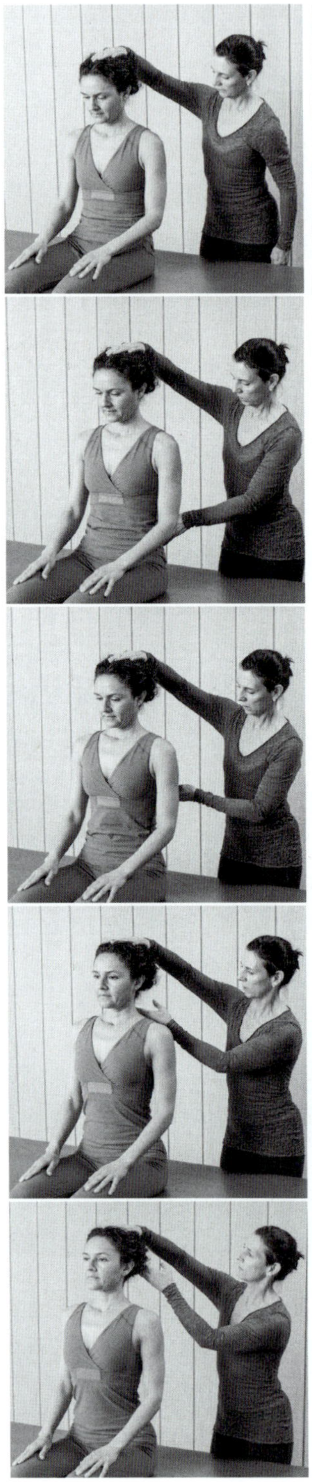

그림 8.21

- 클라이언트에게 늑곽을 램프의 갓으로 상상하도록 지시하고, 이것을 통해 위쪽으로 밀어 올리도록 지시한다.
- 척추의 측면에 있는 오목한 부위에 손을 대준다.
- 견갑대의 연결구조(yoke)를 통해 계속 척추를 위쪽으로 밀어 올린다.
- 클라이언트에게 아래쪽 목과 위쪽 목으로 계속 필라테스 강사의 손을 위쪽으로 밀어 올리도록 지시한다.
- 클라이언트에게 키를 계속 키우도록 지시한다. 큐잉은 다음과 같다: "숨을 들이쉬고, 키를 키우고, 다시 숨을 내쉬면서 키를 키우시오." 이런 말을 3번 반복한다. 클라이언트에게 이완하도록 지시하지만, 계속 똑바른 자세를 그대로 유지해야 한다.

이것이 운동의 한 번 주기이다. 이것은 좋은 가정 운동 프로그램이고, 자동화되기 까지 하루 동안 여러 번 반복한다: 아침, 오후 및 저녁.

코드 8.7
스트로 운동

운동

☑ *이너 유닛 운동: A–E*

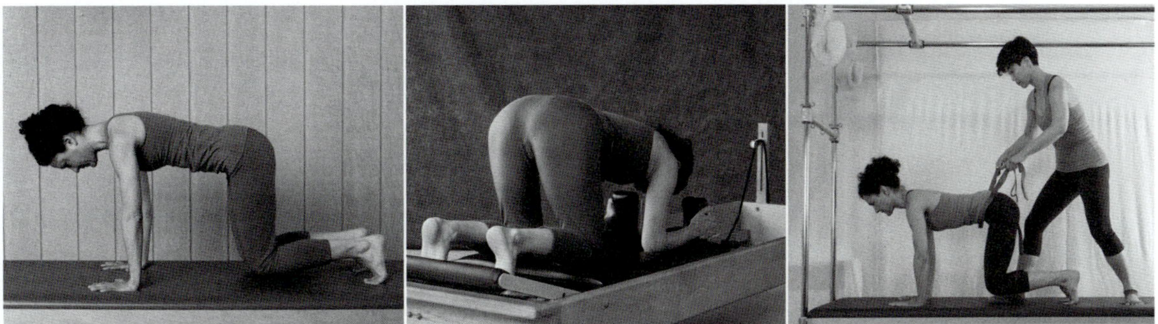

그림 8.22

이 운동은 요추 안정성에 도움을 주는 근육들을 자동적으로 동원한다. 이것은 최근의 척추 좌상이나 추간판 탈출증 환자들을 포함한 모든 사람이 맨 처음 실시하는 훌륭한 운동이다. 전거근 근력을 촉진하는 측만증 큐잉을 제공하고, 늑골 전방 돌출을 일으키는 복사근 불균형을 포함시키고, 필라테스 강사의 지도로 고관절 하이킹을 확인하고 바로 잡는다. 이것이 내 강좌의 주요 내용이고, 내가 좋아하는 운동 중의 하나이다. 매트나 트라페즈 테이블로 진행할 수 없는 사람을 위한 이 운동의 대안은 리포머이다. 여기에서는 더 잘 보여주기 위해 트라페즈 테이블에서 진행하고 있다. 만약 손목의 압통이 문제라면, 주먹을 쥐고 시도해 보자.

- 양 손과 양쪽 무릎으로 네발자세를 취한다. 불독 자세에서 얼굴이 손의 앞쪽을 내려다볼 수 있도록 먼저 어깨를 전방으로 움직인다. 그런 다음, 무릎이 골반 밑에 위치하도록 무릎으로 걷는다. 양쪽 고관절을 90°로 굴곡한다. 머리 뒤, 어깨 뒤 및 골반 뒤가 다리미판처럼 수평의 일직선상에 있는 '편평한 등(flat back)'을 만드는 시도를 해보자. 중족골두로 서기 위해 발가락을 신전하자.
- 매트: 내쉬면서 양쪽 무릎을 2.5인치(약 5 cm) 정도 들어 올린다. 거기에서 멈추고, 2-3번 호흡을 한다. 그런 다음, 무릎을 매트 위로 내려놓는다. 이 운동을 2~3회를 수행한다.
- 리포머: 필요하다면, 캐리지를 고정하기 위해 2~4개의 스프링을 사용한다. 전완을 매트 위에 올려 놓고, 양 손으로 어깨 패드를 감싼다. 내쉬면서 양쪽 무릎을 바닥으로부터 1인치(약 2 cm) 정도 들어 올린다. 거기에서 멈추고, 2~3번 호흡을 한다. 그런 다음, 무릎을 매트 위로 내려놓는다. 이 운동을 2~3회를 수행한다.

리포머에서 이 운동을 진행할 때, 코어 활성화를 더욱 촉진시키기 위해 모든 스프링이나 하중을 제거한다. 하중을 가볍게 만들기 위해 천장 쪽으로 몸통이 떠오르는 것을 상상하자.

초기 신체 협응

골반 불균형 해결(7장의 SSPOT), 파트 1

SLR 검사로부터 3개의 기능적 코어 근육군 검사 교정

각각 요구에 맞게 운동의 레퍼토리로부터 선택하자. 운동을 숙제로 만들자. 여기에서 교정운동으로서 수록될지라도, 이 운동들은 매트 운동과 강좌에 적합할 것이다.

복횡근(TA) 교정

운동

☑ *천골 고정근: A-E*

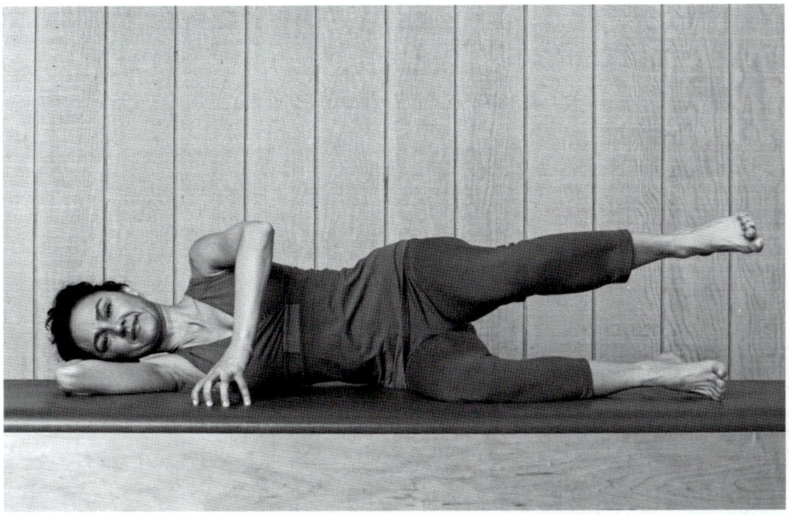

그림 8.23

복횡근 근력을 강화시키는 필수 요소는 옆으로 누운 자세이다. 그 이유는, 복부의 한쪽 측면에서 다른 쪽 측면으로 주행하는 복횡근의 섬유 방향 때문에 옆으로 누운 자세를 취할 때 항중력 하중이 걸리고, 또 흉요근막의 팽팽해짐에 의해 도움을 받을 수 있기 때문이다.

천골 고정근으로 불리는, 복횡근의 등척성 수축은 천장관절을 가로지르는 이상근을 활성화시킨다.

- 먼저 허리가 오목한 쪽부터 수행한다. 아래쪽 어깨를 뒤쪽으로 굴려서 아래쪽 팔꿈치가 정면을 향하도록 만든다. 이 자세가 불편하다면, 아래쪽 손으로 머리를 받쳐 준다.
- 허리 드는 것을 돕기 위해 아래쪽 어깨와 골반을 아랫 방향으로 누른다.
- 옆으로 누운 자세에서 양쪽 고관절과 슬관절을 90°로 굴곡하여 옆으로 앉은 자세처럼 만든다. 몸통의 안정화를 돕기 위해 위쪽 손을 '도마뱀(lizard) 손'으로 사용한다. 옆으로 누운 자세 정렬 큐잉을 사용한다. 위아래로 겹쳐진 경골부터 시작한다. 그런 다음, 내쉬면서 매우 천천히 위쪽 다리를 골반의 위쪽 부분까지 들어 올린다. 그대로 자세를 유지하고, 3회 호흡을 한다. 그리고 다리를 원래 위치로 내린다. 이런 동작을 적어도 4회 반복한다.

운동

Articulating Bridging (척추 고정술 환자에게는 적합하지 않음): A–E

*Bridging 동작*은 효율성의 면에서 부적절한 수행이기 쉽다. 이런 실수를 예방하기 위해, 꼬리를 말고 스마일 라인을 만들어야 한다.

- 무릎을 세우고 바로 누운 자세를 취한다. 이때 양 발의 간격은 고관절 너비이다. 골반으로 매트를 압박한다. 먼저 꼬리뼈를 부드럽게 굴곡시킨다. 가능하면 꼬리뼈를 발꿈치쪽으로 낮춘다. 허리를 신장시킨다. 강아지의 꼬리가 다리 사이로 말려서, 치골 바로 위에 닿는 것을 상상해 보자.

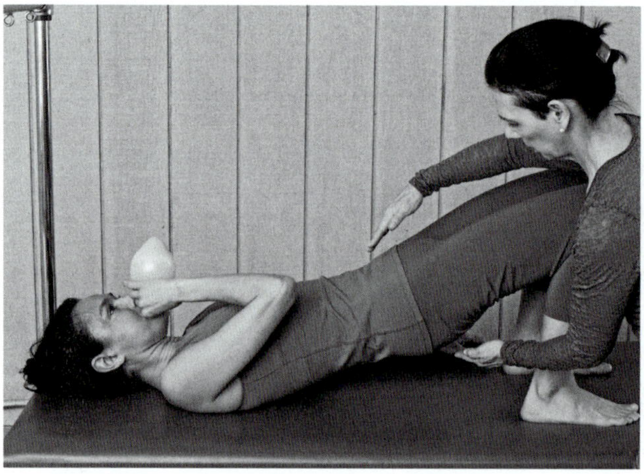

그림 8.24

- 그 다음에는, 골반을 바닥으로부터 몇 인치 들어 올린 상태에서 시작한다. 둔부와 슬괵근 사이의 주름인 '스마일 라인'을 느껴 보자. 상부 늑곽을 매트에 붙인 상태에서, 골반을 흉골 높이보다 더 높게 유지시킨다. 2번 호흡한 후 골반을 천천히 매트 위로 내려 놓는다. 이때 흉골, 배꼽, 허리, 골반 등의 순서로 매트 쪽으로 내린다. 그런 다음, 중립 골반이 되도록 꼬리뼈가 매트에 닿는다.
- 효과를 위해 이런 동작을 여러 번 수행한다.

척추고정술을 받은 사람을 위해 이 운동을 수정해서 실시하자: 척추 가동술을 하지 않는 대신, 척추를 중립 상태로 유지하고 골반을 거상하자. 힙 신전근만으로 골반을 들어 올리자.

풍선의 사용은 Bridge의 효율성을 증가시킨다. 풍선 사용에 대한 내용을 알고 싶으면, 9장을 참고하기 바란다.

다열근(MF) 교정

다열근 훈련: A–E

다열근 훈련은 11장에서 설명되는 중요한 바디 스킬이다.

이너 유닛 운동

앞에서 설명되었듯이, 이 운동은 허리 문제에 매우 좋은 운동이지만, 최근에 척추 수술을 받은 클라이언트뿐만 아니라, 추간판 탈출이나 추간판 팽대 환자에게도 좋은 운동이다.

운동

☑ *얼음 조각 운동: A-E*

이 운동은 엎드린 자세에서 수행되는 모든 운동을 수행하기 전에 실시되는 운동이다. 이 운동은 등의 큰 근육 활성화를 하기 전에, 등의 작은 근육군(다열근)을 활성화시키는 운동이다.

- 양 손을 이마에 대고 엎드린 자세를 취한다. 양쪽 무릎을 매트에 붙인다. 중족골로 서는 것을 준비하기 위해 발가락을 신전시킨다.
- 양쪽 팔꿈치로 매트를 부드럽게 압박한다. 손가락으로 흉골을 천장 쪽으로 압박하는 느낌을 갖는다. 각얼음이 여러분의 배꼽 밑에 있어서, 차가운 것을 피하기 위해 복부를 약간만 위쪽으로 끌어 올린다고 상상하자. 허리를 신장하기위해 가상의 손이 천골을 부드럽게 발쪽으로 말아 감는다는 느낌을 갖자.
- 이들 모든 지점을 유지하고, 천천히 고관절과 슬관절을 신전한다. 이때 꼬리뼈는 천장에서 멀어지는 발꿈치쪽으로 길어진다.
- 둔부와 슬괵근의 참여를 느끼자. 좌골조면과 꼬리뼈 사이의 후방 골반 근막 슬링을 머리쪽으로 거상시킨다고 생각하자. 동작을 멈추고 3번 호흡을 한 후, 무릎을 아래쪽으로 내려 놓는다. 이 운동을 2번 더 반복한다.

설명을 시청하자(코드 8.8).

코드 8.8
각얼음 조각 운동

골반저(PF) 교정

☑ **하체 긴장 조절 운동: A-E**

앞에서 설명되었듯이, 이 운동은 골반저 근조직의 골반 안정근을 참여시키는 훌륭한 운동이다. 이것은 골반 경사를 교정하는데 도움을 준다.

☑ **골반저(PF) 운동: A-E**

앞에서 설명했듯이, 이 운동은 다리 운동과의 협응에 골반 안정근을 참여시키는 훌륭한 운동이다. 이것은 골반 코어의 골반 기초를 만드는데 도움을 준다.

☑ **엎드린 자세에서 천골 고정 운동: A-E**

앞에서 설명했듯이, 이 운동은 심층 골반 후방 영역의 균형을 이루는 훌륭한 운동이다. 특히, 척추와 천골의 연결을 안정화시키는데 도움이 된다.

기능적 그룹 교정(7장의 SSPOT), 파트 2

대퇴근막장근(TFL) 우세 교정

TFL 우세는 고관절을 하이킹시키고 골반 측방경사를 일으키는 고관절 굴곡에 대한 잘못된 전략을 반영한다. 요근이 고관절을 제대로 굴곡시키지 못할 때의

TFL(골반 옆에 붙은 작은 근육)의 보상작용이 일어난다.

이 운동은 요근과 요방형근(늑곡과 골반 사이에 위치하는)의 작용을 활성화한다. 매트 위에서의 반무릎 서기 운동이 교정 운동으로 이용된다.

하체 긴장 조절 운동:A-E

앞에서 설명되었듯이, 이 운동은 골반저 근조직의 골반 안정근을 참여시키는 훌륭한 운동이다. 이것은 골반 경사를 교정하는데 도움을 준다.

요근 트레이너와 발가락 닿기

요근을 훈련시키는 2가지 운동 버전이 도움된다. 첫 번째 훈련은 보다 기술적인 측면이 요구되고, 두 번째 버전인 Toe Touch 버젼은 대부분의 클라이언트가 간단하게 수행할 수 있는 것이다. 요근은 T11–T12에서 기시한다.

버전 1. ⚡ 요근 훈련 운동: A–E(그림 8.25)

- 바로 누운 자세에서, 부드럽게 몸통을 굴곡하고, 척추와 전완으로 매트를 압박한다. 골반 후방경사와 중립위의 예외를 사용하여 고관절 굴곡과 요근의 구심성 수축을 활성화시킨다.
- 다리를 천천히 내리는 것은 항중력에 대한 원심성 수축을 이용하는 것이다. 움직이는 쪽 다리 무게에 대항하여 반대쪽 허리와 늑곽을 견고하게 고정함으로써 골반 회전과 고관절 염발음을 교정시킨다. 느린 하강 타이밍은 대퇴골두를 후하방으로 활주시키는 요근 수축을 통해 고관절의 관절낭을 관절 안에서 떨어지게 만든다.
- 양발을 보행 자세로 배치한다. 이때 체중은 3~5번 중족골두에 가해진다. 먼저 요근이 늑곽 쪽으로 수축한다고 상상하고, 고관절을 굴곡시키자. 무릎이 아니라, 발꿈치로 다리를 들어 올리는 시도를 하자. 좌우 다리를 6회 반복한다.

이 운동은 관절 일치성을 좋게 만들어 관절순의 열상이 일어나지 않게 하고, 골반과 다리의 적절한 협응을 촉진시킨다. 이것은 소전자에 부착되는 요근의 착지점을 자각하게 만든다. 이것은 매우 기술을 요하는 운동이지만, 보상이 쉽게 이루어지는 고관절 운동이다.

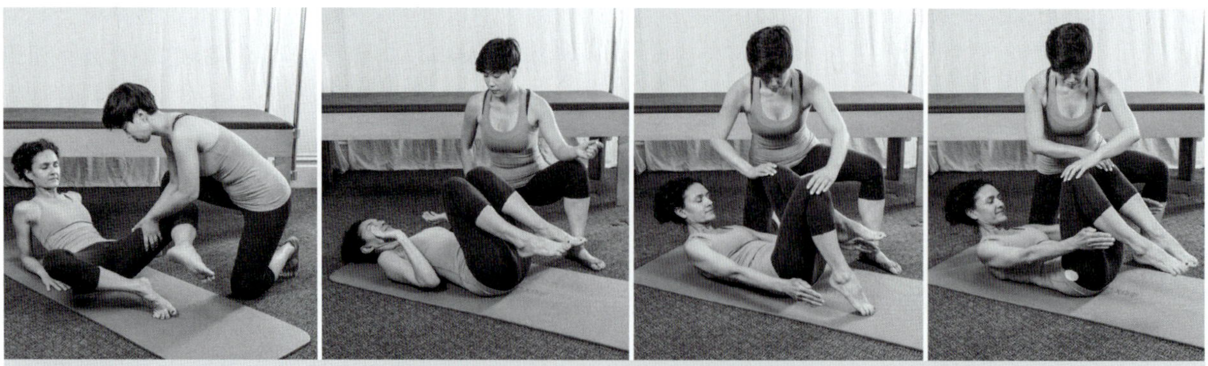

그림 8.25

버전 2. ✔ 발가락 터치: A-E

발가락 터치는 교육하기 쉬운 운동이며, 몸통을 고정하는 동안 다양한 방법으로 허벅지를 율동적이고 상호적으로 움직이는 운동이다.

이것은 보행시 다리의 균등한 사용을 촉진시킨다. TFL 우세는 보행 시 약간의 고관절 하이킹을 허용하고, 척추 비댕칭으로 흔하게 발생하는 골반 쏠림을 일으킨다. 신체 협응의 재설정은 균형잡힌 보행 패턴을 향상시킨다.

- 누운 자세에서 척추로 누른다. 양쪽 발을 테이블 상판 자세(경골이 바닥과 수평을 이루는)로 한 번에 한쪽 발씩 들어올린다. 종아리가 슬괵근에 닿아야 한다.
- 손등을 어깨까지 가져가고, 팔꿈치를 바닥으로부터 들어올린다.
- 먼저 한쪽 발의 엄지발가락이 닿고, 그 다음 반대쪽 엄지발가락이 닿는다. 그리고 규칙적이고 율동적인 속도로 다리를 16번 번갈아 움직인다. 다리 동작으로 몸통이 뒤뚱거려서는 안 된다. 또한 고관절이 하이킹 된 쪽을 늘이도록 큐잉을 제공한다.

✔ Half-kneeling 큐잉: A-E

Half-kneeling은 단독 서기 운동을 하든 또는 반무릎서기 자세에서 리포머나 체어 운동을 하든, TFL 우세 패턴을 지시하는 교정 훈련을 할 때 효율적인 자세이다. 반무릎서기는 이미 신경발달적 자세에서 다루었다. 반무릎서기 운동의 버전은 10장의 골반을 위한 기능 해결 아래에 소개되어 있다.

기능적 그룹 교정(7장의 SSPOT-1), 파트 3

✔ 옆으로 누운 자세에서 우세 손 교정: A-E

이 운동은 신체 좌우측을 운동하는 일반적인 운동 법칙의 예외적인 것이다. 최우선의 테마는 양쪽 방향으로 운동하는 것이다. 흥미롭게도, 이 운동의 실험은 몇몇 시설에서 많은 사람의 관찰로 이루어졌다. 그들 관찰자는 스튜디오 뿐만 아니라 강의실 복도에 앉아서 실험을 지켜봤다. 놀랍게도 ZOA와 눈 우세의 회전 교정과 함께, 이 교정은 약 200여 명의 사전 실험을 통해 좋은 방향으로 비대칭 패턴화를 변화시켰다. 척추 비대칭 환자에 대한 이 운동의 역할을 규정하려면 더 많은 연구가 필요할 것이다.

아래의 비디오(코드 8.9)는 1장에서 설명된 원래 기법을 보여주고 있다.

9장은 근막 패턴화와 방향 선호도를 깨뜨리는 주제를 계속 다루고 있다.

코드 8.9
베타 연구: 편측성 중재

운동

우세한 손을 벽 쪽으로 가져간다. 예를 들어, 내가 오른손잡이라면, 오른쪽에 벽을 두고 오른발로 강하게 벽을 압박할 것이다. 척추를 부드럽게 굴곡한다. 고관절과 슬관절을 모두 90°로 굴곡한다. 그리고 다리 사이에 베개를 끼운다(그림 8.26).

- 파트 A. 마치 필라테스 강사가 클라이언트의 위쪽 무릎을 뒤쪽으로 부드럽게 누르듯이, 클라이언트는 위쪽 무릎의 앞쪽 부분에서 골반의 뒤쪽으로 압박을 가한다. 그리고 "여섯"을 세는 동안 내쉬기를 한다. 약간의 척추 굴곡을 유지한다. 그런 다음 이완한다. 이 운동을 4회 이상 반복한다.
- 파트 B. 그 다음, 클라이언트는 위쪽 다리를 내회전하고, 위쪽 무릎으로 아래쪽 무릎을 압박한다. "여섯"을 세는 동안 내쉬기를 한다. 약간의 척추 굴곡을 유지한다. 그런 다음 이완한다. 이 운동을 4회 이상 반복한다.

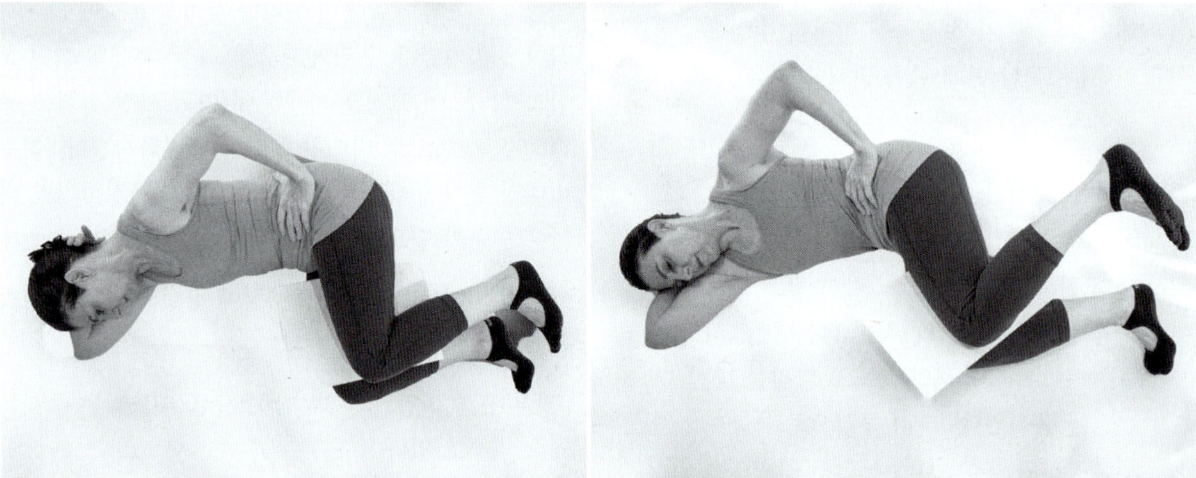

그림 8.26

참고문헌

Arjmand N, Shirazi-Adl, A. (2006). Role of intra-abdominal pressure in the unloading and stabilization of the human spine during static lifting tasks. European Spine Journal 15(8), 265–275

Bialek, M., Pawlak, P., Kotwicki, T. (2009). Foot loading asymmetry in patients with scolisosis. Scoliosis, 4(Suppl. 1): 019

Boyle, K.L. (2013). Clinical application of the right sidelying respiratory left adductor pull back exercise. The International Journal of Physical Therapy, 8(3), 349–358

Boynton, B.R., Barnas, G.M., Dadmun, J.T., Fredberg, J.J. (1991). Mechanical coupling of the rib cage, abdomen and diaphragm through their area of apposition. Journal of Applied Physiology, 70(3), 1235– 1254

Chaitow, L. (2012). Breathing pattern disorders and lumbopelvic pain and dysfunction: an update. Retrieved August 20, 2018, from: http://leonchaitow.com/2012/01/23/breathing-pattern-disorders-and-lumbopelvic-pain-anddysfunction-an-update/

de Mauroy, J.C., Lecante, C., Barral, F., Pourret, S. (2014). Prospective study and new concepts based on scoliosis detorsion of the first 225 early in-brace radiological results with the new Lyon brace: ARTbrace. Scoliosis, 9: 19. doi:10.1186/1748-7161-9-19

Gibbons, S., Comerford, M.J., Emerson, P.L. (2002). Rehabilitation of the stability function of psoas major. Orthopaedic Division Review, January/February, 9–16.

Retrieved July 31, 2017, from https://www.researchgate.net/publication/262912731_Rehabilitation_of_the_stability_function_of_psoas_major

Kendall, F.P., McCreary, E.K., Provance, P.G., eds. (1993). Muscles: Testing and Function, 4th edn. Baltimore: Williams and Wilkins

Key, J. (2010). The pelvic crossed syndromes: a reflection of imbalanced function in the myofascial envelope; a further exploration of Janda's work. Journal of Bodywork and Movement Therapies, 14(3), 299–301

Lehnert-Schroth, C. (2007). Three-dimensional Treatment for Scoliosis: A Physiotherapeutic Method for Deformities of the Spine. Translated by C. Mohr, A. Reeves, D.A. Smith. Palo Alto: The Martindale Press

Martínez-Llorens, J., Ramírez, M., Colomina, M.J. et al. (2010). Muscle dysfunction and exercise limitation in adolescent idiopathic scoliosis. European Journal of Respiration, 36(2), 393–400

Negrini, A., Parzini, S., Negrini, M.G. et al. (2008). Adult scoliosis can be reduced through specific SEAS exercises: a case report. Scoliosis, 3: 20. doi:10.1186/1748-7161-3-20

Page, P., Frank, C.C., Lardner, R. (2011). Assessment and Treatment of Muscle Imbalance: The Janda Approach. Champain, IL: Human Kinetics

Sperandio, E.F., Alexandre, A.S., Yi, L.C. et al. (2014). Functional aerobic exercise capacity limitation in adolescent idiopathic scoliosis. The Spine Journal, 14(10), 2366–2372

Sweigard, L.E. (1974). Human Movement Potential: Its Ideokinetic Facilitation. New York: Harper and Row

Todd, M.E. (1937). The Thinking Body. Brooklyn: Dance Horizons van Loon, P.J.M. (2012). Scoliosis idiopathic? The etiologic factors in scoliosis will affect preventive and conservative therapeutic strategies. In: Grivas, T. (ed.) Recent Advances in Scoliosis. InTech, pp. 211–234. Retrieved August 13, 2018, from: http://www.intechopen.com/books/recent-advancesinscoliosis/changes-in-conservative-treatment-of-spinaldeformities-based-on-increased-knowledge-on-etiology

Williams, D.M. (2011). Review of: Assessment and Treatment of Muscle Imbalance: The Janda Approach. Journal of Orthopedic and Sports Physical Therapy, 41(10), 799–800. Retrieved August 20, 2018, from: http://www.jandacrossedsyndromes.com/wp-content/uploads/2011/10/JOSPT2011JandaReview.pdf

9

패턴 깨뜨리기: 운동은 로션이다.

Breaking up the pattern: motion is lotion

근막 패턴 깨뜨리기의 목적은 두 가지 주요 측면에서 작용하는 것이다: 근막 재형성에 대한 근육골격계의 측면과 운동계 재-프로그래밍에 대한 신경근육계의 측면. 자세 이완, 개별화된 패턴 활성화 및 재구축(지지를 통한) 등을 이용하여 비대칭 당김을 감소시킨다. 만곡의 오목한 쪽과 보상성 근막 유착이 있는 쪽의 근막을 신장시킨다. 신경근육계 측면은 선호도와 우세성에 의해 기인한 각인된 패턴에서 멀어지는 가쪽 이동과 회전 움직임 등의 반복 움직임을 포함한다. 운동은 열을 발생하고, 관절을 윤활하고, 근막 활주를 촉진하고, 근막 리코일 활동을 강화하는 로션이다.

Cobb 각도의 정도에 따른 가이드라인

A = 0-10° 척추 비대칭에서 정상으로 간주됨

B = 10-20° 가벼운 비대칭

C = 21-40° 중등도 비대칭

D = >40° 심한 비대칭

E = >70° 호흡 문제를 동반할 수 있는 심한 비대칭

척추나 다른 곳에 수술을 발관절치환술을 받은 경우는 특별한 주의를 필요로한다.

☑ 표시는 척추 고정술을 받은 사람이나 어떤 수술도 받지 않은 사람 모두에게 적절한 운동이고, ⚠ 표시는 척추 고정술을 받은 사람에게는 적절하지 않는 운동을 의미한다.

수동 디-로테이션(de-rotation) 자세

수동 디-로테이션 자세는 이완 기법으로서, 근막 또는 수동 근육 신장을 돕기 위해 중력을 이용한다. 비대칭 만곡 안으로 더 깊게 위치함으로써, 촉진으로 불리는 근육 유지 기법(muscle holding)이 근막 유착을 해제하기 시작한다.

결합조직은 점탄성 때문에, 연부조직 신장의 크립 현상을 경험한다. 크립현상은 하중이 장시간(심지어 10초와 같은 짧은 시간에도) 부과될 때 형태가 변하는 것을 의미한다. 비대칭 척추의 측면에서 보면, 이 기법은 척추 이음부(만곡의 위아래 척추분절이 정상 척추 정렬과 만나는)를 감압시킨다(Dunn과 Silver, 1983; N ordin과 Frankel, 2012; Jones 등, 1995).

도구 또는 웨지를 이용한 자세이완기법

☑ *효과적인 안정 자세(90/90)(그림 9.1)*

기본 90/90 자세는 이것이 보여주는 것보다 강력하다. 본래 무용수들에게 있어 요근의 이완 기법은 중력을 이용해 골반을 중립위로 정렬시킨다. 이것은 고관절 분리, 둔부 근막과 함께 심층과 천층의 뒤쪽 근막 라인의 신장과 커다란 고관절 근육의 균형을 돕는다. 교차한 팔의 자세는 견갑골 사이의 간격을 넓히고, 늑골을 부드럽게 만들고, 견갑대 뒤쪽 부분을 벌리고 목을 이완하는 중력의 효과를 갖는다. 목의 만곡 밑에 작은 수건을 말아서 배치하는 것은 목 통증을 이완

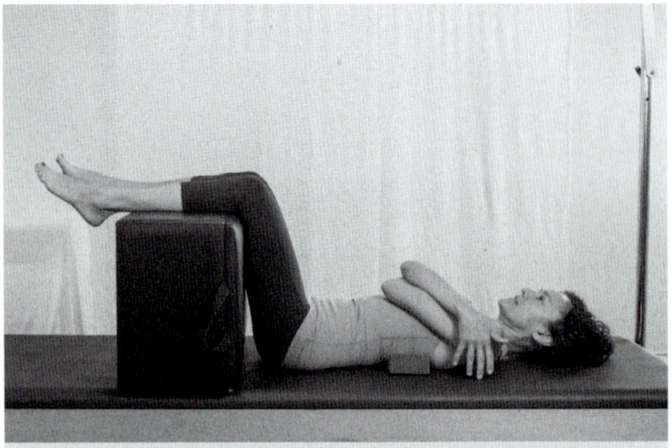

그림 9.1

하는데 유용하다. 노트: 이것은 최근 추간판 탈출 문제를 가진 클라이언트에게 적합한 자세가 아니다. 긴 상자나 의자가 도움이 된다. 추간판이나 허리 불편을 위해, 허리 밑에 작은 수건을 접어서 배치하는 것도 도움이 된다. 천골 밑의 압통을 위해, 작은 패드를 골반 밑에 배치한다.

베이비 아크 근막 스트레칭: A–D

이런 신장 기법 시리즈를 통해 전체 몸통을 체계적으로 균형잡는다. 몸통을 Rubik 큐브와 비슷한 격자 패턴의 9개 분절로 나누어져 있다고 생각하자. 아크 스트레칭은 안전하고 지지된 방법으로 각 영역을 open 한다.

이들 스트레칭으로 치료를 시작하는 것은 특정 신체 영역이 얼마나 타이트해지고 또는 불편하는지에 대한 즉각적인 피드백을 제공한다. 이것은 홈 아크, 치료용 공 또는 볼스터에 가정 프로그램을 적용한다.

풀 바디워크나 물리치료를 흉내내는 촉각 도움을 사용하지 않는다. 부드러운 잡기는 근막 신장을 촉진시킨다. 처음에는 피부 접촉에 집중한다:

- 얕은층의 지방층 밑에 있는 '근막 바디 스톡킹'으로 접근하기 위해 피부를 부드럽게 압박한다. 피부를 누른 다음, 여러분의 손가락이나 손바닥으로 근막층을 압박한다.

운동

- 혀를 윗니 뒤쪽에 위치시킨다. 혀의 정상 안정 자세는 연구개에 놓이는 것이다.
- 웨지를 늑곽이 매트를 가장 강하게 압박하는 흉추 만곡이 가장 큰 부위(볼록한 쪽) 밑에서 어깨와 나란하게 배치한다. 이때 신체 측면에 웨지의 가장 넓은 부위를 배치한다.
- 한 개의 웨지를 골반(매트를 더 많이 압박하는 쪽 골반) 밑에 배치한다. 목 밑에 작은 수건을 말아서 배치하고, 코가 척추의 선과 일치하는 중심선에 위치할 때까지 머리를 발과 반대쪽으로 부드럽게 활주시킨다. 신체를 부자연스러운 자세로 비틀어서는 안된다. 클라이언트가 이완되고 더 편안함을 느낄 때까지 웨지의 얇은 측면을 척추 쪽으로 더 가깝게 이동시킨다.
- '여덟'을 세는 동안 부드럽게 깊은 들이쉬도록 지시하고, 그 다음 '여덟'을 세는 동안 내쉬도록 지시한다. 늑곽과 골반의 안쪽 면이 팽창하는 것을 상상하고, 뒤쪽 늑곽의 아가미로부터 물거품이 천장 쪽으로 올라가는 것을 상상한다. 먼저 넓어지는 방향으로 호흡의 방향을 바꾸고, 그런 다음 머리 정수리에 있는 척추 사슬의 상단이 발바닥으로부터 멀어지는 쪽(척추가 길어지는 쪽)으로 호흡을 바꾸고, 이어서 천장과 발쪽으로 동시에 몸통을 팽창시킨다.

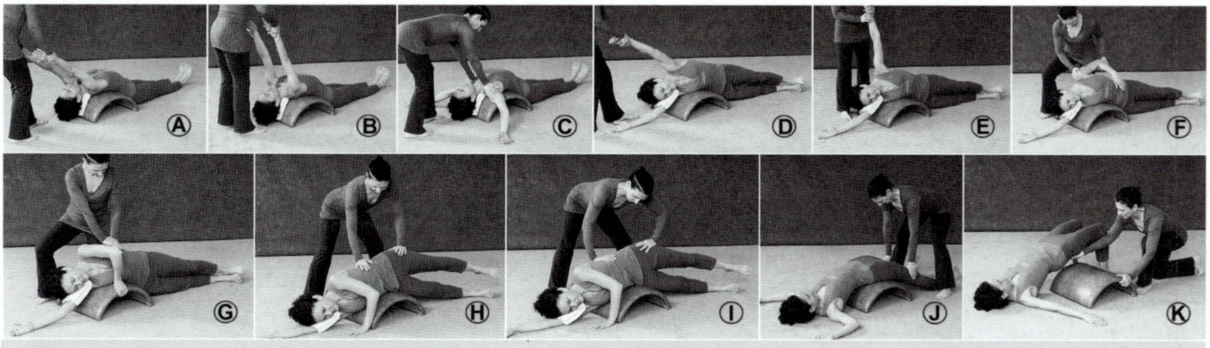

그림 9.2

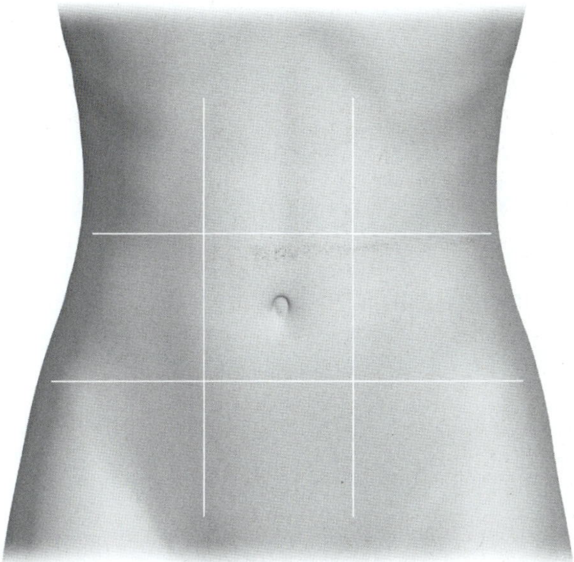

그림 9.3
베이비 아크(Baby Arc) 근막 스트레칭은 상부 코어와 골반 코어를 하나로 만들고, 이너 엔벨로프(Inner Envelope)를 갖추고 있는 내장 코어를 돕는다.

- 그런 다음, 긴장 이완을 위해 당김 방향으로 부드럽게 움직인다. 뼈를 잡지 않고, 그들을 잡아 당겨 분리시키지 않는다. 마사지나 관절 가동술을 시도하는 것 대신에, 근막의 생체역학적 슬링을 상상해 본다. 홈 프로그램으로서, 클라이언트는 신장을 얻기 위해 상상이나 뻗기를 이용하여 다양한 자세로 움직인다.

촉각 도움의 가치는 가정 프로그램 동안 클라이언트가 신장 감각을 반복하기 위해 감각적 각성을 얻는 것이다. 급성 늑곽 통증, 척추 통증 또는 허리 통증 등을 경험한 사람들은 이런 스트레칭 운동에 적합하지 않다. 의심스러울 때는 의사에게 의뢰해야 한다.

운동

위쪽 등: 누운 자세에서 이루어지는 2 종류 스트레칭(그림 9.2A-C)

스트레칭 1

- 아크 꼭대기에 흉골을 맞추고 누운 자세를 취한다.
- 필요하다면 목 밑에 작은 수건을 말아서 배치하거나 베개를 배치한다. 손목이 아니라, 전완의 피부를 부드럽게 잡는다. 양 팔을 잡아 당기지 않는다.
- 클라이언트는 3~5회 호흡을 한다. 부드럽게 이완한다. 좋은 신체역학을 사용한다.

스트레칭 2

- 양 팔을 편안한 자세로 몸통 옆에 배치한다. 양 팔을 아래로 내리기 보다는 옆으로 벌린다.
- 클라이언트는 3~4회 호흡을 한다. 부드럽게 이완한다.

상부 늑곽: 옆으로 누운 자세에서 이루어지는 3 종류 스트레칭(그림 9.2D-F)

스트레칭 1: 팔 거상

- 클라이언트가 옆으로 누운 자세를 취할 수 있도록 돕고, 아크 꼭대기에 가슴을 위치시킨다. 양쪽 다리를 아래위로 쌓는다. 골반과 늑곽을 일직선으로 위치시킨다. 머리나 허리 밑에 수건이나 베개를 배치하여 목과 허리의 불편함을 없애 준다.
- 클라이언트의 팔에서 허리까지 부드럽게 긴장을 풀도록 지시한다. 아무런 불편함이 없다면, 3~4회 호흡을 한다.
- 반대쪽 옆으로 누운 자세를 취하기 전에, 동측의 모든 스트레칭을 수행한다.

스트레칭 2

부드럽게 그 팔을 외전으로 들어올린다. 불편함이 없다면, 3~4회의 호흡 동안 그 자세를 유지한다.

스트레칭 3

- 클라이언트의 팔꿈치를 굴곡시키고, 여러분의 손바닥으로 어깨(상완골 위쪽)와 팔꿈치를 잡는다. Half-kneeling 자세를 이용하여 좋은 신체 역학을 사용한다.
- 쇄골이 여러 차례 위아래로 움직일 수 있도록 부드럽게 견갑대를 활주시킨다. 목표는 늑곽과 견갑대 사이의 가동성을 촉진하고 움직임이 쉽게 일어나도록 만드는 것이다.

베이비 아크 위에서 한쪽 폐 호흡하기

이 운동(그림 9.2G 참고)는 볼록한 늑곽 영역의 가동성을 회복시킬 뿐만 아니라, 오목한 늑곽 영역의 용적을 증가시키는 것이다. 노트: 이 운동은 골다공증이나 과가동성 환자에게 적합하지 않다.

이미 클라이언트가 아크 꼭대기에 가슴을 대고 옆으로 누웠기 때문에, 필라테스 강사는 클라이언트의 늑골 위(아크 꼭대기 부분)에 양 손을 펼쳐 쌓아 올려놓는다(그림 9.4). 양 손을 부유늑골(가장 아래쪽 늑골)이나 가슴 부위에 배치해서는 안 된다. 클라이언트에게 '넷'을 세는 동안 흡기를 하고, 또 '넷'을 세는 동안 호기를 하도록 지시한다. Activ-Wedge®는 가정 사용의 효율성을 증가시킨다.

베이비 아크 위에서 한쪽 폐 호흡하기에 대한 비디오를 시청하기 바란다(코드 9.1).

Activ-Wedge® 디-로테이션 가동술

클라이언트는 웨지를 가지고 자동적으로 참여가 아니라, 의식적으로 운동을 수행한다.

코드 9.1
베이비 아크 위에서 한쪽 폐 호흡하기

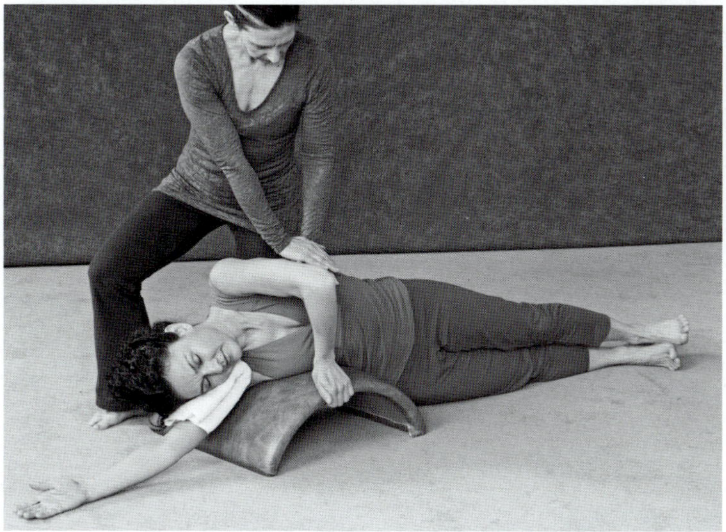

그림 9.4

운동

옆으로 누운 자세: 허리. 장경인대(ITB): 2가지 스트레칭(그림 9.2H와 I)

- 클라이언트가 일어나 앉는 것을 돕고, 만약 가능하다면 아크 꼭대기에 골반의 가장 넓은 부위가 배치되도록 그들을 재위치시킨다. 허리의 좌우 측면에 있는 결합조직을 'X'라고 생각하자. 'X'를 형성하는 첫 번째 획은 늑골 뒤에서 골반 앞쪽으로 이어지는 가상의 선이다. 'X'의 두 번째 획은 늑골 앞에서 골반 뒤로 이어지는 선이다.
- 클라이언트를 다른 신체 부위로 재위치시키기 전에, 동측 허리를 두 번 스트레칭한다.
- 이 자세에서 너무 시간을 끌거나 과도하게 신장하는 것을 주의해야 한다. 만약 위쪽 다리가 아래로 내려가지 않으면, 장경인대(ITB)가 경직된 것이다.

바로 누운 자세: 2가지 스트레칭(그림 9.2J 그리고 K)

다음의 방법에서 아크 꼭대기에 골반의 뒤쪽을 배치하도록 클라이언트를 돕는다:

- 클라이언트에게 아크와 거리를 두고 아크 앞쪽에 앉도록 지시한다. 그리고 늑곽이 아크에 닿도록 뒤쪽으로 기울이도록 지시한다.
- 클라이언트에게 아크 꼭대기에 앉지 않도록 주의시키고, 뒤쪽 방향으로 눕도록 지시한다. 필요하다면, 아크 꼭대기가 덜 가파르도록 아크 위나 클라이언트의 늑곽 밑에 베개를 배치할 수 있다.

스트레칭 1: 요근 신장

클라이언트의 허벅지를 아래로 누르지 않는다. 오직 팔의 무게만을 이용하고, 과압박을 피한다. 클라이언트의 허리에 아치가 생기는 것을 기대하지만, 이런 자세를 2번 호흡하는 시간 보다 더 길게 유지해서는 안 된다.

스트레칭 2: 아크를 빼기 위한 브리지 스트레칭

아크를 빼내는 성공적인 기법은 브리지를 수행하는 것이다. 심지어 클라이언트가 골반을 매우 높게 들어 올릴 수 없을지라도, 클라이언트에게 무리를 가하지 않고 아크를 쉽게 빼낼 수 있다. 골반을 들어올릴 수 없는 것은 요근의 타이트니스를 의미한다.

개별 측만증 패턴을 위한 압박 각인 운동: A–D

'각인'과 '압박'은 상호 교환가능한 용어이며, 이것은 마치 진주를 모래 속으로 밀어 넣는 것처럼, 신체 부위로 매트를 압박하는 것을 의미한다. 등척성 운동을 하면, 골반의 회전이나 척추 굴곡과 같은 커다란 골격 움직임 없이 근육이 긴장하고 수축하는 것이다. 7장에서 설명되었지만, 개별 측만증 패턴을 위한 운동을 어떻게 진행할 것인지를 보여주기 위해 여기에서도 이것을 다시 정리할 것이다.

목, 몸통 및 머리를 지나가는 근육들의 활성화는 신체 부위를 매트에 압박함으로써 측만증의 오목한 쪽을 열어서, 신체의 가벼운 영역(압박이 적게 일어나는) 쪽으로 조직의 신장을 촉진한다. 웨지는 비대칭의 패턴을 벗어나 디-로테이션을 느끼도록 만들어

주고, 몸통 안의 용적을 증가시킨다. 해당 근육의 등척성 수축은 클라이언트의 일반적인 측만증 패턴을 줄여주는 힘을 일으킨다. 가벼운 쪽 영역은 측만증 패턴에 대항하는 적극적인 자극을 필요로 한다. 오목한 영역은 용적(공간)을 필요로 한다. 견갑대의 안정은 늑곽 꼭대기(만곡이 가장 심한 부위)에 대한 회전하는 능력을 상쇄시킨다.

8장의 초기 협응 운동으로부터 압박 각인 운동에 대한 비대칭 큐잉을 추가한다. 눈과 혀의 큐잉을 위해 클라이언트의 프로파일을 참고한다. 선 자세의 프로파일과 누운 자세의 프로파일을 비교해 본다. Activ-Wedge® 체크리스트:

- 어느 쪽 어깨가 매트로부터 더 높이 들려 있는가?
- 늑곽의 어느 부위가 매트에 닿지 않는가?
- 어느 쪽 허리가 더 오목한가?
- 어느 쪽 골반이 천장쪽으로 더 높이 올라가 있는가?
- 어느 쪽 넙다리의 뒤쪽이 다른 쪽에 비해서 매트에 더 가깝게 놓이는가?
- 어느 쪽 허벅지가 매트에 더 가깝게 위치하는가?
- 어느 쪽 다리가 매트를 약하게 압박하는가?
- 어느 쪽 다리가 가쪽으로 많이 회전되어 있는가?
    - 양쪽 발이 가쪽으로 돌아가 있는가? 아니면, 한쪽 발만 돌아가 있는가?
    - 또는, 양쪽 발이 천장 쪽으로 향하고 있는가?

수파인 프로프(supine prop)의 사용과 배치

천장 쪽으로 더 높게 들려 있는 어깨쪽의 팔을 편안한 열린 자세(손이 어깨에 닿도록)로 배치한다. 웨지 1개를 높이 올라간 늑곽 밑(늑곽과 바닥 사이의 오목한 부위)에 배치한다. 다른 웨지는 매트를 가볍게 누르는 골반의 측면에 배치한다. 양쪽 다리는 중립위(무릎과 발이 천장쪽을 향하고, 고관절의 회전이 없는 자세)를 유지한다.

운동 순서를 더 잘 이해하기 위해 비디오를 시청하기 바란다(코드 9.2).

코드 9.2
누운 자세에서의 Activ-Wedge® 사용

엎드린 자세에서 웨지를 이용한 각얼음 운동: A-D

8장의 엎드린 자세 운동(그림 9.5)으로부터 진행되어 온, 이런 운동은 다열근의 깊은 척추 근육을 활성화시키고, 고관절의 신전을 균형 잡아서 골반의 회전을 줄여 준다. 이것은 웨지를 사용했을 때 비대칭 척추 패턴을 상쇄시켜 주는 근육들을 활성화시킨다. 이 운동은 척추 후관절의 압박을 감소시키고, 측만증 오목 영역의 공간을 증가시켜 준다.

스웨이 백이나 과도하게 유연한 요추를 가진 클라이언트는 요추의 정상 만곡을 강화하는 운동으로부터 많은 도움을 얻을 수 있다.

골반 브리지에서 풍선 불기: A-D

아동의 풍선은 골반 브리지를 아주 효과적으로 만들어, 늑곽과 허리의 오목한 영역을 넓혀 공간을 크게 만든다.

후거근(serratus posterior)으로 불리는 중요하지만 종종 덜 발달되는 호흡 근육은 상후거근과 하후거근

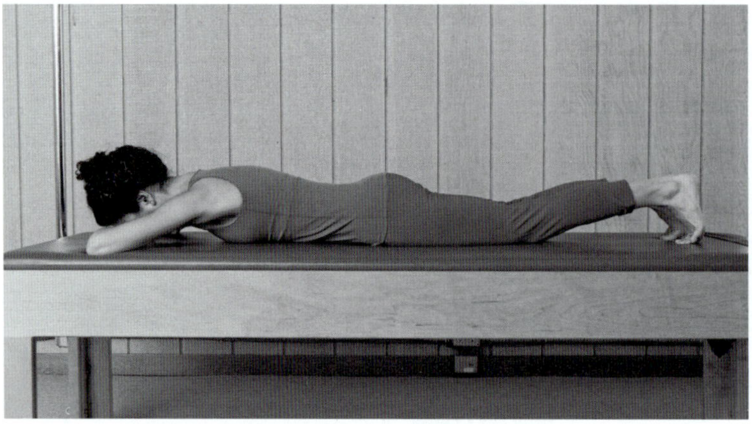

그림 9.5

으로 구성된 'V' 자 모양의 근육이며, 상후거근은 능형근 밑에 위치한다. 이들 근육은 심층 어깨의 근막과 팔의 근막을 연결하고 있고, 비대칭 늑곽을 가진 사람에게 잘못된 늑골 연결을 만들고 있다. 추가적으로 얻을 수 있는 보너스는 풍선 불기를 함으로써 흉내압의 변화를 통한 골반저에 대한 효과이다. 흉내압의 증가는 ZOA를 최적화시키고, 골반저에 대한 자극은 이너 유닛 근조직과의 협응과 함께 원심성 조절을 자극한다.

운동

누운 자세: A–D

파트 1

- 들이쉰 후, 내쉬기를 시작한다.
- 신체의 아래쪽에서 시작한다. 가벼운 쪽으로 인지되는 골반 밑의 웨지, 늑곽의 오목한 쪽 영역 밑의 웨지, 거상된 팔 쪽의 견갑골, 머리 뒤 등을 순차적으로 압박한다. 마치 옷을 다림질할 때처럼 신체를 다림질한다고 상상해 보자.
- 순서 이후에 '넷'을 세는 동안 유지하고, 여러 번 반복해 본다.

파트 2

- 눈과 혀를 추가적으로 사용한다. 우세 눈을 감는다. 클라이언트 프로파일의 수직 압박 검사에서 아래로 떨어진 쪽으로부터 멀어지도록 혀를 윗니의 뒤쪽에 배치한다.
- 이전과 같은 방법으로 반복한다. 가벼운 쪽 골반 밑에 있는 웨지, 늑곽의 오목 영역 밑에 있는 웨지, 거상된 팔의 견갑골 등을 압박한다. 그 다음, 눈과 혀를 유지한다.
- 순서 이후에, '넷'을 세는 동안 유지하고, 여러 번 반복해 본다.

운동

- 전방으로 돌출된 늑곽 밑에 프로프(웨지)를 수직으로 배치한다. 클라이언트는 웨지로부터 멀어지는 움직임을 시도한다. 매트를 가볍게 압박하는 쪽 골반의 측면 밑에 다른 프로프를 배치한다.
- 클라이언트의 스마일 라인을 관찰한다. 스마일 라인이 덜 발달한 골반 측면에 프로프를 배치한다. 여기에서 스마일 라인이 덜 발달되었다는 의미는 고관절의 신전이 덜 일어난다는 의미이다. 오목한 허리 밑에 배치된 다른 프로프는 전만증이 심한 사람에게 적합하다. 최상의 배치를 결정하기는 관찰 스킬을 사용하자. 혼동을 피한다. 늑곽 영역의 프로프와 골반 영역의 프로프 모두는 같은 쪽에 위치한다.
- 엎드린 자세의 웨지 사용에 대해 더 이해하기 위해, 비디오를 시청하기 바란다(코드 9.3).

코드 9.3
엎드린 자세에서의 Activ-Wedge® 사용

- 무릎 굴곡, 발목 배측굴곡, 발가락 신전을 한 엎드린 자세에서 이마 밑에 양 손을 배치한다. 클라이언트에게 들이쉬기와 내쉬기를 하도록 지시하고, 양쪽 팔꿈치로 매트를 압박하면서 흉골과 전방으로 돌출된 늑곽의 늑골을 웨지로부터 들어올리도록 지시한다.
- 다음, 가상의 각얼음으로부터 배꼽이 멀어지도록 척추 방향으로 배꼽을 당기도록 지시한다. 그리고 들이쉬기와 내쉬기를 하고, 무릎을 뻗으면서 고관절을 신전한다. 이때 가벼운 골반쪽의 웨지를 강하게 압박하고, 발 쪽으로 꼬리뼈를 당기도록 지시한다. 동작을 유지하고 호흡을 하면서, 유지하고 있는 쪽을 강화한다. 그 다음 양쪽 무릎을 내린다. 이런 동작을 여러 차례 반복한다.

편측성(laterality)

편측성(또는 사지 과제 수행의 방향 편향)은 측만증 환자(자신의 편측성에 대한 자각을 하지 못한)에게서 심하게 나타나는 것 같다. 측만증 환자의 중요한 관리 목적은 이들 편향과 움직임 방향에 대한 선호도를 확인하는 것이다.

가끔 편측성은 음악가나 테니스 선수 등 한 쪽을 많이 사용하는 사람에게도 발달된다. 이들 운동의 목적은 최적의 수행에 대한 하나의 전략적 결과를 변화시키는 것이 아니고, 방향 선택에 대한 새로운 가능성을 열어주는 것이다.

선호하는 쪽의 반복 운동은 과사용 문제를 초래한다. 우리는 일상적으로 사용하는 것을 상쇄시키는 비선호 방향의 훈련으로도 많은 이점을 얻는다. 척추 만곡의 이음부 손상을 피하기 위해 클라이언트가 더 진전되기 전까지는 전통적인 필라테스 시상면 롤링 대신에, 가쪽 롤링과 측방굴곡의 사용을 권장한다.

운동

노트: 급성 추간판 팽창이나 추간판 탈출증 환자에게는 적합하지 않다. 강제 호흡과 함께 이루어지는 척추 굴곡 운동을 골다공증 환자에게 권장하지 않는다.

- 무릎 세우고 누운 자세를 취한다. 이때 바닥에 붙이는 양쪽 발의 간격은 고관절 너비 정도이다. 풍선이 쉽게 불어지도록 미리 풍선을 신장시킨다. 비-우세 손으로 풍선을 잡는다. 준비하기 위해 들이쉬고, 내쉬면서 둔부 근육을 천천히 활성화시키고 꼬리뼈로부터 골반을 천천히 들어올리기 시작한다. 그리고 견갑골 까지 척추를 하나하나씩 천장 쪽으로 천천히 들어올린다. 들이쉰 후, '육'을 세는 동안 내쉬면서 풍선을 불어 준다.
- 거상된 골반을 그대로 유지시킨다. 골반 거상의 균형과 둔부 근육의 활성화를 체크한다. 골반을 내리면서 4회 이상 주기를 수행한다.
- 양쪽 골반의 거상이 균등하게 일어나고, 둔부의 측면과 슬괵근이 여전히 참여하는지를 체크한다. 골반을 내린 후, 흉골부터 내리기 시작하고, 그 다음 허리, 배꼽, 배꼽 아래 부위, 그리고 맨 마지막으로 꼬리뼈를 매트 위로 내린다. 또한 8장에 있는 그림 8.7의 골반 브리지 운동을 참고하기 바란다.

옆으로 누운 자세에서 우세 손 교정: A–E

기능적 그룹 교정 아래의 오른손잡이와 왼손잡이를 위한 교정을 참고하기 원하면, 8장을 참고하기 바란다. 우세 손의 문제를 해결하기 위해서는 주기적으로 교정 운동을 수행해야 한다.

베이비 롤: A–D

외견상 간단 운동처럼 보이지만, 이 운동은 측면-측면 패턴을 깨뜨리는데 커다란 효과를 가진다. 주요 목적은 근막 활주이다. 이 운동은 골다공증, 척추전방전위증, 그리고 최근의 추간판 탈출증 환자에게 적합하지 않다. 이 운동에 대한 설명을 알고 싶으면, 7장의 SSPOT-2를 참조하기 바란다.

X 롤: A–D

이 운동도 SSPOT-2의 한 부분이며, 청소년과 무증상의 성인 모두에게 유익하다. 몸통의 순차적 압박 각인과 함께 결합된 척추의 회전은 상지(또는 하지)에서 시작되고 몸통을 통해 동측 하지(또는 상지)로 연결되는 대각선 4차원 통로의 흐름을 촉진시킨다. 운동에 대한 설명을 알고 싶으면, 7장의 SSPOT-2를 참조하기 바란다.

시티드 코어 필로우: A–D

일상 운동으로 매우 훌륭하고, 앉아서 일하는 근로자에게 매우 좋은 운동이다. 그리고 이 운동은 한쪽 골반으로 치우쳐 앉는 패턴을 깨뜨리는데 효과적이다. 이 운동은 전신 운동으로서, 측만증 환자를 위한 운동이며, 요방형근과 함께, 심층 골반 자세 근육을 자극한다.

만약 코어 베개를 사용할 수 없다면, 어떤 베개나 치료용 공도 가능하다(그림 9.6). 몸통의 작용을 촉진하기 위해, 높은 앉은 자세(양쪽 발이 지면에 닿지 않는)를 취할 수도 있다.

- 골반을 좌우, 앞뒤, 대각선(우측 앞/좌측 뒤, 좌측 앞/우측 뒤), 원을 그리면서 움직인다.
- 위의 모든 운동 버전을 5회 정도 수행한다.

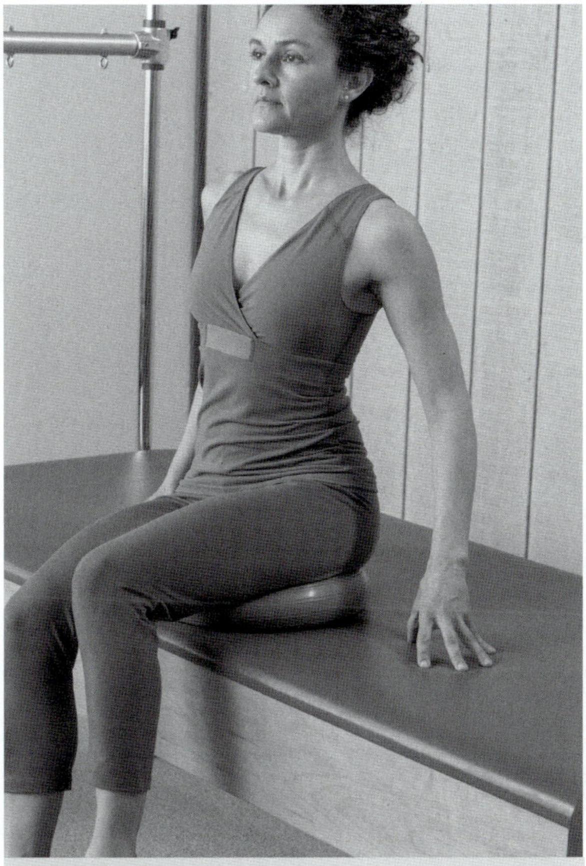

그림 9.6

부드러운 운동을 강조한다. 그리고 다리부터 움직이는 동작을 하지 않아야 한다.

이동 가동술: A-D

이 운동은 또 다른 일상의 주요 운동이다. 이것은 여러 후관절과 추간관절을 가동시킨다. 이 운동은 McKenzie 이동 가동술과 비슷하며, 한쪽 다리로 체중을 싣는 패턴을 깨뜨리는데 도움이 된다. 동원되는 근육으로는, 요방형근, 중둔근, 고관절 외전근 및 내전근(특히, 치골근) 등이다. 활주와 리코일은 가쪽 근막 라인과 나선 근막 라인을 통해 일어난다.

- 첫 번째 측면을 위해 가쪽 쏠림 검사(lateral sway test)에서 쉬운 방향으로 압박을 가한다. 양쪽 팔을 '아라비안나이트 지니 자세(genie position)'로 교차한다. 지니 자세는 손으로 반대쪽 팔꿈치를 잡고, 전완을 몸통에 대지 않는 자세이다. 벽 근처에 서서, 링의 패드를 대전자 높이에서 벽에 붙인다(그림 9.7). 양쪽 다리를 '1st paralle 자세'로 하고, 양쪽 발은 정면을 향한다. 벽 쪽으로 다가가서, 링을 견고하게 벽 쪽으로 민다. 부드럽게 율동적인 압박을 링에 가한다. 늑곽으로부터 골반을 분리시키려는 노력을 한다.
- '둘'을 세는 동안 내쉬면서 압박하고, '둘'을 세면서 원래 자세로 돌아온다. 10회 반복한다. 그런 다음 반대쪽 수행한다.

매직 서클을 이용한 '8자' 운동: A-E

평소 사용하지 않는 근육을 자극하고 근막 활주를 최적화하는 열을 발생시키기 위해 링을 8자 형태로 움직인다.

- 1st paralle 자세'로 서서, 풀-업 큐잉을 사용한다. 링의 손잡이를 부드럽지만 강하게 압박한다.
- 어깨 높이에서 '8자' 그리기를 시작해 허벅지까지 이어진다. 각 방향으로 6회씩 수행한다(그림 9.8).

서기 자세의 원반 회전 운동: A-D

근막 역할과 리코일에 대한 율동적 회전의 능력을 과소평가 하기 쉽다. 이것은 근막 신장성을 발달시키는 안전하고 유용한 방법이다.

- 2개의 회전판 중앙 지점에 각각 발을 배치하고,

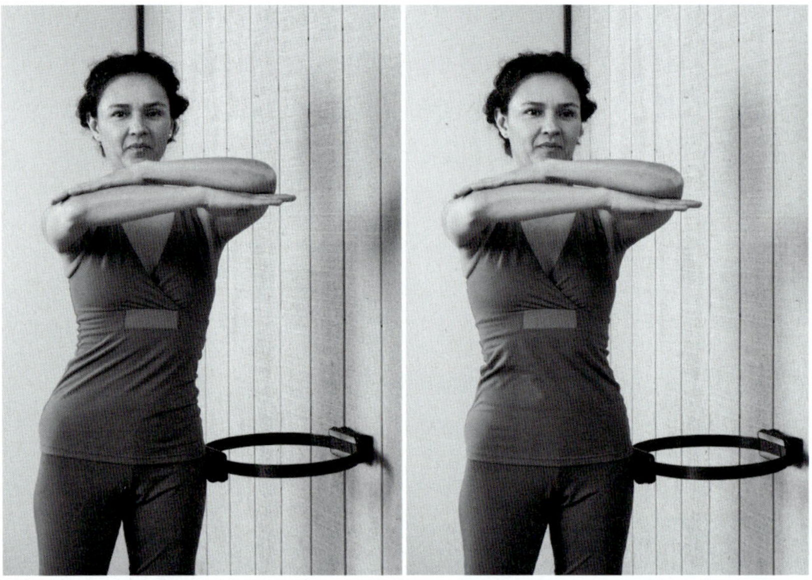

그림 9.7

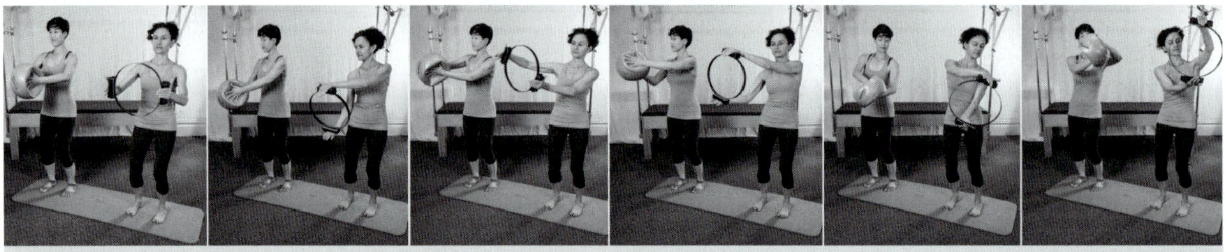

그림 9.8

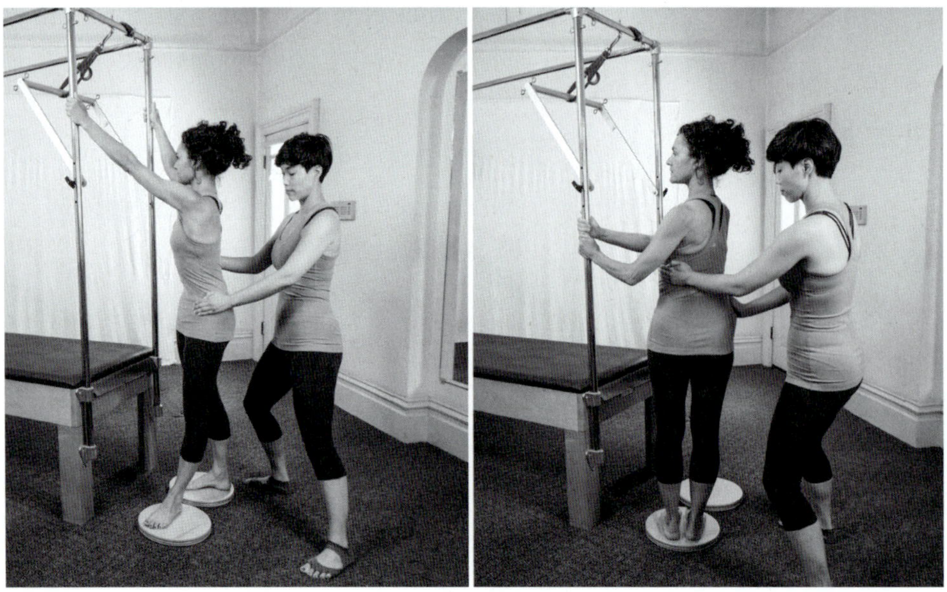

그림 9.9

양쪽 팔을 머리 위로 뻗어 트라페즈 테이블의 기둥(uprights)을 잡는다. 먼저 한쪽 방향으로 천천히 그리고 율동적으로 회전하고, 그 다음 반대 방향으로 동일하게 회전한다. 이것을 6회 반복한다.

- 다음, 양 발을 1개의 원반 위에 배치하고, 똑바른 자세에 유념하면서 6회 회전한다.
- 이번에는 다른 쪽 원반 위에 양쪽 발을 옮기고, 똑바른 자세에 유념하면서 회전한다.

Scolio-moves

대각선 몸통과 회전 매트 움직임은 골반, 늑곽 및 척추의 리코일 능력에 더해, 척추, 고관절 및 어깨 작용을 촉진시킨다. Z-앉기, 척추를 통한 가쪽 흔들기, 그리고 20면체 모양을 추적하는 팔 동작의 사용이 스툴과 매트 사용 시 움직임 발달에 어떤 효과를 주는지를 보고 싶으면, 비디오(코드 9.4)를 시청하기 바란다.

✓ *대각선 풍선 호흡: A-D*

몸통을 통한 대각선 움직임을 강조함으로서 8장의 풍선 호흡 운동을 변화시킨다. 우측 어깨와 귀 쪽으로 몸통을 들어올리면서 들이쉰다. 그런 다음 내쉬면서 좌측 골반 안으로 호흡을 보낸다. 몸통의 대부분을 매트에 그대로 접촉시킨다. 6회 반복을 하고, 다른 쪽도 수행한다.

✓ *20면체 움직임: A-D*

- 의자의 앞쪽 끝에 앉는다.
- 우측 팔을 우측에서 좌측으로 공간을 수평으로 감싸 안듯이 구부린다. 거기에서 동작을 멈춘다.
- 좌측 손을 우측 위쪽 등 쪽으로 대각선 방향으로 우측 팔 만곡을 통과해 집어 넣는다. 그런 다음, 양쪽 손을 동시에 벌려서 관상면에서 대각선 방향(좌측 손이 위쪽과 뒤쪽에 있는)으로 움직이고, 우측 손이 우측 아래에 위치한다. 대각선 연결을 느껴 본다.
- 그런 다음, 좌측 손을 좌측 위쪽 등에서 우측 아래쪽 영역을 내린다.
- 이것을 4회 수행하고, 다른 쪽도 수행한다. 비디오(코드 9.4)를 따라 수행해 본다.

코드 9.4
4가지 Scolio-moves

회전 Z-앉기 진행: A-C

- 먼 매트 위에서 양쪽 손을 고관절 뒤에 배치하고, 뒤쪽으로 몸통을 기울인다. 이때 고관절을 굴곡한다. 좌우로 부드럽게 흔들면서 움직인다. 한쪽 다리씩 다리를 내려놓는다.
- 다음, 먼저 선호하는 방향으로 회전하여 Z-앉기를 취한다. 이 사례에서는, 좌측 다리를 앞쪽으로 하고 앉는다. 복부 근육과 고관절 근육을 이용하여 우측 골반을 부드럽게 앞뒤로 흔들어 준다.
- 그 쪽을 쳐다보기 위해 골반부터 시작해, 허리, 어깨 순서로 몸통을 회전시킨다. 그런 다음, 골반, 허리, 어깨 및 머리 순으로 다시 앞쪽으로 되돌오는 디-로테이션을 수행한다.
- 편안함이 이루어지면, 좌측 손을 몸통 앞쪽, 우측 손을 몸통 옆에 배치한다. 옆으로 회전하면서 우측 손을 중앙선 쪽으로 이동시킨다. 그런 다음, 가슴 앞쪽으로 좌측

손을 배치하는 디-로테이션을 수행한다.

- 여러 차례 반복한 후, 측방 회전하면서 좌측 손가락으로 가상의 줄(실)을 천장쪽으로 당겨 올린다. 그런 다음, 디-로테이션하기 위해 우측 손으로 줄(실)을 천장 쪽으로 당겨 올린다.

비디오를 시청하기 바란다(코드 9.4)

해초 동작: A–C

- 의자의 앞쪽 끝에 앉는다. 마치 바람에 나무가 부드럽게 흔들리듯이, 몸통을 순차적으로 흔든다.
- 늑골과 어깨의 측면을 통해 골반을 귀 쪽으로 흔든다. 그런 다음, 다른 쪽으로 흔들기 시작한다. 느낌이 좋지 않으면, 어떤 운동도 강요하지 않는다.

비디오를 시청하기 바란다(코드 9.4)

참고문헌

Dunn, M.G., Silver, F. H. (1983). Viscoelastic behavior of human connective tissues: relative contribution of viscous and elastic components. Connect Tissue Resident, 12(1), 59–70

Jones, L.H., Kusonose, R., Goering, E. (1995). Strain–CounterStrain. Boise: Jones Strain–Counterstrain

Nordin, M., Frankel, V.H. (2012). Basic Biomechanics of the Musculoskeletal System, 4th edn. Philadelphia: Lippincott Williams and Wilkins

10

패턴 재설정하기

Redirect the pattern

'패턴 재설정하기'는 치료를 넘어서 필라테스 강사 스킬을 습득하는 것이다. 그러나 제시된 모든 운동이 모든 클라이언트에게 적합한 것은 아니다. 클라이언트에게 꼭 필요한 상대자이고 가이드로서, 필라테스 강사는 전신을 협응하기 시작한다. 필라테스 강사는 근골격과 신경근육의 디-로테이션을 학습하는데 중요한 근막과 근육의 연결을 통해 변화 가능한 비대칭의 요소를 변화시킨다. 기능 해결은 필라테스 강사를 위해 상세하고, 실질적이고, 실현가능한 시나리오로 정리되어 있다. 400개 이상으로 알려진 필라테스 운동은 이 책의 범위를 벗어난 것이다. 그러나 척추 비대칭 환자를 위한 필라테스 강사의 습득과 관련된 통찰력과 함께, 기능 해결에 도움을 줄 수 있는 많은 운동이 이 책에 수록되어 있다.

주의

척추 고정술을 받은 환자에 대한 주의사항

본 장은 더 큰 공간 성향으로 움직인다.
각 운동에 대한 특별한 코드가 존재한다:

✔ 표시는 척추 고정술을 받은 사람에게 허용되는 운동을 의미한다.

⚠ 표시는 척추 고정술을 받은 사람에게 금기시되는 운동을 의미한다.

수술을 받지 않은 클라이언트보다 일반적으로 운동의 선택이 적은 편이다. 필라테스 강사는 신속함과 안전함을 보장하기 위해 의료 제공자와 협력해야 한다. 뼈가 재형성되는 뼈 고정술은 다중 골절과 비슷하게 신체에 심한 외상을 입힌다. 높아진 조직의 민감도는 약 8개월에서 1년까지 지속될 수 있다.

뼈가 융합되는데 기본적으로 약 8주의 시간이 소요되고, 프로그램의 시행은 대략 3개월이 지나야 한다. 척추 고정술의 종류는 많다. 오래전에 수술을 받은 환자도 여전히 주의를 요한다. 신중해야 하고, 통증이 발생하지 않는 범위에서 시행해야 한다.

척추를 위한 기능 해결

주의

모든 클라이언틀 위한 조언과 주의사항

- 좀 더 넓은 범위로 확장하기 전에, 중립위에서 시작한다. 정렬 상태에서 중립위를 유지하는 동안, 척추의 큐잉을 개별화하기 위해 웨지를 사용한다.
- 클라이언트가 여러 번의 치료회기를 거친 후 적응할 때까지, 시상면 롤링이나 완전 굴곡 운동을 연기한다. 마지막 진전을 위해 숏 스파인(short spine)이나 머메이드(mermaid) 운동을 남겨둔다. 나는 전적으로 Pretzel 운동이 생략될 것을 권장한다.
- Corkscrew 운동이나 cross-sriss 운동은 신체 프레임 내에서 남아 있어야 하고, 나중에는 프레임을 벗어난 나선 운동으로 진행된다. 누운 자세에서 나선 운동을 시작할 때, 양쪽 다리를 수평선보다 적어도 45° 이상 유지해

야 한다. 양쪽 다리를 바닥 쪽으로 내릴 때 조절을 잘 하기 위해 아래쪽 늑골의 양쪽 측면 밑에 웨지를 받쳐 준다. 이것은 전형적인 다리 서클 운동에서처럼, 중립위를 지나 등을 신전시키고 스웨이 백을 증가시킨다.

- 경추와 목은 약한 부위이다. 비록 누운 자세에서의 흉곽 해결의 제안이 매우 보존적일지라도, 목과 머리에 접근하는 큐잉을 사용한다. 눈의 큐잉은 C1과 관련되고, 혀의 큐잉은 심부 전두면 근막 슬링 뿐만 아니라 C3와 관련된다.

Cobb 각도의 정도에 따른 가이드라인

A = 0–10° 척추 비대칭에서 정상으로 간주됨

B = 10–20° 가벼운 비대칭

C = 21–40° 중등도 비대칭

D = >40° 심한 비대칭

E = >70° 호흡 문제를 동반할 수 있는 심한 비대칭

비체중부하: 척추를 찾는다.

매트 위에 누워 척추를 중력의 하중으로부터 벗어나게 하는 것은 척추의 내적 길이를 찾는데 도움을 준다.

기능 움직임을 위한 근막 풀어 주기

안전한 디-로테이션은 이런 간단한 움직임으로 시작한다: 9장에 ⚡ 있는 서기 자세의 원반 회전 운동을 참고한다(그림 9.9 참고).

운동

⚡ *매트 'C': A–D*

매트 위에 누운 자세를 취한다. 양 손을 잡고 머리 위로 올린다. 양 손과 양 발이 서로 멀어지도록 몸을 신장한다. 어깨와 골반이 매트에서 떨어지지 않고 양 손과 양 발을 우측으로 활주시킨다. 그런 다음, 좌측으로도 운동한다. 5회 반복한다.

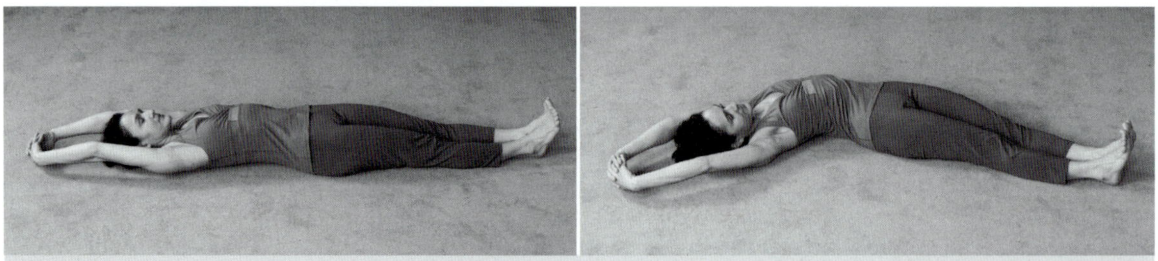

그림 10.1

✔ *옆으로 누운 자세에서 고관절 굴곡하기: A–E*

오목한 쪽으로 옆으로 누운 자세를 취한다. 팔을 'O'자 모양을 만들고, 높은 늑골을 들어올리기 위해 아래쪽 팔의 측면으로 바닥을 누른다. 그리고 신장한다. 척추를 중립위로 유지하면서 양쪽 고관절을 90°까지 굴곡한다. 고관절을 중립위까지 신전한다. 이때 골반의 스마일 라인을 강조한다. 5회 반복한다.

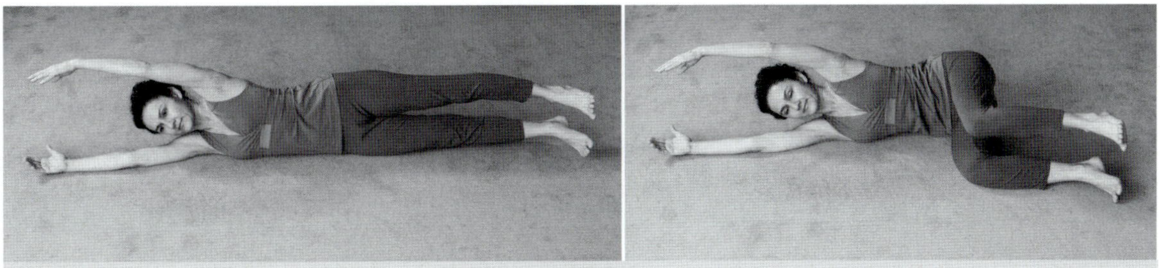

그림 10.2

비대칭 큐잉에서 안정성 훈련

운동

✓ *웨지를 이용한 리포머 풋 워크: A-D*

웨지 사용에 대한 비디오를 시청한다.

코드 10.1

리포머 위에서의 Activ-Wedge® 사용

✓ *리포머 - 스프링-없는 복부근: A-D*

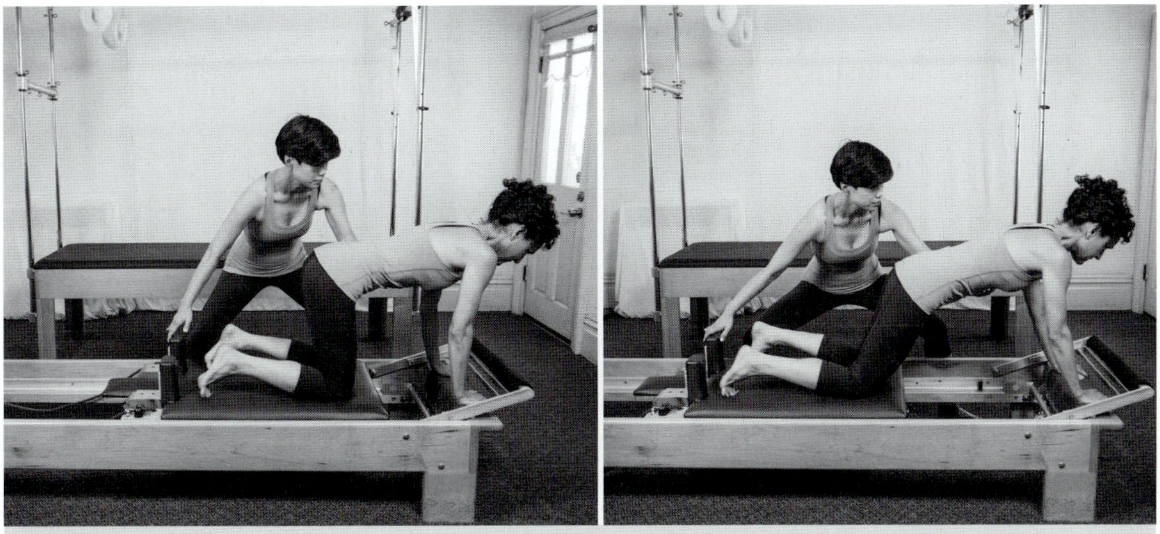

그림 10.3

계속

클라이언트를 관찰할 때 특별한 주의를 요한다. 코어 사용을 강조하기 위해 모든 스프링을 제거한다. 안전을 위해 캐리지를 고정한다. 클라이언트에게 리포머의 매트 위에 무릎을 꿇도록 지시한다. 안전을 위해 베이스의 모서리를 손가락으로 잡는다. 캐리지가 미끄러지는 것을 막기 위해 한 손으로 어깨 받침대를 잡는다. 오목한 부위가 천장 쪽으로 향하도록 큐잉을 주기 위해 돌출된 늑골 밑으로 클라이언트를 부드럽게 잡는다. 그리고 가능하면 많이 흉추의 회전을 일으킨다. 팔꿈치를 굽혀 불독 자세를 취하도록 한다. 캐리지가 뒤쪽으로 약 4인치(10 cm) 정도 활주하도록 클라이언트의 어깨를 천천히 움직인다. 그런 다음, 약 30° 정도 신전하도록 허벅지를 허용한다. 양쪽 고관절을 굴곡하기 위해 골반을 들어올리도록 지시한다. 그런 다음, 어깨가 캐리지를 베이스로 되돌릴 수 있도록 허용한다. 운동 순서는 다음과 같다: 어깨를 움직이고, 그 다음 허벅지를 움직인다. 그리고 골반을 들어올리고, 고관절 바로 밑에 허벅지가 위치하도록 하고, 다시 베이스 쪽으로 활주한다. 이런 방식으로 클라이언트를 5회 조절한다.

하프-배럴(half-barrel) 또는 아크 프론 스위밍: A-D

이런 전형적인 필라테스 운동은 아크 위에 엎드린 자세로 균형을 잡으면서, 새로운 수준의 복잡성을 갖는다. 척추 고정술 환자의 내성을 체크한다. 만약 의심스럽다면, 그대로 내버려 둔다.

Chair-Psoas Pump: A-E

코드 10.2
스플릿 페달 체어 위에서의 psoas trainer 운동

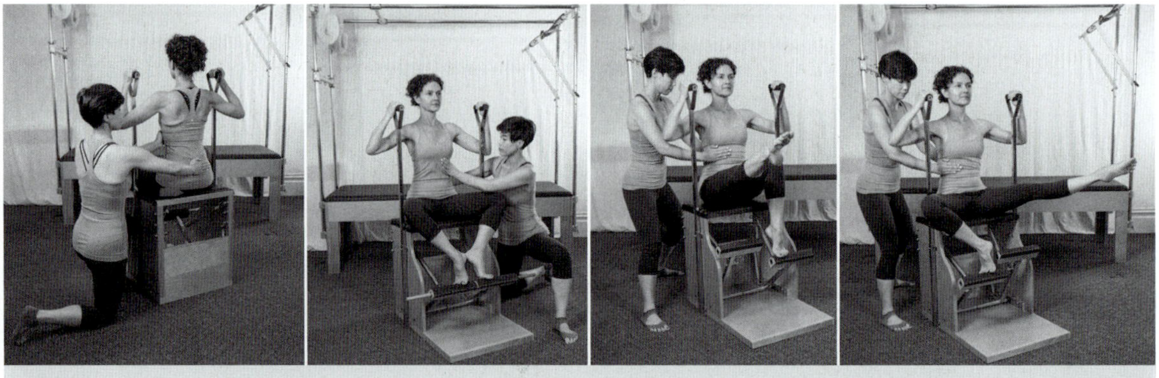

그림 10.4

Chair에 적절한 스프링 하중을 가한다. 무거운 쪽 골반(좌골결절과 꼬리뼈 사이) 밑에 웨지를 대각선으로 배치한다. 페달을 잠근다. 암 그립(arm grip)을 아래쪽으로 당겨 늑곽과 허리의 측면에 붙인다. 머리를 중력중심 위로 가져가고, 어깨 높이를 균등하게 만든다. 양 발은 필라테스 'V'안에 위치시킨다. 율동적인 업-펌프(up-pump)를 수행하고, 양쪽 무릎을 20회 반복으로 들어올린다. 대퇴사두근보다 요근의 사용을 위해 고관절을 90° 이상 굴곡한다. 다월(막대)을 제거한 후, 한쪽 다리 버전을 추가한다. 10-20회 펌프 운동을 수행한다. 비디오를 참고한다(코드 10.2).

척추 안정성을 위한 전통적인 필라테스 레퍼토리(파트 4): A-D

이 운동은 척추 중립의 유지를 요구하는 사람에게 안전한 운동이다. 8장의 조언처럼, 엎드린 자세에서 웨지를 배치한다. 즉, 돌출된 늑골 영역 밑에 1개 웨지를 배치하고, 가벼운 쪽 골반 밑에 다른 웨지를 배치한다. 골반의 웨지를 ASIS에 수직으로 배치하고, 그 웨지를 누르도록 지시한다. 이것은 좌골결절과 꼬리뼈 사이의 후방 골반저를 머리쪽으로 활성화시킨다. Long Stretch와 Jackrabbit의 거상 자세를 위해, 클라이언트의 측면에 서서 전방 늑골과 비활성화된 골반쪽에 큐잉을 준다.

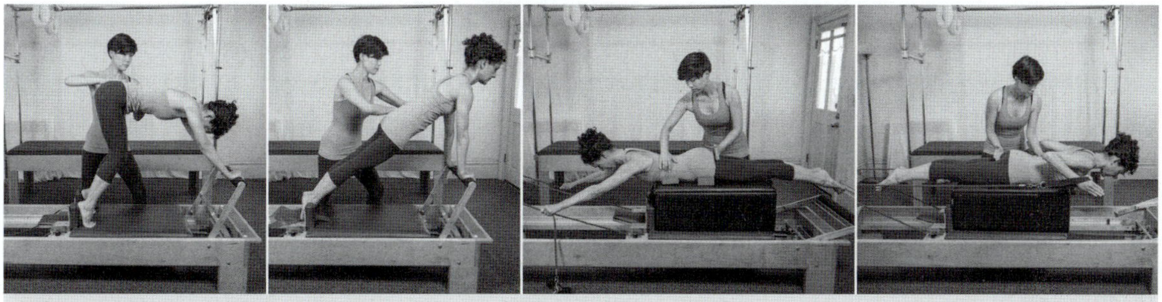

그림 10.5

파트 1. Long Stretch, 파트 2. Jackrabbit, 파트 3. Long Box, 파트 4. Swan 수정 버전: 로프 밀기.

상급 클라이언트를 위한 전통적인 필라테스 체어

체어- 옆으로 누운 자세에서 손으로 페달 밟기: A-D

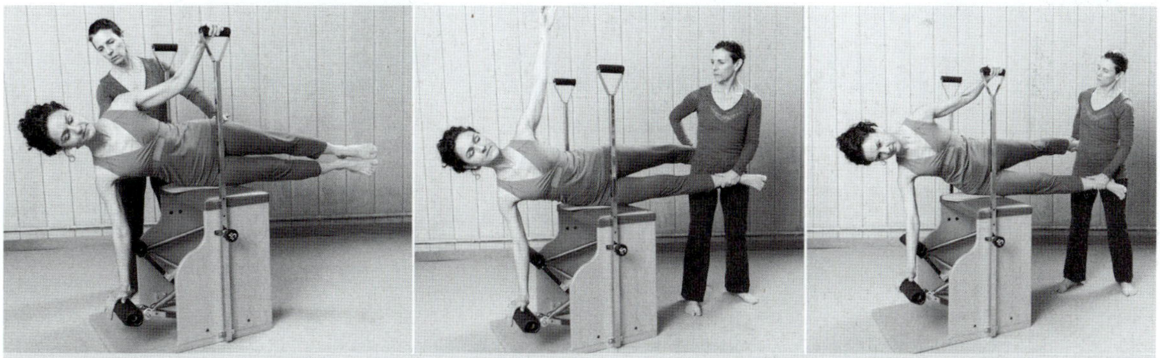

그림 10.6

적절한 스프링 하중을 사용한다. 의자 좌석 위에 오목한 쪽 골반을 배치한다. 한 손은 손잡이에 위치시키고, 다른 손은 앞쪽 페달에 배치시키고, 그리고 '오리 부리 모양 손 잡기(duck hand grip)'를 사용한다. 들이쉬면서 위쪽으로 기울이고, 내쉬면서 신체를 늘여주어 되돌아온다. 4회를 반복한다. 이번에는 볼록한 쪽 골반으로 반복한다. 다른 레벨로 이 운동을 수행한다. 필라테스 강사가 클라이언트의 양쪽 다리 사이에 서고, 위쪽 다리를 뒤쪽으로 이동시킨다. 다리에 장력을 제공하기 위해 그 다리를 약간 더 뒤쪽으로 가져간다. 발목을 배측굴곡하도록 큐잉을 준다. 골반이 바른 자세로 유지되는지를 관찰한다. 운동하는 내내 필라테스 강사의 허벅지를 잡도록 클라이언트에게 지시한다.

엘롱게이션: 중력을 이겨내고 자세 유지하기

트라페즈 테이블 말타기 운동: A-D

말타기 운동은 골반 위에 늑곽이 위치하는지를 인지하는데 도움을 주고, 또 허리 근력을 키우는데 도움을 준다. long box (롱 박스) 위에 아크를 올려놓고, 클라이언트에게 그 위에 올라가도록 지시한다. 양쪽 발목을 배측굴곡한 채 양쪽 다리를 평행하게 배치한다. 양 손은 퍼지 루프를 통과한 후 가죽끈을 잡는다. 내쉬고, 퍼저 루프를 아래쪽으로 당긴다. 몸통을 세우고, 양쪽 고관절 내전근으로 아크를 잡는다. 중간 늑곽의 봉제선을 바지 봉제선과 일치되게 정렬시킨다. 멈춘 후, 3회 호흡을 한다. 이완하고, 두 번 더 반복한다. 세 번째 때 클라이언트를 관찰한다. 자세를 세우고, 허리가 그 자세를 유지하는지를 보기 위해 양 팔을 옆으로 벌린다. 한쪽 골반이 떨어지지 않고, 클라이언트가 양쪽 골반을 균등하게 하고 앉아 있는지를 관찰함으로써 치골근의 길이를 체크한다. 스마일 라인이 생기도록 하고, 늑골 전방 돌출을 조절한다(그림 10.7 참고).

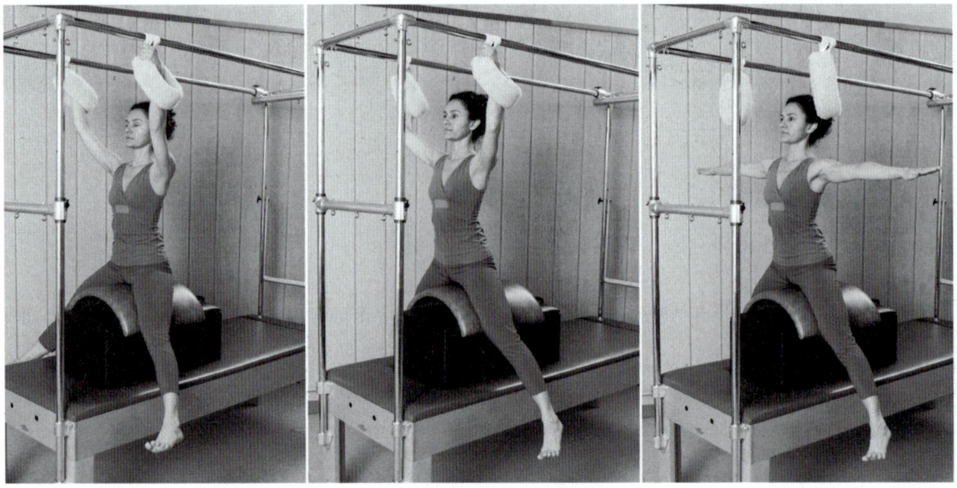

그림 10.7

타워 유닛 또는 트라페제 테이블 위에서의 4-D 디-로테이션: A-D

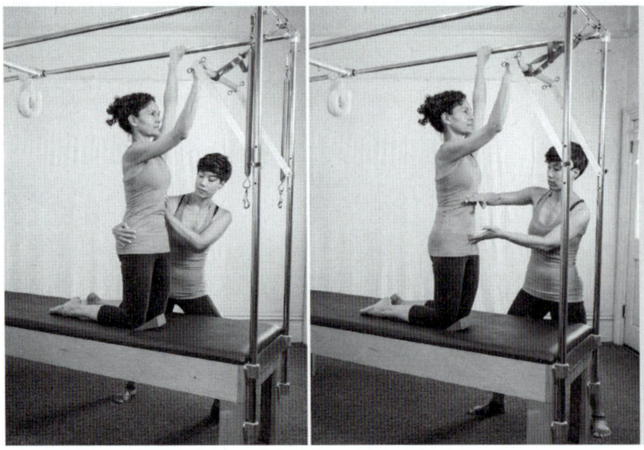

그림 10.8

트라페제 테이블이나 타워 유닛 위에서 무릎서기 자세를 취하거나, 또는 벽 옆에서 무릎서기를 취하는 것도 효율적인 대체 위치이다. 4번째 차원인 근막에 접근하기 위해, 가벼운 쪽 무릎의 전하방에 웨지 전체 길이의 1/8 정도만 받쳐 준다. 양쪽 팔을 오목한 부위의 위쪽으로 뻗는다. 오목한 쪽은 양쪽 팔을 위로 들어 올리는 평가 때 낮은 손 쪽이며, 벽에 배치할 때 높게 배치하고, 트라페제 테이블에서는 다른 손보다 앞쪽에 배치한다. 이들 큐잉은 Z-축 측방굴곡을 교정하고, y-축 골반 수평회전을 도와 준다. 또 다른 y-축 큐잉은 늑골 전방 돌출을 부드럽게 수축시킨다. 양쪽 스마일 라인을 균등하게 만들도록 지시하는 것은 후방 골반저의 들기를 강조하는 것이다.

그쪽 눈 감고와 혀의 위치를 추가한다. 클라이언트에게 '넷'를 세는 동안 스스후후(SSHH)의 호흡과 척추를 길게 늘이도록 지시한다. 5회 반복하고 이완한다.

런싱 'O' 매트 운동

7장에서 SSPOT-2 참고(그림 7.31)

관절가동술

운동

트라페제 테이블 위에서 이루어지는 롤-다운(Roll down)/롤-업(roll-up): A-D

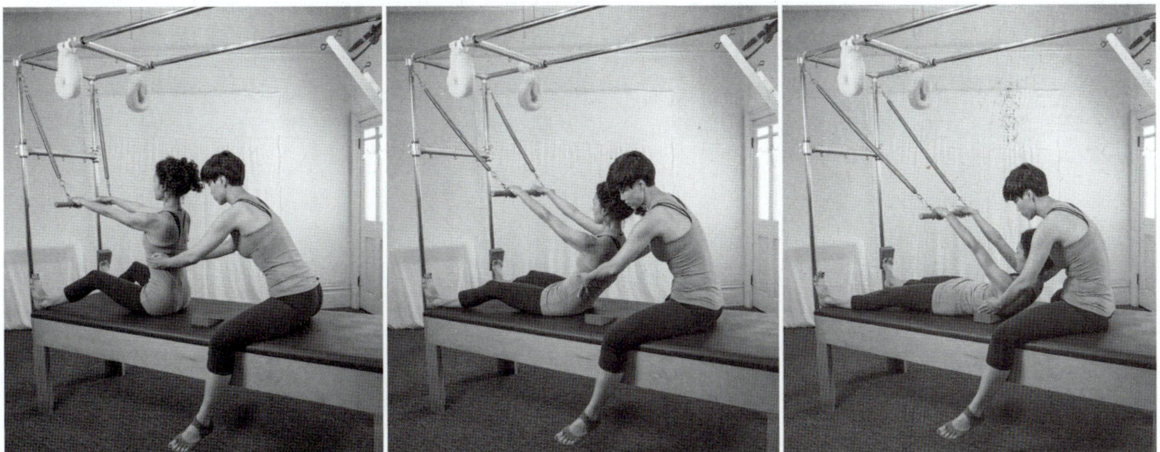

그림 10.9

웨지를 짧은 다리쪽 발볼과 업라이트 폴 사이에 둔다. 필라테스 강사는 클라이언트의 뒤쪽에 앉아서 매트 위에 가볍게 압박되는 골반의 무게를 도와준다. 늑곽을 신장하여, 오목한 영역이 골반과 일직선이 되도록 유도한다. 클라이언트의 몸이 다시 위쪽으로 올라갈 때, 다시 한 번 신장하고, 오목한 늑골 영역을 뒤쪽으로 부드럽게 당겨 줌으로써 오목한 부위를 확장해 준다. 가벼운 쪽 골반 위로 클라이언트를 신장한다. 클라이언트에게 꼬리뼈가 머리로부터 멀어지고, 굴곡되는 것을 생각하도록 지시한다.

계속

롤링 백을 하기 전에 머리 쪽으로 골반 슬링의 풀-업을 지시한다. 12장은 골반 들기를 할 때 더 많은 정보를 제공한다. 골반 들기는 과가동과 탈출(prolapse)의 경우에 꼭 필요하다.

슬링 상태에서의 고관절 서클 운동: A-D

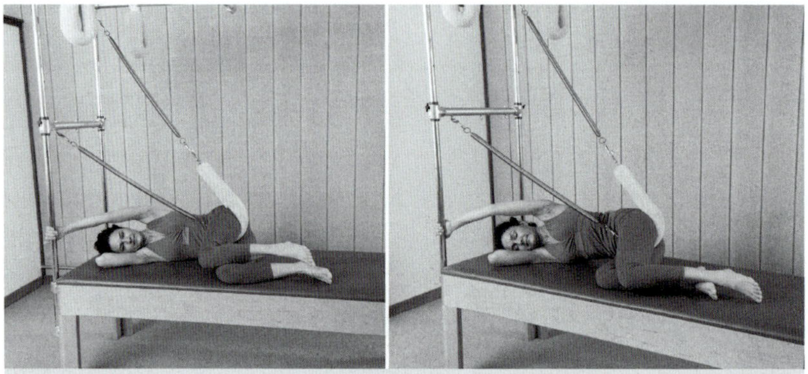

그림 10.10

중등도 무게의 스프링을 2개 사용한다. 하나는 트라페제 테이블에서 다른 것보다 아래쪽에 배치한다. 슬링을 만들기 위해 퍼지 루프와 풋 스트랩을 사용한다. 만곡의 볼록한 쪽을 밑으로 하고 옆으로 눕는다. 편안한 범위 내에서 위쪽 다리를 감싼 슬링을 골반에 가까워지도록 당긴다. 클라이언트는 양 팔을 지지해야 한다. 축이 위쪽 다리의 대전자에서 아래쪽 다리의 대전자를 통과하고 있다고 생각해 보자. 고관절 서클을 유도한다. 위쪽 골반이 늑곽 쪽으로 하이킹하고, 그 다음 뒤쪽에 있는 벽쪽으로 방향을 틀고, 테이블의 반대쪽 끝 쪽으로 좌골을 뻗는다. 위쪽 무릎이 아래쪽 무릎을 지나 앞쪽으로 뻗음으로써 하나의 원을 그린다. 이 운동은 다리로 원을 그리는 것이 아니라 골반으로 원을 그리도록 시도한다. 5회 더 반복하고, 전신 운동을 반복하기 위해 반대쪽 다리를 운동한다(그림 10.10).

Twisty Cat: A-D

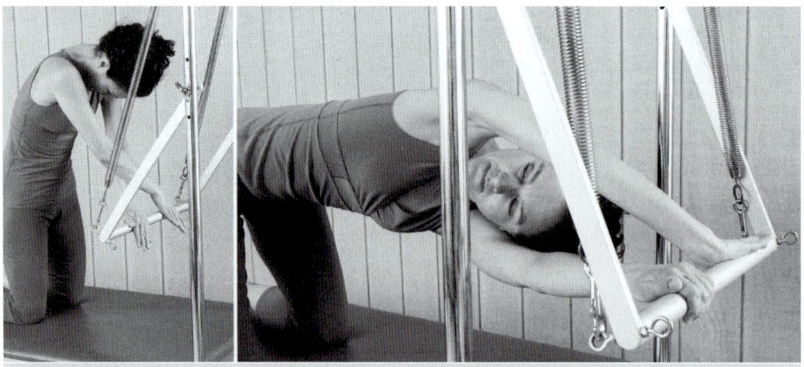

그림 10.11

지지를 위해 2개의 중등도 강도의 스프링을 사용한다. 쉬운 쪽 방향부터 먼저 비틀기를 시작한다. 만약 여러분이 좌측의 비틀기를 더 쉽게 수행할 수 있다면, 나는 우측 팔을 좌측팔보다 아래쪽에 배치할 것이다. 양쪽 손바닥이 바(막대) 쪽으로 향해야 한다. 양 무릎을 평행이 되도록 11자로 둔다. 들이쉬기를 한다. 허리를 오목하게 하면서 바를 아래쪽으로 밀어 허리를 신장시킨다. 척추를 신장할 때, 팔꿈치를 굽힌 상태로 바를 아래쪽으로 민다. 좌측 팔꿈치를 들어 올려, 그 밑을 바라본다. 그런 다음, 오목한 늑골이 들어올려 지도록 디-로테이션을 실시한다. 원래 자세로 롤-업 되도록 바가 클라이언트를 뒤쪽으로 밀도록 그냥 놔 둔다. 복귀 동작 시 팔꿈치를 그대로 굴곡하면, 견갑대가 거상되지 않을 것이다. 각 방향으로 5회씩 수행한다. 리포머의 수정 버전은 12장에서 설명된다.

척추의 나선형 동작: A-C

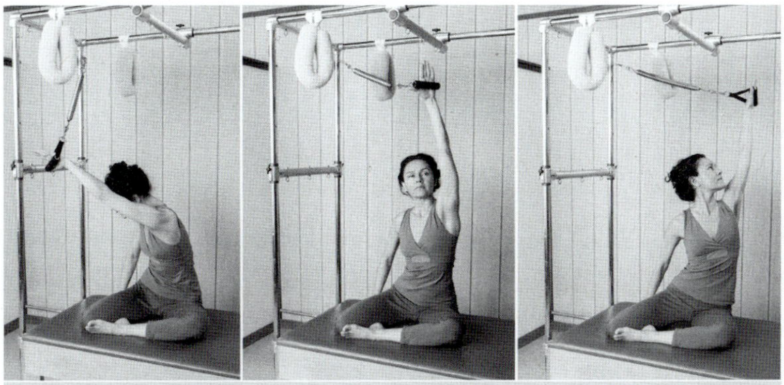

그림 10.12

회전하기 쉬운 쪽부터 시작한다. 중등도 강도의 짧은 스프링 1개를 클라이언트 뒤쪽에 있는 업라이트의 상단에 부착한다. 앞쪽 경골을 테이블과 나란하게 배치하는 Z 앉기를 취하도록 지시한다. 내회전된 뒤쪽 허벅지를 앞쪽 발의 발바닥에 닿게 한다. 그쪽의 좌골결절이 매트에 닿을 필요는 없다. 내회전된 장딴지를 감싸 잡는다. 다른 손으로 손잡이를 잡는다. 들이쉬기를 한다. 내쉬기를 하면서 내회전된 고관절에서 앞쪽에 있는 허벅지쪽으로 골반을 앞쪽으로 흔들기 시작한다. 골반, 허리 및 어깨로부터 척추를 계속 회전시킨다. 손을 돌려 바닥쪽에 있는 손으로부터 대각선 방향으로 멀어지도록 뻗는다. 들이쉬기와 내쉬기를 하면서 신장하고, 위쪽 손으로 저항을 준다. 이 손이 같은 지점에 유지되도록 노력한다. 골반, 허리, 늑곽, 어깨 순서로서 되돌아오며, 장딴지를 잡고 있는 손을 바라보기 위해 몸을 굽힌다. 양쪽을 5회씩 반복한다.

늑곽을 위한 기능 해결

노트

조언과 주의사항

늑골은 볼록한 만곡 쪽에서 더 길고, 실제 뼈 형태의 변화에 의해 늑골의 회전 능력이 제한될 수 있음을 기억한다. 억지로 회전해서는 안 된다. 어려운 운동 중재를 수행하기 전에, 안전한 늑골의 중재를 위해 웨지, 공 및 Rooster 손배치를 사용한다. 클라이언트가 늑곽 가동술을 더 얻기 전까지는 Mermaid 자세를 연기한다. 매트 가동성 운동부터 시작하는 것이 좋다.

가동성

운동

매트: 아치/한쪽 폐 호흡운동

9장 참고

흉추 가동운동: A–C

코드 10.3
흉추 가동운동

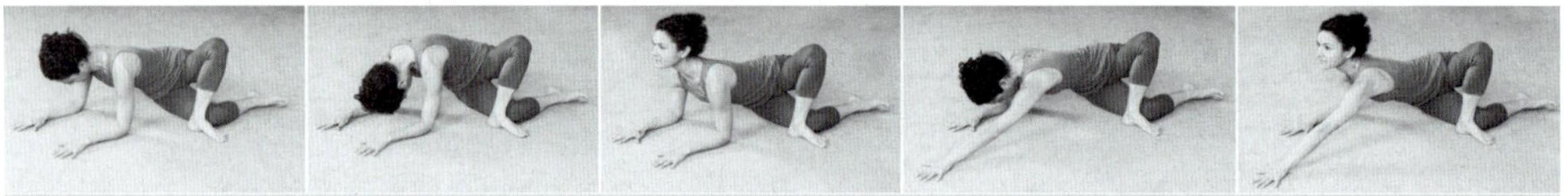

그림 10.13

회전하기 쉬운 쪽을 아래로 배치하고 옆으로 누운 자세를 취한다. 위쪽 다리를 아래쪽 다리 위로 교차시켜 발바닥을 바닥에 붙이고, 측방으로 몸을 기울인다. 양쪽 팔을 몸통과 일직선되는 측방보다는 앞쪽으로 위치시키고, 양쪽 전완을 나란하게 배치하여 바닥에 붙인다. 앞쪽 전완이 바닥에 닿기 위해 힘을 쓰지 않아야 한다. 골반으로부터 시작하여 척추를 굴곡한다. 자신의 배꼽을 쳐다 본다. 그 다음 동작을 거꾸로 수행한다. 골반을 전방으로 회전시키고, 척추를 신전하고, 가상 테이블 밑을 바라본다. 비디오를 시청하기 바란다(코드 10.3)

기능 움직임을 위한 근막 풀어주기

운동

늑곽 중재 = Rooster 손과 볼: A–E

할 수 있다면, 빨간색 스프링과 파란색 스프링을 리포머에 사용한다. 양 다리를 평행이 되도록 11자로 둔다. 양 손의 엄지와 검지를 붙여서 닭벼슬 모양을 만든다. 양쪽 엄지로 콧등을 가볍게 집고, 검지를 이마에 붙인다. 양쪽 다리를 율동적으로 회전하면서 시작한다. 마치 엎어져 놓인 그릇의 안쪽면을 확인하기 위해 뒤집어 놓을 때처럼, 양쪽 무릎을 한쪽 방향으로 회전한다. 그런 다음, 풋바를 약간 밀어낸다. 그대로 유지하면서, 양쪽 무릎을 굴곡하고, 양쪽 무릎으로 반원을 그린다. 그런 다음 반대쪽으로 바꾼다. 다리의 운동 리듬은 다음과 같다: 굴곡, 반원 그리기, 밀기. 이런 동작을 4회 실시한다. 다리를 계속 움직이는 동안 한쪽으로 머리를 회전함으로서 머리의 위치를 바꾼다. 그런 다음 반대쪽으로 바꾼다. 다른 버전은 무거운 공을 잡고, 무릎의 움직임 방향과 반대 방향으로 그 공을 움직인다.

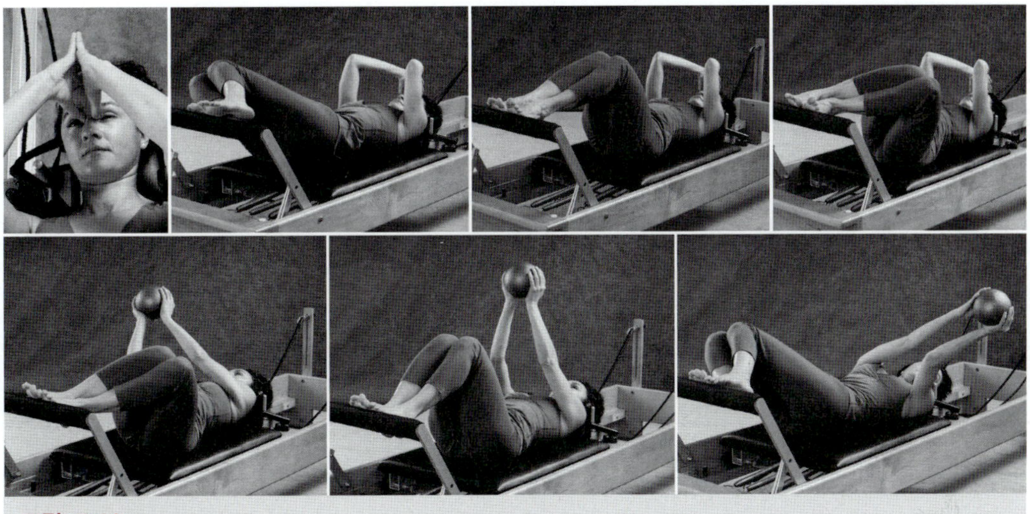

그림 10.14

척추 교정기(spine corrector): 다월(dowel)이나 미니-바(mini bar)를 가지고 넘어지고 이완하기: A-C

이 운동은 청소년을 위한 것이고, 가동 범위를 통해서 앉기 근력을 촉진한다. 교정기의 상단 쪽으로 볼록한 부위를 배치하여 시작한다. Z 앉기에서처럼, 교정기의 주변 부분에 앉는다. 앞쪽 무릎을 앞쪽 가장자리 위로 굴곡한다. 다월을 머리 위로 올려 팔을 신장한다. 늑곽을 교정기의 돔 부위에 배치하고 시작하며, 매트 쪽으로 몸을 기울인다. 근육의 활성화를 그대로 유지한다. 그런 다음, 동작을 거꾸로 한다. 신장된 측방굴곡에서 몸을 세우면서 일어나 앉는다. 이런 동작을 4회 반복한다. 그런 다음 미니-바로 4회 더 실시한다(선택 사항). 다른 쪽으로도 운동한다. 한쪽 방향만 수행해서는 안 된다.

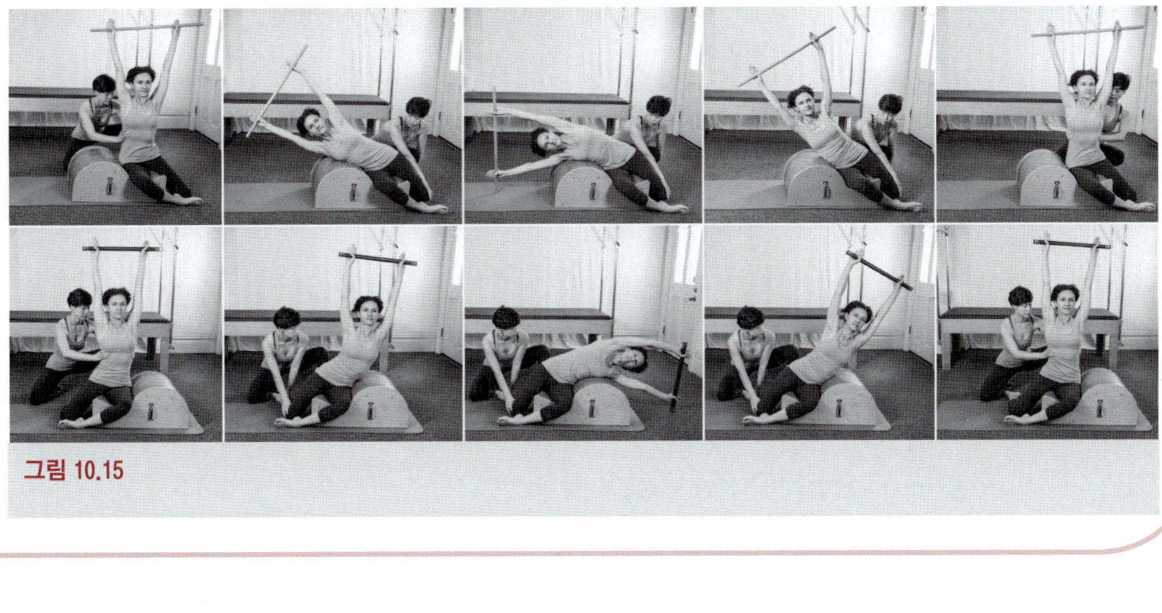

그림 10.15

안정성 훈련

운동

리버스(Reverse) 복부 근육 운동: A-D

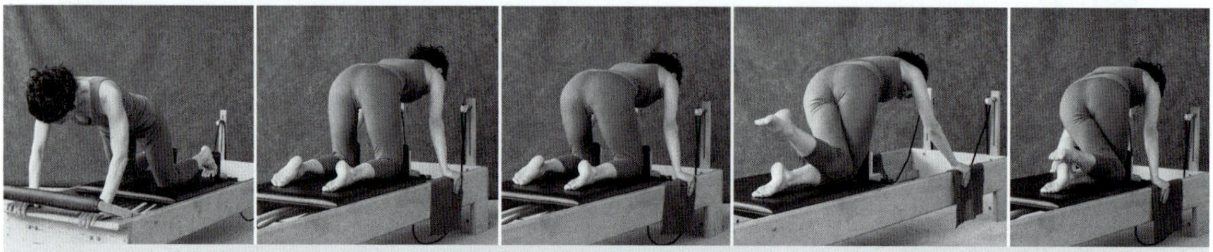

그림 10.16

1개의 파란색 스프링을 사용한다. 리포머 위에서 네발자세를 취한다. 양쪽 팔을 전방으로 뻗고, 머리가 양쪽 손을 잇는 라인을 지날 때까지 활차 쪽으로 전신을 당긴다. 양 팔을 대각선의 뒤쪽 방향으로 압박한다. 자세를 유지한다. 요근의 사용을 강조하기 위해 고관절을 90~120°까지 이동시킴으로써 고관절 굴곡을 분리시킨다. 앞쪽 늑곽 유지의 비대칭 큐잉을 지시하고, 고관절 하이킹을 교정한다. 선택사항으로서 웨지를 가벼운 쪽 무릎 밑에 배치한다. 양쪽 고관절을 10회 굴곡하고, 베이스로 돌아온다. 이것을 반복한다.

엘롱게이션

운동

트라페즈 테이블의 사이드라잉 바를 이용하여 넘어지고 이완하기: A-C

옆으로 누운 자세에서 위쪽 다리를 뒤쪽으로 곧게 뻗고 아래쪽 다리를 앞쪽으로 뻗는다. 양쪽 발의 족궁으로 업라이트를 잡는다. 푸쉬-쓰루 바(push-through bar)에 매달린다. 자유로운 손을 매트 위에 내려놓은 후 바깥으로 활주한다. 그리고 아래쪽 허리를 신장하고 들어올린다. 그런 다음, 위쪽 팔을 편하게 뒤쪽으로 뻗어주고, 그 다음 앞쪽을 뻗어 테이블의 가장자리로 가져간다. 이런 동작을 통해 근막 나선 라인을 신장한다. 바닥쪽으로 손을 빗질하기 모멘텀을 사용하고, 늑곽과 함께 팔을 위쪽으로 뻗어 바를 잡는다. 아래쪽 팔은 아치 자세에서 끝낸다. 좌·우측을 4회씩 반복한다.

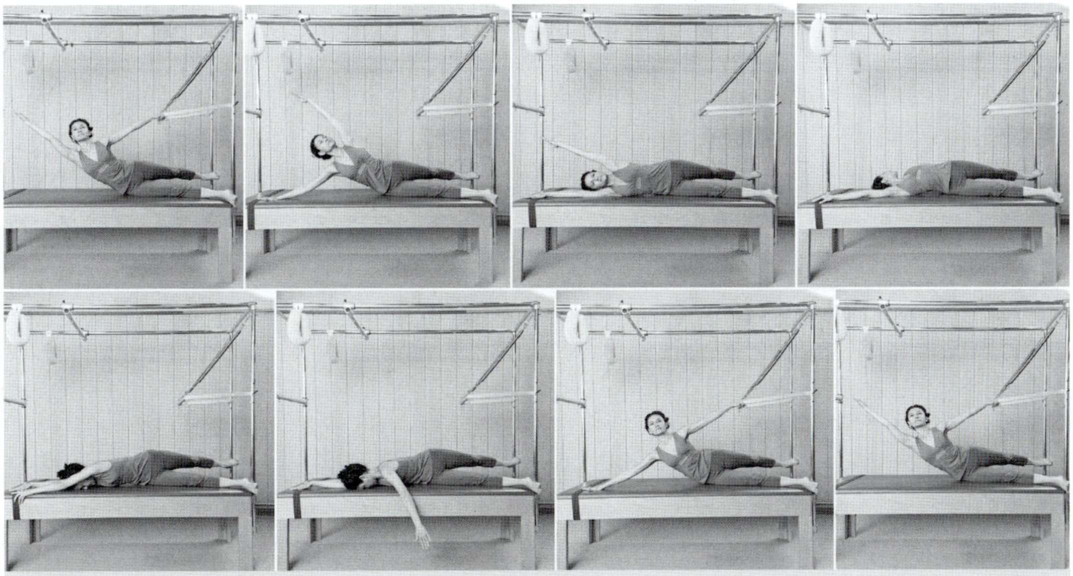

그림 10.17

관절가동술

운동

클레오파트라 버전: A–C

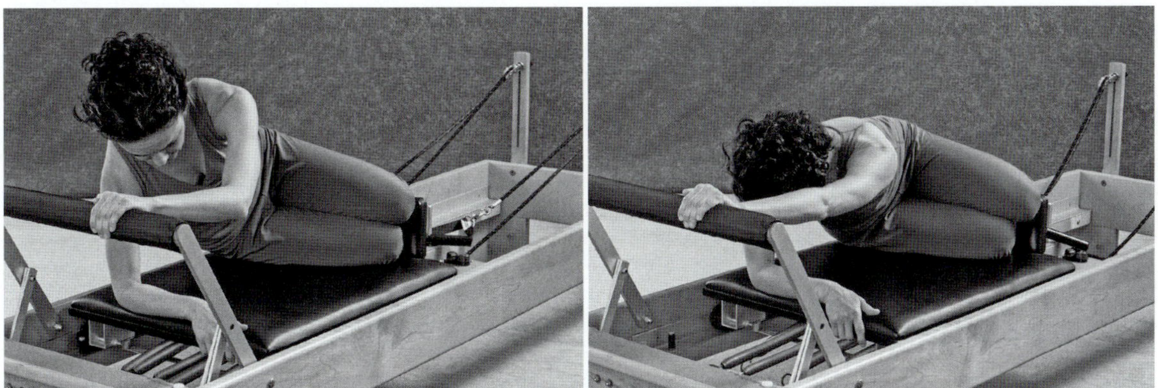

그림 10.18

계속

1개의 파란색 스프링을 사용한다. 한쪽으로 옆으로 누운 자세를 취한다. 회전하기 쉬운 쪽부터 시작한다. 아래쪽 전완을 캐리지의 끝부분에 올려놓는다. 편안한 높이에서 풋바를 잡는다. 양쪽 다리를 굴곡하고, 어깨 받침대 근처에서 양쪽 경골을 위아래로 쌓아 배치한다. 내쉬면서 위쪽 팔을 뻗는다. 몸을 회전하여 웰(well) 안으로 내려다본다. 들이쉬면서 캐리지를 원래 위치로 되돌리고, 바지선 위의 클레오파트라처럼 어깨 너머로 쳐다본다. 4회 반복한다.

비둘기: A-C

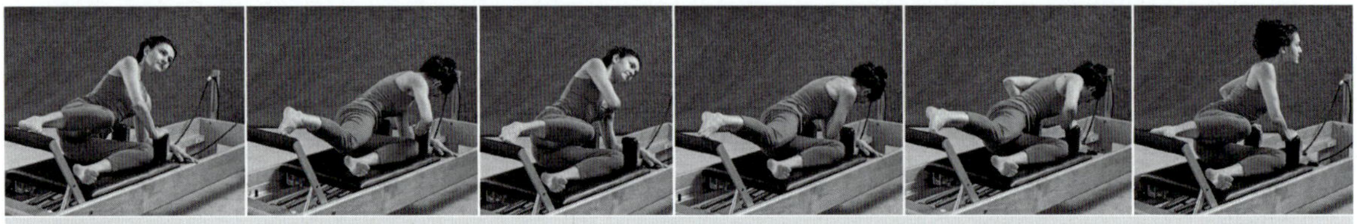

그림 10.19

3가지 상이한 팔 유지에서 더 깊은 척추의 회전으로 진행할 때 진전이 있으면, 1개의 파란색 또는 빨간색 스프링을 사용한다. 선호하는 쪽으로 가고, 떨어진 머리 받침대 위에 전완을 배치한다. 앞쪽 어깨 받침대를 손으로 잡는다. 양쪽 고관절을 90°로 굴곡한다. 전방을 향해 풋바 위에 중족골두를 배치한다. 앞의 닭벼슬 팔 운동과 같은 동작에서 다리를 부드럽게 굴곡과 신전하기 위해 율동적으로 움직임을 시작한다. 마치 엎어져 놓인 그릇을 다시 뒤집듯이 굴곡된 자세에서 위쪽 무릎을 내회전시킨다. 그런 다음, 풋바로부터 멀어지도록 약간 밀어낸다. 자세를 그대로 유지하고, 굴곡하고, 반원을 그리고, 고관절을 외회전시킨다. 다리의 운동 리듬은 다음과 같다: 굴곡, 반원 그리기, 밀기. 다시 굴곡하고, 이 자세를 그대로 유지한다. 그릇과 반원을 생각하자. 굴곡, 반원 및 밀기, 그리고 다시 굴곡. 이런 동작을 율동적으로 4회 반복한다. 그 다음, 반대쪽 어깨로 위쪽 손을 바꾸고, 상체를 회전시켜 머리 받침대를 쳐다본다. 다리 동작을 4-8회 반복한다. 마지막으로, 어깨 받침대 위에 양쪽 손바닥을 올려놓고, 가장 어려운 회전 운동을 수행한다. 같은 리듬의 다리 동작을 반복한다.

엘롱게이션: 중력을 이겨내고 유지하기

옆으로 누운 바 넘어짐 그리고 트라페즈 테이블 위에서 이완하기

이전의 단락을 참조하라.

골반을 위한 기능 해결

코드 10.4
기능적 골반에 대한 설명

노트

조언과 주의사항

여기의 해법은 다리 사용이며, 특히, 고관절 분리 뿐만 아니라, 고관절 신전 근력을 발달시키는 것이다. 프론 워크(prone work)는 눈과 혀의 큐잉을 사용할 기회이고, 항중력 근육과 전정계 근육의 변화는 덜 사용된 근육 슬링과 시스템에 직접적인 효과를 가진다.

골반을 이루는 3개 뼈의 분리 가동성에도 초점을 맞춘다. 일상의 보행에서 분리된 가동성을 통해 골반이 어떻게 작동하는지를 알고 싶으면, 비디오를 참고한다(코드 10.4).

골반과 다리의 가동성 분리

운동

✓ *트라페제 테이블 삼각 엘롱게이션/리포머 엘리펀트 버전: A-D*

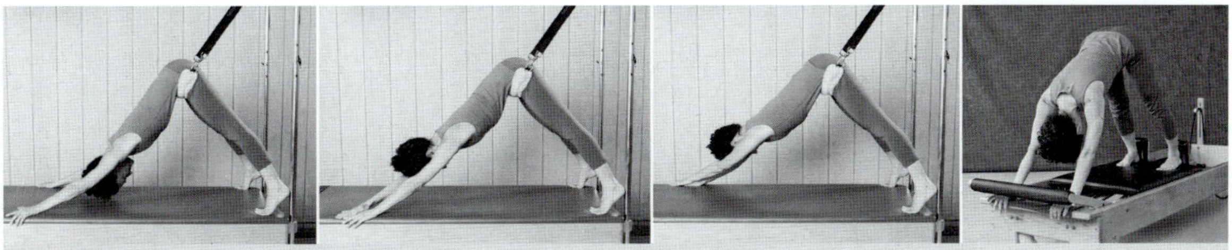

그림 10.20

엘롱게이션 스트레칭은 해리(분리)의 개념 뿐만 아니라, 천부 등 근막 라인의 길이를 해결하는데 도움을 준다. 트라페제 테이블 설정은 중간 길이의 리포머 풋 스트랩으로 만들어진 퍼지 루프 슬링이 달린 2개의 긴 D-링 풋 리포머 스트랩을 사용한다. 골반의 앞부분(고관절 주름 부위)이 퍼지 루프에 배치되도록 클라이언트를 유도한다. 그런 다음, 손으로 걷기 위해 손을 테이블 위에 내려놓는다. 그 다음, 뒤쪽에 있는 업라이트 쪽으로 발을 이동시킨다. 양 발이 미끄러지지 않도록 한다. 2분 이상 이런 신장 자세를 취하지 않도록 한다. 리포머 엘리펀트 수정 버전은 척추 신전을 강조한다. 어느 쪽 골반이 낮은지를 후방에서 관찰한다. 낮은 골반쪽의 전족부 밑에 웨지/무릎 패드를 배치한다. 동작이 어떻게 이루어지는지를 알고 싶으면, 비디오를 시청하기 바란다(코드 10.5).

코드 10.5
리포머 위의 척행보행 때
Activ-Wedge® 사용

✓ *네발 자세 슬링: A-E*

나쁜 자세를 촉진하고 보상작용을 강화하는 흔한 운동이지만, 슬링으로 수행되고 정확하게 이루어질 때, 우리는 이것을 통해 교정가능한 잘못된 전략을 알 수 있게 된다.

오버헤드 레일에 퍼지 루프와 함께 중등도 강도의 다리 스프링 2개를 사용한다. 하부 늑골 높이에 슬링을 배치한다. 클라이언트가 네발 자세를 취하도록 도와준다. 가쪽으로 이동하지 않는 쪽부터 먼저 시작한다. 내쉬면서, 한쪽 다리를 길게 뻗고, 발등으로 매트를 누른다. 호흡을 하면서 고관절을 신전하고, 늑곽(특히 전방 돌출 늑골)이 가쪽으로 이동하거나 처지지 않도록 조절을 시도한다. 3차례 호흡하고, 다리를 내리면서 원래 위치로 가져 온다. 반대쪽도 시도한다. 이것을 여러 세트로 수행한다.

계속

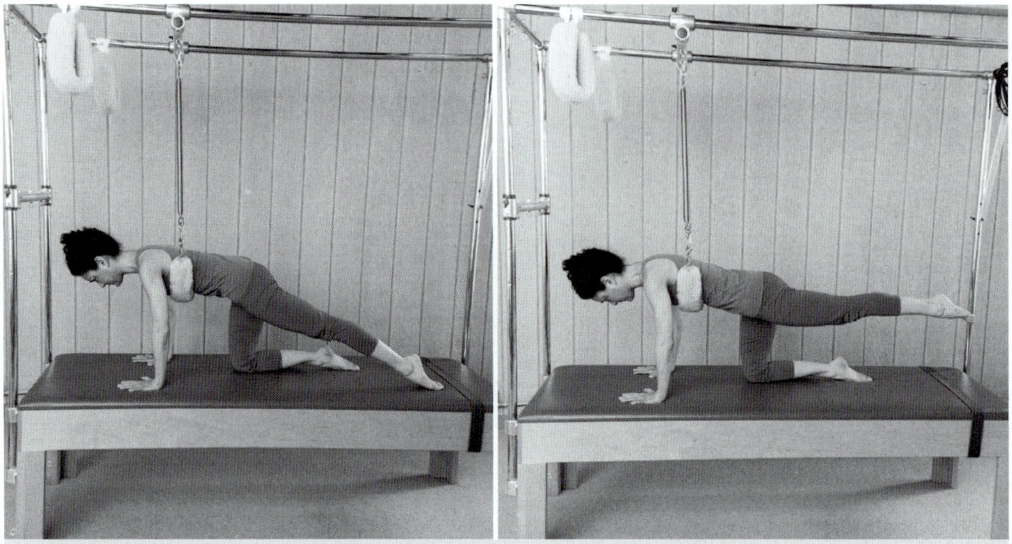

그림 10.21

양쪽 다리 들기: A-C

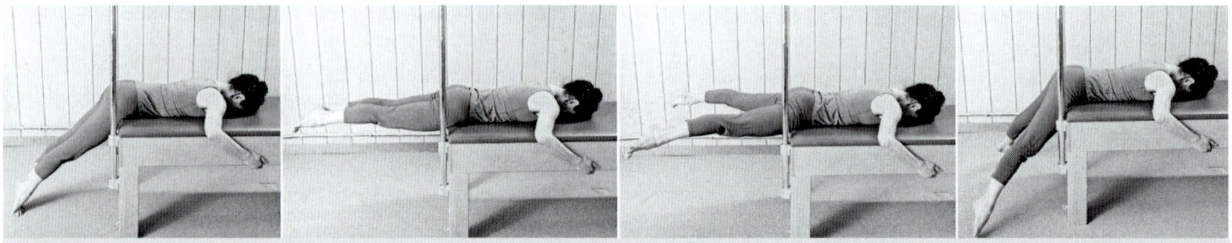

그림 10.22

트라페제 테이블 끝에서 엎드린 자세를 취한다. 이때 양쪽 발은 바닥에 닿는다. 허리 밑에 각얼음이 있고, 머리 쪽으로 골반 낙하산을 펼친다고 상상한다. 내쉬면서 양쪽 다리를 그대로 들어올린다. 양쪽 다리를 어깨 너비보다 더 넓게 벌린다. 이번에는 조절하면서 양쪽 다리를 그대로 바닥에 내려놓는다. 내쉬면서 양쪽 다리를 그대로 들어올린다. 양쪽 다리를 붙이고, 조절하면서 내려놓는다. 양쪽 다리가 수평선 밑으로 내려가지 않도록 양쪽 고관절을 완전하게 신전해야 한다. 10회 반복한다.

기능 움직임을 위한 근막 풀어주기 = 결합조직 복원력과 반동

운동

리포머 반무릎서기: 매직 서클 사용: A-E

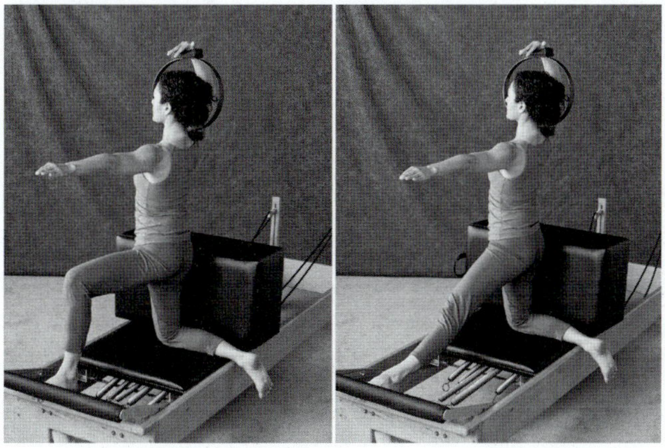

그림 10.23

이 움직임은 골반경사의 균형에 좋고, 치골근 길이와 좌골결절의 조절을 균등하게 만들어준다. 반무릎서기를 했을 때 어느 쪽 다리가 고관절 하이킹을 촉진시키지 않는지를 찾아 보고, 그 다리부터 먼저 시작한다. 1개의 빨간색 스프링을 사용한다. 뒤쪽 어깨 받침대에 무릎을 대고 중립 회전자세로 무릎을 배치한다. 다른 쪽 발의 중족골은 리포머 베이스에 있는 필라테스 'V' 안에 배치된다. 패드를 사용한다. 무릎 꿇은 쪽 어깨 위에 매직 서클을 올려놓는다. 내쉬면서 무릎을 천천히 신전한다. 이때 외회전과 내측광근의 조절에 집중한다. 들이쉬면서 신전한다. 작은 움직임을 기대한다. 골반과 비대칭 큐잉에 집중한다. 좌우 각 6회씩 수행한다.

리포머 반원 운동: A-C

이것은 전통적인 반원 운동이다. 클라이언트가 척추 조절이 좋고 안전하다고 생각될 때 상급 운동으로서 이것을 사용한다.

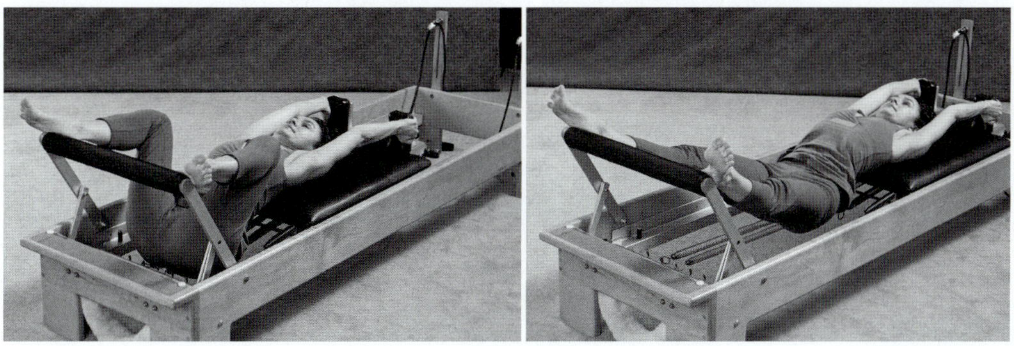

그림 10.24

계속

겁에 질린 개구리 원 운동과 가위동작: A-D

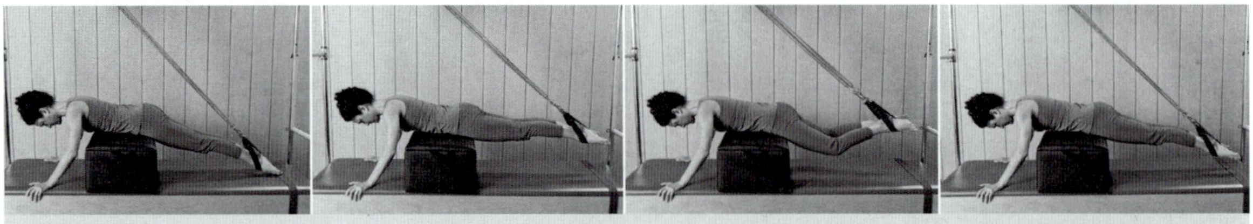

그림 10.25

오버헤드 바에 2개의 노란색 스프링을 설치하고, 숏 박스를 사용한다. 클라이언트에게 숏 박스의 가장자리에 고관절 주름을 배치하도록 지시한다. 숏 박스 위에 누워서 양 팔을 밀면서 지지한다. 발바닥에 풋 루프를 배치한다. 다리의 움직임을 관찰하고, 발이 루프로부터 미끄러지지 않도록 주의한다. 이번에는 엎드린 자세를 사용하고, 비대칭 큐잉을 제공한다. 3가지 파트가 있다. 첫 번째 파트 2는 고관절을 워밍-업하는 것이다. 쉬운 쪽 다리 서클부터 시작하고, 결국에는 클라이언트에게 조절을 제공한다. 그 다음에는 가위운동을 몇 차례 수행한다. 마지막 파트는 겁에 질린 개구리이다. 개구리 동작을 수행한다. 꼬리뼈와 발꿈치가 수평을 유지하고, 양쪽 무릎을 천장 쪽으로 벌린다. 들이쉬면서 고관절을 굴곡하고, 내쉬면서 고관절을 신전한다. 활성화되지 않는 안쪽 허벅지를 자극하고 스마일 라인을 활성화시킨다. 할 수 있으면 6회 반복한다.

안정성 훈련

운동

반무릎서기 척추 회전: A-D

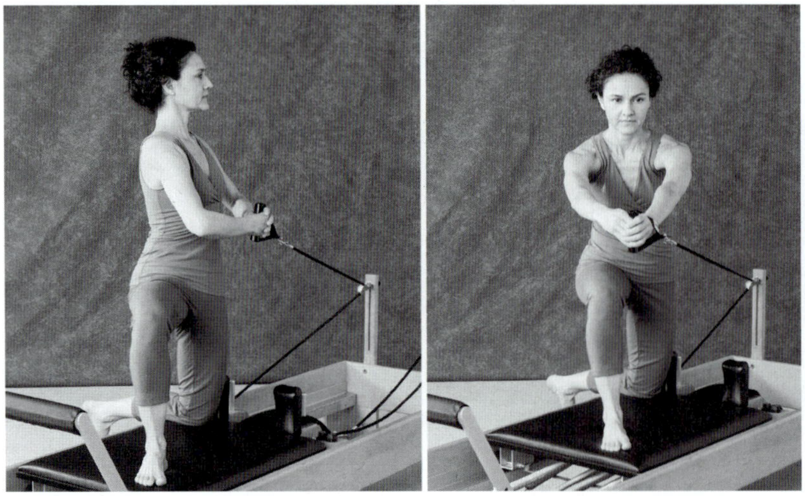

그림 10.26

쉬운 쪽부터 회전 운동을 시작한다. 한쪽 무릎을 뒤쪽 어깨 받침대에 붙이고, 중립 회전 자세를 취하게 한다. 다른쪽 발은 전방 모서리에 배치한다. 좌골결절의 조절, 고관절 하이킹, 늑골 전방 돌출 및 중력중심 위의 머리 위치 등을 위해 골반 비대칭 큐잉을 제공한다. 양 손으로 풋 루프나 손잡이를 잡는다. 어느쪽 손이 위쪽으로 가는 것이 좋은지를 찾는다. 들이쉬면서 준비하고, 내쉬면서 신체 프레임 내에서 회전을 한다. 과도하게 회전해서는 안 된다. 그 다음, 손이 무릎을 지날 때까지 양쪽 팔꿈치를 쭉 뻗고, 몸을 앞쪽으로 기울인다: 이것은 균형과 기능적 뻗기를 촉진한다. 그런 다음, 허리 쪽으로 조절하면서 팔꿈치를 굽힌다. 클라이언트가 어느 지점에서 균형을 잃어버리는지를 관찰한다. 그런 다음 원래 위치로 되돌아온다. 동작의 순서는 다음과 같다: 회전, 뻗기, 팔꿈치 당기기 및 회전없이 돌아오기. 좌우 각각 8회씩 수행한다(그림 10.26 참고).

✓ *체어 사이드웨이즈(chair sideways) 마운틴 클라이버: A–D*

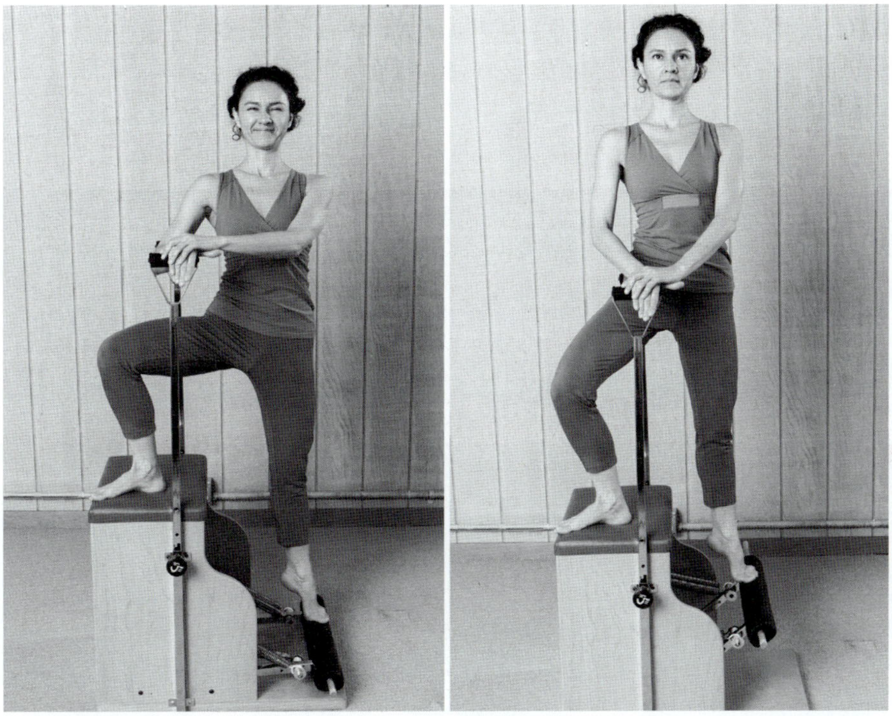

그림 10.27

반무릎서기를 취할 때 고관절 하이킹이 덜 일어나는 쪽부터 시작한다. 적절한 가동의 스프링을 사용한다. 페달에 놓인 발의 안정성을 위해 클라이언트를 세밀하게 관찰한다. 페달 뒤쪽에 발의 중족골을 배치하고 까치발서기를 한다. 다른쪽 발은 체어의 좌석 위에 올려놓는다. 양 손으로 암 그립(arm grip)을 잡는다. 골반 측면의 중간지점과 늑곽 측면의 중간지점이 다리와 일직선을 맞춘다. 내전근과 골반 슬링을 이용하여 중력중심을 끌어올리는 것을 상상해 본다. 10회의 펄스 동안 체어 바닥으로부터 중간범위 안에서 부드럽게 위·아래로 움직인다. 이것은 상방 리프트를 강조한다. 다른 쪽도 반복한다. 절대 한쪽만 시행해서는 안 된다.

계속

☑ *중량 공(weighted ball): A-D*

이 운동은 파트 3로 이루어지며, 다리를 곧게 만들고 안쪽 허벅지 근육의 균형을 이루기 좋은 운동이다:

- *파트 1.* 매트 위에 누운 자세를 취한다. 척추를 누르고, 비대칭 큐잉을 사용한다. 양쪽 발목 사이에 무거운 공을 배치한다. 클라이언트는 90/90 누운 자세에서 운동을 시작한다. 그런 다음, 하중을 조절할 만큼 코어 근력이 충분히 강한지를 확인하기 위해 공을 양쪽 발목사이에 배치한다. 코어 근력이 충분히 강하지 않으면, 골반 밑에 베개를 받쳐준다. 양쪽 다리의 간격을 1st Parallel 자세로 유지한다. 양쪽 무릎을 두 번째 발가락과 일직선되게 정렬시킨다. 내쉬면서, 공을 들어올린다. 들이쉬면서 경골과 바닥이 수평을 이루는 자세로 되돌아온다. 요추의 좌상을 피하기 위해, 클라이언트의 양쪽 무릎은 정면으로 향해야 한다. 다리의 올리기와 내리기를 10회 반복한다.
- *파트 2.* 공을 양쪽 발목 사이에 배치하고, 양쪽 발바닥을 매트 위에 내려놓는다. 내쉬면서 고관절을 굴곡하고, 공을 천장 쪽으로 들어올린다. 경골-바닥이 수평을 이루는 자세를 통해 원래 자세로 되돌아온다. 즉, 공을 내려놓는다. 이 동작을 6회 반복한다.

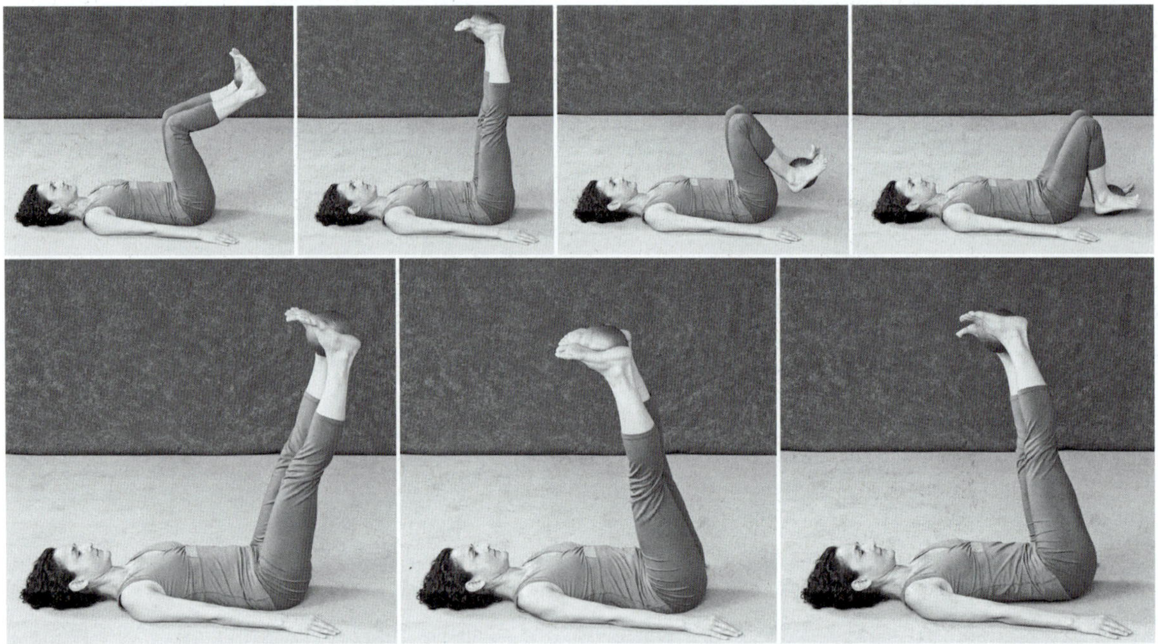

그림 10.28

- *파트 3.* 파트 2의 마지막 운동 이후, 무릎을 부드럽게 편 후 공을 들어올린 상태로 유지시킨다. 이번에는 '무한대 기호'의 모양을 만든다. 즉, 공으로 8자를 그린다. 좌우 10회씩 수행한다. 발이 아닌, 골반을 이용해 이런 동작을 수행한다.

힘든 균형운동: A-D

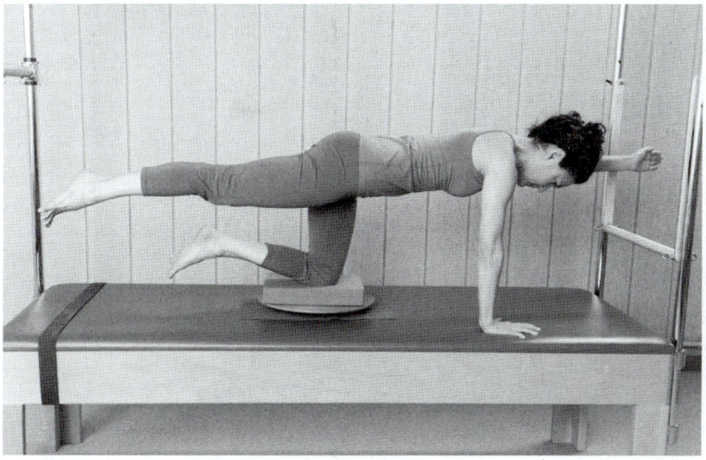

그림 10.29

트라페제 테이블 위에 wobble board를 놓는다. 흔들판 위에 패드를 배치시킨다. 네발자세 슬링 운동에서 확인했듯, 강한 쪽 다리부터 운동을 시작한다. 흔들판의 받침점과 무릎이 일직선이 되도록 클라이언트를 유도한다. 네발자세 슬링 운동에서처럼 한쪽 다리를 뒤쪽으로 뻗은 자세를 취한다. 내쉬면서 공중에 뜬 다리를 들어올린다. 반대쪽 팔을 앞쪽으로 뻗는다. 흔들판의 가장자리를 매트와 동일한 높이로 유지하는 시도를 한다. 5회 호흡을 하고 다리를 내린다. 다른 쪽도 반복한다. 비대칭 눈과 혀의 큐잉을 추가함으로써 클라이언트에게 난이도를 높여 준다.

엘롱게이션 = 근력과 안정성

운동

미니-바를 이용해 숏 박스 위에서의 측방굴곡하기: A-C

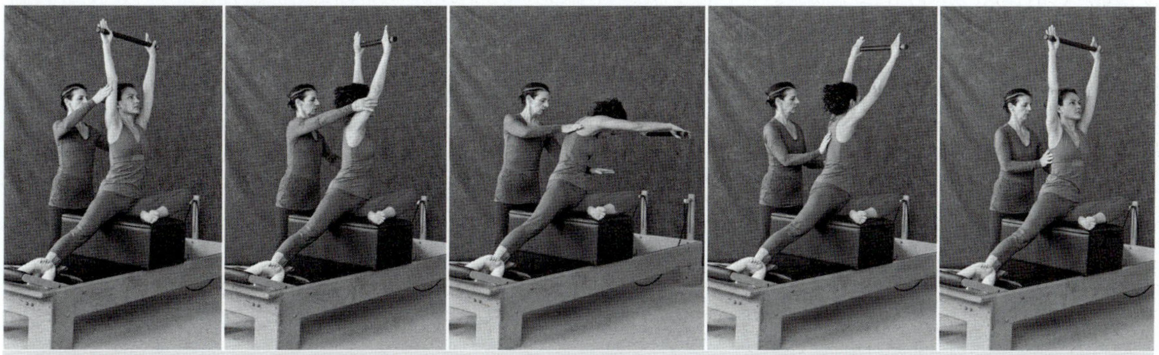

그림 10.30

계속

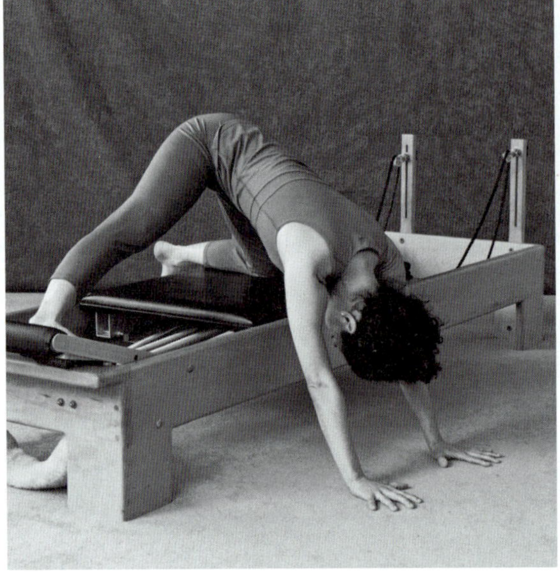

그림 10.31

이런 측방굴곡 시리즈는 전통적인 필라테스 운동과는 다른 것이다(그림 10.30). 클라이언트는 양쪽 고관절을 평행하게 하고 숏 박스 위에 앉는다(치골근 길이를 균형잡는 필라테스 외회전 V가 아닌). 오목한 쪽을 활차쪽으로 배치해서 시작한다. 눈 큐잉을 사용한다. 필라테스 강사는 클라이언트가 손가락을 이용해 폴을 부드럽게 잡도록 유도한다.

폴이나 미니-바를 측방굴곡으로 늘린다. 그런 다음, 필라테스 강사는 클라이언트가 더 회전할 수 있도록 클라이언트의 늑골 밑을 전완으로 받쳐준다. 클라이언트는 양쪽 어깨를 수평으로 유지하기 위해 노력한다. 그런 다음, 클라이언트는 부드럽게 굴곡된 손가락의 피부가 폴 위에 구부러질 수 있도록 폴 위의 핸드그립을 바꾼다. 그 다음 호기를 하면서 척추를 롤-업한다. 그리고 폴이나 바의 무게를 이용해 천층 등 라인과 나선 라인의 근막을 스트레칭한다. 시작자세로 되돌아오는 회전운동을 한다. 좌우 4회씩 수행한다.

거꾸로 된 자세에서 외전 운동: A-D

이 운동은 인상적인 운동처럼 보이지만, 누구나 할 수 있는 운동이다(그림 10.31). 고관절 하이킹이 적게 일어나는 쪽부터 먼저 시작한다. 시팅-박스 측면을 어깨 받침대에 배치한다. 1개의 파란색 스프링과 1개의 빨간색 스프링을 사용한다. 클라이언트가 양 손과 양쪽 무릎을 캐리지 위에 배치하도록 유도하고, 무릎으로 보행하도록 지시한다. 그런 다음 리포머 옆의 바닥 위에 손을 내려놓는다. 클라이언트는 다리를 잘 유지하기 위해 베이스의 가장자리를 가로질러 한쪽 발을 리포머 베이스의 앞쪽으로 배치한다.

양쪽 다리는 중립 회전 자세를 취한다. 클라이언트가 내쉬면서 캐리지를 움직일 때 비대칭 큐잉을 사용한다; 클라이언트는 반복적으로 고관절을 외전한다. 약 10회를 수행하고, 반대쪽으로 넘어간다.

관절가동술

운동

겁에 질린 개구리 = 열린 사슬

흔들판 위의 발-코어 운동 순서 운동: A-E

이 시리즈 운동은 파트 4로 이루어져 있고, 양쪽 다리와 몸통 사이의 수직 서기로부터 큰 이점을 얻고, 발에서 코어까지 이루어지는 운동순서를 촉진시킨다. 안전성을 위해 바닥이 둥근 것보다는 편평한 바닥의 흔들판을 사용한다(그림 10.32).

- *파트 1.* 양쪽 다리를 평행하게 회전하면서 벌린다. 흔들판의 모서리에 선다. 3가지 동작을 수행한다. 좌우로 흔든다. 발꿈치를 들어올려 앞뒤로 흔들판을 기울인다. 그런 다음, 흔들판의 테두리를 따라 원 운동을 수행한다. 이때 무릎은 자발적으로 굽힘될 수 있다.
- *파트 2.* 한쪽 발을 흔들판의 정중앙에 배치한다. 다른쪽 다리를 굽힘한다. 발꿈치를 들어올려 다리를 곧게 편다. 앞뒤로 흔들판을 기울이지만, 몸통의 거상을 강조한다. 약 15회 반복한다.

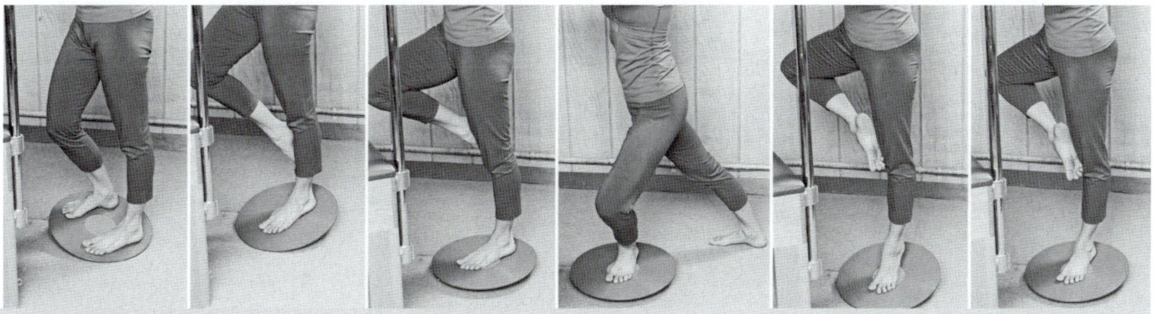

그림 10.32

- *파트 3.* 같은 쪽 다리로 선 자세를 취하는 동안, 양쪽 고관절을 회전하고, 지탱하는 다리의 무릎 앞쪽에 굽힘된 다리의 새끼발가락을 배치한다. 그 다음 평행하게 회전하고, 굽힘된 다리의 발 안쪽면을 지탱하는 쪽 다리의 무릎 앞에 배치한다. 외회전과 내회전을 10회 반복한다.
- *파트 4.* 같은 쪽 다리를 그대로 유지하고, 필라테스 'V'로 회전한다. 올림된 발을 뒤쪽으로 내디뎌 흔들판의 뒤쪽 바닥 위에 내려놓는다. 그런 다음, 동작을 거꾸로 수행하고, 새끼발가락을 다시 지탱하는 다리의 무릎 앞쪽에 배치한다. 약 10회 반복한다. 파트 1-파트 4까지 전체 시리즈를 반복하고, 반대쪽으로 넘어간다. 이런 동작을 알고 싶으면, 비디오를 참고한다(코드 10.6).

코드 10.6
흔들판 운동 설명

계속

Scolio-Moves

9장에 있는 몇몇 특별한 골반 운동을 포함한다. 비디오를 시청하기 바란다(코드 9.4 참고).

- ✓ 대각선의 풍선 호흡
- ⚡ 회전 Z-앉기 진행
- ⚡ 해초 운동
- ✓ 이십면체 운동

팔 회전을 이용한 골반 안정성

✓ *매직 서클로 8자 그리기(그림 10.33)*

운동 교육을 위해 9장을 참고하기 바란다.

⚡ *신장된 측방 뻗기*

⚡ *신장된 회전*

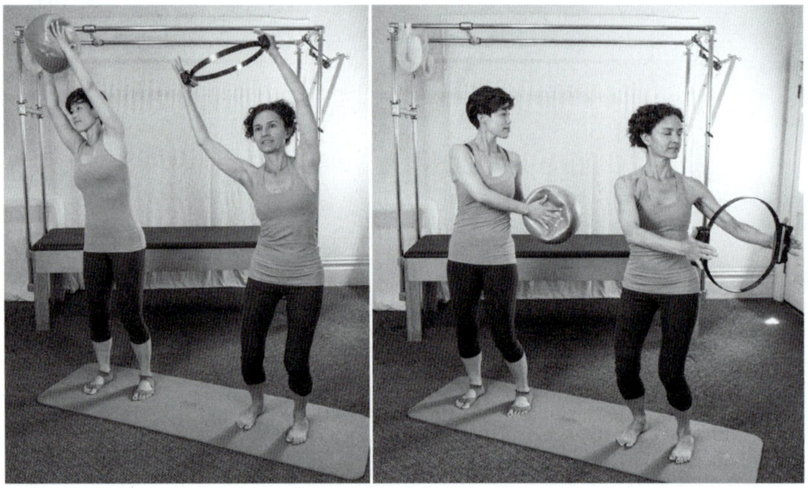

그림 10.33

패턴 교정하기: 3 Es를 일상생활 속으로

Correct the pattern: 3 Es into everyday life

"연습(practice)은 모든 장애물을 이겨내고, 예견, 믿음 및 열망을 가지고 반복해서 수행하는 것이다. 연습은 원했던 완벽함을 이끌어내는 수단이다."

Martha Graham

'패턴 교정하기'는 사랑의 헌신이다. 신체 스킬과 함께, 인간공학, 운동 및 감정이라는 3 Es가 합리적인 척수 비대칭 관리를 일상생활의 삶 속으로 가져온다. 하나의 농담으로 코끼리가 외발자전거를 탈 수 있다면, 이것은 절묘한 균형 잡기의 행동이다! 비대칭이 있는 사람만이 아니라, 모든 사람에게 영향을 주는 허리 건강 습관을 좋게 하는 생활 도구를 제공함으로써 클라이언트와 함께 문제를 해결해 나가자. 비록 새로운 습관의 훈련이 얼핏 봤을 때 개별 비대칭과 시간의 경과에 따른 변화에 직면할 때 시행착오를 요구하는 인위적인 것처럼 보일지라도, 주요 이점은 삶을 즐길 수 있도록 그 사람의 편안함 수준을 통제하는 것이다.

인간공학

인간공학은 앉기, 서기, 걷기, 잠자기 그리고 이런 기본 기능을 중심으로 삼는 모든 활동을 포함한다.

앉기

앉기는 척추 비대칭 사람이 가장 취하기 어려운 활동 중의 하나이다. 일과 여가 활동을 위해 개별 전략을 찾는 것이 매우 중요하다. 운동이 신체 인식을 강화하고 발달시키지만, 피로를 자연적으로 증가시킬 수 있다. 아래의 몇몇 전략을 시도해 본다.

연습

Activ-Wedge®와 같은 앉기 자세 보조기의 사용은 좀 더 편안함을 위해 척추의 균형을 돕는다. 이 장비는 무거운 쪽 골반 밑인 좌골결절과 미골 사이에 대각선으로 받쳐 준다. 만약 척추 고정술의 장치를 가지고 있다면, 가벼운 쪽 골반을 들어주는 것이 더욱 편안함을 제공하기 때문에 시행착오를 해 본다.

작은 구슬로 만들어진 흉추 베개를 양쪽 견갑골 사이의 공간인 늑곽 뒤에 허리 쪽으로 길게 배치해 본다. 전자장비를 사용하는 동안 짧은 다리의 전족부 밑에 웨지를 배치해 보자(발과 일직선이 되게).

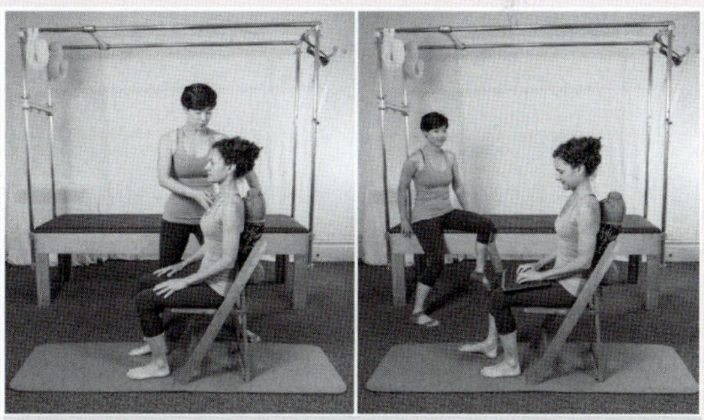

그림 11.1

고관절보다 무릎을 높게 올리는데 도움을 주는 발받침대 사용은 스웨이 백(swayback)을 감소시킨다. 다리 길이에 비해 의자의 좌석 높이가 너무 높으면, 스웨이 백이 증가한다. 의자의 자석이 너무 높으면, 좌석 앞쪽에 앉게 되고,

이로 인해 고관절 굴곡이 증가하고, 의식적으로 똑바른 척추를 유지한다. 피로가 발생하면, 양쪽 다리로 자세를 바꾸고, 바디 스킬로서 스트로 운동을 시작한다(그림 8.21 참고).

페달 쪽으로 가깝게 앉기 위해, 자동차의 좌석을 조절한다. 대개 요추를 가로질러 수평으로 되게 배치되는 등받이를 허리 부위에 사용한다. 여행을 하는 동안 머리 받침대를 머리 뒤에 배치한다. 페달로부터 멀리 떨어져 앉는 것은 과부의 혹(Dowager's hump)을 증가시킬 뿐만 아니라, 요추 만곡을 과도하게 강화시킨다.

TV의 구부정한 자세는 과부의 혹을 증가시키고, 목과 어깨에 부담을 준다. 머리를 내민 구부정한 독서 자세는 머리와 목의 근육에 긴장을 증가시킨다. 학생들은 책상 밑에 다리의 공간을 필요로 한다. 다리가 어깨와 일직선으로 배치되지 않고 회전하게 되는 실험실 테이블에서는 장시간 앉기 자세를 피한다. 타이핑이나 필기를 하지 않을 때, 골반을 좌석 뒤쪽으로 가져가서 앉으면, 머리가 골반 위에 놓이게 된다.

서기

좋은 자세는 단순히 키를 크게 하는 서기 자세가 아니다. 좋은 자세는 주의집중과 연습을 요구한다. 비대칭을 가진 사람들은 똑바른 자세의 좋은 비율이 선택의 문제라는 것을 아마도 이해하지 못할 것이다. 몇몇 전략이 좋은 서기 자세를 찾는데 도움을 준다. 귀에서부터 시작되는 최적의 서기 자세 라인은 어깨 꼭대기를 통과해 골반 중간, 무릎뼈 뒤쪽(무릎이 아닌), 그리고 발목관절의 앞쪽을 통과한다. 비대칭 사람의 경우에는, 이런 자세를 찾는 간단한 방법은 8장에 있는 ZOA와 이너 엔벨로프를 이용하는 것이다. 8장의 앉기 자세에서 보듯이, 스트로 운동의 서기 버전은 ZOA와 이너 엔벨로프를 유지하는 능력을 강화한다. 이런 두 가지 스킬은 편안한 서기 자세를 위해 필수적이다.

연습

일상활동으로 발생하는 좌상과 통증을 예방하기 위해서는 충분한 휴식을 취해야 한다. 날짜가 증가할수록, 압박과 피로가 증가한다. 한낮이든 오후이든 짧은 10분간의 누워 있기가 몸과 마음을 개운하게 만든다.

선 자세에서 이루어지는 스트로 운동과 ZOA와 이너 엔벨로프 자세를 연습하고 강화한다.

계산대나 부엌에서 일을 할 때, 아래쪽 캐비넷을 열고 한쪽 발을 그 캐비넷 위에 올려놓거나 오목한 허리 쪽의 발 밑에 배치할 수 있는 낮은 스툴을 사용한다.

작업대 위에 기대어 일을 수행할 때, 가능하면 양쪽 무릎을 굴곡하고, 다리를 테이블이나 캐비넷에 붙이고 지지한다. 전완으로 기대고, 고관절을 굴곡한다(골반을 다리로부터 분리한다). 골반과 복부의 근육 슬링을 위쪽으로 당기기 시작할 때, 흉골을 들어올리고, 요추 전만을 유지한다.

박물관을 관람할 때, 사교 모임에 참석할 때, 스트로 운동을 여러 번 수행한다. 선 자세와 앉은 자세를 교대로 바꾼다. 좋은 지지성 인솔(깔창)을 가진 신발을 신는다. 선 자세를 취할 때 무릎이 잠기지 않도록 한다. 스트로 운동과 ZOA와 이너 엔벨로프 자세를 다시 시작한다. 발부터 시작한다. 각 발바닥에서 숫자 7을 연상한다. 하중이 발꿈치 바깥쪽으로 가해지도록 압박한다. 그런 압박을 견고하게 유지한다. 그 다음, 첫 번째 중족골로 바닥을 압박하고, 그 다음 새끼발가락의 측면으로 바닥을 압박한다. 발꿈치의 가쪽에서 첫 번째 발가락으로 이동하고, 다시 새끼발가락으로 체중을 이동한다. 마치 발밑에서 숫자 7을 쓰듯이, 양쪽 발의 체중을 이동시킨다. 그런 다음 스트로 운동처럼, 척추를 위쪽으로 순차적으로 뻗는다. 부가적으로, 오랫 동안 서 있을 때 지지를 제공해 주는 등 보조기나 압박용 의류의 착용은 도움이 된다.

무거운 물건을 들고 있을 때, 가능하면 허리 높이에서 물건을 몸 가까이에 붙인다.

무거운 물건을 집어들기 위해 바닥쪽으로 몸을 숙일 때, 물건을 들어올리기 전에 먼저 그 물건의 무게를 짐작한다. 도움이 필요한지를 결정한다. 도움이 필요없다면, 슬관절과 고관절을 굴곡하고, 척추를 곧게 유지한다. 'butt-ski out-ski' 자세라는 재미있는 용어는 클라이언트에게 기억할 만한 유행어를 제공한다. 대부분의 사람들은 '다리부터 들어올린다'는 구절을 알고 있다. 이너 유닛을 참여시키고, 그 다음 물건을 운반하기위해 그 물건을 몸통 가까이로 들어올린다. 무거운 하중은 가벼운 하중으로 쪼개어 항상 좋은 척추 감각을 유지한다. 물건을 들어올릴 때 허리를 사용하는 것이 아니라, 양쪽 다리를 사용한다.

12장에 있는 척추 감아말기로 아크 아치를 가르친다. 비록 기본적인 비대칭 이외에, 다른 척추 문제를 갖지 않은 청소년과 젊은 성인에게 맞출지라도, 머리를 거꾸로한 자세로 취하는 동안, 균형을 위해 풀-업과 이너 브레이싱을 어떻게 하는지를 가르치는 것이 도움이 된다.

연습

의자의 가장자리쪽에 앉는다. 편평한 등이 되도록 앞쪽으로 몸을 기울여 고관절을 해리시킨다. 무릎의 앞쪽에서 멀리 위치한 코를 대각선 방향으로 들어올리기 위해 늑곽을 사용하도록 클라이언트를 유도한다. 만약 특정 다리(대개 긴 다리) 쪽으로 이동하는 경향이 있다면, 보다 중앙 자세로 클라이언트를 유도한다. 한쪽 손을 이용해 한쪽으로 밀어주면서 일어서는 동작이 아니라, 손을 사용하지 않고 일어서는 능력을 반복적으로 강화한다. 쭈그려 앉는 근력이 약하다면, 허벅지 위에 양 손을 올려놓고 일어서는 동작을 먼저 시작한다.

골반 고정근과 이너 엔벨로프가 활성화되도록 일어서기의 끝지점에서 고관절을 완전히 신전하는 것에 집중한다(그림 11.2).

앉기에서 서기로의 이동

앉기에서 일어서기는 모든 사람들이 자연스럽게 시행하는 움직임이다. 그렇지만, 척추의 비대칭을 보유한 사람들은 빈번하게 내부의 비틀고 있는 외계인을 도와주는 습관들을 혼합함과 함께 좋은 엉덩관절 분리와 척추 형태에 주목할 필요가 있다.

계단 보행

계단 보행은 골반 경사가 가장 뚜렷한 동작이다. 이런 전략과 함께 대퇴근막장근(TFL)의 균형 운동이 도움이 된다.

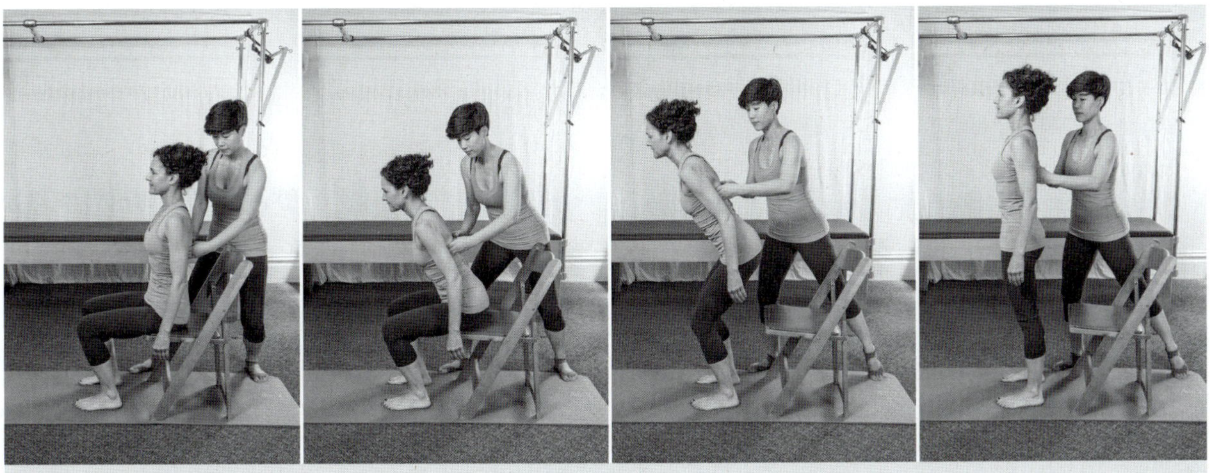

그림 11.2

연습

계단을 오르내리는 계단 보행은 앉기에서 서기로의 동작과 비슷하다. 엉덩이 들기로 간주되는 양쪽 다리의 사용 능력과 코어를 위쪽으로 당기는 능력을 강화한다. 계단 보행의 모순은 몸통이 위쪽으로 올라가면서 슬괵근과 후방 근막 사슬이 아래쪽으로 압박된다는 것이다. 들어올려진 가슴을 유지하고, 양쪽 다리와 몸통을 위쪽으로 당기는 것이 핵심이다. 발이 계단 위로 완전히 올려질 때 발꿈치와 미골(꼬리뼈)의 관계를 생각해 보자. 발이 계단에 거의 접촉하지 않는 발끝-계단 보행을 피한다. 양쪽 좌골을 연결하는 자석처럼 생각하고, 또 고관절이 하이킹되는 것을 막기 위해 꼬리뼈와 좌골(대개 허리가 오목한 쪽의 좌골)의 관계를 생각하면서 골반 고정근을 활성화시킨다.

일반적인 보행

보행은 가장 기본적인 기능 활동이지만, 분석하기는 매우 복잡하다. 보행 훈련에 대한 완전 내용은 이 책의 범위를 벗어나지만, 비대칭 사람을 위한 빠른 개요와 팁은 기본을 이해하는데 도움을 준다.

연습

양쪽 어깨를 똑바르게 하고 양쪽 무릎을 약간 굽힌다. 한쪽 발의 발꿈치를 다른 발 앞에 위치시킨다. 발을 외반하고 발목을 배측굴곡함으로써 후종 슬링을 활성화한다: 후종 슬링(longitudinal posterior sling)에는 비골근, 대퇴이두근, 천결인대, 흉요근막 및 척주기립근 등이 포함된다. 새끼발가락을 하늘 쪽으로 향하게 하고, 발꿈치를 바닥쪽으로 압박하면서 뒤쪽 방향을 당긴다. 이때 발은 바닥에 유지되어야 한다. 이런 힘은 위쪽 몸통을 신장하고, 천장관절을 고정시키고, 안쪽 허벅지와 슬괵근을 참여시킨다. 후방 슬링의 강화는 모든 운동 활동의 가속, 감속 및 속력에 필수적이다. 이런 운동은 2번째 발가락과 일직선되게 무릎을 전방으로 움직이고, 측방 슬링(중둔근)을 활성화시킨다. 측방 슬링은 한쪽 다리로 서기 자세를 취할 때 안정성을 제공한다. 발을 유연하게 만든다. 발의 4개 모서리로 선 자세를 취한다. 이것은 발목/발 복합체의 삼각대를 만든다. 내전근과 측방 슬링의 활성화도 복부 근막과 함께, 고관절 내전근과 외회전근의 전방 사선 슬링을 활성화하여 다리의 전방 스윙을 허용시킨다. 비대칭을 가진 사람들은 이런 이동을 할 때 주의하여 체중의 측방 이동을 최소화시킨다. 측방 이동의 최소화는 체중을 중심쪽에 두는데 도움을 준다. 전방 사선 슬링과 측방 슬링이 모두 활성화되면, 슬괵근이 아래쪽에서 골반을 중립위로 당기는 동안, 복부근은 위쪽에서 골반을 중립위로 당긴다. 이런 현상으로 인해 체중 균형 지점의 이동이 이루어진다. 아래 복부 근육과 골반 고정근이 요근을 통해 모멘텀과 강력한 다리 움직임으로 몸통을 안정화시키기 위해 협력할 때, 아래 복부에서 움푹 들어간 현상이 일어난다.

중둔근(측방 슬링)의 활성화는 대둔근으로 반대쪽 대둔근과 광배근의 후방 슬링을 활성화시키도록 만든다. 후방 슬링의 수축은 어깨와 골반을 뒤쪽으로 당겨 중립위로 만든다(Gough, 2007; Lee, 1999).

비대칭 사람을 위한 강조점은 후방 슬링의 참여, 체중 이동(한쪽 다리를 앞쪽으로 스윙할 때)의 최소화, 고관절 하이킹의 최소화, 그리고 골반 경사의 증가(긴 쪽 다리를 지면에 닿을 때) 등을 포함한다.

수면

좋은 수면을 위한 요구와 비대칭을 악화시키지 않으려는 시도 사이의 타협 때문에 수면 습관, 자세와 침구류 등은 척추 비대칭 사람을 종종 당황스럽게 만든다. 침대에서 많은 시간을 보내는 것만큼 오랫동안 주의가 요구된다.

연습

좋은 수면 습관을 만들자. 피로 때문에, 비대칭을 가진 사람은 적절한 휴식을 취하는 것이 매우 중요하다. 심지어 젊은 사람이라 할지라도, 충분한 휴식이 중요하다.

긴장을 풀기 위해 침대에서 책을 읽고, 숙면에 필요한 환경을 만들자. 목 받침대, 허리 받침대, 무릎 받침대 등을 포함한 베개를 잘 정렬하여 약간 기댄 누운 자세를 취하면, 척추 신장을 유지하는데 도움이 된다. 똑바른 앉은 자세나 책이나 장비 쪽으로 몸을 숙인 구부정한 자세를 피한다.

대부분의 사람들은 한 자세로 잠을 자지 않는다. 그러나 바로 누운 자세로 잠자는 것을 훈련하자. 골반을 들어올리고 골반의 뒤쪽을 따라 허리에서 다리까지 가볍게 문지른 후, 그 다음 늘어난 척추를 찾기 위해 골반을 내린다. 여러 베개보다는 한 개의 긴 베개를 사용하는 것을 권장한다; 그러나 다양한 여러 개의 롤도 잠을 자는데 도움을 줄 수 있다. 일반적인 경험 법칙은 요추 전만을 유지하면서 척추를 신장시키는 방법을 항상 찾는 것이다. 잠들기 전, 1-2분 동안 풍선 호흡을 이용하면 척추를 안정시키고, 부교감신경의 작용을 촉진시킨다.

옆으로 돌아누울 때, 양쪽 무릎을 굴곡하고 어깨와 골반을 동시에 움직인다. 이때 몸통이 비틀려서는 안 된다. 오목한 허리 쪽을 아래로 하고 옆으로 누워서 자는 것을 연습하자. 양쪽 무릎 사이에 베개를 끼고 고관절을 약간 굴곡시켜 허리에 가해지는 압박을 줄여 준다.

3/4 자세도 있다. 옆으로 누운 자세에서, 뒤쪽으로 굴린다. 이때 긴 베개를 어깨와 골반 뒤에 받쳐서 옆으로 누운 자세의 압박을 덜어 준다. 이 자세는 등에 장시간 가해지는 압박을 줄여주는데 도움이 된다.

엎드려 자는 습관을 피한다. 잠깐의 이완 자세를 위해 엎드린 자세를 이용하는 것은 괜찮다. 엎드린 자세에서 각얼음 운동을 실시하여 복부 근육과 둔근에 긴장을 준다. 신체를 늘인 후, 다른 자세로 바꾼다. 좌골 문제가 추간판 탈출증으로 엎드린 자세를 취해야 한다면, 몸통 밑에 이중 침대 베개를 받쳐 주고, 몸통보다 아래쪽으로 다리를 떨어지게 만든다. 양 손을 이마 밑에 대거나, 이마 밑에 수건을 말아서 배치하고, 이 자세에서 호흡을 하면서 잠시 동안 잠을 청한다.

침구류는 커다란 차이를 보인다. 폼 형태의 매트리스는 척추가 아래로 쳐져서 척추의 비틀림을 일으킬 수 있기 때문에 좋지 못하고, 중등도 강도에서 강한 강도의 매트리스가 척추 비대칭 사람에게 더 좋다.

너무 오랫동안 침대에 머무르는 것도 좋지 못하다. 비대칭 척추는 움직이는 것이 훨씬 좋다. 3일 이상 좌식생활을 유지하는 것은 통증 때문에 권장하지 않는다. 걷기는 척추 건강 운동이다. 숙면을 하기 위해 충분한 피로를 확보할 수 있는 유산소 활동을 한다.

밤중에 자다가 깨는 것은 척추 비대칭 사람에게 흔한 일이다. 다시 잠을 자기 위해 긴 호흡과 풍선 호흡을 한다. 혀를 위쪽 연구개에 대고 15초간 길게 내쉬면, 마음이 이완된다. 손가락과 발가락으로 침대보를 느껴보고, 통증에서 기쁨으로 마음을 끌어오기 위해 느낌이 좋다고 생각한다.

운동

이 책의 세 번째 부분은 기본 척추 비대칭과 측만증 프로그램의 근거를 제공하는 것이다. 프로그램의 한 요소는 프로그램을 실행하는 방법이다. '패턴 깨뜨리기'의 일상 유지는 전반적인 건강에 크게 도움을 주는 양치질과 비슷하다. 필라테스 강사는 초기 교육으로 이들 습관의 훈련을 시작하고, 클라이언트의 이해가 깊어지면 일상의 숙제를 첨가한다. 습관 형성은 초기 단계 때 집중된 입력을 필요로 하지만, 시간이 경과하고 스킬 수준이 향상함에 따라 더욱 효과적으로 변한다. 동반질환과 상태를 다루는 추가 내용과 함께 신경발달 순서로부터의 선택, GPOA와 SPPOT에서 나온 교정 운동과 결합된 일상 유지 방식, 바디 스킬의 사용 등이 개별화된 프로그램 안에 구성된다. 12장은 개인의 프로그램에 대해 자세히 설명하고 있다.

일상 기본 유지

몇 가지 기본이 일상 유지에 중요하다:

- 측만증 큐잉의 사용: 모든 운동 또는 특정 운동의 일부를 위해 우세 눈을 감고 혀의 위치를 고려한다.
- 9장의 코어 베개 골반 운동
- 9장의 옆으로 누운 자세에서 이루어지는 고관절 이동
- 링을 머리위로 올리는 운동(그림 10.33 참고)
- 10장의 흔들림판 사용(그림 10.32와 코드 10.6 참고)
- 심부 전두면 근막라인을 늘이는 일상의 스트레칭
- 문틀 안에 서서, 트라페즈 테이블이나 발레 바레와 반대 방향을 바라보면서 몸을 앞쪽으로 숙이면서 호흡을 한다. 매트 운동을 위해 비디오를 시청한다(코드 11.1).
- 10장의 척추 해결책인 매트 'C' 운동
- 10장의 척추 해결책인 옆으로 누운 자세에서 무릎 굴곡하기

코드 11.1
흔들판 사용

Baker의 12가지 바디 스킬

바디 스킬은 클라이언트와 함께 하는 훈련 뿐만 아니라, 비대칭의 일상 관리에 꼭 필요한 스킬이다. 클라이언트에게 바디 스킬을 가르치는 방법을 알고 싶으면, 비디오를 참고한다(코드 11.2).

코드 11.2
바디 스킬 설명

연습

이완 기법. 인간공학 단락에서 간단히 설명했듯이, 베개를 이용한 지지, 압박용 의류, 8장에서 설명된 호흡과 자세 취하기 등이 헌신적인 건강 관리팀과 함께, 도움이 된다.

호흡. 7장, 8장 및 9장에서처럼, 기능적 호흡의 발달과 오목한 늑곽 영역의 강화에 대한 집중이 중요하다.

이너 유닛의 근력과 협응. 최고의 수직 척추 정렬로 정렬한다: ZOA 자세를 최적화하고, 4개의 횡격막을 조직화하고, 8장에서처럼, 비대칭 구조물에 대한 중력 스트레스를 줄인다.

서기 자세의 재훈련. 양발의 간격을 약 2.5인치(5 cm)로 띄우고, 발가락이 정면을 향하는 1st parallel 자세를 자동적으로 취하기 위해 행동 수정을 실시한다.

편측성과 우세성에서 벗어나기. 근막 패턴과 방향 편향을 깨뜨리는 것을 포함한 일상의 습관을 변화시킨다. 매직 서클을 이용한 '8자' 그리기 운동과 같은 Scolio-moves는 회전 선호성을 깨뜨리는 운동이다. 여기에서 중요한 요소는 정중선을 건너간다. Scolio-moves는 9장, 10장 및 12장에서 볼 수 있다.

수직 척추 반사를 자극하는 2가지 방법. 7장과 10장에서처럼 좌골결절로 앉은 자세에서 이루어지는 균형지점 운동은 다열근의 활성화를 증가시킨다. 앉은 자세와 선 자세에서 이루어지는 8장의 스트로 운동은 피로해진 자세근의 재활성화에 도움을 준다.

골반의 중심 위로 머리를 가져 오기. 척주기립근의 과도한 우세를 상쇄시켜 주기 위해 심부 전두면 근막 슬링과 후방 슬링을 협응시킨다. 그 이유는 비대칭 척추를 가진 사람이 척추를 완전히 똑바르게 할 수 없기 때문이다. 머리를 골반의

중심 위에 배치시키는 것은 훌륭한 2차적 선택이다. 다열근 훈련은 머리를 골반의 중심 쪽으로 가져갈 뿐만 아니라, 검상돌기와 천골을 연결시키는 ZOA 자세의 큐잉을 사용하도록 만든다.

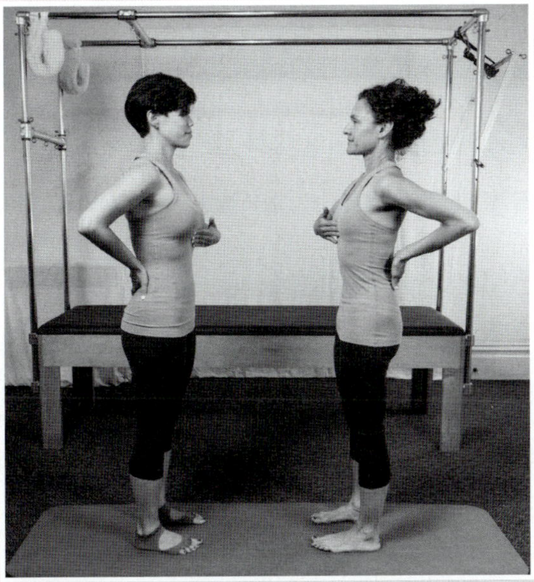

그림 11.3

다리와 골반의 분리. 이 스킬은 척추 만곡을 강화하는 다리의 보상성 패턴을 깨뜨린다. 스쿼트의 학습은 척추 신체역학을 보호하는 필수적인 요소이다. 10장에 있는 골반과 척추의 기능 해결책은 이런 스킬을 훈련시킬 많은 기회를 제공한다. 이런 개념의 일상 실행은 척추 악화를 예방한다.

발목/발 복합체와 골반 움직임의 협응. 발에서 코어로 이어지는 순서는 코어 베개 운동에서 골반 고정근을 찾음으로써 시작하고, 10장의 흔들판 운동으로 계속 이어진다.

보행 시 체중 이동의 균등화를 위한 노력. 서기 자세와 보행에서의 편측성을 최소화하면, 고관절, 슬관절, 족관절 및 발에 가해지는 스트레인을 줄여줄 수 있다. 앞선 인간공학 단락에서의 보행 패턴과 함께 골반 해결책이 이런 문제를 해결한다.

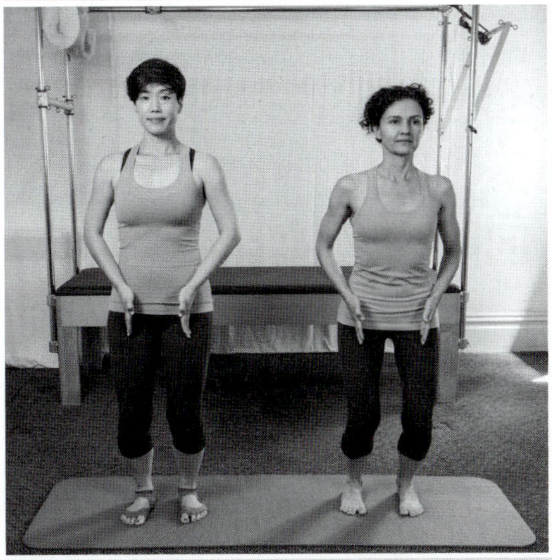

그림 11.4

비대칭 큐잉과 신경학적 도움 주기. 비록 모든 운동이나 지속적 사용에 대해 의무적인 것이 아닐 지라도, 주기적으로 이들을 시행하면, 전정계 우세와 보상성 우세를 깨뜨릴 수 있다. 눈과 혀 위치와 함께, 다양한 위치로 웨지를 배치하는 것은 전신 질환에 대한 전신 경험을 완수하는 것이다. 클라이언트와의 훈련은 클라이언트에게 독자적인 서기 자세를 가능하게 만든다. 예를 들어, Y-축 운동 큐잉은 짧은 다리를 길게 할 뿐만 아니라, 전방 돌출 늑골을 조절해 준다. Z-축에 대한 집중은 오목한 허리 부위를 신장시키고, 요방형근을 신장시키고, 앞쪽 고관절을 교정해 준다. X-축은 검상돌기와 천골저를 연결하는 ZOA 자세를 적절하게 만들어 준다. 연습을 통해 운동을 쉽게 하자.

신경발달 순서의 사용. 8장에 있는 초기 기반으로 시작하여 10장으로 이어진다. 비록 각 치료회기 때 각각의 자세를 반드시 이용할 필요는 없지만, 척추 비대칭의 3차원 측면은 3차원 뿐만 아니라, 근막(4차원)을 포함하는 접근법을 가능하게 한다.

척추 비대칭 환자를 위한 사이드 킥과 같은, 매트 운동의 적용은 전통적인 필라테스 매트 운동에 신경발달적 개념을 적

계속

용한 하나의 예이다(그림 11.5). 전완을 받쳐서 운동을 수행하면 척추가 늘이난다. 비디오를 시청하자(코드 11.3).

코드 11.3
매트에서의 사이드 킥

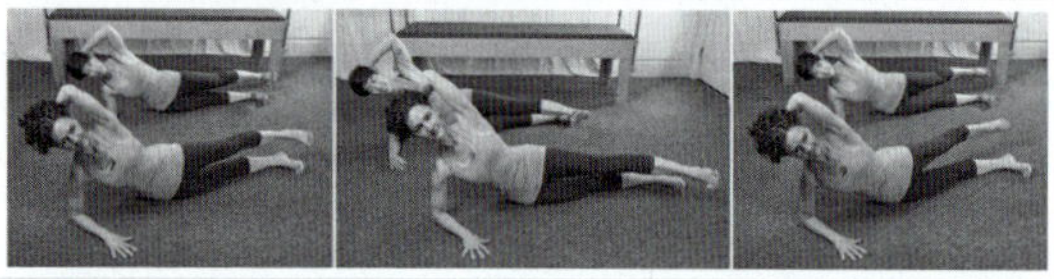

그림 11.5

감정

모든 사람은 감정을 경험한다. 필라테스 강사는 클라이언트의 신체적 발달과 정서적 발달에 영향을 미친다. 척추 비대칭은 다른 방법으로 사람에게 영향을 준다. 필라테스 강사가 도울 수 있는 4가지 영역은 호흡 운동, 신체 운동 자세의 선택, 발성과 내수용성 감각, 신체 운동과 관련된 인지 등이다. 초연하지만, 공감을 가지고 제안을 전한다. 걱정(어려운 문제) 요소에 과도하게 집중하면, 클라이언트의 흥미를 제대로 유발할 수 없다. 그들의 신체적 목표를 깨닫는데 요구되는 정서적 도움 쪽으로 클라이언트를 적절하게 이끌기 위해 여러분의 의뢰 목록 안에 자격을 갖춘 심리상담사를 포함시킨다. 4가지 주요 감정 영역을 해결하는 방법에 대한 몇 가지 팁을 제공한다.

연습

호흡 운동

호흡 유도는 모든 필라테스 방법의 한 부분이다. 의식적인 호흡은 특히 분당 호흡 횟수와 방식을 의식하고, 교감신경의 투쟁-도피 반응을 피하고 부교감신경의 반응으로 이끈다. 그러나 호흡을 운동에 연결시킨다(모든 운동 동안 테마를 그대로 지속시킨다).

신체 자세와 질적 운동의 선택

특정 움직임은 분노, 공포, 행복 및 슬픔이란 네 가지 공통된 감정과 일치한다. 바디랭귀지와 관련된 통찰력은 클라이언트를 긍정적인 방법으로 수정하는 것과 함께 유용하다.

- *분노*의 움직임은 강하고, 갑작스럽고, 직접적이고 공격적이다. 사적 공간 안으로 너무 가깝게 다가온다. 공간 침범을 싫어한다는 큐잉을 확인하자. 큐잉 지시와 실증(데몬스트레이션)을 느리고 부드럽게 유지한다. 부드러운 움직임을 중간 범위에서 장려한다. 분노를 가라앉히는 3가지 두드러진 특징은 천천히, 통제될 수 있고, 중간 범위에서 이루어지는 것이다. 화를 나게 만드는 손상이나 제한을 발견하는 실망스런 시기에 클라이언트를 도와주자.
- *두려움(공포)*은 사회에 만연한 불안과 사촌지간이다. 대개 사람들은 염려 때문에 필라테스 강사를 찾는다. 두려움의 움직임은 뒤로 물러서기, 움츠려 들기, 속박이나 강박이다. 특정 필라테스 강사 레퍼토리는 뒤쪽으로 기울이기와 척추 굴곡하기 등을 포함하고, 일종의 속박인 안정성을 요구한다. 이런 이유 때문에, 광범위한 자연을 강조하기 위해 필라테스 레퍼토리를 재-구성하자. 예를 들어, 경사판에서 흉골 들기에 초점을 맞추며, 신장 운동으로서 리포머 로잉 시리즈와 같은 후방 기울이기를 강조하자. 척추 굴곡을 위해, 클라이언트가 동작의 견인을 느낄 수 있도록 도와주면서 트라페즈 바 롤-다운의 신장을 강조하자. 리턴 컬-업(return curl-up)에 대한 견인을 흉내내자. 항상 가장 신장된 굴곡을 만들도록 노력한다. 척추 신전후 리포머 캐리지를 원래 위치로 복

귀할 때 허벅지가 풋바에 붙어 있기 때문에, 리포머 위에서 행해지는 Twisty Cat의 수정 버전은 신체 전방을 깊어지도록 만든다. 안정성 운동을 제공할 때, 수축이란 용어보다는 활성화라는 용어를 사용하는 것이 더 좋다. 근육 당김으로 짧아지는 특성보다는 늘어나는 근육의 항중력 특성을 강조하자.

- *행복*은 율동성, 수직성, 상방 동작, 점프 및 편안한 동작 등과 관련된 알기 어려운 분위기 상태이다. 서기 원판 회전, 코어 베개 흔들기, 매직 서클 고관절 이동, 흔들판 위의 다리 운동 및 풋 워크 등의 모든 율동적 움직임은 만족과 가벼움의 감각을 증가시킨다. 리포머 위의 활주가 이런 목적을 제공한다. 'chair poas pumps', 밸런싱 'O' 또는 스트로 운동으로 수직성을 강화하는 훈련은 클라이언트를 위쪽으로 움직이게 만들고, 또 척추 비대칭의 소용돌이를 벗어나게 하는 힘을 준다. 더 쉬운 방향으로 움직이는 편측 운동을 수행한 후에는 어려운 쪽의 운동도 보다 쉽게 수행할 수 있을 것이다.
- *슬픔*은 비탄과 상실의 시기 동안 당연히 발생하며, 불규칙한 신체와 투쟁을 할 때 나타나는 원치 않고, 온당하지도 않는 감정이다. 슬픔의 징후는 수동성, 가라앉음, 머리 숙임, 그리고 팔 처짐 등이다. 비대칭 관리의 위기 측면보다 라이프 스타일 관리의 적극성을 강조하는 것이 그 사람에게 힘을 준다. 모든 클라이언트는 발전하고, 개별적 이점에 다가간다. 학교, 놀이 및 일 등을 포함한 웰니스의 다중 측면을 클라이언트의 개인 목표에 통합시키면, 다양성과 일관성이 그 기간 동안에 쌓이게 된다. 모든 클라이언트들은 희망을 가지고 시작하지만, 이 과정에 대한 믿음이 길러져야 한다. 움직임 습득의 전략으로서 이미지, 생각 및 느낌의 만트라를 반복함으로서 클라이언트에게 고정장치(anchor)를 제공한다. 어려움이 발생할 때마다 만트라를 반복한다. 스튜디오나 가정의 운동에 행복 움직임을 포함시켜 보자. 이것은 바로 코어 베개 운동이나 매직서클 운동과 같은 규칙적으로 수행된 단순한 운동이 내적 중력 당김에 저항하여 요청을 갱신하는 이유이다(Shafir 등, 2016).

정서적 안정성에 더해지는 요소는 미주신경의 자극이다. 허밍(콧노래), 소리지르기, 윗방향으로의 눈 사용은 모두 부교감신경의 활성을 자극한다. 'Twisty Cat'이나 심지어 'Chair with Pike'와 같은 선택된 운동을 하는 동안, 단순히 눈을 위쪽으로 뜨면서 이런 개념을 통합해 본다. 폐 운동이나 호흡 운동과 같은 허밍(콧노래)를 장려하자(Porges 등, 1994).

비록 감정이 근육처럼 형태를 갖추거나 훈련되지 않더라도, 우리가 감정을 인지하고 알아차리는 것을 배우면, 우리의 생리적인 반응을 이해하고, 감정에 압도 당하지 않는데 도움이 된다.

참고문헌

Gough, M. (2018). Functional training for the posterior chain. Retrieved August 22, 2018, from: http://trainingdimensions.net/tdArticles/Functional%20Training%20for%20the%20Posterior%20Chain.pdf

Lee, D. (1999). The Pelvic Girdle : An Approach to the Examination and Treatment of the Lumbo-Pelvic-Hip Region. London: Churchill Livingstone

Porges, S.W., Doussard-Roosevelt, J.A., Maiti. A. K. (1994). Vagal tone and the physiological regulation of emotion. Monographs of the Society for Research in Child Development, 59(2–3), 167. Retrieved August 14, 2018, from ResearchGate: https://www.researchgate. net/publication/15215400_Vagal_Tone_and_the_Physiological_Regulation_of_Emotion

Shafir, T, Tsachor, R., Welch, K. (2016). Emotion regulation through movement: unique sets of movement characteristics are associated with and enhance basic emotions. Frontiers in Psychology, 6(2030), 9–11

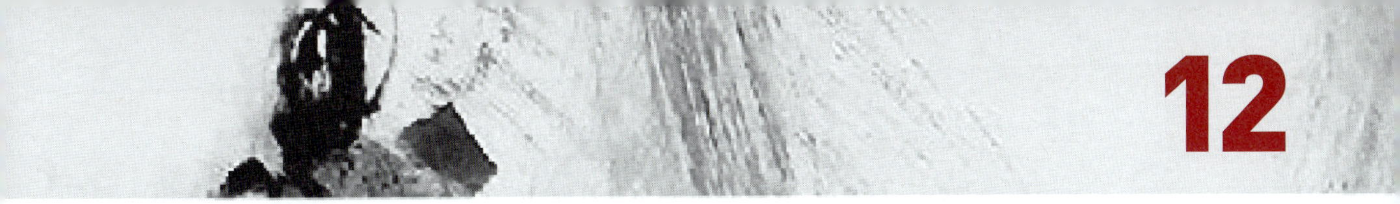

12

개인을 위한 프로그램: 패턴 넘어서기

Programming for the individual: beyond the pattern

신중하고 유능한 필라테스 강사가 되기 위해, 모든 질환에 대한 백과사전식 지식을 가질 필요는 없다. 척추 비대칭을 가진 청소년과 성인은 측만증의 실제 척추 비정상 이외에, 다양한 질환과 질병을 가진다. 필라테스 강사들은 동반질병처럼, 동시에 발생하는 이런 상황을 돕거나 지지한다. 시나리오가 많고 복잡하기 때문에, 몇 가지 프로그래밍의 제안과 포맷을 여기에서 제시하고자 한다.

필라테스 강사들이 도와줄 수 있는 동반질병들은 다음과 같다: 청소년 류마티스 관절염(Svantesson 등, 1981), 섬유근육통(Altan 등, 2009), 다발성 경화증(van der Linden), 파킨슨병(어떤 필라테스 운동이 파킨슨병 환자에게 좋은가?, 2017) 및 골다공증(Betz, 2005) 등.

비정상적인 가슴 발달과 같이 측만증과 관련되고 공종하는 문제들도 존재한다. 흔한 예 중의 하나는 오목가슴(pectus excavatum)이다. 오목가슴은 흉골이 내측 늑골 안쪽으로 함몰된 것이며, 가슴 근육이 타이트하고 심층와 천층의 근막 팔 라인에 문제가 있는 것이다. 이런 클라이언트는 심장과 폐가 압박되기 때문에, 심장과 폐 전문의에게 진료를 받아야 한다(Jaroszweski 등, 2010).

또다른 문제는 곧은 척추 증후군(Straight Spine Syndrome)이다. 이것은 시상 만곡이 완전하게 발달하지 못하거나, 수술이나 척추 병증으로 인한 시상 만곡이 줄어들었거나 변화된 것이다(Virginia Spine Institute, 2017).

개별화 프로그램은 비대칭 훈련의 일반적인 적용, 특정 동반질환과 응급을 요하는 질환의 요구에 따라 달라진다.

척추 고정술 환자를 포함해 다른 동반 문제가 우선적일 때, 척추 비대칭에 초점을 맞추어서는 안 된다. 클라이언트가 비대칭에 잘 집중할 수 있을 때까지 비대칭 훈련을 보류한다. 전체 의료팀은 어느 시기에서나 꼭 필요하다.

비대칭 훈련의 일반적인 적용은 평가의 결과에 따른 개별 비대칭 프로파일과 큐잉을 포함한다. 그 다음, 웨지의 사용과 관계없이 개별적인 교정치료나 초기 교육으로 진행한다. 그 다음으로는 서기 자세와 보행의 훈련 뿐만 아니라, 신경발달 자세에서 이루어지는 운동을 포함한다.

만트라를 따른다: 만곡을 확인하고, 만곡을 깨뜨리고, 만곡을 재설정하고, 만곡을 교정하고, 만곡을 넘어선다. 만곡을 넘어선다는 것은 비대칭 훈련을 방해하는 요소를 먼저 해결할 것인지? 아니면, 신체 유형, 삶의 문제 시점, 수술 병력과 기타 동반질환(취약, 골다공증, 척추 병증, 골관절염, 그리고 자가면역성 질환이나 신경학적 질환 등과 같은 기타 질환)과 관련된 문제를 먼저 고려해야 할 것인지를 결정하는 우선순위의 문제를 의미한다.

평가로부터 큐잉 만들기

비대칭 큐잉은 다음과 같이 위에서 아래쪽로 이루어진다: 우세 눈, 혀 위치, 머리를 중력중심 위에 두기, 오목한 쪽 허리 늘리기, 늑골 전방 돌출, 1st parallel 자세에서의 고관절 하이킹/좌골 조절, 짧은 다리쪽으로 체중 이동/골반 고정근 사용 및 양쪽 발의 삼각대 등. 이너 유닛 운동과 척추 압박(누운 자세)의 초기 라인과 함께, 요가 스트랩의 사용은 많은 큐잉을 새겨 주는 중요한 2가지 방법이다. 처음에는 몇 가지으로만 시작하고, 나중에 추가한다.

주의사항

척추 고정술 환자에게 허용되는 운동을 의미하는 ✓을 관찰하자. ⚡ 은 척추 고정술 환자에게 금기시 되는 운동을 의미한다. 운동과 함께 목록된 등급 지침을 준수한다.

Cobb 각도의 정도에 따른 가이드라인

A = 0–10° 척추 비대칭에서 정상으로 간주됨

B = 10–20° 가벼운 비대칭

C = 21–40° 중등도 비대칭

D = >40° 심한 비대칭

E = >70° 호흡 문제를 동반할 수 있는 심한 비대칭

척추 수술을 받지 않은 일부 클라이언트들은 전반적인 신체 유형과 함께, 볼록한 형태와 뼈의 비정상 성장 때문에 골격의 강직을 가진다. 성인은 일반적으로 노화로 인해 강직된다. 이런 이유 때문에, 측만증과 척추 비대칭 환자에게 특별히 어려운 운동을 수행하지 않아야 한다.

비정상 척추는 전형적인 중력선과 중심 수직 척추 라인(CVSL)이 일직선으로 배열되지 않은 것이다. 중립 자세나 거기에서 확장된 자세에서 시작한다. 9장의 아크 스트레칭으로는 커다란 지향성 움직임 쪽으로 중립 자세 근력을 발전시키는데 많은 시간을 필요로 하지만, 아크 스트레칭은 유연성 습득에 도움을 준다.

다음의 내용은 약간의 대안과 함께, 척추 비대칭 사람이 가지는 어려움에 대해 다루고 있다. 클라이언트가 척추와 늑곽의 관리 방법을 잘 이해할 때까지 대안 선택으로 시작한다.

8장의 아크 스트레칭. 수술을 받은 클라이언트에게는 아크 스트레칭이 금기사항이다. 강직을 가진 비-수술 클라이언트를 위해 트라페즈 테이블에서 이루어지는 롤-업/롤 다운으로 대체한다.

리포머나 체어에서의 Mermaid. 대체 방법으로는 매트 흉추 가동술, 선 자세에서 이루어지는 원반 회전, 그리고 10장에서 설명된 트라페즈 테이블에서 이루어지는 Twisty Cat, 또는 본 장의 고관절 치환술과 슬관절 치환술 단락에 있는 리포머 롱 박스에서 이루어지는 수정 버전 등이 있다. 적어도 몇 개월 동안 이들 운동을 수행한 후, *Mermaid*를 시작해야 한다.

숏 스파인/롱 스파인. 클라이언트가 통제된 굴곡을 달성할 때까지 어려움을 보이는 전환 지점을 찾는다. 그러므로 10장에서 설명된, 웨지를 가지고 Trap 위에서 이루어지는 롤-다운 운동으로 대체한다. 클라이언트가 통제 하에서 롤-다운과 Twisty Cat를 할 수 있으면, 이들 굴곡 운동을 시작한다.

리포머 위에서 이루어지는 Twist(비틀기) 운동. 비록 클라이언트가 스킬이 뛰어난 상급 수련생일지라도, 양 손과 발을 고정을 시켜 프레첼 모양을 만들어 케리지를 움직이며 전신을 움직이며 척추 회전운동 하는것을 피해야 한다. 비록 클라이언트가 상급자 일지라도.

롤링 라이크 어 볼/씰(seal). 클라이언트가 통제된 굴곡을 달성할 때까지 9장의 측방 구르기로 이것을 대신한다.

통증

통증이 존재할 때, 이완 신체 운동을 수행한다. 필요하다면, 의료팀과 상담한다.

- 9장의 프로프를 이용한 자세 이완술
- 8장의 풍선 호흡하기
- 9장의 압박 각인 운동

천골 불안정

출산을 한 클라이언트는 종종 천골 불안정을 경험한다. 필요하다면, 의료팀과 상담한다.

- 8장의 엎드린 자세에서 이루어진 천골 안정화 운동
- 8장의 효과적인 휴식
- 8장에서 독자적으로 수행된 이너 유닛

청소년, 과가동성, 여성 및 운동선수

청소년

SSPOT-2 A-D

7장의 SSPOT-2 평가는 청소년이 어떻게 진행되는지를 알려준다. SSPOT-2의 올바른 양식을 훈련하기 위해 8장에 있는 기본 초기 교육을 사용한다. SSPOT-1의 골반 불균형 해결은 성인에게 더 적합하다.

척추 고정술이나 수술하지 않은 청소년을 위한 전형적인 시작-중간 프로그램은 다음과 같다.

운동

모든 운동은 비대칭 큐잉을 포함한다:

- 9장의 아크 스트레칭으로 한쪽-폐 호흡하기
- 3가지 플랭크 버전으로 시작하는 SSPOT-2 선택된 운동: 이것은 7장과 8장에 있는 초기 교육의 개념을 사용한다.
- 8장의 매트: 웨지 압박하기
- 9장의 골반 브리지 상태에서의 풍선 불기
- 10장의 아크 프론 스위밍
- 7장의 SSPOT-2: X-롤
- 10장의 척추 교정 운동: 다월이나 미니-바를 가지고 넘어지고 이완하기
- 10장의 체어 요근 펌프
- 10장의 리포머 리버스 복부근육 운동
- 9장의 매직 서클로 8자 그리기: 정중선 발달 교차
- 10장의 겁에 질린 개구리 원 운동과 가위운동

계속

- ⚠ 옆으로 매달려서 풀-업 하기: A-C 세부 내용은 아래를 참조

⚠ *옆으로 매달려서 풀-업 하기: A-C*

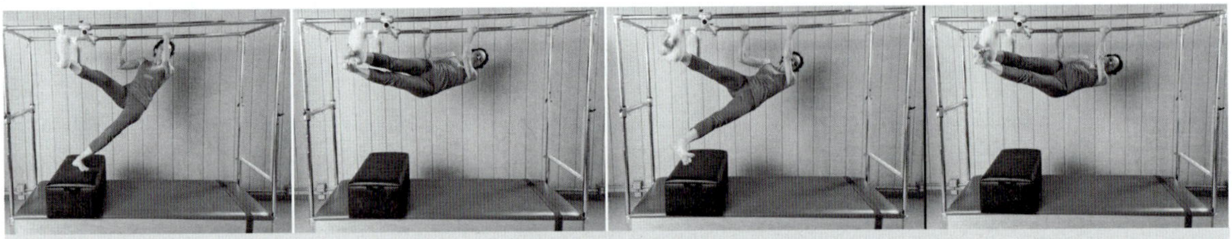

그림 12.1

청소년은 이 운동에 도전해 본다. 이 운동은 엘롱게이션과 근력을 향상시킨다. 이 운동은 SSPOT-2 Sidelying Shooting Star Hip Lift의 심화 버전이다. 필라테스 강사가 적절하게 청소년을 관찰하기 위해서는 충분한 근력을 보장해야 한다. 청소년이 최고의 운동을 할 수 있도록 준비시키려면 아래와 같은 이들 단계를 준수해야 한다:

- 먼저, 악력을 검사한다. 양 손으로 오버헤드 레일에 있는 그립핑 라이너를 잡는다. 청소년에게 중간지점에 서서 양쪽 오버헤드 레일을 양 손을 잡도록 지시한다.
- 양쪽 팔꿈치를 굴곡한 상태로 유지하고, 양쪽 무릎을 굽혀 양 손으로 체중을 얼마나 유지할 수 있는지를 검사한다.
- 몸을 약간 들어올리도록(풀-업) 지시한다.
- 테이블 위에 숏 박스를 배치한다. 클라이언트에게 숏 박스를 바라보도록 지시하고, 박스 위에 양 발로 서서 다시 한 번 풀-업을 하도록 지시한다.
- 마지막 단계는 한 발을 루프로 걸고, 나머지 발을 그대로 박스 위에 둔 상태에서 풀-업 근력을 검사한다.

양 손을 사용하는 동작이 안전하다는 느낌이 들면(테이블의 양쪽에서 한 손씩), 한 손 매달기 동작을 시도한다.

양 손은 제자리, 양 발은 테이블의 중간지점에 두고서 시작한다. 클라이언트에게 양 손을 오버헤드 레일의 바깥쪽으로 이동하도록 지시한다. 양 손으로 발 뒤쪽에 있는 오버헤드 레일을 갈고리 잡기처럼 잡는다.

중요한 점: 발에서 먼쪽 팔이 강한 팔이어야 한다. 양쪽 팔꿈치를 많이 굴곡하는 것이 안전성의 측면에서 매우 중요하다. 그 이유는 이 자세가 상완이두근의 역학적 이득을 가장 크게 만들기 때문이다. 먼쪽 손은 레일 밑에서 걸어준다. 발에서 가까운 손은 레일 위에서 잡는다.

박스 위로 걷고, 테이블 쪽인 측방으로 돌린다. 위쪽 다리를 앞쪽 루프 안으로 배치한다. 발이 루프 안에 유지되도록 발목을 매우 강하게 배측굴곡한다. 그 다음, 테이블 베드 위로 올라감으로써 클라이언트를 관찰할 준비를 한다. 클라이언트의 골반을 받쳐 준다. 클라이언트에게 아래쪽 다리를 들어올리도록 지시하고, 다리를 받쳐 준다. 클라이언트에게 풀-업(몸을 당겨 들어올리도록)을 하도록 지시한다. 클라이언트가 더 강해지면, 풀-업하고 있는 동안 클라이언트에게 양쪽 다리를 벌렸다 오므렸다 하도록 지시한다. 좌우를 각각 4회씩 반복한다.

✔ *Reformer Feet in Straps Leg Circles, Bow and Arrow, Frog: A-D**

*이들 리포머 운동이 전형적인 필라테스 운동이기 때문에, 이들을 자세히 설명하지 않을 것이다.

⚡ 스파인 롤(spine roll)과 함께 트라페즈 테이블에서의 아크 아치 운동.

이것은 SSPOT-2의 스쿼트와 롤-업이 결합된 것이다. 여기에서는 (A-D)를 설명하고 있다.

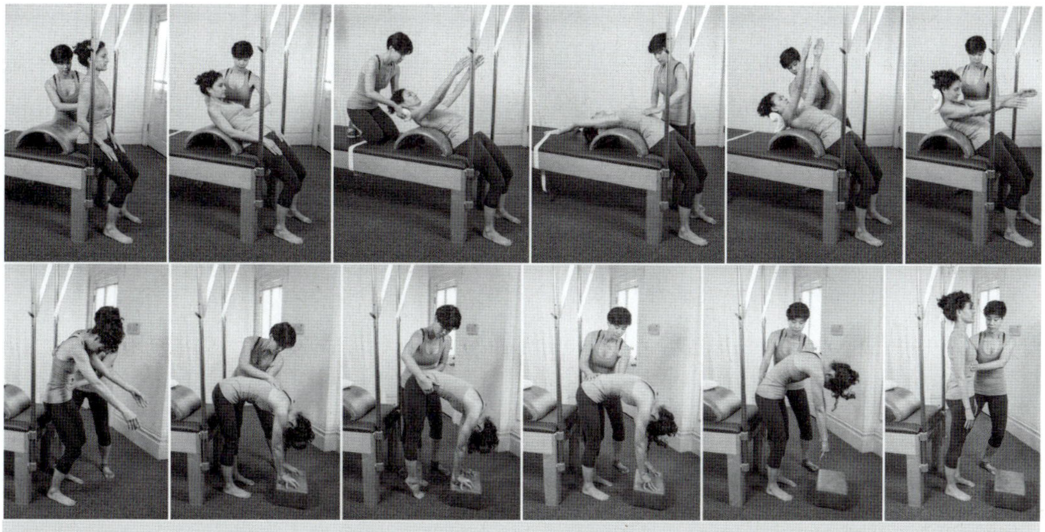

그림 12.2

훌륭한 마무리 운동인, 스파인 롤을 이용한 아크 아치의 사용은 적절한 서기 훈련 뿐만 아니라 운동 이후의 허리를 진정시키는데 매우 좋은 운동이다. 아크를 테이블 끝 가까이에 배치한다. 클라이언트에게 끝부분에 앉도록 유도한다.

척추로 아크를 압박한다. 양 손을 허리띠 밑으로 활주한다. 양 손을 벌린다. 골반 낙하산 들기로 안쪽 골반을 조절한다. 명치(solar plexus)를 활성화시킨다. 가능하면 어깨를 귀로부터 멀리 떨어지게 유지하지만, 양 팔을 머리 가까이에 붙인다. 3번 호흡을 한다.

들이쉬면서, 양 손을 이완한다. 양 손을 천장 쪽으로 뻗는다. 클라이언트에게 신체의 팽창 부위를 내려다보도록 지시한다. 양 손을 발 앞에 있는 벽 쪽으로 뻗는다. 아크로부터 몸을 들어올린다. 복부를 홀쭉하게 만든다. 양 손을 바닥이나 숏 박스 쪽으로 뻗는다. ASIS이 위쪽으로 올라가도록 유도한다. 골반 큐잉으로 클라이언트가 균형을 잡도록 지시하고, 손가락 쪽으로 체중이 실리도록 유도한다. 클라이언트에게 양쪽 발꿈치를 들어 올리도록 지시하고, 치골 위쪽에 있는 움푹한 곳을 유지하게 한다. 그런 다음, 한쪽 팔꿈치를 비틀어 천장 쪽으로 손을 뻗는다. 그 손을 다시 아래쪽으로 내린다. 이어서 다른 방향으로 비튼다. 꼬리뼈가 무거워지고, 또 머리도 무거워지도록 지시한다. 그 다음, 꼬리뼈와 발꿈치를 연결하여 꼬리가 무겁게 떨어지도록 유도한다. 롤-업을 실시한다. 이런 순서를 2번 더 반복한다.

과신전이 있는 사람을 위해

과신전은 좋지 못한 결합조직 상태이다. 과신전 관절은 육안이나 측각기로 측정했을 때 기대한 유연성 범위를 벗어난 경우이다. 비록 측만증이나 특별한 비대칭 상태가 아닐지라도, 종종 측만증은 관절 과가동성을 동반한다. 이런 과신전은 단일 만곡을 가진 측만증에서 더 많이 발생한다. 측만증 환자에게 운동을 통한 척추 가동성을 증가시키는 것이 적절한가에 대한 논란은 존재한다. 앞에서 Martha Hawes 박사에 의해 참조되었듯이, 척추 비대칭 환자에게 과신장을 조언하지 않는다. 특히 과가동성 환자의 경우, 기존의 느슨한 척추 분절은 통증, 관절 기능 상실 및 수술 필요 등을 일으키는 관절 불안정을 실제로 초래할 수 있다.

'불안정성(instability)'과 '불안전한(instable)'이란 단어를 혼동하지 않아야 한다. 척추 전문의들은 관절이나 가동분절(하나의 열로 이루어진 3개의 추골)이 말 그대로 짝운동으로 어느 정도 해체되고 벌어진다는 것을 의미하는 '불안정성'의 용어를 사용한다. '불안정한'의 단어는 안정성이 부족한 것을 의미하고, 필라테스 강사와 물리치료사의 세계에서는 코어와 관절 조절을 제대로 할 수 없음을 의미한다.

건강한 과가동성 관절도 존재할 수 있다. 그렇지만 자신들의 과가동성을 이해하지 못한 사람은 손상의 위험을 겪게 된다. 현명한 필라테스 강사의 역할은 클라이언트들이 그들의 최고 역학적 영역내에서 기능을 하도록 도와주는 것이고, 지지받지 못하는 관절의 끝 범위를 피하는 한편, 중간 범위 운동을 강화한다.

협응, 운동조절과 모든 관절에 대한 특별한 관심은 적절한 역학에 중요하다. 과신전 수준을 측정하는 7장의 지침을 사용한다(Knight 등, 2012). Ehlers-Danlos society는 최근에 과가동성에 대한 새로운 분류법을 제시했다. 필라테스 강사가 과신전 환자를 치료한다면, 이런 질환에 대해 친숙해야 한다(EDS 국제 분류법, 2017; Czaprowski 등, 2012).

운동

운동들의 전형적인 커리큘럼은 다음을 포함다:

- 10장의 흔들판을 이용해 발목/발 복합체를 조직화하고 안정화시킨다.
- 갈퀴 손을 사용하여 손목을 조직화하고 안정화시킨다(그림 12.3). 가능하다면, Long Stretch, Jackrabbit, 그리고 비슷한 운동에서 손가락과 같은 쪽에 엄지를 배치하여 풋바를 잡는다. 손목을 신전하고 손꿈치로만 바를 잡아서는 안 된다.
- 10장의 트라페즈 테이블의 사이드라잉 바를 이용하여 넘어지고 이완하기
- 10장의 체어 요근 펌프

안정한 등척성 척추에 집중한다:

- 8장의 이너 유닛
- 10장의 No-스프링 복부 근육 운동

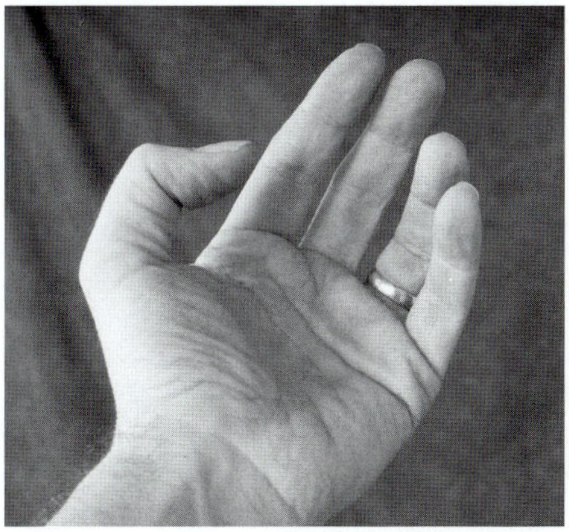

그림 12.3
갈퀴손 자세는 중립의 손목의 중립 자세를 도와준다.

- 베이스(스탠딩 플랫폼)에서 리포머 캐리지를 밀고 나간다.
  - 캐리지 위에서 pulley를 향한 inner unit position으로부터 시작한다. 빨강 하나와 파랑 하나의 스프링을 사용한다. 캐리지를 밀어낸다. 삼각형 자세로부터 플랭크 자세까지 3회 미끄러지며, 캐리지를 inner unit를 거쳐서 베이스까지 복귀한다.

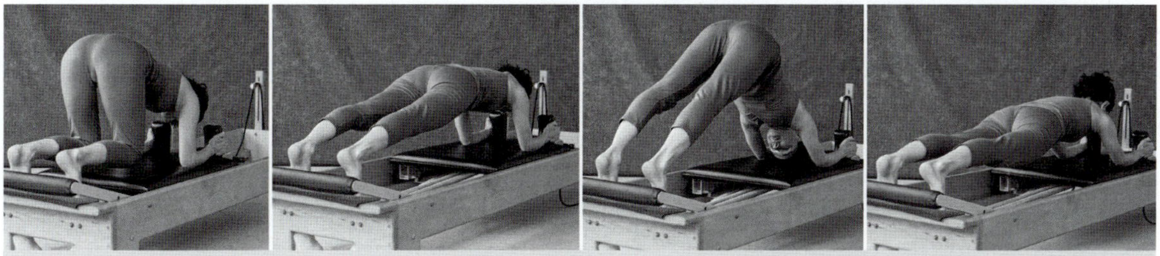

그림 12.4

- 선 자세에서 내전근 균형 잡기: 이 운동은 외반슬에 유익하다. 가능하면 다리 사이의 높은 지점에 공을 배치한다. 1st parallel 자세로 서기 자세를 취한다. 부분 스쿼트를 수행한다. 무릎을 편 상태로 발꿈치를 들어올렸다 내렸다 반복한다. 양쪽 모두 6회 반복한다(그림 12.5 참고).
- 10장의 공 운동
- 청소년 단락의 척추 교정 운동에서 폴을 이용하여 완전히 측방굴곡을 한다.
- 청소년 단락에 있는 체어 요근 펌프(그림 10.4 참고)
- 청소년 단락에 있는 스파인 롤과 함께 이루어지는 아크 아치(그림 12.2 참고)

계속

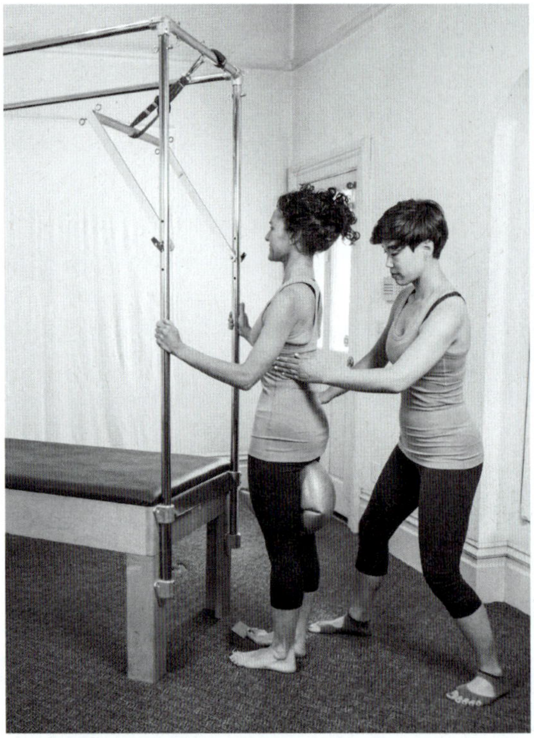

그림 12.5

근막 스트레칭

여기에 제시된 여러 가지 스트레칭은 청소년을 위한 것이고, 행위 예술가를 포함한 다른 사람에게도 적합할 수 있다. 과가동성을 가진 사람들도 타이트한 근육 당김과 관절 탈구를 피하기 위해 근막 스트레칭을 필요로 한다. 고관절과 양쪽 다리를 스트레칭하는 하나의 일반적인 이점은 공연에 필요한 스트레칭을 사용하거나 습득하길 원하는 사람들이 고관절과 다리 대신에 척추를 과도하게 신장하는 것이다. 이들 신장을 통해 중립의 척추를 유지하려 한다.

청소년은 성년기가 요추에 영향을 주기 전에 스트레칭을 통해 뚜렷한 변화를 만들 수 있는 기회 때문에, 스트레칭으로부터 이점을 얻는다. 폼 롤러, 볼 바디-롤링, 그리고 막대를 이용한 근막 자가-이완법을 배우는 것이 신장과 순환을 촉진하는데 매우 중요하다. 여기에서 볼 수 있듯이, 이것은 직접적인 스트레칭을 강화한다.

스트레칭 습득의 전체 범위는 본 책의 범위를 벗어나는 것이다. 스트레칭 프로그램에 대해 자세히 알고 싶으면, 'Stretching'과 같은 나의 다른 책을 참고하기 바란다. 공연을 위한 완벽한 스트레칭 습득 프로그램은 플로우 스트레칭, 바레 스트레칭 및 풋-인-핸드 스탠드 스트레칭 등을 수반한다.

여기서는 고관절 해리를 촉진하는 트라페즈 테이블에서 이루어지는 스트레칭을 보여줄 것이다.

프론트 스트레칭

트라페즈 테이블 위에서 선 자세를 취한다. 양쪽 다리를 11자 자세로 서 있도록 하고, 고관절을 중립 회전으로 유지한다(그림 12.6).

- 편한 쪽부터 먼저 시작한다. 한쪽 발을 슬라이딩 사이드 바 위에 배치한다. 지탱하는 발 쪽의 발꿈치를 들어올리고, 앞쪽 고관절을 깊게 굴곡한다. 골반이 좌우 어느 쪽으로도 치우치지 않고, 정면을 향하게 유지한다. 지탱하는 다리 쪽의 골반 앞부분에서 신장이 일어나는 느낌을 가진다. 호흡을 5회 실시한다.
- 지탱하는 다리 쪽의 발꿈치를 내리고, 위쪽 무릎이 잠김되지 않는 범위에서 곧게 펴 준다. 위쪽 무릎을 향해 머리를 숙인다.
- 양쪽 다리 사이의 간격을 체크한다. 한쪽으로 쏠리지 않도록 한다. 5회 호흡을 한다. 2번 더 반복하고, 다른 쪽으로 넘어간다.

사이드 스트레칭

사이드 스트레칭을 위해, 한쪽 발을 사이드 바 위에 올리고, 오버헤드 바를 잡는다(그림 12.7). 지탱하는 쪽 다리가 바 위에 올린 발보다 뒤쪽에 위치해야 한다. 그렇지 않으면, 고관절이 하이킹될 것이다. 지탱하는 쪽 다리의 무릎은 두 번째 발가락과 일직선되게 유도한다. 양쪽 다리를 평행하지 않은 필라테스 'V'자 모양으로 배치한다. 양쪽 다리를 굴곡하고 6회 호흡을 한다. 몸을 위쪽으로 곧게 펴주면서, 한 번 더 반복한다.

뒤쪽으로 다리 신장하기

- 트라페즈 테이블은 이런 스트레칭을 가능하게 만들어준다(그림 12.8). 슬라이딩 사이드 바 위에 한쪽 발등을 배치한다. 패드를 받쳐 주는 것이 도움된다. 그런 다음, 몸통을 그 발로부터 멀어지도록 돌리며, 오버헤드 레일을 잡는다.
- 완전한 라인을 만들기 위해 손을 이동시키고, 또 뒤쪽 발에서 더 멀어지도록 그 발을 홉핑

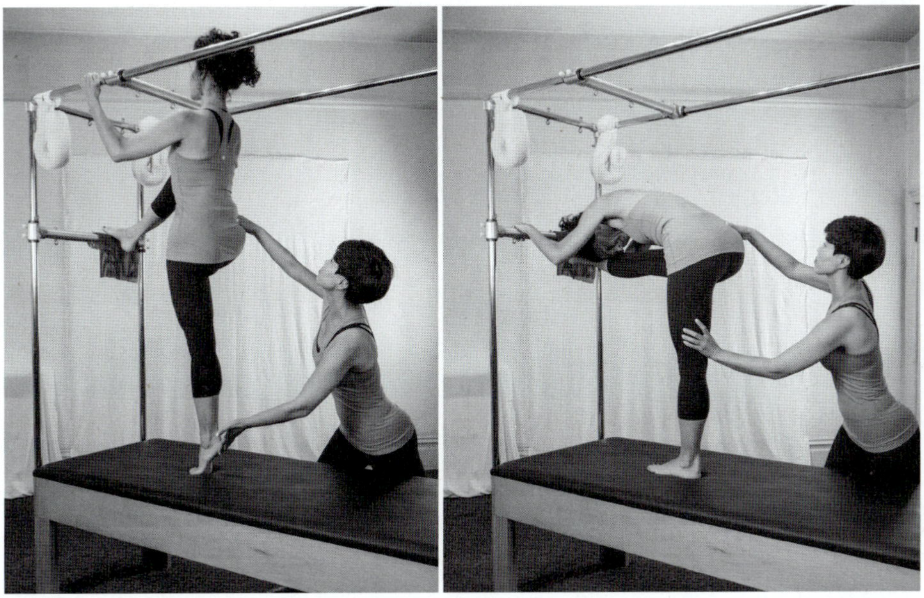

그림 12.6

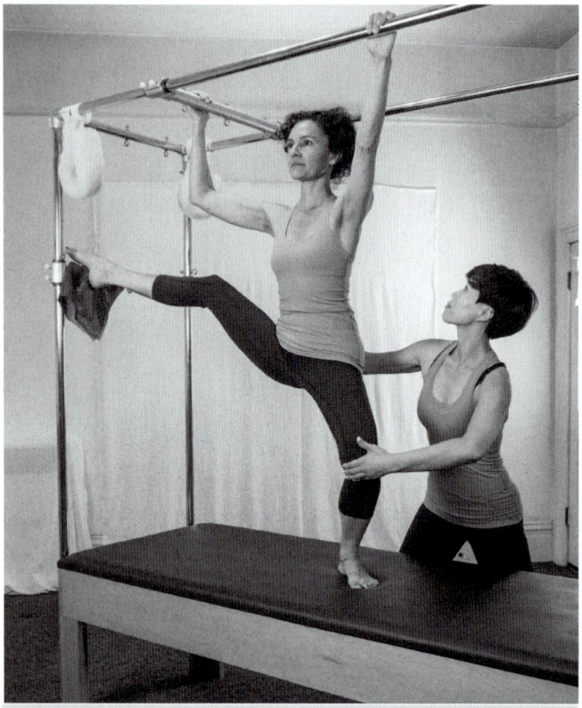

그림 12.7

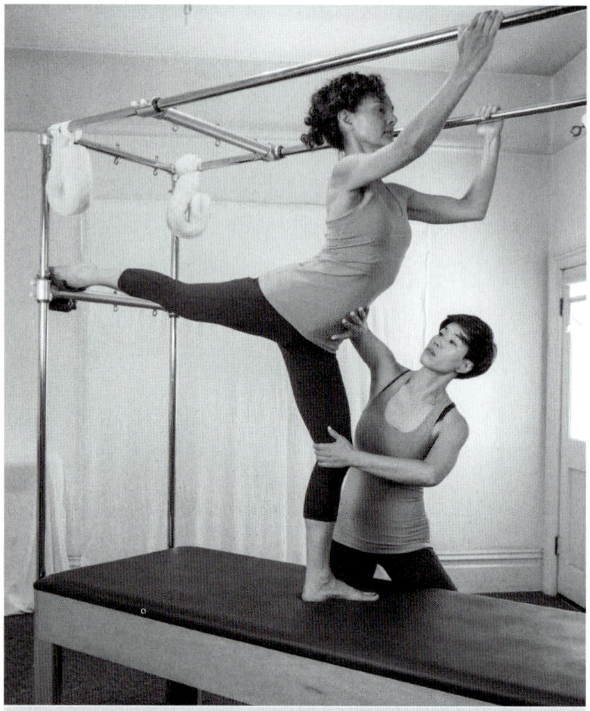

그림 12.8

(깡충 뛴다)한다. 양쪽 다리는 필라테스 'V' 자를 취한다. 아래쪽 무릎을 굽혔다 편다. 호흡 횡격막을 통해 앞쪽 골반을 위로 들어올리도록 지시하고, 척추가 압박되지 않도록 양 팔로 체중을 지탱한다.

- 이 움직임의 의도를 알기 위해 Peter Lewton-Brain 박사(3장 참고)에 의한 프리젠테이션을 상기한다.

운동선수를 위한 프로그램

운동경기에 참여하는 청소년이나 성인들은 아래의 운동들과 함께 특별한 양쪽 다리의 컨디셔닝과 균형을 필요로 한다:

- 10장의 골반을 위한 기능 해결 단락에서 제시된 공 운동
- 10장의 골반을 위한 기능 해결 단락에서 제시된 흔들판 시리즈

측만증: 여성

측만증과 골반 통증

측만증은 여성의 골반 통증과 연관이 있다. 필라테스 강사들은 산전 클라이언트와 출산 클라이언트에 대한 지지와 유방암 환자에 대한 지지에 대해 교육을 받는다. 이것은 필라테스 강사가 팀을 분명히 필요로 하는 상황이다. 그러나 다음의 내용은 척추 비대칭과 연관된 다수의 질환에 대한 통찰력을 필라테스 강사에게 제공한다.

골반 통증은 종종 고관절 내회전근과 외회전근의 긴장도 증가나 감소, 고관절 굴곡근의 단축, 그리고 근막 비정상에 의해 발생한다.

골반저 통증의 증상은 치골 위쪽, 회음부, 골반저 부위나 깊은 직장 등에서 일어난다.

근거에 따르면, 골반 통증의 비율은 측만증이 없는 사람보다 측만증을 가진 사람들에게서 더 높다는 것이다. 골반 통증과 요통은 그들의 근접성 때문에 종종 관련성을 가진다. 측만증은 골반 관절의 정렬, 골반 근육의 긴장도, 그리고 주변의 조직에 대해 신경의 연관성 등에 영향을 줄 수 있다(Tate, 2015).

측만증과 임신

필라테스 강사는 측만증 환자의 임신 동안에 증가하는 다양한 위험을 반드시 인식해야 한다. 폐활량과 잔기량을 감소시킬 수 있는 횡격막의 자연스런 상방 변위에 대한 환자의 적응이 어려워 질 수 있기 때문에, 호흡 지원이 필요할 수 있다.

필라테스 강사는 임신과 측만증 뿐만 아니라, EDS의 과신전 환자와의 추가 단계를 취할 필요가 있음을 알아야 한다. 이들 클라이언트들은 자궁 출혈과 파열, 유산 및 자궁경부 무력증에 의한 조산에 대한 고위험을 가지고 있다.

심한 측만증 환자는 분만 시 척추 마취가 불가능할 수 있다. 필라테스 강사는 산파, 조산사 또는 안전한 출산을 위해 클라이언트를 준비시킬 기타 제공자들과 협력하고, 그들을 격려해야 한다.

필라테스 강사의 역할은 가정과 일터에서의 생활 뿐만 아니라, 운동할 때 관절을 편안하게 하고, 또 중력 중심의 이동에 대한 교육을 클라이언트에게 실시한다(McNaughton 등, 2008).

측만증과 골반장기 탈출

측만증 여성이 특히 과신전을 가지고 있다면, 골반 장기가 탈출할 위험이 높아진다.

이런 현상은 결합조직 인대가 약하거나 척주의 하중 변화로 인한 불균형 때문에 일어난다. 결과적으로, 방광, 질, 요도 및 직장 등이 아래로 처질 수 있다.

요실금도 이런 상태의 공통된 증상이다. 연구에 따르면, 케겔 운동이 이들 질환에 도움을 주지 못한다는 것이다. 단일 케겔 운동만으로 늘어난 근막 슬링을 완전히 해결할 수 없기 때문에, 수준 높은 필라테스 강사들은 완전한 골반 코어 건강에 관심을 가져야 한다(Women International Pharmacy, 2013).

클라이언트가 어떤 탈출증(자궁, 질, 방광 및 직장)을 가졌던 간에, 중요한 것은 골반 풀-업 조절이 달성되기 전까지 롤링-다운과 같은 스파인 롤링을 피하는 것이다. 그 이유는 클라이언트의 체중에 의해 골반이 아래쪽으로 눌리기 때문이다.

골반저 안에 들어 있는 1개 건포도를 위쪽으로 들어 올린다고 상상해 보자. 골반 바닥에 있는 4개의 뼈지점(2개의 좌골, 치골 및 미골)을 확인한다. 앉은 자세를 취할 때 치골을 꼬리뼈 쪽으로 가져가고(치골직장근), 한 쪽 좌골을 다른 쪽 좌골로 가져간다(좌미근/미골근/quadratus femoris).

그런 다음, 마치 건포도를 고무끈에 매달고, 이것을 머리쪽으로 끌어올리듯이, 좌골과 미골 사이의 연부조직(좌미근)을 머리 쪽(골반저의 후방)으로 들어올린다고 상상해 보자.

간단한 다른 버전은 앞쪽의 요도와 뒤쪽의 직장을 머리쪽으로 펼쳐지는 낙하산처럼 상상하는 것이다. 척추 중립의 누운 자세에서 이전 단락의 운동을 수행하는 것이 이런 질환의 사람에게 가장 우선시 되는 운동이다.

옆으로 누운 자세에서 이루어지는 운동은 내장기를 중력 하중으로부터 벗어나게 하는 좋은 방법이다. 고무끈 풀-업 이미지를 사용하는 한발 서기 운동과 후방 골반저에 집중한다.

탈출증 클라이언트는 상태를 조절하기 위해 횡격막의 아웃 링처럼 생긴 착탈식 의료 장비인 페사리(pessary) 장비의 사용을 필요로 할 것이다. 여러분은 사용되고 있는 어떤 장비가 무엇인지를 알아야 하고, 또 의료팀의 권장사항을 인식해야 한다.

측만증, 골다공증 및 운동 기량

골다공증은 노화, 특히 폐경기 이후의 여성과 관련되지만, 남성도 마찬가지다. 사실, 남성이 70세일 때, 여성과 같은 수준의 위험을 가진다(Osteoporosis in men, 2017).

여성의 경우, 측만증은 낮은 BMI와의 연관성 때문에 골다공증과 연관된다. 부가적으로, 골다공증은 여성의 운동 기량과도 연관된다. 1998년에 American College of Sports Medicine은 이런 이슈에 대한 자세 논문을 발표했다. 스포츠에 참여하는 여성의 위험과 관련되는 3가지 문제를 확인했다: 무월경(월경주기 상실이나 붕괴), 섭식장애와 골다공증(여성 운동선수의 삼중고, 2011). 또한 측만증은 calmodulin과 같은 뼈세포결합 효소의 이상과 연관된다(Rowe, 2004).

30대의 젊은 여성은 여전히 뼈 생성기에 있기 때문에, 골다공증을 가진 허약한 50대나 60대의 여성과는 다른 접근법을 요구한다.

FORE(Foundation for Osteoporosis and Research) 미팅에서, 한 내분비 전문의는 뼈가 가늘어지기 시작하는 첫 번째 10년 동안에는 손목이 골절될 위험이 가장 크다고 말했다. 뼈가 가늘어지는 두 번째 10년 동안에는 흉추가 위험에 놓이고, 또 세 번째 10년 동안에는 고관절이 가장 위험에 놓인다고 말했다. 이런 이유 때문에, SSPOT-2의 로터서리 플랭크와 같이, 매트에서 이루어지는 팔 체중부하 운동에 집중한다. 그리고 10장에서 소개된 엎드린 자세의 많은 운동과 골반 기능 운동을 포함해야 한다.

어린 여성(청소년과 소녀)

어린 여성은 위에서 설명된 운동선수의 삼중고(낮은 BMI, 스트레스 골절과 스트레스 반응, 골절 까지는 아니지만 뼈 손상) 때문에 낮은 골밀도의 위험에 놓일 수 있고, 이런 삼중고는 청소년 특발성 측만증과 결합될 수 있다(여성 운동선수의 삼중고 2011; Burwell 등, 2009).

더욱이, 측만증을 가진 어린 소녀의 경우에는 뼈감소증(뼈가 얇아지는)이나 골다공증의 확인이 어려운데, 그 이유는 전통적인 선별검사가 폐경기 이후에 이루어지기 때문이다.

젊은 여성과 소녀들의 경우, 관절 손상 뿐만 아니라, 사고(골절 초래) 제한을 위해 필라테스 강사를 이용하는 예방적 컨디셔닝과 기능 훈련을 결합한다(Borghuis 등, 2008).

전반적인 성인 훈련과 수정 버전

어떻게 진행되는지에 대한 내용을 제공하기 위해, 7장의 평가로부터 시작한다. 비대칭 큐잉을 설정하고, 클라이언트에게 적합한 골반 불균형 교정 운동을 시작한다. 이런 교정 운동은 8장의 초기 교육 자세에 잘 맞는다.

성인들은 균형과 일어서기에 꼭 필요하고 유용한 스킬인, 골반 안에 자신의 중력중심을 들어 올리는 능력을 잃어버린다. 성인들은 발목 염좌와 분만 손상과 같은 전형적인 생활 손상 때문에, 보상작용을 하게 된다.

골관절염이 흔히 노화로 인해 발생하기 때문에, 척추의 가동범위를 확장시킴으로써 보존해야 한다. 8장의 아크 스트레칭으로 재량권을 사용한다. 만약 강직이 존재한다면, 근막 라인을 안전하게 확장하기 위해 10장의 원반 회전 운동으로 대체한다. 8장과 10장의 다양한 신경발달 자세에 웨지를 사용한다.

매우 느린 진전을 기대하고, 척추를 세로로 길어지게(axial elongation) 감압에 집중한다. 성인을 위한 전형적인 시작 프로그램은 현재의 이슈에 관심을 갖지 않으며 일반적으로 다음과 같다:

운동

- 10장의 트라페즈 테이블 위에서 이루어지는 롤-다운
- 10장의 원반 회전
- 8장의 이너 유닛(inner unit)
- 8장의 골반저 운동
- 리포머: 오목한 늑곽/가벼운 쪽 늑곽 밑에 Activ-Wedge®를 배치하고, 또다른 웨지를 가벼운 쪽 골반밑에 수직으로 배치한 상태에서 압박과 풋 워크 운동을 한다. 익숙한 풋 워크 시리즈를 사용한다.
- 7장에 있는 SSPOT-2의 부분 옆으로 누운 자세에서 이루어지는 고관절 들기
- 10장의 타워나 트라페즈 테이블 위에서 이루어지는 4-D de-로테이션
- 10장의 웨지를 이용한 체어 요근 펌프
- 웨지를 이용한 리포머에서 이루어지는 다리 서클
- 전통적인 다리 서클 시리즈를 사용한다
- 10의 웨지를 이용한 리포머 위에서 이루어지는 엘리펀트 운동
- 10장의 흔들판: 양 발 균형잡기와 한 발 균형잡기

노인

사례

장기간의 2형 당뇨병으로 고생했던 나의 클라이언트는 척추 감염되었고, 이것에 의해 심한 후만증과 측방굴곡이 발생했다. 나는 트라페즈 테이블 위에서 부드러운 팔과 흔들림 동작을 통해 그를 지지했다. 죽음에 가까운 상태일지라도, 그는 다른 사람과의 접촉과 만남에 감사했다.

측만증과 비대칭을 가진 여성 노인이 특별히 취약하다. 여성은 더 오래 살고, 측만증을 더 많이 가지고, 관절치환술을 더 많이 받을 것 같다(Kirkwood, 2010).

관절치환술의 필요성은 골관절염을 초래하는 신체 보상작용 때문에, 종종 동반질환으로서 발생한다(Levine 등, 2009). 관절염의 발병은 척추 비대칭 사람에게 흔한 일이다.

척추 관절염은 척추 비대칭과 관련된다. 청소년기에 발생하거나 성년기에 발현되는 측만증은 노화로 진행되는 경향이 있고, 가끔 나이가 증가할 때 빠르게 진행하고, 성인이 될 때 퇴행성 측만증이 될 수 있다.

아무런 외견상 문제가 없을 때도, 많은 사람들이 척추 비대칭에 대해 우려를 한다. 심지어 통증이 없을 때도, 척추 비대칭을 치료해야 하는 이유는 무수히 많다.

치료된 척추 비대칭과 치료되지 않은 척추 비대칭에 대한 장기간 진전의 자연스런 역사는 완전히 연구되지 않았다. 그러나 기존 증거에 따르면, 어떤 종류의 관심도 없는 자발적인 호전은 실용적인 접근방식이 되지 못한다고 했다.

청소년 특발성 측만증을 가진 1476명을 대상으로 한 Saint Justine Cohort 연구에 따르면, 보행, 사회화, 들기 및 통증 관리를 방해하는 요통이 삶의 후반부에서 상당한 장애와 핸디캡을 초래한다고 했다(Mayo 등, 1994).

퇴행성 관절 질환

디스크 질환으로도 알려진 퇴행성 관절 질환(DJD)은 척추의 관절염이고, 척수신경이 나오는 추간공을 협착시키고 강직을 일으킨다. 이 질환은 굴곡과 견인을 통한 감압을 필요로 한다.

그러나 만약 골다공증이 존재한다면, 오직 척추의 중립위만 이용하고, 호흡운동(특히, 엎드린 자세)으로 대체한다.

굴곡운동을 통한 요추골반 리듬의 향상은 추골의 견인을 촉진한다. 이런 유익한 리스트들을 여러분의 업무 안에 포함시킨다(아래 참고). 가능하다면 언제든지 오목한 영역의 감압을 항상 지시한다.

척추전방전위증

척추전방전위증은 하나의 추골이 다른 추골보다 전방으로 미끄러져 나온 것이며, 정상적인 시상면 'S' 자 만곡을 깨뜨린다. 이것은 만곡 사이의 전이 지점에서 주로 발생한다.

표 12.1
측만증에서 휘어짐 진행의 발생율: 성인

연구	사례의 수	착수시 콥스 각도(범위)	진행율
Ascani와 동료 1986	187	<20 - >60°	100%
Bjerkrein & Hassan 1982	70	10 - 154°	60%
Collis & Ponseti 1969	134	<50 - >100°	69%
Korovessis와 동료 1994	91	>10°	67%
Weinstein & Ponseti 1983	102	15 - 135°	68%

출처: Hawes, M.C.(2010). Scoliosis and the Human Spine. Willowship Press, p. 25. 허용: Martha C. Hawes.

청소년이든 성인이든 관계없이, 비대칭 척추를 가진 대부분은 척추전방전위증의 효과를 어느 정도 가진다. 그러나 일부 사람은 특별한 척추전방전위증의 위험을 가지기도 한다. 대개 그들은 의학적 진단을 받았기 때문에 자신의 상태에 대해 잘 알고 있다.

일반적으로 통제된 굴곡 운동과 호흡 운동이 이런 질환에 가장 많이 도움된다. 중립의 척추는 스웨이 백과 허리 압박이 일어나지 않도록 모니터링을 필요로 한다. 척추의 회전과 신전을 피한다: 특히 팔과 다리를 뻗은 상태에서 회전하는 것을 피한다(Richardson 등, 2004).

이런 사람에게 회전 원반을 사용하지 않는다. 다음 운동을 시도한다. 통증이 없는 범위 내에서 운동을 수행해야 한다. 회전 원반의 사용은 금기시된다.

운동

- 10장의 손을 거상한 상태에서 원반 회전
- 10장의 웨지를 이용한 트라페즈 테이블 위에서 이루어지는 롤링-업/롤링-다운
- Twisty Cat(그림 12.13 참고)
- 10장의 웨지를 이용한 엘리펀트 운동

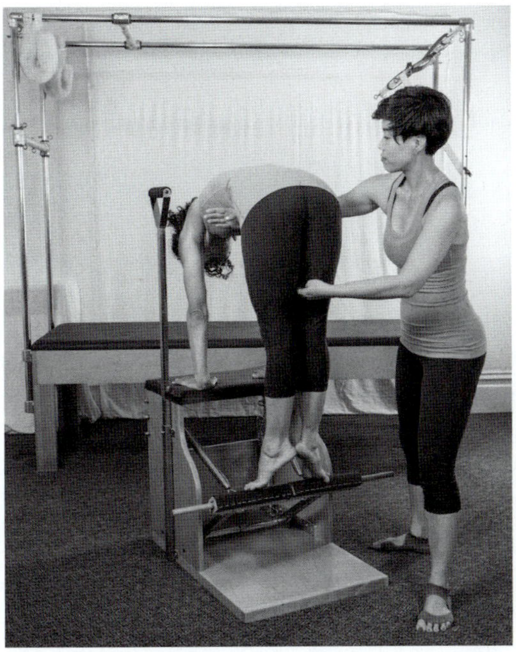

그림 12.9

이런 전통적인 의자 운동은 척추 감압을 필요로 하는 사람에게 도움을 준다. 깊은 굴곡을 통한 오목한 늑골과 허리를 확장하기 위해 비대칭 큐잉을 사용한다. 골반 이동의 균형을 충족시키기 위해 내전근의 사용을 큐잉한다.

운동

- 10장의 웨지를 이용한 트라페즈 테이블 위에서 이루어진 롤-업/롤 다운
- 비대칭과 골반 내전근의 큐잉과 함께, chair with pike
- ⚡ 숏 박스 지지를 이용한 복부 마사지 버전: A-D

파트 A. 복부 마사지 버전을 위해 1개의 빨간색 스프링과 1개의 파란색 스프링을 사용한다.

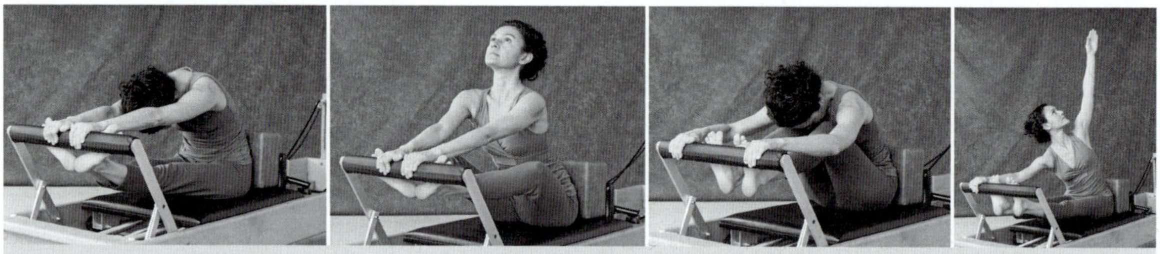

그림 12.10

작은 박스를 어깨 받침대에 배치한다. 중족골을 풋바에 1st parallel 자세로 배치한다. 양 손으로 풋바를 잡는다. 들이쉰 후, 내쉬면서 양쪽 다리를 뻗고, 복부를 홀쭉하게 하면서(hollowing) 뒤쪽으로 당긴다. 앞쪽으로부터 늑골의 오목한 영역을 팽창하도록 부드럽게 큐잉을 한다. 3회 호흡한다. 들이쉰 후, 동작을 거꾸로 수행한다. 즉, 고관절을 굴곡하고, 척추를 신전한다.

늑골을 허리쪽으로 부드럽게 내림으로써 늑곽의 볼록 부위를 하강한다. 볼록 부위가 요추에서 너무 크면, 이 위치에서 동일한 기법을 사용한다. 4회 더 반복한다.

파트 B.

양 발을 풋바 위에 필라테스 'V'로 배치한다. 'V'자 안쪽에 양 손을 배치하여 풋바를 잡는다. 들이쉰 후, 내쉰다.

양쪽 다리를 길게 뻗는다. 동시에 팔을 위쪽으로 뻗고, 어깨로부터 멀어지는 대각선 방향으로 팔을 무지개 모양으로 만든다. 흉추를 회전시키는 각도로 신체를 기울인다. 내쉬면서 동작을 거꾸로 수행한다: 양쪽 고관절과 척추를 동시에 굴곡하면서, 손을 뻗어 천장을 페인트칠 하듯이 움직이고 다시 풋 바로 되돌아온다. 양측을 교대로 4회 더 반복한다.

추간판 탈출증

추간판 탈출증은 우선적으로 치료가 필요한 심각한 상태이다. 장기간의 누운 자세를 포함한 모든 형태의 굴곡 자세를 피해야 한다. 누운 자세를 취할 때나 잠 잘 때 요추 밑에 수건을 접어서 배치한다.

다리 서클 운동을 포함하여 누운 자세에서 다리를 수평보다 약 45° 아래로 배치한 상태에서 다리 운동을 해서는 안 된다. 엎드린 자세가 유익하다. 요추 안정성이 핵심이다.

- 8장의 이너 유닛

- 8장의 등척성 바디 세팅
- 8장의 엎드린 자세에서의 천골 안정화
- 8장의 복횡근(TA) 교정 운동에서 나온 옆으로 누운 자세에서 이루어지는 천골 안정화 운동
- 8장의 모든 신경발달 자세

고관절 치환술과 슬관절 치환술

고관절 치환술과 슬관절 치환술 모두는 내전근과 반대쪽 복사근을 협응하는 전방 가쪽 사슬(anterior outer chain)에 영향을 준다. 거의 모든 근막 라인이 영향을 받는다.

반흔조직의 형성 때문에, 심층 전두면 라인과 측방 라인과 나선 라인이 방해를 받는다. 위아래로 향하는 다리의 사슬 안으로 형성하는 회전 보상작용은 비틀림, 통증 및 불편을 초래한다.

9장의 아크 스트레칭 운동을 피한다. 측만증 의료팀의 모든 주의사항을 준수한다. 척추의 중립 상태에서 전신 근력에 집중한다. 다리를 교차하는 것을 피한다. 서기 자세 운동부터 시작하거나 완전 치유가 일어나기 시작할 때까지 물리치료사가 추천하는 간단한 매트 운동을 시작한다.

고관절 치환술과 슬관절 치환술을 위한 근막 스트레칭

이들 2가지 스트레칭은 근육 링크가 재협응하는데 필요한 다중 방향의 근막 스트레칭을 직접 해결한다. 5~10분 이상 이 스트레칭을 유지해서는 안 된다.

좋은 운동들은 다음과 같다:

운동

☑ *파트 A. 수정된 Magician Elongation: A–D*

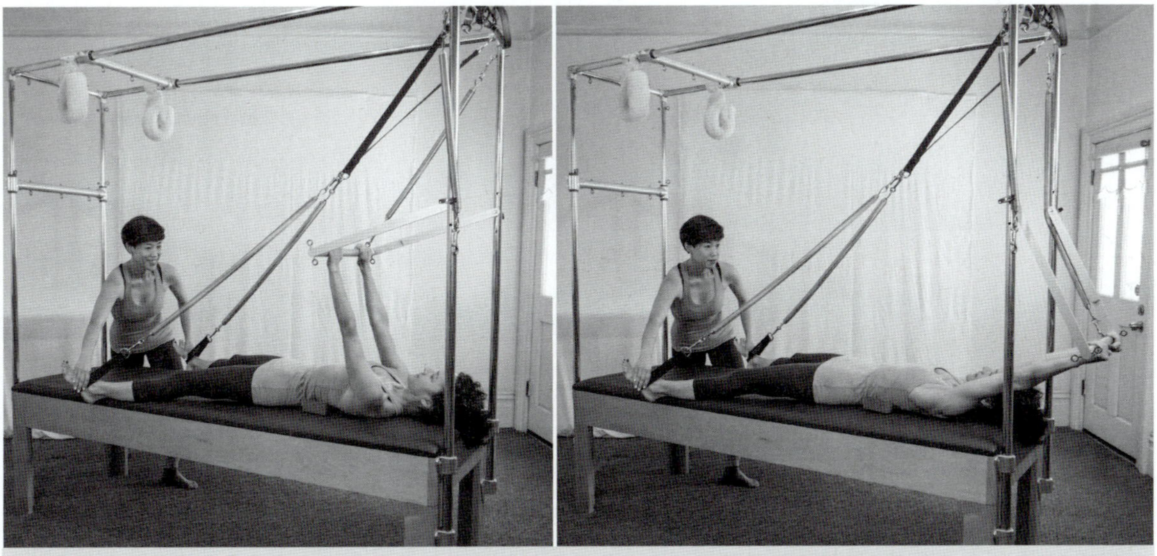

그림 12.11

계속

D-링 리포머 풋 스트랩에 한 쌍의 노란색 스프링을 연결한다. 양 발을 풋 루프 안에 배치한다. 푸쉬-쓰루-바를 이용하여 머리 뒤로 양쪽 팔을 길게 뻗는다. 비대칭 큐잉과 웨지를 이용한다. 1개의 웨지는 가벼운 쪽 골반 밑에 배치하고, 다른 1개는 매트에 덜 접촉된 늑곽 밑에 배치한다. 이것을 유지하고, 5~10회 호흡한다.

파트 B. 다리 곧게 뻗기: A-D

이 운동은 내반슬과 외반슬 모두에 유익하다. 롱-시트를 취하는데, 가능하면 거울 앞에서 취한다. 강한 신장 밴드로 허벅지를 감싸고, 고무밴드를 엄지발가락에 건다. 그리고 양쪽 무릎 사이에 공을 배치한다. 웨지를 무거운 쪽 골반 밑의 좌골결절과 미골 사이에 배치할 수 있고, 수술받은 사람의 경우는 가벼운 쪽 골반 밑에 배치할 수 있다. 두 번째 발가락을 슬개골의 중간 지점과 고관절(바지 라인의 중간지점)과 일직선으로 배치한다. 가쪽 허벅지의 둘레를 확인한다. 둘레가 작은 쪽에서 허벅지를 중간선으로부터 멀어지는 방향으로 약간 압박하도록 지시한다. 그런 다음, 공을 머리 위로 들어올리고, 이 자세를 유지하게 한다.

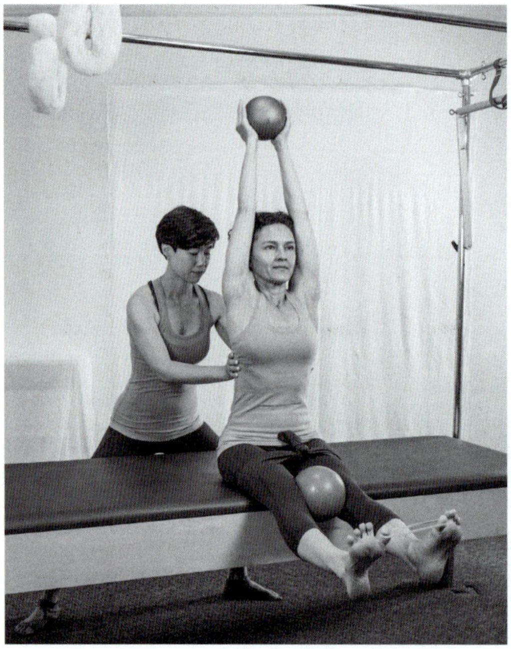

그림 12.12

클라이언트에게 특별한 비대칭 큐잉을 지시한다. 그런 다음, 들이쉰 후 키를 크게 하고, 내쉬면서 키를 더 크게 하도록 지시한다. 1~2분 동안 이 자세를 유지한다.

- 10장의 체어 요근 펌프
- 10장의 웨지를 이용한 엘리펀트 운동
- 10장의 거꾸로된 자세에서의 고관절 외전 운동

거꾸로된 자세에서 이루어지는 고관절 외전 운동은 슬관절 치환술 환자에게만 적용되고, 고관절 치환술 환자에게는 적합하지 않음에 주의한다.

운동

- ⚠ *리포머 위에 롱 박스를 올려놓고 양 손을 배치한 상태에서의 Twisty Cat: A-D*

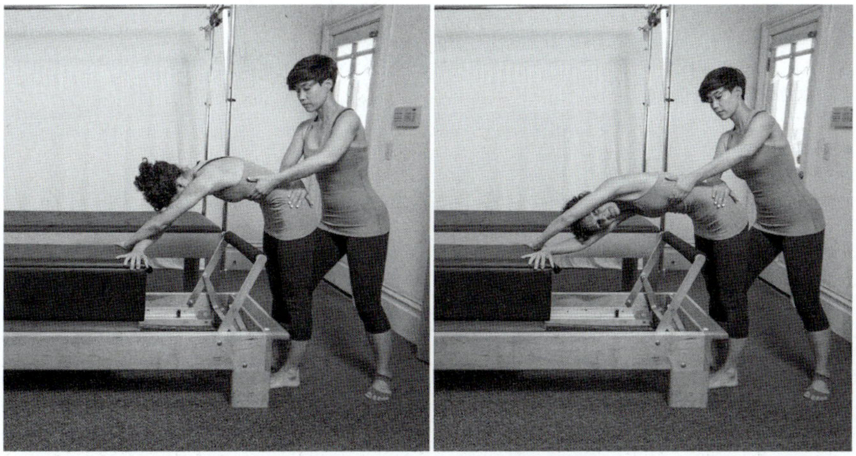

그림 12.13

이 운동은 내가 매우 좋아하는 운동이다. 수직 압박 검사를 통해 짧은 쪽 손의 뻗기를 결정한다. 푸쉬-아웃 이후 다시 원래대로 돌아올 때, 오목한 늑골 영역을 확장하도록 지시한다.

1개의 파란색 스프링을 사용한다. 비틀기가 쉬운 쪽부터 시작한다. 만약 여러분이 좌측으로 더 쉽게 비튼다면, 우측 팔을 좌측 팔 밑에 배치한다. 다리의 자세는 1st parallel 자세이다. 허리를 오목하게 만든다. 내쉬면서, 다리를 풋바로 움직이고 그 위로 몸을 숙인다. 클라이언트에게 풋바를 움직이지 않도록 지시한다. 양 팔과 척추를 길게 뻗는다. 좌측 팔꿈치를 들어 올리고, 그 밑을 쳐다 본다. 그런 다음, 디-로테이션하고, 오목한 늑골을 들어올리도록 지시한다. 캐리지가 클라이언트를 다시 원래 위치로 밀도록 내버려 둔다. 각 방향으로 5회씩 수행한다.

척추의 수술후 상태와 기본 신전을 요구하는 기타 상태

척추 고정술, 척추 골극성 통증, 그리고 골다공증으로 인한 뼈 약화를 가진 클라이언트도 코어 근력 강화를 필요로 한다. 정적 자세에서 이루어지는 심층 근조직 활성화의 강화가 이런 그룹에 도움이 된다. 심층 근조직의 강화는 척추 움직임이 없이 스프링과 캐리지의 도움으로 이루어지는 팔운동과 호흡 운동으로도 가능하다.

네발자세, 앞쪽 허리를 지지한 엎드린 자세와 무릎서기 등은 구조물에 손상을 주지 않으면서 부가적인 지지를 제공한다. 대략 수술 후 1년이 지난 클라이언트들도 서기 자세, 네발자세, 앉기 자세, 무릎서기 및 엎드린 자세에서 여전히 운동을 시작해야 한다.

운동

늑골 이동 조절: A-E

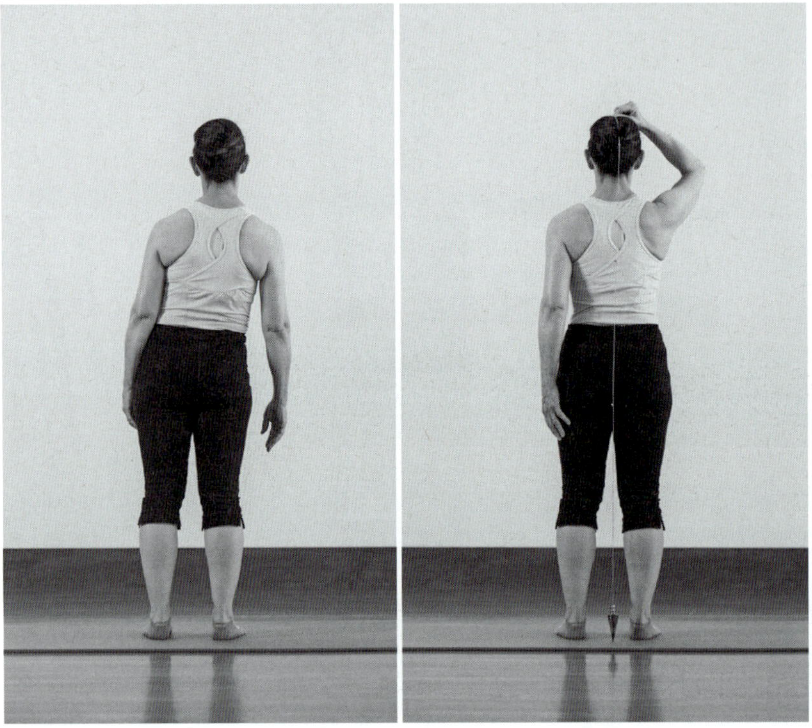

그림 12.14

수술 후에 늑골 이동 조절을 습득하는 것이 가장 중요하지만, 이것은 모든 사람들에게 중요한 스킬이다.

수술적 고정은 척추를 중력에 대항해 세워서 유지하는 것이 아니다. 허리 위쪽의 신체 절반은 매우 무겁다. Harrington 로드 수술을 받은 노인의 일부는 실제로 부러진 로드를 그대로 가지고 있다.

8장의 스트로 운동 바디 스킬은 수술을 받지 않는 클라이언트에게 신장하는 법을 가르치고, 어깨와 골반의 수평선을 균형잡도록 만든다. 늑골 이동 조절은 수술 받은 클라이언트를 위한 바디 스킬이고, 그들에게 늑곽을 수직 골반 틀 안에 유지하고, 고정 내에서 똑바로 서도록 가르치는 방법이다.

등척성 고유수용성 신경근 촉진법(PNF): A-E

PNF 개념은 수술 이후에 도움을 준다. 클라이언트는 양쪽 다리를 1st parallel 자세로 하고, 트라페즈 테이블 위에 앉는다. 양쪽 발바닥 밑에 두 개의 '피트 마이스(feet mice: 새끼양의 털이나 탐폰의 솜털)'을 배치한다.

- 클라이언트에게 숏 풋 운동을 지시한다. 마치 발꿈치와 중족골 사이의 거리를 짧게 하면서 솜털에 의해 발바닥이 위로 들려지는지를 느껴 본다. 발가락을 굴곡해서는 안된다.

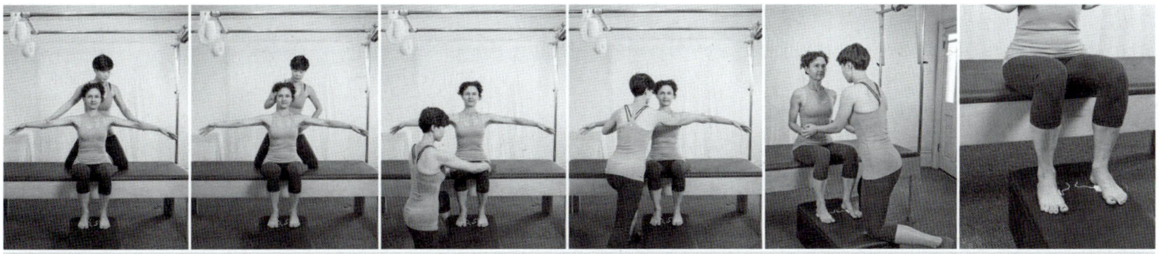

그림 12.15

- 클라이언트에게 척추를 신장하도록 지시한다. 클라이언트의 뒤쪽에 서서, 양쪽 견갑골 사이의 공간에 양 손을 펼쳐서 배치한다. 이때 클라이언트는 3회 호흡을 한다.
- 그런 다음, 양 손을 다음 위치로 움직인다: 어깨에서 시작해, 상완과 전완을 따라 이동한다. 클라이언트가 호흡을 할 때 가볍게 압박을 가한다.
- 그 다음, 신체의 전면으로 이동한다. 각 손을 허벅지 가쪽에 배치하고, 클라이언트가 저항을 할 때, 중간 라인 쪽으로 압박을 가한다. 그런 다음 양 손을 무릎 안쪽면에 배치하고, 클라이언트가 1st parallel 자세를 유지하려고 시도할 때, 바깥쪽으로 압박을 가한다. 각 위치에서 한 세트의 호흡만 수행한다.

이너 유닛

8장 참조

타워나 트라페즈 테이블 위에서 이루어지는 4-D 디-로테이션

10장 참조

☑ *Kneeling 리포머 시리즈: A-D. 4 파트*

전방으로 돌출된 늑골을 유지시키는 비대칭 큐잉을 지시한다. 그리고 다른 적절한 큐잉과 함께, 가벼운 쪽 무릎에 하중을 가하고, 좌골에서 꼬리뼈까지 균등하게 활성화시킨다. 1개의 파란색 스프링이나 빨간색 스프링을 사용한다.

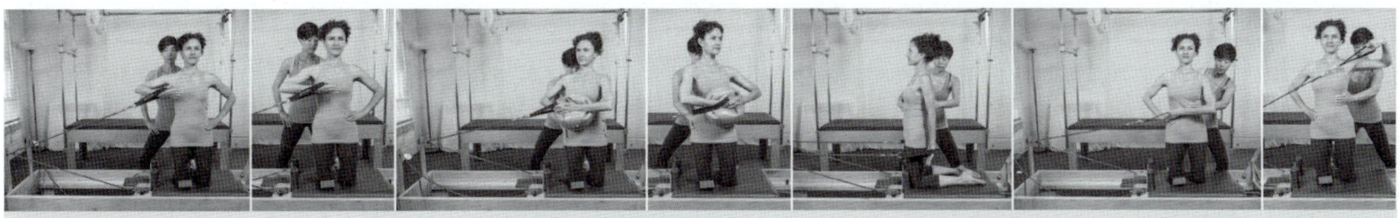

그림 12.16

파트 1. 양 팔의 수평내전

- 가벼운 쪽 무릎 밑에 웨지를 배치한다. 양쪽 무릎을 1st parallel 자세로 하고, 캐리지 중간 지점에서 무릎서기를 한다.

계속

- 한 손을 앞쪽 루프(바라보는 쪽 기준)나 핸드그립에 배치한다. 이때 가슴 높이 아래에서 전완이 바닥과 수평을 이루어야 한다. 다른 손은 골반의 측면에 배치하고, 위쪽 손이 가슴을 가로질러 수평으로 활주할 때 활차 쪽으로 압박을 가한다. 5~9회 더 반복한다.

파트 2. Ball rotation

부드러운 공을 복부와 깍지낀 손 사이에 배치한다. 신체 틀 내에서 척추가 활차로부터 멀어지는 방향으로 회전을 할 때, 골반을 정면으로 유지시킨다. 정상적이고 편안한 가동 범위를 초과하지 않아야 한다. 더 어려운 방향으로 회전하는 것을 돕기 위해 우세 눈 큐잉을 사용한다. 5~9회 더 반복한다.

파트 3. Chest expansion

- 가벼운 쪽 무릎 밑에 1개의 웨지를 배치한다. 웨지를 사용하기 위해 어깨 받침대로부터 더 멀리 떨어지도록 무릎을 배치한다. 손가락을 벌려서 엄지를 스마일 라인 안으로 배치한다. 할 수 있는 만큼 양쪽 다리에 압박을 증가시킨다. 내쉬면서 양 손을 뒤쪽으로 움직인다.
- 잠시 멈추고, 내쉬면서 턱을 한쪽으로 돌리고 어깨 쪽으로 약간 기울인다. 반대쪽의 쇄골을 신장한다. 5~9회 더 반복한다.

파트 4. Pull sword

다시 그 쪽으로 쳐다본다. 양쪽 다리는 1st parallel 자세로 배치된다. 활차 옆에 있는 손으로 골반을 잡는다.

골반에서 가슴 쪽으로, 그리고 다시 어깨 쪽으로 루프를 당긴다. 그리고 고관절 쪽으로 다시 루프를 내린다. 약한 저항에서부터 시작한다. 5~9회 더 반복한다.

✓ *동적 척행 보행: 움직이는 네발자세: A–D. 2 파트*

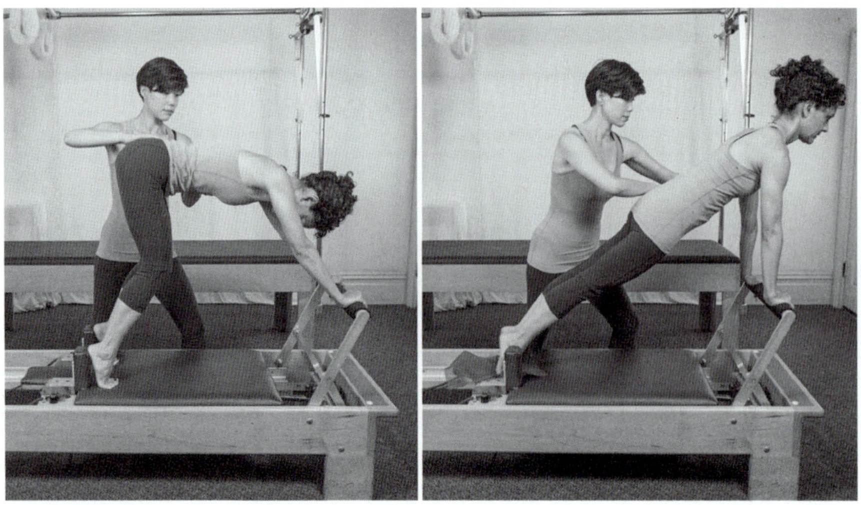

그림 12.17

동적 척행 보행 운동은 수술후 척추를 손상시키지 않고 전신 코어를 안전하게 활성화시킨다. 10장의 전형적인 필라테스 운동을 수행한다:

- 파트 1. Jackrabbit
- 파트 2. Long stretch
- ☑ 리포머의 롱 박스 위에 엎드린 자세에서 로프 당기기와 밀기(수정된 백조 자세): A-D. 2 파트:
    - 파트 1. 흉추 신전 없이 롱 박스 위에 엎드려서 로프 당기기: 1개의 파란색 스프링이나 빨간색 스프링이 달린 활차를 바라본다.
    - 파트 2. 엎드린 자세에서 로프 밀기: 흉추 신전 없이 수정된 백조 자세; 1개의 파란색 스프링이 달린 베이스를 바라본다.

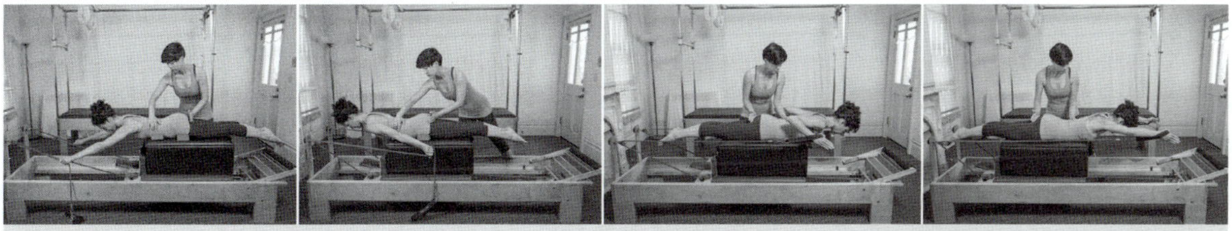

그림 12.18

☑ *선 자세에서 암 워크(팔 운동): A-C*

선 자세에서 트라페즈 테이블의 스프링이나 페드-O-풀을 이용한 팔 운동은 이런 그룹에게 매우 좋은 운동이다. 테이블을 바라보면서 개헤엄처럼 양 손을 움직인다.

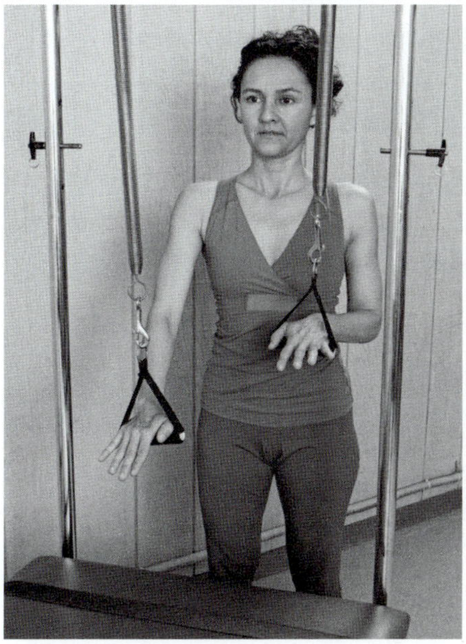

그림 12.19

☑ *Wobble Board sequence from Chapter 10 (그림 10.32):*

한쪽 다리의 사용을 강조한다. 강한 쪽 다리부터 시작하고, 약한 쪽 다리도 반복한다.

참고문헌

Abei, M. (2005). The adult scoliosis. European Spine Journal, 14(10), 925–938. doi:10.1007/s00586-005-1053-9

Altan, L., Korkmaz, N., Bingol, U., Gunay, B. (2009). Effect of Pilates training on people with fibromyalgia: a pilot study. Archives of Physical Medicine and Rehabilitation, 90, 1983–1988. Retrieved January 26, 2017, from: http://myalgia.com/PDF%20files/Pilates%20for%20Fibromyalgia%202010.pdf

Alves de Araújo, M.E., Bezerra da Silva, E., Bragade Mello, D. et al. (2012). The effectiveness of the Pilates method: reducing the degree of non-structural scoliosis, and improving flexibility and pain in female college students. Journal of Bodywork and Movement Therapies, 16(2), 191–198. doi:10.1016/j.jbmt.2011.04.002

Ascani, E., Bartolozzi, P., Logroscino, C.A. et al. (1986). Natural history of untreated idiopathic scoliosis after skeletal maturity. Spine (Phila Pa 1976), 11(8), 784–789

Asher, M.A., Burton, D.C. (2006). Adolescent idiopathic scoliosis: natural history and long term treatment effects. Scoliosis, 1: 2. doi: 10.1186/1748-7161-1-2

Balanced Body. (2014). Selected bibliography of recent research articles on Pilates. Retrieved August 26, 2018, from: www.pilates,com: https://www.pilates.com/BBAPP/V/pilates/library/bibliography.html

Balsamo, S., Willardson, J.M., Frederico, S. de S. et al. (2013). Effectiveness of exercise on cognitive impairment and Alzheimer's disease. International Journal of General Medicine, 6, 387–391. Retrieved February 5, 2017, from: http://europepmc.org/articles/PMC3668090

Betz, S.R. (2005). Modifying Pilates for clients with osteoporosis. IDEA Fitness Journal, 46–55. Retrieved January 29, 2017, from: http://www.ideafit.com/fitness-library/pilates-osteoporosis

Bialek, M., Pawlak, P., Kotwicki, T. (2009). Foot loading asymmetry in patients with scoliosis. Scoliosis, 4 (Suppl. 1): 019. doi: 10.1186/1748-7161-4-S1-O19

Bjerkrein, I., Hassan, I. (1982). Progression in untreated idiopathic scoliosis after end of growth. Acta Orthopaedica Scandinavica, 53(6), 897–900

Blom, M.-J. (2012). Pilates and fascia: the art of 'working in'. In: Schleip, R., Findley, T.W., Chaitow, L., Huijing, P.A. eds. Fascia: The Tensional Network of the Human Body. New York: Churchill Livingstone Elsevier, pp. 449–456

Borghuis, J, Hof, A.L., Lemmink, K.A. (2008). The importance of sensory-motor control in providing core stability: implications for measurement and training. Sports Medicine, 38(11), 893–916

Burwell, R.G., Ranjit K Aujla, R. K., Grevitt, M. P. et al. (2009). Pathogenesis of adolescent idiopathic scoliosis in girls – a double neuro-osseous theory involving disharmony between two nervous systems, somatic and autonomic expressed in the spine and trunk: possible dependency on sympathetic nervous system and hormones. Scoliosis and Spinal Disorders, 4: 24. doi: 10.1186/1748-7161-4-24

Chaitow, L. (2012). Breathing pattern Disorders. Retrieved August 26, 2018, from: http://leonchaitow.com/2012/01/23/breathing-pattern-disorders-and-lumbopelvic-pain-anddysfunction- an-update/

Collis, D.K., Ponseti, I.V. (1969). Long-term follow-up patients with idiopathic scoliosis not treated surgically. Journal of Bone and Joint Surgery, 51(3), 425–444.

Core Dynamics and Pilates. (2007). All about Eve. Santa Fe,New Mexico, USA

Czaprowski, D, Kotwicki, T., Pawlowska, P. Stolinksi, L. (2012). Joint hypermobility syndrome in children with idiopathic scoliosis. Scoliosis, 7(Suppl. 1): 069. doi:10.1186/1748-7161-7-S1-O69

EDS International Classification. (2017). Retrieved September 1, 2017, from The Ehlers–Danlos Society: https://www.ehlersdanlos. com/2017-eds-international-classification/

Eisen, P. F. (1981). The Pilates Method, Vol. 1. New York: Warner Books

The Female Athlete Triad. (2011). Retrieved September 1, 2017, from www.acsm.org: http://www.femaleathletetriad. org/wp-content/uploads/2010/03/FATC_Slideshow_2011.pdf

Hawes, M.C. (2003). The use of exercises in the treatment of scoliosis: an evidence-based critical review of the literature. Pediatric Rehabilitation, 6(3–4), 171–182

Henneman, E., Somjen, G., Carpenter, D.O. (1965). Functional significance of cell size in spinal motoneurons. Journal of Neurophysiology, 28(3), 560–580

Jaroszweski, D, Notricia, D., McMahon, L., et al. (2010). Current management of pectus excavatum: a review and update of therapy and treatment recommendations. Journal of American Board of Family Medicine, 23(2), 230–239

Kaya, D.O., Duzgun, I., Baltaci, G. et al. (2012). Effects of calisthenics and Pilates exercises on coordination and proprioception in adult women: a randomized controlled trial. Journal of Sport Rehabilitation, 21(3), 235–243.

Retrieved September 1, 2017, from: http://www.academia.edu/1123285/Effects_of_Calisthenics_and_Pilates_Exercises_on_Coordination_and_Proprioception_in_Adult_Women_Randomized_Controlled_Trial

Kendall, F.P., McCreary, E.K., Provance, P. G., eds. Muscles: Testing and Function, 4th edn. Baltimore: Williams and Wilkins

Kirkwood, T. (2010). Why women live longer. Scientific American, pp. 34–36. Retrieved February 5, 2017, from: https://www.scientificamerican.com/article/why-womenlive-longer/

Knight, I., MacCormick, M., Bird, H. (2012). Managing Joint Hypermobility – A guide for Dance Teachers. London: South West Music School

Korovessis, P., Piperos, G., Sidiropoulos, P., Dimas, A. (1994). Adult idiopathic lumbar scoliosis. A formula for prediction of progression and review of the literature. Spine, 19, 1926–1932

Larsson, M. (2013). All about Eve. Retrieved August 13, 2018, from: http://coredynamicspilates.com/wp-content/uploads/2014/10/AllAboutEve-SantaFe-NM.pdf.

Levine B., Kaplanek, B., Jaffe, W.L. (2009). Pilates training for use in rehabilitation after total hip and knee arthroplasty. Clinical Orthopaedics and Related Research, 467(6), 1465–1475

Lewton-Brain, P.A. (2008). Back-bend or spinal extension? Biomechanics and multi-sliced computed tomography and movement intention. Centre Hospitale de Princesse Grace. Monaco: Centre Hospitale de Princesse Grace

Lin, J.J., Chen, W.H., Chen, P.Q., Tsauo, J.Y. (2010). Alteration in shoulder kinematics and associated muscle activity in people with idiopathic scoliosis. Spine, 35(11), 1151– 1157

Lowe, T.G., Burwell, R.G., Dangerfield, P.H. (2004). Platelet calmodulin levels in adolescent idiopathic scoliosis (AIS): can they predict curve progression and severity? European Spine Journal, 13(3), 257–265

Mayo, N.E., Goldberg, M.S., Scott, S., Hanley, J. (1994). The Ste-Justine Adolescent Idiopathic Scoliosis Cohort Study. Part III: Back pain. Spine (Phila Pa 1976), 19(14), 1573– 1581

McNaughton, S., Farley, D., Staggs, R., et al. (2008). Pregnancy, fertility, and contraception risk in the context of chronic disease: scoliosis. Journal for Nurse Practitioners, 4(5), 370–376

Mueller, M.G., Lewicky-Gaupp, C., Collins, S.A. et al. (2017) Activity restriction recommendations and outcomes after reconstructive pelvic surgery, a randomized controlled study.

Obstetrics and Gynecology, 129(4), 608–614

Myers, T.W. (2014). Anatomy Trains: Myofascial Meridians for Manual and Movement Therapists, 3rd edn. Edinburgh: Churchill Livingstone

National Center for Chronic Disease Prevention. (2013). The State of aging and health in America 2013. Retrieved February 5, 2017, from Center for Disease Control: https://www.cdc.gov/aging/pdf/state-aging-health-in-america-2013.pdf

Negrini, A., Parzini, S., Negrini, M.G. et al. (2008). Adult scoliosis can be reduced through specific SEAS exercises: a case report. Scoliosis and Spinal Disorders, 3: 20. doi:10.1186/1748-7161-3-20

Osteoporosis in men. (2017). Retrieved August 26, 2018, from National Institutes of Health: https://www.bones.nih.gov/health-info/bone/osteoporosis/men

Phrompaet S., Paungmali, A., Pirunsan, U., Sitilertpisan, P. (2011). Effects of Pilates training on lumbo-pelvic stability and flexibility. Asian Journal of Sports Medicine, 2(1), 16–22

Pilates, J.H. (1945) [2010]. Return to Life Through Contrology. Miami, Florida: Pilates Method Alliance

Pilates Method Alliance. (2017). The 2016 Pilates in America Study. Retrieved August 28, 2018, from: https://www.pilatesmethodalliance.org/i4a/pages/index.cfm?pageID=3821

Rabago, D., Slattengren, A., Zgierska, A. (2010). Prolotherapy in primary care practice. Primary Care, 37(1), 65–80

Rapoport, I. C. (2016). A Day with Joseph Pilates. Retrieved January 27, 2017, from: http://icrapoport.com/category/onassignment/sports-illustrated/

Richardson, C., Hodges, P.W., Hides, J. (2004). Therapeutic Exercise for Spinal Segmental Stabilization in Low Back Pain: Scientific Basis and Clinical Approach, 2nd edn. Edinburgh: Churchill Livingstone

Rock, J.A., Roberts, C.P., Jones, H.W., Jr. (2010). Congenital anomalies of the uterine cervix: lessons from 30 cases managed clinically by a common protocol. Fertility and Sterility, 94(5), 1858–1863

Saccuci, M., Tettamanti, L., Mummolo, S. et al. (2011). Scoliosis and dental occlusion: a review of the literature. Scoliosis, 6: 15. doi:10.1186/1748-7161-6-15

Schoeneman, S. (2007–2008). Implementing Pilates into my practice. Retrieved August 28, 2018, from Balanced Body: http://www.pilates.com/BBAPP/V/pilates/library/articles/implementing-pilates-into-my-practice.html

Silva, F.E., Lenke, L.G. (2010). Adult degenerative scoliosis: evaluation and management. Neurosurgery Focus, 28(3), E1. Retrieved February 2, 2017, from http://thejns.org/doi/pdf/10.3171/2010.1.FOCUS09271

Svantesson, H., Marhaug, G., Haeffner, F. (1981). Scoliosis in children with juvenile rheumatoid arthritis. Scandinavian Journal of Rheumatology, 10(2), 65–68

Tate, L. (2015). Prevalence of scoliosis in a Pelvic Pain Cohort. Journal of Women's Health Physical Therapy, 39(1), 3–9

Thompson, B. (2016). Case of 2 female elderly cadaver donors with scoliosis. Interview with Bonnie Thompson, Institute for Anatomical Research (http://www.anatomicalresearch.org/) (S. Martin, Interviewer).

van der Linden, M.L., Bulley, C., Geneen, L.J. et al. (2014). Pilates for people with multiple sclerosis who use a wheelchair: feasibility, efficacy and participant experiences. Disability and Rehabilitation, 36(11), 932–939.

Virginia Spine Institute. (2017). Spinal Curvatures. Retrieved February 4, 2017, from Spine MD: http://www.spinemd.com/symptoms-conditions/flat-back-syndrome

Watson, J. (2012). Sarcopenia in older adults. Current Opinions in Rheumatology, 24(6), 623–627

Weinstein, S.L., Dolan, L.A., Spratt, K.F. (2003). Health and function of patients with untreated idiopathic scoliosis: a 50-year natural history study. JAMA, 289(5), 559–567

Weinstein, S.L., Ponseti, I.V. (1983). Curve progression in idiopathic scoliosis. Journal of Bone & Joint Surgery, 65(4), 447–455

What is Lifestyle Medicine? (2015, January 1). Retrieved January 26, 2017, from American College of Lifestyle Medicine: https://www.lifestylemedicine.org/What-is-Lifestyle-Medicine/

Which Pilates exercises are good for someone with Parkinson's disease? (2017). Retrieved January 29, 2017, from MedicineNet.com: http://www.medicinenet.com/script/main/art.asp?articlekey=78165

Women's International Pharmacy. (2013). Pelvic organ prolapse: what can be done to prevent it? Retrieved February 5, 2017, from Connections: An Educational Resource of Women's International Pharmacy: http://womensinternational.com/connections/prolapse.html

13

요약과 맺음말
Summary and final words

각 클라이언트의 복잡성과 독창성을 받아들인다. 본 요약을 가이드처럼 사용해도 된다. 요리책 스타일의 운동 교육을 최대한 피해야 한다. 엄청난 자료에 압도되지 않는 방법은 이것을 통독하고, 이것을 한꺼번에 수행하지 않고 단계별로 수행하는 것이다. 여러분과 클라이언트 모두가 약간의 무의식적 사고를 가질 수 있는 시간을 제공할 필요가 있다. 종종 사고의 명료성은 클라이언트의 인성으로부터 멀리 떨어진 시기에 늦게 도착한다. 의식적인 마음이 해결에 대한 스트레스를 받지 않을 때 직관적인 해결이 종종 일어난다.

체계적으로 시작한다. 이것이 GPOA와 SSPOT의 목표이다. 여러분과 클라이언트는 대화를 통해 시작한다.

모든 사람에게 3 Es를 교육한다. 항상 예술(행위)에 과학을 불어넣는다. 움직임이 점점 더 익숙해지면, 큰 운동과 신체 요소를 결합하거나, 움직임이 더욱 익숙해질 때 운동회기 마다 운동의 깊이를 더욱 다진다. 연상하고, 생각하고, 느껴 본다. 운동의 요점을 모니터링한다. 그런 다음, 이미지, 해부학, 정렬, 그리고 신체와 감정을 매칭시켜 본다. 비록 어려운 일이지만, 이렇게 하면 운동을 즐겁게 수행할 수 있다. 4개의 횡격막 이미지를 신체에 연결함으로써 전신 경험을 위해 노력한다.

Cobb 각도의 정도에 따른 가이드라인

A = 0-10° 척추 비대칭에서 정상으로 간주됨

B = 10-20° 가벼운 비대칭

C = 21-40° 중등도 비대칭

D = >40° 심한 비대칭

E = >70° 호흡 문제를 동반할 수 있는 심한 비대칭

관절치환술 때문에 척추나 다른 부위에 고정술을 받았거나 그렇지 않는 환자에게는 특별한 주의사항을 제공한다.

필라테스 강사의 목표

필라테스 강사의 지대한 영향력을 이해한다. 리더는 다른 사람에게 영향을 미치고, 방향과 기준을 설정하고, 그들에게 롤 모델이 된다. 필라테스 강사가 훌륭한 롤 모델이 되기 위해, 클라이언트를 교육하고, 우선 순위를 설정하고, 또 요점을 견지하는 등의 중요한 과제를 고수해야 한다. 필라테스 강사는 다른 사람이 자신의 목표와 꿈을 달성할 수 있도록 돕는데 집중해야 한다. 돕는 것도 체계적이어야 한다. 필라테스 강사의 최우선 목표는 클라이언트가 기능 신체를 갖도록 하고, 또 가능하면 클라이언트의 신체가 수직을 유지하도록 돕는 것이다. 만곡 진행을 파악하기 위해, Scoliometer® 측정을 빈번하게 시행한다. 측만증의 각도가 35° 이상인 클라이언트는 팀 치료에 참여하도록 지시한다. 필라테스 강사는 지진 활동에

대비해 구조물을 보강해 주듯이, 일종의 지진-완충 장치로서 작용한다.

청소년을 위한 목표

- 좋은 전신 자세가 비대칭 클라이언트에게 필수적임을 교육하기.
- 이해 능력에 맞게 청소년을 교육하기
- 부모/보호자 및 팀원을 교육하고 지원하기
- 변형의 진행을 안정화시키기
- 보조기 사용을 지원하기(대개 20° 이상)
- 보조기 이후의 신체 발달을 지원하기
- 순응과 일관성을 촉진하기 위해 적당한 방식으로 신체 근력 발달을 촉진하기-즐기면서 하자.
- 수술 이후 라이프 스타일에 신체 적응을 지원하기

성인을 위한 목표

- 생애 주기에 따라 영양, 직장 생활 , 가정 생활 등의 생활방식 요소를 교육하기
- 수술 이후의 척추 중재를 포함한 동반질환과 동반 상태에 대한 우선 순위를 결정하기
- 척추 신전을 촉진하기-허리 엘롱게이션(elongation) 강조
- 보행과 균형을 향상하기
- 골관절염을 피할 수 있는 자세 운동을 촉진하기
- 노인의 근감소와 골다공증의 효과를 줄여줄 수 있는 큰 근육군의 운동을 촉진하기
- 바디 스킬의 일관성 있는 사용을 촉진하기
- 신체 발달에 맞춰 여행, 아동 양육, 정원 손질, 스포츠, 사회 생활 등과 같은 신체 추구를 장려하기

3 Es

- 인간공학 (Ergonomics)
- 운동 (Exercise)
- 감정 (Emotion)

운동의 3 단계

- 신체 단계 (Somatic)
- 교정 단계 (Corrective)
- 컨디셔닝 단계 (Conditioning)

표 13.1
생애 주기에 따른 목표

생애주기	교육	권장	관리
아동기	시작하기 위해 SSPOT를 사용한다.	고착을 위한 놀이 운동에서의 부모 참여 등록	공부하는 자세, 책가방 매는 자세
청소년기	단계별 정보를 제공해 주는 등급화된 교육을 사용한다. SSPOT로 시작한다.	바디 스킬 발달 대응 스킬 그룹 참여와 지원	공부하는 자세 일관성 – 바디 스킬과 SSPOT 스킬의 습관 형성
가임기	출산 전 코어, 다리 및 척추 관리 모유 수유를 위한 자세취하기 출산 이후 회복 단계 양쪽 성별은 작은 아기의 체중을 다루는 방법에 대해 도움을 필요로 한다.	출산 후 운동으로 단계화된 복귀 좋은 수면 습관 유아 돌봄과 아동 관리를 위한 인간공학적 보조장비	출산 전 및 출산 후의 느슨함 남성과 여성의 수면 박탈 장기간의 앉은 자세나 선 자세의 작업 활동 발 문제
중년기	늑골 가동성, 허리 안정성 및 보행 균형에 대한 요구	허리 붕괴 가능성에 대한 예방적 관심 근육 감소의 시작에 대한 관심	허리 붕괴 다리 불균형 균형과 낙상 예방
폐경기	체중부하 운동과 골반 운동의 중요성	골반 약화에 대한 예방 관심 심장 운동의 지속	골반과 다리의 약화 한발 균형잡기 균등한 보행
70세 이상	뼈 건강에 대한 요구 영양에 대한 요구 근육의 긴장과 둘레에 대한 관심	기능적 삶을 위한 과정 여행, 아동관리, 여가활동, 스포츠 등에 참여하는 목표	공동체 프로그램 접근성 모든 활동 영역에 운동을 포함시킴

척추 비대칭 관리를 위한 이중 영향

신경근육(근육계에 대한 신경계의 영향)

- 균형
- 과제에서의 편측성 – 우세 손과 우세 발의 사용
- 우세 눈
- 선천적인 비대칭
- 학습된 스킬

근골격(근막–근육–건–뼈–인대)

- 머리 부위, 호흡 횡격막, 골반 등에서의 선천적 비대칭
- 두개골, 척추, 늑골 길이, 팔 길이, 다리 길이의 후천적 비대칭
- 전략에 의한 신체적 발달 비대칭

척추 비대칭에서 나타나는 공통된 문제

- 시각의 불균형
- 중력중심(COG) 위의 머리 균형(내이 사용)
- 전방 돌출 늑연골(7번 늑골의 연골에 부착되는 8~10번 거짓 늑골)
- 늑골 회전 기능장애
- 볼록한 쪽 늑골은 강직되고 거상됨.
- 오목한 쪽 늑골은 타이트 안쪽 근막에 의해 하강됨

- 익상 견갑골(전거근 불균형)
- 후거근 불균형(호흡 불균형)
- 고관절 하이킹(요방형근과 대퇴근막장근 우세)
- 허리 붕괴(이너 유닛 코어 약증)
- 골반 경사(골반저, 큰 고관절 근육 및 골반 회전근개의 불균형)
- 온걸음의 불균형(척추, 골반 및 다리 관절의 마모)

다음 순서를 따른다.

- 패턴 확인하기
- 패턴 깨뜨리기
- 패턴 재설정하기
- 패턴 교정하기
- 패턴 넘어서기

패턴 확인하기

- GPOA-1과 GPOA-2
- SSPOT-1과 SSPOT-2

기반을 깔아준다

코드에 주의한다: ✓ 표시는 척추 고정술을 받은 사람에게 적용가능한 운동이고, ⚡ 표시는 척추 고정술을 받은 사람에게는 금기시 되는 운동을 의미한다. 만약 의심스럽다면, 그냥 그대로 둔다.

호흡, 자세로 시작하고, 신경발달 자세와 SSPOTs의 교정 운동을 소개한다.

ZOA와 척추 비대칭 최적화하기

- ✓ 서기 자세에서의 ZOA 큐잉
- ⚡ 골반 실패(pelvic spool)
- ⚡ 불의 호흡
- ✓ 15를 세는 동안 내쉬기

신경발달적 자세

- 누운 자세
- 엎드린 자세
- 옆으로 누운 자세
- 앉기
- 네발자세
- 무릎서기
- 반무릎서기
- 척행보행(Down Dog)
- 서기–한쪽 발

초기 신체 협응

- ✓ 압박 각인하기
- ✓ 등척성 바디 셋팅
- ✓ 엎드린 자세에서의 천골 안정화 운동
- ✓ 하체 긴장 조절 운동
- ✓ 골반저 운동
- ✓ 스트로 운동
- ✓ 이너 유닛 운동
- 골반 불균형 해결(7장의 SSPOT), 파트 1
- SLR 검사로부터 3가지 기능적 코어 근육군

검사 교정법

복횡근(TA) 교정

- ✓ 천골 안정화 운동
- ⚡ 브리지 자세에서 관절가동술

다열근(MF) 교정

- ✓ 다열근 훈련
- ✓ 이너 유닛 운동

골반저 교정

- ✓ 하체 긴장 조절 운동
- ✓ PF 운동
- ✓ 엎드린 자세에서의 천골 안정화 운동
- 기능적 그룹 교정법(7장의 SSPOT), 파트 2
- 대퇴근막장근(TFL) 우세 교정:
  - ✓ 하체 긴장 조절 운동
  - ✓ 요근 트레이닝과 발가락 당기
  - ✓ 반무릎서기 큐잉
- 기능적 그룹 교정법(7장의 SSPOT), 파트 3

옆으로 누운 자세에서 이루어지는 우세 손 교정

- ✓ 옆으로 누운 자세에서 이루어지는 고관절 회전과 내전

패턴 깨뜨리기

몇몇 근막 운동을 혼합한다. 청소년은 아크, 롤링 그리고 Activ-Wedge® 등을 주로 사용하고, 성인은 Activ-Wedge®, 회전 원반 및 링 뿐만 아니라, 수동 스트레칭을 위해 사용되는 웨지를 주로 사용한다. 몇 가지만 선택한다.

이런 단락의 많은 운동들이 척추 고정술 이후에 사용되지 않기 때문에, 코드에 신경을 써야 한다: ✓ 표시는 척추 고정술을 받은 사람에게 적용가능한 운동이고, ⚡ 표시는 척추 고정술을 받은 사람에게는 금기시 되는 운동을 의미한다. 만약 의심스럽다면, 그냥 그대로 둔다. 이 단락의 많은 운동은 척추 고정술 환자에게 사용되지 않는다.

도구(prop)를 이용한 자세 이완술

- ✓ 효과적인 휴식 자세(90/90)
- ⚡ 베이비 아크 근막 스트레칭
- ⚡ 베이비 아크 위에서 이루어지는 한쪽-폐 호흡하기

Activ-Wedge® de-로테이션 가동술

웨지 사용: 빠른 확인

- ✓ *누운 자세: 어느 쪽 어깨가 매트에서 떨어졌는가? 어느 쪽 골반이 높거나 매트를 가볍게 누르는가?*
- ✓ *엎드린 자세: 어느 쪽 늑골 부위가 매트를 강하게 압박하는가? 어느 쪽 골반이 매트를 가볍게 누르는가?*
- ✓ *옆으로 누운 자세: 어느 쪽이 웨지를 가볍게 압박하는가?*
- ✓ *앉기: 어느 쪽 골반이 매트를 강하게 압박하는가?*
- ✓ *무릎앉기: 어느 쪽 무릎이 바닥을 무겁게 압박하는가?*
- ✓ *반무릎서기: 어느 쪽 무릎이 덜 수직적인가? 그리고 전족부가 더 큰 하중을 필요로 하는가?*
- ✓ *거꾸로 서기: 어느 쪽 발꿈치가 매트로부터 높이 올라가 있는가? 어느 쪽 골반이 천장으로부터 더 낮은가?*
- ✓ *서기: 어느 쪽 골반이 가쪽 이동되어 있는가?*

- ⚡ 바로 누운 자세에서의 도구 사용과 배치
- ✓ 엎드린 자세에서의 각얼음 운동(그림 8.12 참고)
- ⚡ 골반 브리지 자세에서 풍선 불기

편측성

- ✓ 옆으로 누운 자세에서 이루어지는 우세 손 교정
- ⚡ 베이비-롤
- ⚡ X-롤
- ⚡ 코어 베개
- ⚡ 이동 가동술
- ✓ 매직 서클을 이용한 숫자 8 그리기
- ⚡ 서기 자세에서의 원반 회전
- ⚡ Scolio-Moves

패턴 재설정하기

클라이언트가 익숙해지고 스킬과 내성이 좋아지면, 척추 해결, 늑골 해결 및 골반 해결의 요소를 혼합한다. 코드에 주의한다: ✓ 표시는 척추 고정술을 받은 사람에게 적용가능한 운동이고, ⚡ 표시는 척추 고정술을 받은 사람에게는 금기시 되는 운동을 의미한다. 만약 의심스럽다면, 그냥 그대로 둔다.

척추를 위한 기능 해결

비부하 상태

- ⚡ 매트 'C' 운동
- ✓ 옆으로 누운 자세에서 이루어지는 고관절 굴곡

근막 풀어주기

⚡ 9장의 원반 회전

비대칭 큐잉으로 안정화 훈련

- ✓ 웨지를 이용한 리포머 풋 워크
- ✓ 리포머: 스프링-없이 복부근육강화
- ✓ 반-배럴 ⚡ 또는 아크 프론 스위밍
- ✓ 체어 요근 펌프
- ✓ 척추 안정성을 위한 안전한 전통 필라테스 운동:
  - 파파트 A. 롱 스트레칭
  - 파트 B. Jackrabbit
  - 파트 C. 롱 박스: 로프 당기기
  - 파트 D. Modified Swan: 로프 밀기
- 상급 클라이언트를 위한 전통 필라테스 체어 운동
- ⚡ 체어 사이드라이닝 핸드 페달 프레스

엘롱게이션

- ✓ 트라페즈 테이블을 이용한 말타기
- ✓ 타워 또는 트라페즈 테이블 위에서 이루어지는 4-D 디-로테이션
- ⚡ 7장의 SSPOT-2의 밸런싱 'O' 매트 운동

관절가동술

- ⚡ 트라페즈 테이블 위에서 이루어지는 롤-다운/롤-업
- ✓ 슬링 힙 서클(sling Hip Circles)
- ⚡ Twisty Cat

- ⚡ 스파이널 스파이럴(spinal spiral)

늑곽을 위한 기능 해결

가동성

- ⚡ 매트: 8장의 아크/한쪽-폐 호흡하기
- ⚡ 흉추 가동 운동

기능 움직임을 위한 근막 풀어주기

- ✓ 늑곽 중재 = Rooster hands and ball
- ⚡ Spine Corrector: 다월이나 미니-바를 이용한 fall과 release

안정성 훈련

- ✓ Reverse abdominals

관절가동술

- ⚡ Cleopatra
- ⚡ Pigeon

엘롱게이션

⚡ 트라페즈 테이블 위에서 이루어지는 사이드라잉 바 슬라이드

골반을 위한 기능 해결

골반과 다리의 가동성 분리

- ✓ 트라페즈 테이블 위에서 이루어지는 삼각 엘롱게이션/리포머에서 이루어지는 elephant version 운동
- ✓ 네발자세 슬링
- ⚡ 양측 다리 들기

근막 풀어주기

- ✓ 리포머에서 반무릎서기: 매직 서클 사용
- ⚡ 리포머 Semi-circle
- ⚡ Dreaded Forg/circles and scissors

안정성 훈련

- ✓ Half-kneel에서의 척추 회전
- ✓ Chair sideways mountain climber
- ✓ Weighted ball
- ⚡ Confounded balance

엘롱게이션

⚡ Side-bend on Short Box with Mini Bar

✓ Inverted abductions

관절가동술

- ✓ Dreaded Frog
- ✓ Wobble Board
- ⚡ Scolio-Moves

패턴 재설정하기: 3 Es를 일상생활 속으로

생활 스킬을 강화시키고 토의한다. 하나 또는 두 개의 운동 회기를 선택한다.

인체공학

- 앉기
- 서기
- 앉기에서 서기로의 전환
- 계단 보행

- 일반적인 보행
- 수면

운동

- *기본 일상 유지:* 척추 고정술을 받은 사람이든, 받지 않은 사람이든 그들에게 알맞는 운동을 선택한다.
- ✓ Baker의 12가지 바디 스킬

감정

필라테스 강사들이 도와줄 수 있는 4 영역(호흡운동, 운동 신체 위치의 선택, 말하기와 내수용성 자극)에서 안정된 감정을 격려한다.

만곡 넘어서기

- 평가로부터 개별화된 큐잉을 만든다. 적어도 간헐적으로던 우세 손, 눈과 혀의 사용 등의 신경학적 비대칭 교정을 사용해야 한다. 이런 전략은 운동 스킬 습득에 안전한 뒷문을 제공한다. 만약 클라이언트가 척추 고정술로 인한 주의사항 때문에 큰 움직임에 접근할 수 없을 때 더욱 그러하다.
- 천골 불안정과 통증을 우선적으로 치료하고, 필라테스 내의 어려운 움직임을 확인한다. 척추 고정술을 받지 않은 사람들에게 신중한 척추 굴곡 운동을 적용한다. 스킬이나 유연성 부족으로, 또는 의학적 진단의 금기증 때문에, 클라이언트가 시상면 굴곡을 할 수 있는지 또는 불가능한지를 확인한다. 안전성이 결정될 때까지 중립위에서 운동을 해야 한다.
- 청소년과 성인의 접근을 달리함으로써 생애 주기에 맞는 프로그램을 사용한다.
- 과가동성 클라이언트와 운동선수 클라이언트에 대한 기준을 따른다.
- 여성의 골반 통증이 있는지, 그리고 임신과 장기 탈출에 관한 여성의 특별한 문제에 신경을 쓴다.
- 노화로 일어나는 골다공증 뿐만 아니라, 골다공증이 여성 운동선수에게 미치는 영향을 확인한다.
- 탈출증, 퇴행적 추간판 질환 및 관절치환술 등과 같은 척추 상태에 대한 적절한 지침을 따른다. 만약 의심스러우면, 배제시킨다.
- 필라테스 강사들은 보조기 사용 이후나 척추 고정술 이후에 특별한 영향력을 갖춘 사람이 될 것이고, 치료팀과 함께 클라이언트를 관리한다.

맺음말

필라테스 강사는 무언가를 성취하는 방법 또는 경로이다. 여러분이 시작하기 전에, 여러분 스스로 내면으로 가야 한다. 여러분이 다른 것을 만들고 싶어 하는 사람인지를 여러분 자신에게 물어 본다. 훈련과 열정을 대신해 줄 만큼 강력한 필라테스 강사는 어디에도 없다. 이런 특성은 필라테스에서 나오지 않고, 그들은 영혼에서 나온다. 만약 여러분이 이들 2가지를 능동적으로 만들 수 있다면, 필라테스가 여러분께 알맞은 방법일 것이다.

클라이언트가 의료적 모델의 안이나 또는 주변, 그리고 밖에서 어떻게 연관되는지를 협상할 때 관리의 틈을 메워주는 것은 금전적 가치를 넘어서는 것이다. 모든 클라이언트는 비대칭 풀(pool)을 웰니스로 가져갈 기회를 가진다. 삶의 선물을 제공한다. 모든 행동은 사고로 시작한다. 연상하고, 생각하고, 느껴 보자. 클라이언트들이 그렇게 될 것이라고 여러분이 생각하는 대로 그들이 바뀌지 않을 수도 있지만, 클라이언트는 자신들이 원하는 사람이 될 것이다. 나는 여러분이 잘 될 것으로 믿는다.

찾아보기
Index

ㄱ

가슴 진폭 124
가임 연령기 98
각얼음 조각 운동 173
감정 224
개별 측만증 패턴을 위한 압박 각인 운동 184
건침 35
겁에 질린 개구리 원 운동과 가위동작: 210
견갑대의 연결구조 169
경추 11
계단 보행 219
고관절 64
고관절 분리 206
고관절 신전 근력 206
고관절 치환술 243
고관절 하이킹 140
고유수용성 신경근 촉진법 19
곧은 척추 증후군 227
골다공증 98
골반 13, 206
골반 고정근 161
골반 실패 150
골반 입사 14
골반 코어 181
골반 통증 236
골반 회전 64
골반뼈 64
골반저 근육 148
골반저 운동 167
골반저(PF) 교정 173
관절 과가동성을 위한 9-점 Beighton 점수 체계 109
관절가동술 199
교정 운동 88
구조적 만곡 51
구조적 원인 51
굴곡 12
근막 60
근막 바이어스 64
근막 스트레칭 234
근막 유착 179
근막 해부학 144
근막성 이너 엔벨로프 168
기능 움직임을 위한 근막 풀어 주기 194
기능적 근막 56
꼬리뼈 165

ㄴ

낙상 예방 98
낮은 스쿼트 97
내수용성 감각 65
넙다리뼈의 큰돌기 120
네발 자세 159

네발 자세 슬링 207
네발기기 자세 96
눈 조절 93
눈의 우세 60
늑골 201
늑곽 201
늑곽 중재 202

ㄷ

다리 뻗어 들어 올리기 120
다열근(MF) 교정 172
다운 도그 127
다운-독 엘롱게이션 96
다월 161
다이내믹 밸런싱 'O' 132
대각선 풍선 호흡 191
더블 Z 힙 리프트 128
동적 자세 63
동적 척행 보행 248
동적 후방 플랭크 130
두려움 224
등척성 고유수용성 신경근 촉진법 246

ㄹ

라이프 스타일 건강관리 3
런지 135
레그 풀 130
레그 풀 프론트 126
레인보우 암 128
롱 시트 131
리버스 204
리포머 170
리포머 반무릎서기 209
리포머 반원 운동 209
리포머 엘리펀트 수정 버전 96
리포머 잭래빗 96

ㅁ

만트라 227
매직 서클 96
매직 서클 사용 209
매직 서클로 8자 그리기 216
머리 정렬 104
무릎서기 자세 160
미니-바를 이용해 숏 박스 위에서의 측방굴곡하기 213
미로반사 20
미주신경의 자극 225

ㅂ

바디워커 32
반무릎서기 자세 161
반무릎서기 척추 회전 210
발-코어의 시퀀싱 96
백 플랭크 130
밸런싱 'O' 131
베이비 롤 133
베이비 아크 181
베이비 아크 근막 스트레칭 180
보상성 우세 223
보상성 좌측 흉요추 측만증 71
보조기 77
보조기 착용 30
보행 206, 220
복내압 147

복부 근육 운동 204
복횡근 155
분노 224
비대칭 큐잉 223
비대칭 큐잉에서 안정성 훈련 195
비대칭에서 발생하는 근막 유착 91
비대칭의 특성 9
비둘기 206
비보상성 우측 흉추 측만증 71
비체중부하 194

ㅅ

사이드 플랭크 128
상급 클라이언트를 위한 전통적인 필라테스 체어 197
상부 코어 181
서기 218
서혜부 112
선 자세 18
선 자세에서 암 워크 249
섬세한 균형 19
쇄골 위치 109
숏 박스 210
수동 디-로테이션 자세 179
수면 220
수파인 프로프 185
수평면 101
슈팅 스타 129
스마일 라인 165
스웨이 백 217
스쿼트 137
스쿼트 투 인버전 투 롤 업 137
스태틱 백 플랭크 130
스태틱 스타 129
스텝 다운 139
스트로 87
스트로 운동 168
스파인 롤 231
스플릿 페달 체어 196
슬관절 64
슬관절 치환술 243
슬괵근 131
슬픔 225
시상면 101
시스템 모델 85
시티드 코어 필로우 188
신경-골성 이론 52
신경근육성 측만증 49
신경발달적 순서 94
신전 12
신체 내의 정상적인 비대칭 10
심층 전두면 근막 라인 86

ㅇ

아크 92
아크 아치 231
악순환 이론 53
앉기 217
앉기에서 서기로의 이동 219
암 그립 211
양쪽 다리 들기 208
양쪽 우세 21
어깨 64
어깨 굴곡 범위 131
엎드린 자세 158
엎드린 자세에서 천골 고정 운동 165
엔벨로프 144

엘롱게이션 204
연직선 15, 112
엎구르기 133
옆으로 누운 자세 155
옆으로 누운 자세에서 고관절 굴곡하기 194
오목가슴 227
오버헤드 다월 리치 131
요근 훈련 운동 174
요추 13
요추 만곡 218
운동 221
운동 스킬 22
웨지 199
웨지를 이용한 리포머 풋 워크 195
이너 엔벨로프 146, 181
이동 가동술 189
이상근 171
이상적인 근막 패턴 61
인간공학 217
인어 자세 95

ㅈ

자세의 ZOA 큐잉 149
작은 타올 162
전거근 170
전두면 101
전만증 16
전방 복벽 근조직 148
전신 자세 모델 63
전정계 우세 223
전정-안구 조절 59
정상 척추 15
정서적 안정성 225
정위반사 20
족관절 64
좌골 168
좌골결절 209
좌우 분리 21
중년기 98
중립 척추 15
중심수직척추라인 77
지니 자세 189

ㅊ

척추 10
척추 교정기 203
척추 수직 좌우 대칭 59
척추고정술 172
척추의 나선형 동작 201
척추의 내적 길이 194
척추전방전위증 240
천골 165
천골 고정근 171
천골 불안정 229
청소년기 98
체어 사이웨이 마운틴 클라이버 211
체어- 옆으로 누운 자세에서 손으로 페달 밟기 197
체중 부하 시의 보상작용 62
최소 만곡 8
추간판 탈출증 242
축성 몸통 회전 70
축성 회전 12
측만증 1, 8, 236
측만증 청소년 73
측만증팀 2, 29
측방 굴곡 12

측방 슬링 220
측방 편위 15
치골근 161
치료 볼 96
침술사 32

ㅋ

카이로프랙터 30
컨디셔닝 운동 89
코어 143
코어 필로우 96
클레오파트라 버전 205

ㅌ

테니스 공 97
텐서그리티 57
통증 229
트라페제 테이블 삼각 엘롱게이션 207
트라페제 테이블 위에서 이루어지는 롤-다운 199
트라페즈 테이블 말타기 운동 198
트라페즈 테이블의 기둥 191
특발성 8
특발성 측만증 98

ㅍ

팔 거상 109
패턴 교정하기 96, 217
패턴 확인하기 101
편측성 21, 187
폐경기 98
폼롤러 96
풀 사이드 힙 리프트 128, 129
풀 플랭크 126
풋롤러 97
풍선 호흡 운동 152
프론 워크 206
프론트 플랭크 126
피부 밑 112
필라테스 강사 2
필라테스 아크 92
필라테스 환경 3

ㅎ

하체 긴장 조절 운동 166
하프-플랭크 126
해초 동작 192
행복 225
혀 움직임 94
호흡 운동 224
호흡 패턴 장애 124
회내 62
회외 62
횡격막 86, 148
횡격막 호흡 125
후거근 185
후만증 16
후방 골반 교차 증후군 147
후종 슬링 220
흉추 11
흉추 가동운동 202
흉추의 시상면 75
힘든 균형운동 213

기타

3가지 기능 코어 근육군 검사 120
3개 만곡 78
3차원에서 만곡 분류하기 77
4개 만곡 78
70 이상의 노년기 98

영문색인

Activ-Wedge® 92, 153
ASIS 높이 위치 112
Ball rotation 248
Beighton 점수 108
Chest expansion 248
Dr. Rigo의 보조기 80
Half-kneeling 큐잉 175
Hueter-Volkmann 법칙 52
Janda의 상부 교차 증후군 147
Janda의 하부 교차 증후군 147
Kneeling 리포머 시리즈 247
Pull sword 248
Q-angle 접근방식 115
Schroth Method® 31
Scoliometer® 70, 113
Scolio-moves 191
Sway 자세 59
Twisty Cat 200
Wobble board 97
X-롤 133
ZOA 144